专科医师培训教材

男科学

主　编　戴玉田　姜　辉

副主编　张祥生　张贤生　周辉良　姜　涛　邓军洪

U0284664

人民卫生出版社

·北京·

图书在版编目（CIP）数据

专科医师培训教材. 男科学/戴玉田，姜辉主编
. —北京：人民卫生出版社，2021.4
ISBN 978-7-117-31420-6

Ⅰ.①专… Ⅱ.①戴…②姜… Ⅲ.①男科学-岗位
培训-教材 Ⅳ.①R192.3②R697

中国版本图书馆 CIP 数据核字（2021）第 054672 号

人卫智网	**www. ipmph. com**	医学教育、学术、考试、健康，购书智慧智能综合服务平台
人卫官网	**www. pmph. com**	人卫官方资讯发布平台

专科医师培训教材　男科学
Zhuanke Yishi Peixun Jiaocai Nankexue

主　　编：戴玉田　姜　辉
出版发行：人民卫生出版社（中继线 010-59780011）
地　　址：北京市朝阳区潘家园南里 19 号
邮　　编：100021
E - mail：pmph@ pmph. com
购书热线：010-59787592　010-59787584　010-65264830
印　　刷：北京盛通印刷股份有限公司
经　　销：新华书店
开　　本：787×1092　1/16　印张：25
字　　数：640 千字
版　　次：2021 年 4 月第 1 版
印　　次：2021 年 5 月第 1 次印刷
标准书号：ISBN 978-7-117-31420-6
定　　价：138.00 元
打击盗版举报电话：010-59787491　E-mail：WQ @ pmph. com
质量问题联系电话：010-59787234　E-mail：zhiliang @ pmph. com

编　者（以姓氏笔画为序）

丁一郎　福建医科大学附属第一医院

王国耀　浙江大学宁波医院

毛加明　北京大学第三医院

邓军洪　广州市第一人民医院

石　华　广州市第一人民医院

石　亮　南京大学医学院附属鼓楼医院

刘德风　北京大学第三医院

孙中义　深圳大学总医院

李付彪　吉林大学白求恩第一医院

杨　鹏　福建医科大学附属第一医院

宋　涛　南京大学医学院附属鼓楼医院

张　冰　南京大学医学院附属鼓楼医院

张贤生　安徽医科大学第一附属医院

张祥生　河南省人民医院

陆金春　东南大学附属中大医院

陈　强　福建医科大学附属第一医院

陈　赟　江苏省中医院

陈　鑫　河南省人民医院

陈小豹　福建医科大学附属协和医院

陈国晓　河南省人民医院

陈建淮　江苏省中医院

林浩成　北京大学第三医院

欧阳斌　广州市第一人民医院

金志斌　南京大学医学院附属鼓楼医院

周辉良　福建医科大学附属第一医院

赵连明　北京大学第三医院

柳建明　广州市第一人民医院

姜　涛　大连医科大学附属第一医院

姜　辉　北京大学第三医院

徐胜旗　吉林大学白求恩第一医院

唐文豪　北京大学第三医院

唐松喜　福建医科大学附属第一医院

黄亮亮　广州市第一人民医院

韩友峰　南京大学医学院附属鼓楼医院

戴玉田　南京大学医学院附属鼓楼医院

戴继灿　上海交通大学医学院附属仁济医院

主编助理　赵连明　韩友峰　张海涛

序

　　"男科学"英文名称是 Andrology,意为研究男性的科学。男科学主要研究使用心理治疗、药物治疗、手术治疗等方法诊断及治疗男性生殖系统疾病,如男性不育、性功能障碍、前列腺疾病、性心理疾病、男性生殖内分泌疾病、男性生殖发育异常等。这些男科学主要疾病领域的研究和发展都很有前景,每一个新发现都为男科疾病的治疗提供了新的靶点。

　　1998 年,美国辉瑞公司万艾可上市,掀起了国际男科大发展的浪潮。彼时,本书主编戴玉田教授正在美国深造,他看到当时作为泌尿外科分支的男科学的未来发展机遇,潜心学习,将当时国际男科最前沿的技术和理念带回中国,经过多年努力,较早在中国建立了独立的男科室,探索着中国男科学的建设方向,有力推动了中国男科专科化发展。

　　国际上,随着近年来医学科学的蓬勃发展,男科不论在理论研究,还是在诊断技术及治疗措施等方面,都有非常迅速的进展,各个领域的诊治技术渐成体系。而在中国性学会会长、中华医学会男科学分会第六届主任委员姜辉教授的带领和推动下,中国大陆的男科近十年来发展迅速,男科专业队伍不断壮大,与国外学术交流日益频繁,国内的男科学术水平在许多方面已达到或接近国际先进水平。美国目前还没有独立的男科学,而在中国,以戴玉田教授创立的南京鼓楼医院男科为代表的独立男科正如雨后春笋般蓬勃发展,男科专科医师培养的需求旺盛。

　　有鉴于此,在中国性学会和中国性学研究院的支持下,国内著名性医学和男科学专家戴玉田教授和姜辉教授牵头组织编写了这本专科医师培训教材,以指导和培养专业男科医师的临床和实践。参加编写的 35 位性医学及男科学专家都具有较深的理论学识和丰富的临床经验。本书既介绍了国际前沿的技术和理念,又充分重视结合中国实际情况,内容新颖、实用,它所涵盖的新领域、新技术充分说明本书已达到了较高水平,与国外类似书籍相比并无逊色。

　　我热烈祝贺这本《男科学》的问世,并热忱地向中国男科同道们推荐此书。殷切期望中国新一代男科医生不懈努力,为共同推动国际男科学发展而奋斗。

北美性医学会基金会(Sexual Medicine Society of
North America Foundation)主席
北美性医学会(Sexual Medicine Society of North America)前任主席
全球华人泌尿外科学会执行主席
全球华人男科及性医学会主席
世界卫生组织国际性医学咨询委员会委员

前　言

　　近年来,随着我国社会发展,与之相伴随的环境污染、人口老龄化、生活方式改变等问题日益突出,男科疾病的发病率也逐年增长,男科患者的就医需求日趋旺盛,加之国际男科学发展迅速,从而也推动了国内男科飞速发展。目前各大医院纷纷成立男科,有的建设成为独立科室,不同层次的男科联盟也应运而生。男科从业医师数量激增,大量从事男科的医务人员需要进行专科医师培训,但目前国内尚无供男科专科医师培训使用的教材。有鉴于此,中国性学会、中国男科教育培训学院牵头,召集了国内众多的著名男科及性医学专家,合作编写了专科医师培训教材《男科学》,为国内男科专科医师培养、男科专业研究生培养提供高水平和高质量的教材和参考书籍,以期全面提升国内男科医师诊治水平。

　　本书共分为十九章,主要内容包括:男性生殖系统的解剖与生理;超声检查在男科疾病中的应用;CT、MRI检查在男科疾病中的应用;男性不育的实验室检查;男性生殖系统先天性异常;男性性腺发育及功能异常;男性不育症;勃起功能障碍;射精功能障碍;男科急症及外伤的处理;阴茎与包皮疾病;睾丸、附睾及精索疾病;前列腺疾病;精囊疾病;男性迟发性性腺功能减退症;男性生殖系统非特异性感染;男性性传播疾病;男性生殖系统肿瘤;男科患者常见心理疾病的诊治。这本书凝聚了国内一批权威专家的智慧和临床经验,系统性介绍了男科专科医师需要掌握的男科学知识要点以及男科疾病的最新临床治疗方法,并且文末附有男科医师培训教学大纲,供实际教学培训工作参考。

　　本书于2019年3月17日在北京召开首次编委会,参阅国内外相关资料,确定男科医师培训教学大纲内容及各章节编写任务。各位编者兢兢业业,紧扣教学大纲,又经过反复修订,最终成稿。

　　本教材具有权威性、全面性和实用性,主要供男科专科医师培训使用,也可供泌尿男科、生殖男科和性医学专业的临床医生、进修医生及研究生参阅。特别感谢中国性学会和中国男科教育培训学院大力支持本书的出版。衷心感谢各位笔耕不辍的编者,是他们夜以继日的无私奉献,为全国的男科同道奉献了一本好书。本书虽数易其稿、反复斟酌,仍难免有不妥之处,恳请读者批评指正。

戴玉田　姜辉

2021年3月

目　　录

第一章

男性生殖系统的解剖与生理

第一节 阴茎的解剖与生理

阴茎是由两条阴茎海绵体和腹侧一条尿道海绵体组成的男性性器官,外面包绕疏松结缔组织和皮肤,可分为头、体和根三部分。阴茎头也称龟头,是阴茎前端的膨大部分。阴茎头下方的浅沟称为冠状沟;中部为阴茎体,呈圆柱形,悬于耻骨联合前下方,为阴茎的可活动部分;根部位于会阴尿生殖三角内,由左右侧阴茎海绵体脚及尿道球部组成,并附着于耻骨弓边缘及尿生殖膈下筋膜上,为阴茎的固定部分。

一、阴茎的被膜

阴茎皮肤从体部向头部延伸,在阴茎头部向内反折,形成双层皮肤皱襞,包在阴茎头上,称包皮。内外层皮肤游离缘围成包皮口。包皮内板与阴茎头之间的腔隙,称包皮腔或包皮囊。包皮内层薄而光滑,具有高度分化的包皮腺,其分泌物与脱落的上皮细胞混合形成包皮垢。包皮在阴茎头腹侧中线上,形成一皮肤纵襞,连于尿道外口的下端,称包皮系带。阴茎皮肤薄而柔软,色素沉着丰富,成年后有阴毛附着,具有明显的伸展性。

阴茎浅筋膜为阴茎皮下疏松结缔组织,内有阴茎背浅血管和淋巴管。向四周分别移行构成阴囊肉膜、会阴浅筋膜(Colles 筋膜)及腹前外侧壁的浅筋膜深层(Scarpa 筋膜)。

阴茎深筋膜即 Buck 筋膜,其近端延伸至阴茎根部形成阴茎悬韧带,向上续于腹白线。阴茎悬韧带将阴茎悬吊于耻骨联合前面。远端至龟头底部并与阴茎海绵体紧密愈着。

白膜是由弹性纤维和胶原纤维组成的致密筋膜结构,赋予阴茎良好的硬度和组织张力。白膜包裹阴茎海绵体和尿道海绵体,左右阴茎海绵体之间形成中隔,在阴茎前端变成梳状,使左右海绵体可以互相交通。阴茎海绵体白膜为外纵内环形双层结构,导静脉穿行其间,外层在勃起时对导静脉具有压迫作用,以维持勃起。不同部位的白膜强度和厚度有明显差异,最脆弱的区域是腹侧沟处,此处外层缺如,假体植入后可能由此突出。

二、阴茎的构成

阴茎主要由三个柱状的海绵体所构成(图 1-1-1)。阴茎海绵体是位于白膜厚鞘内的圆柱体,左右各一,两者紧密结合。远侧端逐渐变细,嵌入阴茎头内面的凹陷内。近侧端即阴茎脚,是起自两侧耻骨坐骨支内下面的两个独立结构,在耻骨弓下融合。左右海绵体被海绵体中隔分开,但前端中隔呈梳状结构,因此左右侧海绵体间血液可互相交通。海绵体背、腹侧面正中各有一浅沟,背侧沟稍浅,有阴茎背深静脉走行,腹侧沟较深,包绕尿道海绵体。尿道海绵体在

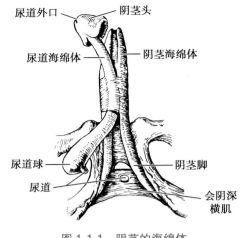

图 1-1-1　阴茎的海绵体

尿道沟中走行,与阴茎海绵体牢固愈着。其近端膨大成为尿道球,长约 5.5cm,固定于尿生殖膈下方,远端膨大为阴茎头。

海绵体的内部是由许多结缔组织构成的小梁和腔隙样结构。小梁交织成网,其中含丰富弹性纤维、胶原纤维、平滑肌和迂曲的螺旋动脉。小梁间的腔隙为海绵体窦,它们与动静脉互相交通。窦壁覆盖血管内皮细胞,故海绵体窦也是血窦。平时阴茎松弛时窦内仅有少量血液,当性兴奋时,海绵体窦内血液充盈,阴茎体积变大、变硬而勃起,因此这种结构也称为勃起组织。位于阴茎海绵体中央的海绵体窦较大,接近外周者较小。进入海绵体窦的血液有两个来源:一为螺旋动脉,直接开口于海绵体窦,在阴茎勃起中起关键作用;二为由营养小梁的毛细血管集合而成的小静脉。导静脉起始于周边海绵体窦,并在白膜内面形成静脉丛。因此当阴茎勃起时,中央充血的大海绵体窦便压迫周边的小海绵体窦及其周围的静脉丛,从而使静脉回流受阻,进一步促进海绵体的充血。螺旋动脉的管壁有一纵行的嵴突入管腔,嵴中有纵行平滑肌束。平时,平滑肌处于收缩状态,纵行嵴增厚,管腔缩小,血流量很少。当阴茎勃起时,小梁和螺旋动脉的平滑肌松弛,螺旋动脉开放,血液大量注入海绵体窦。尿道海绵体的内部结构与阴茎海绵体相似,但海绵体窦大小均匀。阴茎头由结缔组织构成,内含大量静脉丛。

三、阴茎的支持结构

阴茎的外部支持来自于阴茎系韧带和阴茎悬韧带。阴茎系韧带起自 Colles 筋膜,分布较表浅,不附着于阴茎海绵体白膜。阴茎悬韧带起自 Buck 筋膜,呈三角形,将阴茎海绵体白膜固定于耻骨上,由两个侧束和一个中间束组成,围绕阴茎背静脉。

阴茎根部的肌肉分为骨盆隔膜(肛提肌和尾骨肌)和会阴肌两部分。会阴肌以会阴中心腱为界分为前后两部分,会阴中心腱后部称为肛门外括约肌,前部在尿生殖道周围分化为会阴浅横肌、会阴深横肌及两块海绵体肌:坐骨海绵体肌和球海绵体肌。坐骨海绵体肌包绕阴茎脚的大部分,肌束平行走行。球海绵体肌起自会阴中心腱,包绕尿道球和尿道海绵体的近段,肌束斜向走行,附着于尿生殖膈下筋膜和阴茎背部。坐骨海绵体肌和球海绵体肌收缩而压迫海绵体,能够促进阴茎勃起。

四、阴茎的血液供应

(一) 阴茎的动脉系统(图 1-1-2)

阴茎的动脉主要有来自阴茎背浅动脉及阴部内动脉的阴茎背动脉和阴茎深动脉。其中阴茎背浅动脉是阴部外动脉分支,沿阴茎背浅静脉两侧前行达阴茎头分布于阴茎皮肤。阴部内动脉起自髂内动脉前干,由坐骨大孔的梨状肌下孔出盆,绕过坐骨棘后面,由坐骨小孔向前穿出。主干沿阴部管(又称 Alock 管)前行。在管内分出 2~3 支肛动脉,行至阴部管前端时,阴部内动脉分为会阴动脉和阴茎动脉进入尿生殖区。会阴动脉是会阴部软组织的主要动脉。起于尿生殖膈三角的后方,向阴囊分出后阴囊动脉。阴茎动脉沿尿生殖膈下层的深面前进,在耻

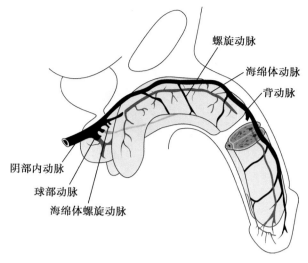

图 1-1-2　阴茎的动脉血供

骨弓韧带的后方分支为：阴茎背动脉、海绵体动脉和尿道球动脉。

阴茎背动脉通过耻骨弓韧带的下方，在阴茎背部的白膜和 Buck 筋膜间前行，至冠状沟处转向外侧成为龟头动脉。途中发出 3~7 根回旋支，回旋支从阴茎的侧面迂回到达尿道面供应尿道海绵体血液。途中向白膜和筋膜发出分支。

阴茎海绵体动脉分布在后端的动脉独立进入海绵体，此动脉被称为阴茎脚动脉，它在阴茎脚的内侧或背面贯穿白膜，分布于阴茎脚部的海绵体。贯穿于阴茎海绵体内的阴茎体动脉（狭义的阴茎深动脉），从阴茎脚内侧斜向前方贯穿白膜。此外，阴茎海绵体动脉接受阴茎背动脉和对侧阴茎深动脉的分支。

尿道球动脉穿尿生殖膈下筋膜，进入尿道海绵体。球动脉短且较粗，自尿生殖三角的后缘前方 1~1.5cm 起始，沿内侧走行，进入尿道球。尿道动脉从阴茎背动脉或阴茎深动脉起始，在球动脉前方，白膜的背面，由后向前斜行贯穿进入尿道海绵体。

阴茎的血流有时起源于髂外动脉、闭孔动脉、膀胱动脉或股动脉的副动脉。在根治性耻骨后前列腺切除术和膀胱切除术中注意保护这些副动脉有利于术后性功能的恢复。

（二）阴茎的静脉系统

阴茎静脉分为浅深两组。浅组收集阴茎包皮和皮下的小静脉回流，在接近阴茎根部合并形成一条或成对的阴茎背浅静脉，然后引流到阴部外静脉。深组主要引流阴茎头部和远端 2/3 阴茎海绵体的血液，在冠状沟处多条静脉联合形成阴茎背深静脉，在阴茎背面正中线上 Buck 筋膜和白膜间走向近端，两侧向外结构依次为阴茎背动脉和阴茎背神经。至耻骨联合后方向上走行，引流至前列腺周围静脉丛。引流近端海绵体的导静脉形成海绵体静脉和阴茎脚静脉，尿道海绵体的静脉也分为尿道静脉和球静脉，主要流入前列腺静脉丛。

五、阴茎的淋巴引流

阴茎的淋巴管也分为浅深两组。浅组淋巴管收集包皮、阴茎皮肤、阴茎皮下组织和阴茎筋膜的淋巴。起始于包皮下毛细淋巴管网，汇集成 2~5 条，与阴茎背浅静脉伴行，致阴茎根部向上经耻骨联合和皮下环前方，呈弓状弯曲，继而注入左右腹股沟淋巴结。阴茎两侧的淋巴管与阴部外浅静脉伴行，也注入腹股沟浅淋巴结。深组淋巴管收集阴茎头和阴茎海绵体的淋巴，注入腹股沟深淋巴结，再经股管至髂外淋巴结。此外，阴茎的淋巴管也有直接注入髂内淋巴结者，因此，阴茎癌患者，如发现腹股沟淋巴结已有转移时，应行两侧腹股沟淋巴结清扫术或髂腹股沟淋巴结清扫术。

六、阴茎的神经支配

阴茎海绵体神经是阴茎勃起的主要神经，起自盆神经丛，由其前下角发出 4~5 根分支，形成前列腺神经丛,从前列腺的后外侧面斜向前下方行走,通过尿生殖膈和耻骨弓韧带到达阴茎背面,与阴部神经的分支阴茎背神经汇合,或直接进入阴茎(图 1-1-3)。

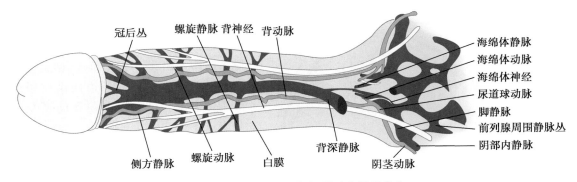

冠后丛　螺旋静脉　背神经　背动脉　　　　海绵体静脉　海绵体动脉　海绵体神经　尿道球动脉　脚静脉　前列腺周围静脉丛　阴部内静脉

侧方静脉　螺旋动脉　白膜　背深静脉　阴茎动脉

图 1-1-3　阴茎背侧的动脉、静脉和神经分布

阴茎的感觉神经由阴部神经丛发出,阴部神经丛起自骶 2~4,行程中发出直肠下神经、会阴神经和阴茎背神经分支。后两者主要支配阴茎的感觉。阴茎背神经穿骨盆横韧带下缘及阴茎系韧带内侧,至阴茎背部,在阴茎背动脉的外侧前行至阴茎头,沿途分支分布于阴茎皮肤、包皮和阴茎头及海绵体。故阴茎手术时,可在阴茎背面实行阴茎背神经阻滞麻醉。

七、阴茎勃起生理

(一) 勃起过程

在性刺激下,中枢神经系统发出性冲动,在骶髓低位中枢的协调下,经外周神经传导至阴茎,或者直接刺激外生殖器,经阴茎骶髓反射弧使副交感神经兴奋,导致阴茎海绵体平滑肌松弛,阴茎海绵体窦扩张,血液灌注增加,阴茎肿胀,阴茎白膜扩张变薄,导致联通海绵窦与阴茎背静脉的导静脉受到压迫关闭,静脉血不能外流,阴茎内血压上升,几乎达到与躯体动脉血压相等,产生坚硬勃起。环绕阴茎根部的骨盆肌肉——坐骨海绵体肌和球海绵体肌收缩也进一步减少阴茎静脉血压回流而增加阴茎坚挺程度。勃起过程实质上是流入阴茎的血流增加,流出阴茎的血流减少导致的结果。

据此,勃起的过程可以分为六个阶段:

1. 萎软期　由于交感神经纤维冲动使阴茎海绵窦、螺旋动脉内以及间隙平滑肌收缩,只有少量动脉血流入阴茎。

2. 潜伏期　在副交感神经纤维支配下,血管平滑肌松弛,大量血液流入阴茎动脉,阴茎体积增大,但海绵窦内压无明显增加。

3. 肿胀期　该期海绵窦内血压上升,动脉血流速度比潜伏期略有减低,阴茎进一步增大并出现搏动。

4. 完全勃起期　海绵窦内压继续增加,约为心脏收缩压的 90%,动脉流量低于潜伏期,但大于萎软期,静脉多数受阻。

5. 快速勃起期　坐骨海绵体肌、球海绵体肌等骨盆肌肉的收缩导致海绵窦内血压超过收缩压,从而产生坚硬勃起。此期几乎没有血液流过海绵窦动脉。

6. 消肿期　射精后由于交感神经兴奋,平滑肌收缩,动脉血流降低,静脉血流增加,使阴茎恢复萎软状态。

（二）阴茎勃起的神经调节

勃起时候阴茎血流动力学改变目前认为是由神经纤维释放神经递质作用于血管内皮和平滑肌细胞来调节的。其中一氧化氮（nitric oxide，NO）是产生和维持勃起的关键神经递质。

阴茎勃起的分子作用机制是副交感神经接受来自骶髓中枢的冲动，释放乙酰胆碱，作用于血管内皮细胞，使之释放 NO，同时，乙酰胆碱作用于非肾上腺非胆碱能神经系统，也使其产生并释放 NO。NO 进入平滑肌细胞，刺激鸟苷酸环化酶（guanylate cyclase，GC），使三磷酸鸟苷转化为环磷酸鸟苷。因为钙离子与肌蛋白结合，可以使肌凝素和肌动素产生交互作用，引起平滑肌细胞收缩，而环磷酸鸟苷可以开放钙离子通道，使钙离子进入肌细胞的内质网而不与肌蛋白结合，从而封闭了上述交互作用，使平滑肌松弛，血液进入阴茎动脉和海绵窦间隙，从而形成阴茎勃起。

除了 NO，其他可能参与阴茎勃起的神经递质还有血管活性肠肽（vasoactive intestinal peptide，VIP）和前列腺素 E_1（prostaglandin E_1，PGE_1）等。而交感神经释放肾上腺素，与平滑肌细胞上的 α_1 肾上腺素受体结合可以引起血管和海绵窦平滑肌收缩；血管内皮细胞也能释放内皮素（endothelin）和前列腺素（prostaglandin）等缩血管物质，使血管平滑肌收缩，阴茎萎软。

———————————————— 【思考题】 ————————————————

1. 阴茎的结构。
2. 阴茎勃起的生理过程。
3. 阴茎勃起的分子机制。

第二节　尿道的解剖与生理

男性尿道起自膀胱颈，贯穿前列腺、尿生殖膈，止于阴茎头尿道外口，是排尿与排精的共同通道，平时呈闭合状态。在成人长 16~20cm，自然状态下呈 S 型弯曲，全长自内向外可分为前列腺部、膜部、球部和阴茎部。临床上常将前列腺部与膜部尿道称为后尿道，球部及阴茎部尿道称为前尿道（图 1-2-1）。

一、尿道的形态结构

（一）前尿道

自尿生殖膈下筋膜至尿道外口的一段尿道，长约 15cm，全长由尿道海绵体包绕，故又称尿道海绵体部，可分为球部、阴茎体部及阴茎头部。尿道球部即球海绵体尿道，从膜部尿道远端到阴茎悬韧带水平，是前尿道中管腔最大的一段，有尿道球腺导管在此开口。包绕尿道的尿道海绵体肌在此增厚形成球海绵体肌，愈接近近端增厚愈明显，使近端的收缩功能增强。球海绵体肌收缩时压迫球部尿道，将停留的精液排出。球部尿道从耻骨下经过，形成弯曲，位置较为固定，比远端尿道易损伤，因此骑跨伤通常容易导致尿道球部的损伤。当尿道出现炎症时，海绵体肌组织反应性收缩，易导致该部尿道出现较为严重的狭窄。阴茎体部尿道附着于两个阴茎海绵体之间腹侧的浅沟中，此段尿道活动性较好，因此不易受伤。阴茎头部尿道由冠状沟平面至尿道外口腔内扩大称为舟状窝，前端是尿道外口，呈纵行裂隙，其功能是把近端尿道流来

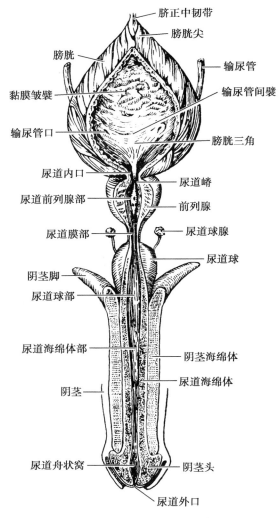

的较细、流速较快的尿流,转变为流速慢、压力高的尿流。当尿流通过尿道外口时,产生射流,避免自身污染。

(二)尿道膜部

尿道膜部位于尿生殖膈上、下筋膜之间,是穿过尿生殖膈的一段尿道,长1.2~2cm,在会阴深袋中,由尿道外括约肌所围绕,可自主控制排尿,是尿道最为狭窄的部位。此处尿道既固定又较薄弱,在用尿道器械进入膀胱的操作过程中呈弯曲状态,若不注意操作手法,易引起尿道损伤。在会阴部受暴力挤压,如骨盆骨折时常合并尿道膜部的损伤,导致狭窄甚至闭锁。

(三)尿道前列腺部

尿道内口穿前列腺,止于尿道外括约肌,长3~4cm的尿道,由前列腺包围。在尿道后壁中线有一纵行隆起为尿道嵴,嵴的中部突起为精阜。其上正中有一隐窝,称前列腺小囊。囊的两侧分别有一个射精管开口,在精阜两旁的沟中有12~24个前列腺排泄管的开口。

男性尿道在解剖上有三个狭窄、三个膨大和两个生理弯曲。成人正常尿道管径平均0.5~0.6cm,可通过直径10mm的器械。尿道的三个狭窄部:尿道外口(呈纵行裂隙状)、膜部和尿道内口,膜部最狭小,其次为尿道外口和尿道内口。三个膨大部:

图1-2-1 膀胱和男性尿道(前面)

舟状窝、球部和前列腺部,膨大部为结石易停留部位。尿道全程有两个生理弯曲:第1个弯曲为耻骨下弯,位于耻骨联合下,即自尿道内口至阴茎悬韧带所形成的一个凹面向上的固定弯曲,包括尿道前列腺部、膜部及球部的起始部。第2个弯曲为耻骨前弯,位于阴茎体部(可动部)与阴茎根部(固定部)的移行处,呈一凹面向下的可变弯曲。当阴茎向前提向腹壁时,耻骨前弯即消失,但耻骨下弯不能人为将其拉直。因此,使用尿道器械深入操作时应尽量将阴茎向前拉直,使尿道呈L形,顺耻骨下弯曲轻轻插入,切不可粗暴操作,以免损伤此处尿道。

外伤时尿道在尿生殖膈以上发生破裂,尿液将渗于腹腔外间隙内。若尿道膜部破裂,尿液遂渗入会阴深袋内,该处筋膜坚韧且无裂隙与周围相通,故尿液不易向外扩散。如尿道球部破裂,尿液即渗入会阴浅袋内,由于会阴浅筋膜与肉膜相融合,向上包绕阴囊、阴茎并越过耻骨联合与腹壁下浅筋膜深层相延续,故尿液渗入浅袋内后,除向阴囊、阴茎蔓延外,并可向上扩展至脐以下腹前壁的疏松结缔组织中。假如尿道破裂在阴茎海绵体部,由于阴茎筋膜仅包被所有海绵体,故渗出的尿液可仅限于阴茎的范围之内。

图注:
脐正中韧带
膀胱尖
膀胱
输尿管
黏膜皱襞
输尿管间襞
输尿管口
膀胱三角
尿道内口
尿道嵴
尿道前列腺部
前列腺
尿道膜部
尿道球腺
尿道球
阴茎脚
尿道球部
尿道海绵体部
阴茎海绵体
尿道海绵体
阴茎
阴茎头
尿道舟状窝
尿道外口

二、尿道的组织结构

尿道壁由黏膜层、黏膜下层及肌肉层组成。在前尿道外面还包绕有丰富的弹力纤维和平滑肌纤维的尿道海绵体。尿道黏膜由各种上皮组成，前列腺部尿道为移行上皮，膜部、球部及包括舟状窝近侧段在内的阴茎部尿道为复层柱状上皮和单层柱状上皮，经尿道外口的舟状窝远侧段开始转变为复层鳞状上皮。黏膜与海绵体肌靠疏松结缔组织连接，黏膜下层血供丰富，主要为结缔组织。肌肉层为内纵形和外环形肌，膜部除以上两层肌肉外，还有一层环形骨骼肌，即尿道外括约肌。

三、尿道周围的腺体

尿道周围有许多腺体开口于尿道黏膜，但主要集中于前尿道。尿道腺又称 Litter 腺，主要位于前尿道顶部及其两侧。其排泄管开口于尿道黏膜表面，在黏膜上形成许多针尖大小的隐窝，称尿道陷窝。于舟状窝顶壁有较大凹陷，又名大陷窝。尿道腺细胞多呈锥形或柱状，胞质清亮，腺腔较大，能分泌黏液，腺泡有时可深达黏膜下层甚至海绵体内。

尿道旁腺位于尿道口两旁，在阴茎勃起时受挤压分泌清亮的黏液，起到润滑作用。阴茎尿道和球部尿道有尿道旁腺腺管开口，这些腺体贯穿于海绵体组织小梁和血管间隙中，再斜行穿过黏膜下结缔组织，当尿外渗或腺体感染时，这些组织中纤维细胞反应性增生，随后导致海绵体纤维化，引起尿道狭窄。

尿道球腺为一对，位于膜部尿道两侧，三角韧带两层之间，其导管在 3 点、9 点开口于球部尿道的后部，该腺有许多弹性纤维和纤维组织包绕，在射精时分泌略带灰白的黏液，组成精液的一部分。

前列腺腺泡汇成 15~30 条导管，开口于尿道嵴两旁。腺组织排列有一定规律，多以尿道为中心排列成内、中、外三个环形区。内区位于尿道黏膜周围，称黏膜腺；中区稍靠外，称黏膜下腺；外区是前列腺的主要部分，称主腺。前两者腺体小，受雌激素的影响，而后者不仅腺体最大，分泌量也最多，受雄激素的调控。前列腺分泌物较稀薄，无色混浊，呈弱酸性，占射出精液量的 1/10~1/3。黏液腺易患结节性增生，压迫尿道。前列腺癌则多发生于主腺，此时腺细胞酸性磷酸酶（acid phosphatase，ACP）活性显著增强。

四、尿道的血液供应、淋巴引流及神经支配

后尿道的血供来自膀胱下动脉的前列腺支，并有直肠下动脉的痔中动脉及阴部内动脉的分支，它们之间有吻合支。前尿道的动脉是阴部内动脉、尿道球动脉及尿道动脉的分支。

后尿道的静脉回流至膀胱前列腺静脉丛，前尿道的静脉回流至阴部内静脉，再至髂内静脉。

尿道的淋巴十分丰富，尿道的淋巴管起源于尿道黏膜下淋巴网。淋巴网分布于尿道全程，在舟状窝特别丰富。淋巴液经小管向近端回流，全部集中至阴茎和球膜部尿道淋巴干。阴茎腹侧表面的淋巴管绕过阴茎海绵体，在背侧与来自阴茎头部的淋巴管汇合。前尿道引流至腹股沟浅淋巴结，进而至腹股沟深淋巴结，并沿髂外淋巴结向上引流。后尿道淋巴引流至髂外淋巴结、闭孔淋巴结及盆腔淋巴结。

尿道的感觉来自尿道黏膜下结缔组织中的神经末梢，通过阴茎背神经传入中枢。尿道的神经支配为阴部神经、生殖股神经及交感神经。

五、尿道的生理功能

膜部尿道控制排尿和射精两个过程。尿道其他部位则提供另外两个功能：排尿时让尿流自行通过，射精时协助精液排出。为适应这两种功能的需要，尿道由特殊组织即尿道海绵体包绕，排尿时尿道海绵体完全松弛，让尿流通过；而性生活时，尿道海绵体保持一定的张力，使尿道管腔缩小，防止精液淤积，射精时，球部海绵体肌收缩，将精液排空。

【思考题】

1. 尿道的解剖特点。
2. 尿道的生理功能。

第三节 阴囊和睾丸的解剖与生理

一、阴囊的结构

阴囊为一个松弛的皮肤囊袋，位于阴茎根部与会阴之间，由阴囊正中部的阴囊隔分隔成左、右两部，各容纳一个睾丸、附睾和精索下部。阴囊皮肤很薄，弹性极佳，伸缩程度很大，形成很多皱襞，色素沉着很重。皮下组织内不含脂肪，散在有平滑肌，对外界温度敏感，有调节温度利于精子发育的作用。阴囊组织的层次自外向内依次为皮肤、肉膜、精索外筋膜、提睾肌、精索内筋膜及睾丸固有鞘膜（图 1-3-1）。

（一）皮肤

薄而柔软，富有伸展性，生有少量的阴毛，有色素沉着，呈暗褐色，含有汗腺和皮脂腺，其分泌物有特殊气味。阴囊皮肤表面沿中线有纵行的阴囊缝，其对应的为肉膜向深部发出的阴囊中隔，将阴囊分为左右两腔。

（二）肉膜

为浅筋膜，与腹前外侧壁的 Scarpa 筋膜和会阴部的 Colles 筋膜相延续。由稀疏的平滑肌纤维和致密的结缔组织及弹力纤维构成，厚 1~2mm。此层平滑肌纤维可随外界的温度变化而舒缩，以调节阴囊内的温度，利于精子的发育成熟。

（三）精索外筋膜

又名提睾筋膜，菲薄，由含有胶原纤维的结缔组织构成；起自腹股沟管皮下环边缘，为腹外斜肌腱膜和腹壁固有筋膜的直接延续。此层与肉膜结合疏松，若尿道损伤，尿外渗时尿液可渗入此间隙内。

（四）提睾肌

由来自腹内斜肌和腹横肌的肌纤维束构成。肌纤维束随着精索通过腹股沟管皮下环，向下包被精索、睾丸和附睾。

（五）精索内筋膜

又名睾丸精索鞘膜，为腹横筋膜的延续，内含有少量平滑肌纤维，为睾丸被膜最牢固的部分。

（六）睾丸固有鞘膜

来源于腹膜，分壁、脏两层。壁层紧贴于精索内筋膜内面，脏层包被睾丸表面（后缘除外）

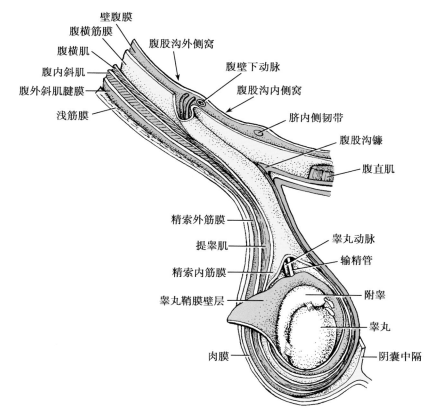

图 1-3-1　阴囊结构及其内容模式图

及附睾的一部分。壁、脏两层在睾丸后缘借睾丸系膜相移行。两层之间为鞘膜腔,内有少量浆液。鞘膜腔为腹膜鞘状突内腔的遗留部分,在胚胎期间与腹膜腔相通,出生后从腹股沟管腹环至睾丸上端的鞘突逐渐闭锁形成鞘韧带,鞘膜腔与腹腔的交通遂被阻断。如果腹膜鞘突上部闭锁不全或鞘膜腔感染时,可形成鞘膜积液。

二、阴囊的血管、神经和淋巴管

阴囊的动脉有来自阴部内动脉的阴囊后动脉和阴部外动脉的阴囊前动脉,以及由腹壁下动脉发出的提睾肌动脉。阴囊前动脉在皮下附近分为内、外侧分支。内侧分支向前下方分布于阴囊隔的前 1/5~2/5 及其阴囊缝区 2/5 皮肤;外侧支分布于阴囊外侧的前 2/3 皮肤。阴囊后动脉在尿道球两侧偏下进入阴囊,其分支分布于阴囊隔的 3/5~4/5,此支在阴囊隔内下行至隔与皮肤连接处,弯向外侧至阴囊中缝区后 4/5 的皮肤,其主干沿分支至阴囊后侧及外侧后部皮肤。对尿道下裂的患者可采用以阴囊隔的血管蒂为蒂,用阴囊中隔两侧皮肤缝制皮管代尿道进行修补,具有供区与受区邻近,取材方便,且无需吻接血管的优点。

阴囊的静脉由静脉网汇成各静脉,与同名动脉伴行,但较之粗大,除经阴部外浅静脉汇入大隐静脉,其余静脉汇入阴部内静脉。

支配阴囊的神经有髂腹股沟神经、生殖股神经的生殖支、会阴神经分出的阴囊后神经以及股后侧皮神经的会阴支等。阴囊前 1/3 主要由髂腹股沟神经和生殖股神经的生殖支支配;阴囊后 2/3 主要由会阴神经分出的阴囊后神经以及股后侧皮神经的会阴支支配。肉膜由来自腹下丛的交感神经分支所支配。

　　阴囊淋巴管由阴囊皮肤毛细淋巴管网汇合成 3~24 条淋巴管,自阴囊两侧行向外上方,两侧淋巴管可越过正中线至对侧。在手术治疗阴囊阻塞性淋巴水肿时,可在外阴与股上部之间作一纵行的弧形切口,即可充分显露出来自阴囊的淋巴管及阴部外浅静脉,施行淋巴管静脉吻合术。

三、睾丸的结构

　　睾丸位于阴囊内,左、右各一,是男性的生殖腺,产生精子和男性激素(图 1-3-2)。睾丸呈微扁的椭圆形,分前、后缘,上、下端和内、外侧面。前缘游离;后缘为系膜缘,有血管、神经和淋巴管出入,并与附睾和输精管睾丸部相接触。上端被附睾头遮盖,下端游离。外侧面较隆凸,与阴囊壁相贴;内侧面较平坦,与阴囊隔相依。睾丸表面除阴囊壁各层外尚有一层坚厚的纤维膜称为白膜。此膜在睾丸后缘增厚并伸入睾丸内形成睾丸纵隔,由此再向四周放射状发出许多睾丸小隔,将睾丸实质分为 100~200 个睾丸小叶。每个小叶内含 1~4 条精曲小管,其上皮能产生精子。小管之间的结缔组织内有分泌男性激素的间质细胞。精曲小管在小叶尖部合并变直,成为精直小管,进入睾丸纵隔后交织成睾丸网,再自此发出 12~15 条睾丸输出小管,经睾丸上端进入附睾头。

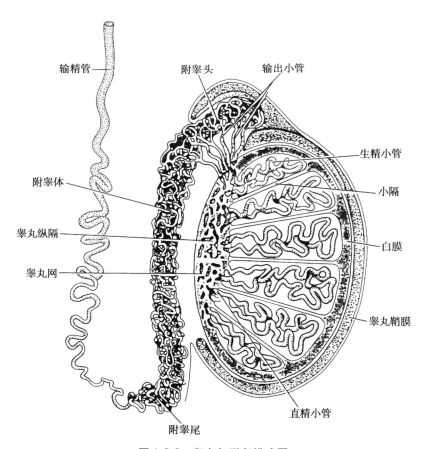

图 1-3-2　睾丸与附睾模式图

四、睾丸的血管、神经和淋巴管

睾丸的血供主要来自于睾丸动脉,它起源于腹主动脉前部,在肾动脉下方 2.5~5cm 水平的腹主动脉左右两侧各发出一支,在腹膜后沿腰大肌下行到腹股沟管内环,进入精索,下降到阴囊在睾丸后缘上端分两支,其中一支沿睾丸内侧面下降,穿过睾丸白膜分别指向睾丸的前缘和上、下极,构成包膜动脉。另一支(主干)向下行至睾丸纵隔后发出分支进入睾丸实质内,横穿睾丸实质至对侧边缘(前缘)后再向一侧或两侧分支形成睾丸包膜动脉。该包膜动脉向睾丸实质发出向心动脉,呈放射状朝向睾丸纵隔,向心动脉达睾丸纵隔后分出离心小动脉,背向睾丸纵隔,在其附近进入睾丸实质(图 1-3-3)。

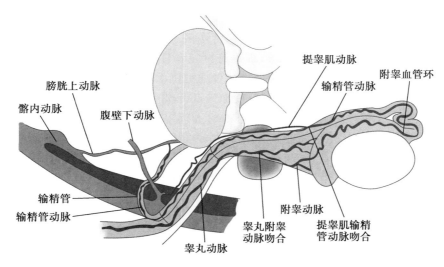

图 1-3-3 睾丸的侧支动脉循环

睾丸和附睾的静脉均起自实质内的管周毛细血管网,然后逐级汇合,最后在睾丸和附睾头的上头形成蔓状静脉丛,该静脉丛向上逐渐汇合,至腹股沟管皮下环处汇成 3~4 条静脉,在腹股沟内环处并成两条睾丸静脉。两条睾丸静脉在腹膜后与睾丸动脉并行上行,经腰大肌和输尿管的腹侧,合并成一条单一的睾丸静脉,又称精索内静脉,右侧睾丸静脉以锐角直接注入下腔静脉,左侧睾丸静脉略呈直角注入左肾静脉。

睾丸的神经由主动脉丛及肾丛的交感神经纤维沿睾丸动脉到达睾丸交感神经丛支配。生殖股神经的生殖支支配提睾肌及睾丸各被膜。

睾丸和附睾的淋巴输出管经精索汇入髂淋巴结及腰淋巴结,左侧睾丸和附睾的集合淋巴管主要注入左腰淋巴结的主动脉外侧淋巴结;右侧睾丸和附睾的集合淋巴管主要注入右腰淋巴结的腔静脉前、后淋巴结和腔静脉外侧淋巴结。左右睾丸的一部分集合淋巴管可汇入中间腰淋巴结和主动脉前淋巴结,也可汇入左右髂总淋巴结。睾丸的淋巴管可在小骨盆中与膀胱底、前列腺的淋巴管相通,而两侧的睾丸淋巴管可与输精管壶腹淋巴管相交通。

五、睾丸的生理功能

(一) 生精小管

睾丸内的生精小管是男性生殖细胞分裂增生和分化发育的部位,管道高度迂曲,管径 150~

$250\mu m$，成人两侧睾丸的生精小管总长度可达 500m 左右。生精小管管壁由 4~8 层生精上皮细胞构成，中心部为不规则的生精小管腔。生精上皮由两类不同功能的细胞组成，分别称为支持细胞和生精细胞。支持细胞位于生精小管的基底膜并延伸至管腔，生精细胞包括一系列的初级精母细胞、次级精母细胞、精子细胞和精子。支持细胞和生精细胞为精子发生提供了一个特殊的微环境。

支持细胞又称为 Sertoli 细胞，是一群数量恒定、不再分裂的细胞。相邻支持细胞靠近基底膜附近的细胞膜部分相互连接，构成细胞连接。支持细胞基底面紧贴基底膜，有丝状突起突入管腔。支持细胞通过大量的胞突延伸，包围邻近的生精细胞，支持细胞的外形随嵌入的生精细胞变化而变化。生精细胞位于支持细胞丝状突起之间，未分化的精原细胞位于基底膜附近，而分化成更高一级的精母细胞和精子细胞在管腔内依次排列。

支持细胞在生精细胞分化发育中发挥重要作用。主要包括：

1. **参与形成血-睾屏障**　支持细胞间的紧密连接、表面下池和微丝束构成支持细胞连接复合体。睾丸的超微结构研究表明，支持细胞连接复合体形成的血-睾屏障，可将生精上皮分为基腔室和近腔室两部分。精原细胞和初级精母细胞位于血-睾屏障之外的基腔室，次级精母细胞和精子细胞位于近腔室。血-睾屏障可使血液与小管液之间的离子、小分子物质和蛋白质之间保持一定的浓度梯度，对毛细血管内物质的流动也有轻微的限制作用，故可以阻止间质中离子进入生精上皮，使生精细胞维持在最适宜的内环境中，保证其分化发育。血-睾屏障同时也是免疫屏障，可将精子与机体免疫系统分开，将精子抗原限制在生精小管内，阻止这些特异抗原与机体免疫系统接触，避免引起精子抗原自身免疫反应和造成睾丸的免疫损伤。

2. **分泌功能**　雄激素结合蛋白（androgen binding protein，ABP）是第一个被识别的支持细胞分泌物。ABP 是雄激素的载体蛋白，在生精小管和附睾中又可作为雄激素受体（androgen receptor，AR），以 ABP-雄激素复合体的形式储存，使生精小管内的雄激素水平维持在较高浓度，以满足精子发生需要。支持细胞还能分泌细胞外基质，包括 I 型胶原、IV 型胶原、血浆铜蓝蛋白、转铁蛋白、糖蛋白 2、纤维酶原活化因子、T 蛋白、抑制素、生长因子和甾体类化合物，发挥重要的生理作用。

3. **形成支持细胞-生精细胞联结**　睾丸内 Leydig 细胞、支持细胞和管周细胞存在复杂的网络联结。现已证明，在哺乳动物类睾丸组织中支持细胞和胚细胞间存在多种连接方式。桥粒样连接能维持生精上皮的完整性，还参与成熟精子的释放。支持细胞还参与管球复合物的形成，它与精子发生过程中剩余精浆的弃失有关。支持细胞还可吞噬变性退化的生精细胞及精子排放时遗留的残余胞质。

4. **支持和营养生精细胞**　支持细胞向生精小管分泌少量高钾液体，参与形成睾网液，以利于精子运送，为精子获能提供条件；支持细胞对生精细胞起支持作用，当精子细胞变态成熟时，精子释放到管腔，可能是支持细胞作用的结果。

（二）生精细胞和精子发生

生精细胞是生精上皮的主要细胞，在生精小管内形成 5~6 层同心圆式排列。从基底膜至管腔内表面的排列顺序是精原细胞、初级精母细胞、次级精母细胞、精子细胞及精子，同心圆的每一层生精细胞都处于相同的发育阶段。

男性生精小管上皮每天平均产生约 1.23 亿个精子。形态学分析表明，目前精子至少有 13 种不同的类型，这些不同的类型代表了分化发育从未分化到分化的不同阶段。

（三）睾丸间质细胞

20 岁时,睾丸内大约有 7 亿个 Leydig 细胞(间质细胞),占睾丸体积的 5% ~ 12%。Leydig 细胞的分化受旁分泌因子和促黄体生成素(luteinizing hormone,LH)的调控,至青春期,胰岛素样生长因子 1(insulin-like growth factor 1,IGF-1)在 Leydig 细胞的分化中也发挥一定作用。

Leydig 细胞的主要功能是合成和分泌雄激素,睾酮是睾丸内合成的主要甾体类化合物。Leydig 细胞的功能活动受多种内外因素的影响,但睾酮的产生主要受 LH 的调节。LH 经由内皮细胞上的 LH 转运受体介导进入 Leydig 细胞,在 Leydig 细胞中,LH 可能导致胆固醇转运至线粒体内,使胆固醇与胆固醇侧链裂解酶结合,促进睾酮的生物合成。垂体肽也参与 LH 刺激的 Leydig 细胞甾体类化合物的合成。其他非垂体肽类因素包括 LHRH、抑制素与激活素、表皮生长因子、IGF-1、β-转移生长因子、前列腺素等,也与 Leydig 细胞合成甾体类化合物有关。间质细胞除生成雄激素外,还能分泌前列腺素、促肾上腺皮质激素(adrenocorticotropic hormone,ACTH)、催产素、内啡肽、精氨酸加压素和微清蛋白等,后者是一种特殊蛋白,可能与合成睾酮时的细胞功能有关。

年龄可影响血浆中睾酮的浓度。12 ~ 18 周胚胎,睾酮浓度达到一个峰值;出生后 2 月龄时又出现一个峰值;24 ~ 36 岁,血浆睾酮浓度达到最高峰,经过一个平台期后逐渐下降。此外,睾酮的血浆浓度每日、每年均有节律性变化。

────────────────【思考题】────────────────

1. 阴囊从外到内的层次结构有哪些?
2. 什么是睾丸的血-睾屏障?

第四节　附睾和输精管的解剖与生理

一、附睾的形态

附睾(epididymis)形态呈新月形,位于睾丸上方后缘外侧部,成年男性附睾长度左侧平均为 5.18cm,右侧平均为 5.29cm,分为头、体、尾三部分。附睾上端膨大钝圆,称为附睾头,通过输出小管与睾丸网相连;中间部分呈圆柱状,称为附睾体,通过疏松结缔组织与睾丸后缘相连,手术中从体部入手容易分离,又不易损伤周围组织;下端逐渐变细,称为附睾尾。附睾尾末端在睾丸后急转直上移行为输精管。在附睾头部有时可见一个有蒂小体,称为附睾附件,一般认为它是胚胎发育时期中肾管的残留。

二、附睾的结构

附睾表面由外向内有鞘膜脏层、白膜和血管膜三层被膜包绕。在附睾头部矢状切面上,可见结缔组织伸入附睾形成附睾小隔,并把附睾头部分隔成 8 ~ 15 个锥形小叶样结构,称为附睾小叶。

（一）输出小管

输出小管是连接于睾丸网和附睾管之间的 8 ~ 15 根迂曲小管,每根小管在睾丸小叶内迂曲盘绕,初出睾丸时走行平直,进入附睾后越靠近小叶底部,迂曲盘绕越显著,构成了每个睾丸小叶的实质。输出小管管壁由上皮、基膜、固有层和环肌层构成。上皮层为假复层柱状上皮，有高柱状的纤毛细胞和立方形细胞交叉排列，所以管腔表面不规则。纤毛的摆动可以使精子向附睾管方向移动，立方形细胞表面有微绒毛，属于分泌细胞，胞内有许多小泡样结构，可能是细胞通过胞吞、胞饮作用摄取管腔内物质后产生，并形成输出小管内的压力梯度，有利于精子由睾丸向附睾运行。

（二）附睾管

在附睾头、体交界部有许多输出小管共同汇合构成单一的附睾管，长度为 $3\sim5m$，附睾实质大部分由附睾管构成，附睾管高度盘曲，向下构成附睾体、尾部，尾端与输精管相连。附睾管内腔整齐，由复层柱状上皮构成，上皮细胞主要由具有高柱状的主细胞和立方形的基底细胞构成。从附睾头部至尾部，主细胞游离面静纤毛的长度逐渐减低，胞质结构在顶浆区、核上区及核下区各有不同。顶浆区胞质内有大量的吞饮小泡，提示主细胞具有活跃的吞饮作用，可吸收大量生精小管产生的液体，使附睾管内产生压力梯度，精子顺压力梯度进入附睾。精子在附睾内停留 $14\sim21$ 天，此期内逐渐脱胞成为成熟的精子，残余脱落物质被主细胞或者基底细胞吞噬吸收。相邻主细胞近腔面间有紧密连接，此结构被称为血-睾屏障（blood-epididymis barrier），有利于维持附睾内环境稳定，将精子与自身免疫系统分离，避免产生抗精子抗体（antisperm antibody，AsAb），为精子成熟、转运、储存创造条件。一般在附睾头部的附睾管只有一层薄的环状平滑肌，管腔也较小，而至附睾尾部，平滑肌逐渐增厚分层，并出现较大的平滑肌细胞层，管腔也增大，可存储成熟的精子细胞。一般认为附睾管的小平滑肌多分布在附睾的头、体部位，可产生自主节律性蠕动，从而推动精子在附睾管内缓慢向尾部移动成熟。附睾尾部分布有大平滑肌，平时较少蠕动，射精反射时接受交感神经冲动支配，产生强有力的规律收缩，可把储存在附睾尾部的成熟精子快速送入输精管内。

三、附睾的血管、淋巴管和神经

附睾的血供来自睾丸动脉的附睾上、下动脉（分别供应附睾头部和体部）和输精管动脉末梢支（供应附睾尾部），位于睾丸上 1/3 与附睾交界平面的后侧表面，这些动脉再发出分支经附睾内管道系统间的结缔组织隔，到达管道系统周围并最终形成包绕其的管周毛细血管网。

附睾的静脉起源于其实质内的管周毛细血管网，逐级汇合后在附睾头部上方与来自睾丸实质的静脉共同汇合形成蔓状静脉丛，包绕睾丸动脉周围，再与输精管共同构成精索上行。这种解剖学结构使进入睾丸下行的动脉血被蔓状静脉丛内上行的静脉血充分对流冷却，保证睾丸散热，有利于精子发生。蔓状静脉丛上行可分为三群：①前群由精索内静脉组成，在腹股沟管内逐渐汇合形成一条主干沿后腹壁上行，右侧精索内静脉回流到下腔静脉，左侧精索内静脉回流至左肾静脉。因左侧精索内静脉几乎垂直注入左肾静脉，回流阻力大，左侧结直肠直接压迫，左肾静脉压迫，左侧肾上腺静脉所携带的肾上腺素的缩血管效应，使左侧精索内静脉回流受阻，所以临床上原发性精索静脉曲张多见于左侧。②中群由输精管静脉构成，回流至膀胱静脉丛。③后群由精索外静脉构成，在腹股沟外环处离开精索，回流至腹壁下静脉。

附睾的淋巴管丰富，与睾丸相似，也分为深、浅两个毛细淋巴网。浅淋巴丛位于附睾白膜内，深淋巴丛位于附睾小叶间的结缔组织内，深、浅淋巴丛之间的淋巴管相互交通。睾丸和附睾的淋巴管最后汇集为 $4\sim8$ 条集合淋巴管，在精索内沿睾丸血管上行，通过腹股沟管至腹膜后间隙上行,左侧集合淋巴管注入左腰淋巴结的主动脉外侧淋巴结,右侧集合淋巴管注入右腰淋巴结的腔静脉前、后淋巴结及腔静脉外侧淋巴结。

上腹下神经丛分支于精索中神经,在腹股沟内环处进入精索,发出神经纤维支配附睾及输精管,精索下神经也发出分支支配附睾和输精管。

四、附睾的生理功能

附睾的各部分解剖结构、神经支配、血管供应和上皮细胞存在区域性的差异,表明附睾是由不同组织组成的连续体。附睾具有运输、储存精子并使其成熟获得运动能力和受精能力的功能。

（一）运输精子的功能

精子在附睾内平均停留 2 周左右,大部分时间停留在附睾尾部。影响附睾内精子停留的因素在于精子的量而不是年龄。精子在附睾内的移送,主要是被动性过程,依赖以下 3 个因素:①精子随睾丸网内液体流入输出管;②可动纤毛和输出管周围的肌细胞收缩,将精子向附睾推进;③附睾管壁的自动节律性收缩。此外,平滑肌细胞和支配附睾的肾上腺素能神经对精子在附睾内的运输,也具有重要作用。

（二）储存精子的功能

附睾也是精子的贮存库,精子在附睾中存储时间与性生活频率有关。人类约有 50% 的精子储存在附睾尾部,这些精子保持潜在的受精能力,但会因积存而衰老,有报道精子未抵达附睾尾部,已经有半数精子进入衰亡阶段。长时间储存的精子,会因老化失活而出现降解变化,如顶体变形、DNA 含量及染色体发生变化等,使精子运动和穿透透明带的能力下降。人类的输精管结扎后,巨噬细胞具有吞噬精子的功能,但附睾内未随精液排出的精子去向目前还不清楚。

（三）精子的成熟

精子在附睾内的成熟包括精子运动能力的获得,精子受精能力的获得和精子固着于透明带能力的获得。

1. **精子运动能力的获得**　附睾不仅运输和存储精子,还使精子获得运动能力。输出管和体外培养的精子,无运动能力或运动能力较弱。说明精子的运动能力虽然是其本身固有的,但还需在运输过程中与附睾反应,才能获得成熟的运动能力,但目前精子运动能力的成熟与附睾的关系仍不清楚。

2. **受精能力的成熟**　实验发现,睾丸中的精子没有受精能力,其受精能力是在附睾移动中逐渐获得。精子的成熟主要发生在附睾体的远侧端或尾部。

3. **精子固着于透明带能力的获得**　精子在运行于附睾的过程中发生一系列的生化和分子水平的改变。精子移动时,膜表面负电荷增多,这有利于维持精子膜,特别是顶体前区细胞膜的稳定性。精子在附睾成熟期间,膜表面硫氢键逐渐变为二硫键,二硫键对维持精子细胞头、尾部结构及其后的运动和穿透功能方面有重要作用,使精子在附睾内获得了与透明带黏附的能力。

五、输精管的形态和走行

输精管(vas deferens)起始部与附睾尾部相连,在附睾尾部反折向上随精索走行,经腹股沟管进入盆腔,在膀胱底部后方与精囊开口汇合形成射精管,开口于后尿道。输精管长约 32cm,

管壁较厚,管腔狭小,内径约 0.3cm。输精管全程根据部位可分成睾丸部、精索部、腹股沟部及盆部四部分。

（一）睾丸部

为输精管起始部,在附睾尾部的内侧上行至附睾头水平加入精索,移行为精索部。其双侧长约 4.4cm。

（二）精索部

位于附睾头与腹股沟管外环之间,精索血管后内侧,因为管壁厚,管腔细小,质韧且位置表浅,在活体上容易触诊,所以临床上输精管结扎术、显微镜下输精管-输精管吻合术、显微镜下输精管-附睾吻合术多在此处进行。此部左侧长约 7.2cm,右侧长约 6.8cm。

（三）腹股沟部

为输精管经腹股沟管段,在内环处入腹腔移行为盆部。其左侧长约 4.6cm,右侧长约 4.5cm。

（四）盆部起于腹股沟内环跨过腹壁下动脉根部转下方处,此处被腹膜遮盖并形成皱襞,称为输精管襞。在骨盆上口处,输精管斜跨髂外血管入盆腔,沿盆壁后下方走行,先与脐动脉索、闭孔血管和神经、膀胱血管交叉,再从内侧与输尿管交叉,经膀胱、直肠之间至膀胱底部、精囊腺上端,后于精囊内侧向内下方走行,双侧输精管逐渐接近,最后至前列腺后上方,输精管末端膨大呈梭形,称为输精管壶腹。此部左侧长约 15.0cm,右侧长约 16.4cm。

六、输精管的结构

输精管管壁由黏膜层、肌层和纤维膜层构成。

（一）黏膜层

表面有数条纵行的皱襞,至壶腹部这些皱襞逐渐变成许多细长的突起,反复分支连接成网状结构。黏膜层为假复层柱状上皮,与附睾管上皮相比高度稍低,表层细胞缺少微绒毛,但仍具有吸收功能。

（二）输精管肌层

厚 1~1.5mm,为内纵行、中间环形、外纵行的三层平滑肌结构,肌层收缩有利于精子的排出。

（三）纤维层

为疏松的结缔组织构成,富含血管、神经和分散的平滑肌。

七、输精管的血管、淋巴管和神经

输精管主要由输精管动脉供血,起源于膀胱上、下动脉,由髂内动脉前干分出。输精管动脉沿输精管壁行进并发出小分支入肌层,在外膜层与输精管静脉丛相伴行,并与睾丸动脉的附睾下动脉及邻近动脉形成吻合支。

输精管外膜中的细小静脉相互交织吻合形成输精管静脉丛,最后汇合形成输精管静脉,与同名动脉伴行,主要注入膀胱静脉丛、髂内静脉或经精索内静脉注入肾静脉和下腔静脉。

输精管具有丰富的淋巴管,近侧端与精囊淋巴管相交,最后引流到髂内淋巴结;远侧端与精索淋巴管相交,最后引流到腰淋巴结。

支配输精管的神经主要是输精管交感丛,来自于腹下神经丛,并与膀胱神经丛、直肠神经丛皆有交通,输精管有自律性运动,可促使精子由附睾尾部向输精管运动。

八、输精管的生理功能

（一）运输精子

实验研究发现，人类输精管表现出自发的运动功能，紧张时输精管也有反应能力；当刺激腹下神经或给予肾上腺素能神经转移因子时，输精管发生蠕动将其内容物排入尿道。动物模型研究显示，在性活动的间隔期，输精管内容物有少量不定期的排入尿道，这也是附睾排出多余精子的一种机制。当受到性刺激后，精子由附睾尾和输精管近端向远端移动，射精时候精子排出体外。

射精完成后，输精管内容物反流，甚至到附睾尾，这是因为输精管远端收缩的幅度频率和持续时间远大于近侧端。这一过程还可逆转，表明输精管不仅在精子的运送，而且在维持附睾存储精子方面也发挥作用。

（二）吸收和分泌功能

形态学研究显示，输精管具有分泌和吸收功能。主细胞的纤毛、吞饮小泡和初级、次级溶酶体均有吞噬功能。人类输精管主细胞具有合成和分泌糖蛋白的作用，输精管的吸收和分泌功能，为精子获得受精能力创造了一种特殊腔内环境。输精管的功能依赖于雄激素，因为睾酮在输精管内转化为双氢睾酮（dihydrotestosterone，DHT）。去势可导致猴的输精管异常，给予睾酮替代后仍可恢复。

【思考题】

1. 附睾的生理功能。
2. 输精管管壁结构。
3. 输精管的走行及解剖意义。

第五节 精索的解剖与生理

精索为一对圆形条索结构，由进出睾丸附睾的血管、淋巴管、神经及输精管及其包膜构成。上起腹股沟管内环，下至附睾头上缘，全长 11.5～15cm。精索在腹股沟管外环至附睾头之间的一段位置表浅，活体极易摸到。该段表面有阴部外浅血管跨越，深面有阴部外深动脉横过。

一、精索的内容

（一）输精管

输精管为精索内的主要结构，位于精索诸结构的后部。外径约 1.9mm，内径约 0.6mm，壁厚约 0.7mm。

（二）动脉

营养睾丸及附睾的动脉有 3 条：精索内动脉（睾丸动脉）、精索外动脉（提睾肌动脉）及输精管动脉。

1. 精索内动脉（睾丸动脉） 为睾丸的主要营养动脉，其在肾动脉稍下方起自腹主动脉，偶有起自附近的其他动脉如肾动脉、肠系膜上动脉等。此动脉穿出腹股沟管内环后，伴随精索其他组成部分进入阴囊，首先发出一分支至附睾头，然后穿过睾丸纵隔，分成许多小支进入睾丸。6%~8%的个体,睾丸动脉可以在较高的平面(甚至腹膜后水平)分为睾丸下动脉和睾丸内动脉。有研究显示,在腹股沟水平,1支睾丸动脉、2支睾丸动脉、3支或以上睾丸动脉的比例分别是50%、30%和20%。

2. **精索外动脉(提睾肌动脉)**　来自腹壁下动脉,是髂外动脉的分支,主要营养提睾肌及其筋膜,在外环水平与输精管动脉吻合,共同供应睾丸下部及附睾尾。也有观点认为,提睾肌动脉可能依赖某些终端分支通过附睾-输精管环路营养睾丸,由于其主支位于精索内筋膜之外,推测其对睾丸的血供非常有限。

3. **输精管动脉**　亦发自腹壁下动脉,主要营养输精管、附睾尾体、睾丸下部以及睾丸鞘膜。输精管动脉可能在略高于附睾的水平发出小的分支,加入睾丸动脉。输精管动脉还可以发出分支进入附睾后动脉,形成附睾-输精管环路,如果睾丸动脉被高位结扎,其血供主要依靠远端睾丸动脉与此环路间的交通提供。睾丸动脉和输精管动脉间的交通缺乏固定的模式,其对睾丸的血供是否充分尚无定论。

(三) 静脉

引流睾丸、附睾和输精管的静脉数目和分布具有很大的变异性,由表浅静脉系统和深静脉系统构成,两静脉丛间具有广泛的交通支(图1-5-1)。

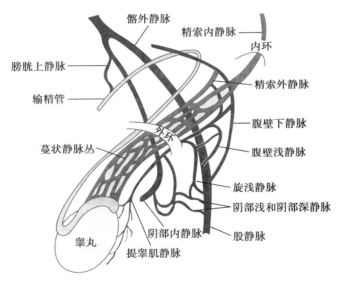

图 1-5-1　睾丸和附睾的静脉引流

1. **浅静脉丛**　引流睾丸被膜和阴囊的静脉经阴部外静脉入隐静脉或经会阴浅静脉回流入阴部内静脉。提睾肌静脉通过浅静脉丛连接精索静脉丛和腹壁下静脉。

2. **深静脉丛**　有3个组成部分:

(1) 前组:由来自睾丸和附睾前方的静脉相互吻合形成10余条的静脉支,组成网状的蔓状静脉丛(pampiniform plexus),伴随睾丸动脉走行于精索内输精管的前方。蔓状静脉丛静脉支数逐步减少,通过腹股沟外环时一般减为2条,然后汇合成单一的睾丸静脉位于动脉的侧方和输精管前方经盆腔上升,左侧呈直角汇入左肾静脉,右侧在肾静脉下方斜行汇入下腔静脉,约10%汇入肾静脉。

(2) 中组:由引流附睾尾部的静脉和输精管静脉组成。引流附睾尾部的索状静脉汇入腹壁下静脉和髂外静脉。输精管静脉部分汇入膀胱前列腺静脉丛到髂内静脉,部分伴随输精管汇入精索内静脉回流入肾静脉和下腔静脉。

(3)后组:由提睾肌静脉组成。在接近外环处与精索分开,注入腹壁下静脉。

(四)神经

精索内的神经主要包括来自腹下神经丛的交感纤维、副交感纤维,以及来自睾丸、附睾和精索的传入纤维。这些神经纤维多沿血管外膜或输精管外膜走行,主要分布于睾丸、附睾和输精管,其中分布于输精管的神经纤维与输精管平滑肌纤维的收缩有关。在射精期间,输精管平滑肌在交感神经纤维释放的去甲肾上腺素作用下,能够产生有力的、协调一致的一连串收缩,推动精液从附睾流向尿道。在施行输精管结扎术中,应尽可能减少输精管平滑肌层表面的外膜损伤,尽可能保留部分输精管的神经纤维,以利于复通术后输精管收缩功能的恢复。

二、精索的被膜

精索外筋膜由结缔组织构成,起于腹股沟管浅环的边缘,覆盖于提睾肌的表面。当精索经腹股沟管下行时,最下部的腹内斜肌和腹横肌纤维包裹于睾丸、附睾和精索表面形成提睾肌,肌纤维束之间由结缔组织相连。而精索内筋膜位于提睾肌深面,为腹横筋膜的延续,是精索的三层被膜中最为牢固的一层。

【思考题】

1. 营养睾丸及附睾的动脉有哪些?
2. 精索的被膜结构由什么组成?

第六节 前列腺的解剖与生理

正常前列腺(prostate)重约18g,长约3cm,宽4cm,厚2cm,包绕前列腺尿道。它位于男性骨盆腔内,形似栗子,位于膀胱之下,尿生殖膈之上,耻骨联合下缘耻骨弓之后,直肠之前。

一、前列腺结构及其毗邻

前列腺可分为底、体、尖三部分,底朝上,尖部朝下。前列腺底部中央稍凹陷,膀胱颈位于底的上方。前列腺尖部止于尿生殖膈上筋膜。前列腺属盆内器官,可分为前、后及下外侧三面。前列腺前面较隆凸,在耻骨联合下缘后方约2cm处,与耻骨联合之间有前列腺静脉丛、蜂窝组织及耻骨前列腺韧带。前列腺后部稍平坦,中间有一浅沟,称前列腺沟。后面紧贴直肠前壁,两者之间仅有少量疏松结缔组织和膀胱直肠隔(Denonvilliers筋膜),其上方有左、右射精管穿入的小压迹。直肠指诊时,在直肠前壁可触及前列腺后部中央的凹陷,称为中央沟,左右两侧稍隆起,习惯上称之左叶和右叶。前列腺的下外侧面与肛提肌上部紧密相连。

二、前列腺周围的筋膜

前列腺周围有三层深筋膜包绕。第一层是前上层,位于前列腺静脉丛上方和前列腺的前方,形成两条耻骨前列腺韧带。两韧带之间及其远侧是前列腺静脉丛和阴茎背深静脉,合称背侧血管复合体。手术切断背侧血管复合体后,即可沿前列腺前方分离至前列腺尖部,直至尿生殖膈上层。第二层为中层,在前列腺静脉丛下面的前列腺后下方,实质就是 Denonvilliers 筋膜的前层。第三层是后层,也即 Denonvilliers 筋膜的后层。Denonvilliers 筋膜的前层是尿生殖膈深层筋膜的延续,向上沿前列腺、精囊和射精管后面延伸,并有血管、神经伴行其中,形成一层厚实的筋膜,是阻止前列腺癌扩散的一个重要屏障,而引流前列腺淋巴管和静脉行走于其前方。

覆盖膀胱的筋膜在精囊上方分为两层,分别位于精囊和射精管的前后方。前层沿精囊、射精管前面下行至前列腺后方,向前折返上行与前列腺筋膜中层相连。后层在精囊后方下行,至前列腺后方包膜处,与 Denonvilliers 筋膜前层相融合。在精囊侧方,前后两层融合在一起,紧靠于膀胱底部。肛提肌位于前列腺两侧,覆盖其上的筋膜内有引流前列腺、精囊的血管和淋巴管通过。因此,在施行前列腺癌根治术时,若肿瘤已经波及前列腺筋膜,应紧贴肛提肌才能将包含前列腺、精囊、血管及其淋巴管的筋膜一并切除。

三、前列腺血管、神经及其淋巴回流

(一) 前列腺动脉

前列腺的动脉血供主要来源于膀胱下动脉,是髂内动脉的分支。此外,还可来源于膀胱上动脉、直肠下动脉、输精管动脉、直肠下动脉和闭孔动脉。它们多在前列腺体、膀胱前列腺连接处进入腺体(图 1-6-1)。动脉在前列腺体内可分为两组:外包膜组和腺内组。腺内组也称尿道组,它可随着年龄而增多,与前列腺增生密切相关。此组动脉在相当于膀胱颈后唇 5 点、7 点位置穿入腺体,是供应增生部分前列腺体血供的主要来源。在施行前列腺切除手术时,强调于膀胱颈后唇、前列腺窝后缘 5 点、7 点处缝扎前列腺动脉源于此解剖结构。

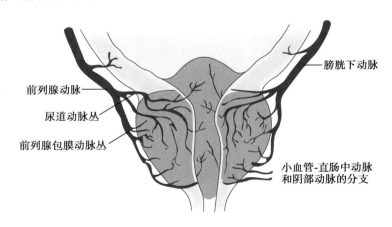

图 1-6-1　前列腺的动脉血供

(二) 前列腺静脉

前列腺静脉在其底部形成静脉丛,尤其在其前面和侧面明显。此静脉丛收集阴茎背深静脉并与阴部静脉丛、膀胱静脉丛有广泛的交通,最后汇聚成数支小静脉回流至髂内静脉。

(三) 前列腺的淋巴回流

前列腺的淋巴主要回流至髂内和髂前淋巴结,部分回流至髂外淋巴结。前列腺内的输出淋巴管在前列腺包膜外形成前列腺周围淋巴网,后者汇成数支主淋巴管。多数输出淋巴管从前列腺后侧上行,并分别引流至髂外淋巴结、髂总淋巴结、膀胱旁淋巴结。

（四）前列腺的神经

前列腺及其包膜有丰富的交感神经及副交感神经支配,分别来自骶前神经丛及盆神经。前列腺自主神经由盆丛下部分出,形成前列腺丛,随动脉进入腺体。前列腺丛还分布于输精管盆部、尿道前列腺部、尿道、阴茎海绵体及尿道球腺。

四、前列腺的组织学结构

前列腺是一个纤维性腺体。腺体组织占70%,由高柱状上皮组成;肌纤维组织占30%,为前列腺支架。前列腺增生的时候,肌纤维组织的比例明显增加。前列腺组织可分成两个腺组,即外腺组和内腺组,两组腺之间由一层纤维肌组织隔开。外腺组较大,也称真腺组,相当于侧叶和后叶。内腺组,也称为尿道腺组,皆集中在尿道黏膜及黏膜下层,相当于中叶和前叶。外腺组是前列腺癌的好发部位,而内腺组则易发生前列腺增生。

前列腺有三层被膜。外层为前列腺筋膜,来源于直肠膀胱间的盆筋膜;中层为纤维鞘,即前列腺固有包膜,位于前列腺体表面,为一层致密且坚韧的纤维组织和平滑肌包膜,其伸入腺体实质,将腺体分叶,故腺体与固有包膜紧密结合;内层是肌层,与前列腺组织内的大量肌肉纤维相连。

早期根据 Lowsley 对胚胎时期前列腺研究的结果,把前列腺分成五叶,即前、中、后及两侧叶(图 1-6-2)。前列腺增生几乎从不发生于后叶,但前列腺癌好发于后叶。中叶和侧叶是良性前列腺增生的好发部位,侧叶增生从两侧压迫尿道,容易引起排尿困难;中叶增生时,突入膀胱,发生尿路梗阻,梗阻症状与前列腺体积不成正比。

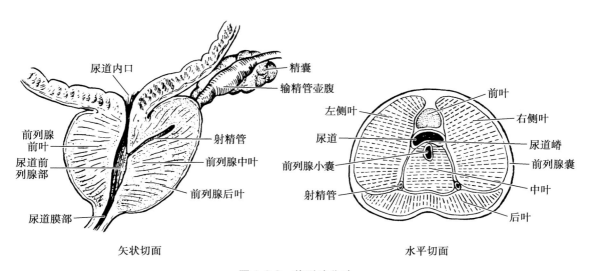

矢状切面　　　　　　　　　　　　　水平切面

图 1-6-2　前列腺分叶

目前采用 McNeal 的新分区方法,即中央区、外周区和移行区。在两个射精管与尿道内口至精阜之间的圆锥状组织称为中央区,约占25%;在中央区周围的组织为外周区,此区较大,约占70%;移行区位于精阜之上、尿道周围,约占前列腺的5%。外周区是前列腺炎和前列腺癌最常发生的区域,而移行区是前列腺增生的好发区域。尿道周围还有一些腺体,主要由纤维和平滑肌组织构成,称为尿道周围腺体区,也是前列腺增生的好发区域。既往所称前列腺两侧叶增生实际上为移行区腺体增生;中叶增生为尿道周围腺体增生,多数突入膀胱。而中央区一般不发生前列腺癌和前列腺增生。

【思考题】

1. 前列腺的 McNeal 分区。
2. 前列腺的动脉分布。

第七节　精囊与射精管的应用解剖

一、精囊的结构与毗邻

精囊(seminal vesicle)左右各一,呈长椭圆形囊状,上宽下窄,前后稍扁,位于射精管壶腹的外侧,前列腺底的上方,紧贴膀胱后壁并与输尿管下段交叉,其后为直肠前壁,其间隔以膀胱直肠筋膜,外侧有前列腺静脉丛。精囊底部伸向外上方,排泄管向内下方,与输精管壶腹末端合成射精管,开口于精阜上。

精囊长 3~5cm,宽 1~2cm,厚约 1cm,主要由迂曲的小管构成,因而表面不平,其切面呈管腺状,可见袋状或憩室样结构。精囊的大小随年龄及充盈度而不同,老年人随性功能的减退而逐渐缩小,精囊壁变薄。精囊肌层较薄,主要由环状平滑肌和少量纵行平滑肌组成,外膜为疏松结缔组织。

二、精囊的血管、神经和淋巴回流

精囊的动脉来自于输精管动脉,膀胱下动脉及其分支,痔上、痔中动脉等,彼此有吻合;静脉构成精囊静脉丛,入膀胱下丛,后者位于前列腺的两侧,形成膀胱前列腺静脉丛,最后汇入髂内静脉。精囊的淋巴管很丰富,与血管伴行,入髂内淋巴结和髂外淋巴结。精囊腺的神经由输精管神经丛发出的分支所支配,并构成精囊神经丛。而精囊的分泌物是精浆的主要成分。

三、射精管的结构与毗邻

射精管(ejaculatory ducts)左右成对,是由输精管壶腹在前列腺的后上方与精囊腺排泄管汇合而成。此管壁薄,肌层为平滑肌,管腔内衬柱状上皮细胞。射精管长 1.5~2.0mm,近端管腔直径约 1.0mm,末端 0.5mm,开口处仅有 0.3mm,是排精管道最短、最细的一段。它贯穿前列腺,开口于尿道前列腺部后壁的精阜两侧。

射精管穿前列腺处,为前列腺后叶与中叶的分界区。根据其解剖学特点,可将射精管分为 3 个区域,射精管的最近段为前列腺外段,相对较宽阔,邻近输精管壶腹和精囊腺排泄管,其管壁由外至内分别是由平滑肌、胶原纤维和柱状上皮细胞构成。中间段为射精管穿过前列腺部分,此段管壁的外层平滑肌逐渐变薄,至射精管远段(前列腺精阜末段)时,管壁的外层平滑肌消失。在射精管开口于精阜的远段也缺乏括约肌。

【思考题】

1. 精囊的结构及其毗邻。
2. 射精管解剖结构特点。

第八节　男性生殖轴的解剖与生理

一、男性生殖轴

男性生殖系统由下丘脑、垂体和睾丸组成的生殖轴来调控（图 1-8-1）。下丘脑和垂体均能产生促使下一级组织分泌促性腺激素或性激素的信使分子。下丘脑位于大脑视交叉前区，其神经元的轴突延伸到正中隆起，分泌促性腺激素释放激素（gonadotropin-releasing hormone，Gn-RH）进入垂体门脉系统，即下丘脑垂体回路发挥调控作用。垂体前叶内存在特异性分泌促性腺素的细胞，在 GnRH 的刺激下主要分泌 LH 和促卵泡激素（follicle-stimulating hormone，FSH）。此外垂体局部产生的二聚体肽也可刺激 FSH 的分泌。LH 和 FSH 通过循环血流到达睾丸，LH 通过刺激 Leydig 细胞合成睾酮，而 FSH 通过刺激 Sertoli 细胞促进精子发生。睾酮的分泌和生精调节由睾丸与上位生殖轴之间的负反馈网络来协调，而睾酮和其代谢产物，如雌二醇（estradiol，E_2）可以通过 GnRH 神经元和促性腺细胞的负反馈抑制分泌活动。

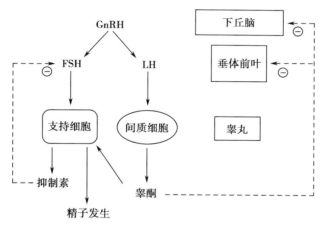

图 1-8-1　下丘脑-垂体-睾丸轴
GnRH，促性腺激素释放激素；FSH，促卵泡素；LH，黄体生成素。

二、下丘脑

GnRH 神经元接受大脑其他部位包括杏仁核和嗅觉及视觉皮层的信号调控，其分泌呈现自然节律性，特点为：①季节性，春季为高峰期；②昼夜性，清晨时睾酮为分泌高峰；③脉冲性，平均 90~120min 出现一次分泌高峰。在正常胚胎发育过程中，GnRH 神经元的前体从嗅球的基板移动到下丘脑的固定区域。而在卡尔曼综合征（Kallmann syndrome，KS）患者，GnRH 前体神经元未能正常移动到下丘脑而导致 GnRH 分泌障碍，促性腺激素分泌不足合并嗅觉缺失或唇腭裂可诊断为卡尔曼综合征。

三、垂体

垂体分后叶和前叶。后叶又称为神经垂体，是位于下丘脑腹侧的囊袋样结构，主要分泌缩宫素和加压素两种激素。垂体前叶主要分泌 LH 和 FSH 两种激素，有些细胞还特异性分泌其他糖蛋白激素,如催乳素(prolactin,PRL)、生长激素(growth hormone,GH)、促甲状腺激素(thyroid stimulating hormone,TSH)和 ACTH,其中 LH、FSH、PRL 和 GH 对男性生殖功能具有显著的影响。例如,垂体腺瘤导致的高泌乳素血症可抑制精子的发生。

四、睾丸的细胞结构和功能

睾丸功能主要受上位激素的调节,其中 FSH 维持成人 Sertoli 细胞代谢,对于精子生成、生殖细胞的存活及男性生育发挥重要作用,而 LH 刺激 Leydig 细胞分泌睾酮。

(一) 睾丸间质

睾丸间质包括血管、淋巴管、成纤维支持细胞、巨噬细胞、柱状细胞和 Leydig 细胞。睾丸巨噬细胞与 Leydig 细胞的调节有关。Leydig 细胞占睾丸总体积的 5% ~ 12%,可产生大量的类固醇产物,从类固醇前体胆固醇合成而来的睾酮是人类睾丸主要产生的类固醇激素,快速调节睾酮合成作用主要依赖于 LH。

男性外周血中睾酮浓度在不同年龄阶段有显著的不同。出生前妊娠 12 ~ 18 周出现一次峰值,另一次峰值发生在出生后 2 个月左右。在出生后第二个或第三个十年中达到最高浓度,此后进入平台期,然后下降。睾丸分泌有节律存在,即在一年中有周期性变化和每天中的节律性变化。在秋季时最高,春季时最低;每天的周期性节律性变化是清晨时最高,晚间最低。睾酮这种脉冲式分泌是由于 LH 的脉冲式分泌节律所导致的。

不同发育期间质细胞分泌的雄激素具有不同的生理功能,导致机体发生相应的改变。雄激素的主要作用:①促进胚胎期生殖系统的性分化;②保证男性青春期的启动和发育;③维持成年期雄激素依赖器官的特点和功能;④参与影响机体的代谢,促进蛋白质的合成。睾酮的短暂性变化,反映了睾丸与垂体之间复杂的相互作用。

(二) 生精小管

生精小管和支持细胞为精子的产生提供了独特的环境。生精小管内壁衬有生精上皮,主要有由较大较长的支持细胞和较小较圆的生殖细胞构成,两个支持细胞之间夹杂着各级生精细胞,两种细胞靠血-睾屏障相连接。

(三) Sertoli 细胞

Sertoli 细胞具有不规则形状的细胞核,核仁明显,低有丝分裂指数。它与生殖细胞直接接触,具有吞噬作用和分泌各种因子的作用,例如 ABP。ABP 是 Sertoli 细胞内的雄激素载体,也可作为精曲小管和附睾的雄激素储存库。

Sertoli 细胞在形成生精微环境中起到重要作用。它与生殖细胞及相邻的 Sertoli 细胞膜形成独特的紧密结合复合物,未分化的精原细胞靠近精曲小管的基底膜,而发育更近一步的精母细胞和精子则连续排列到更高水平。通常认为,Sertoli 细胞支持生殖细胞的发育是通过:①创造生精上皮细胞层的特殊微环境;②通过两者之间的缝隙连接支持生殖细胞;③促进分化的生殖细胞在精曲小管中的运动。形成的这种微环境是“血-睾屏障”的层次之一。血-睾屏障存在于睾丸的不同水平。Sertoli 细胞间的连接可转变为“开放”和“关闭”的状态,以促进生殖细胞与 Sertoli 细胞间的连续相互作用和生殖细胞向精曲小管腔内的运动。

FSH 和睾酮在调节 Sertoli 细胞功能中起重要作用,例如 ABP 的合成。人类男性 FSH 分泌的反馈抑制主要是通过 Sertoli 细胞产生的抑制素 B(inhibin B,InhB)。

（四）血-睾屏障

1979 年，Fawcett 观察到许多物质注入血流将很快出现在睾丸的淋巴液中，而睾丸网液中没有，基于这种观察，形成了"血-睾屏障"的概念。超微结构研究显示，一种 Sertoli 细胞间的特异性连接复合体可将生精上皮分为基底层和发育层，并可阻止微小物质从睾丸间质向生精上皮渗透。睾丸内血-睾屏障有三个水平：主要由 Sertoli 细胞和精原细胞间的紧密连接形成，另外两个存在于毛细血管的内皮细胞和小管周围的肌样细胞。

血-睾屏障存在对减数分裂具有重要作用，此外这种结构可隔离单倍体雄性配子，使得免疫系统不能识别。血-睾屏障在男性青春期后发挥重要生理作用，因为通过减数分裂发育的生殖细胞——"抗原"仅存在于青春期启动后。所以，睾丸损伤比如活检、扭转或创伤发生在青春期前，将不会诱导 AsAb 的产生。

───────────── 【思考题】 ─────────────

1. 男性生殖轴的构成。
2. 垂体分泌的激素及其生理功能。
3. 睾酮的生理功能。

第九节　精子发生、成熟和获能过程

一、精子发生

精子发生是指精原细胞经过一系列分化，发育为精子的过程，主要在睾丸里完成。人类整个精子发生过程大约为 64 天。在青春期，精原细胞通过有丝分裂快速增殖。一些精原细胞开始有丝分裂变成初级精母细胞，继续通过减数分裂 I 变成次级精母细胞。减数分裂 II 完成后，次级精母细胞产生精子细胞，精子细胞分化形成精子。在变形过程中精子的细胞质和细胞核发生多方面的变化，包括细胞质的丢失，顶体的形成，鞭毛的形成和细胞器向特定位置移动等。精子发生从最初到最后各阶段或多或少有连续性，且沿着小管的片段顺序地重复，被称为生精上皮波。如果在固定的精曲小管点观察精子发生，在 64 天的周期中，六种可辨认的细胞（生精上皮周期的各阶段）按照一种可预测的、连续的模式，共同存在并接连发生（图 1-9-1）。相应地，精子发生的增殖期（Ap 型到 B 型精原细胞的分化）在周期中发生了 4 次（每 16 天一次）并从 Ap 型精原细胞分化为精子。因此，睾丸内往往同时存在精原细胞、精母细胞、精子细胞和精子。这种精原细胞的时期性增殖可保证每日数百万精子的有效产生。

精子的发生受激素的调节。LH 通过刺激 Leydig 细胞合成睾酮，而 FSH 通过刺激生精上皮 Sertoli 细胞促进精子发生。睾酮的分泌量和生精的频率由睾丸与上位生殖轴之间的负反馈网络来协调。睾酮很确切地启动并维持人类精子的发生，其机制可能是通过影响 Sertoli 细胞调节精子发生。男性和其他哺乳动物睾丸内睾酮水平比外周血循环高近 100 倍，而有研究表明 20%~30% 的不育男性外周血睾酮浓度低，也从侧面表明了睾酮在精子发生过程中可能的重要作用。一些研究提示，垂体摘除术后可出现精子细胞成熟的阻断、减数分裂前期的严重损

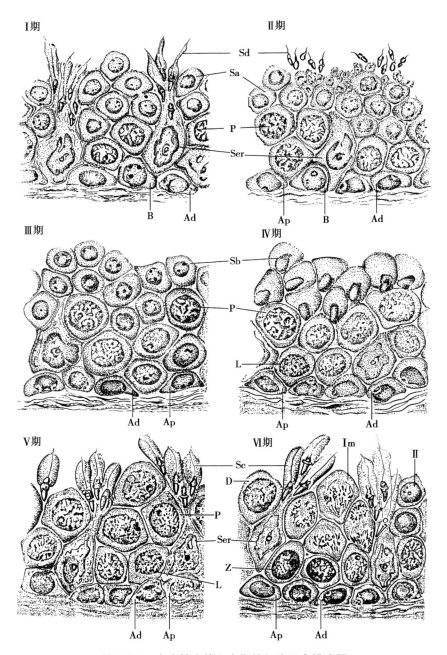

图 1-9-1 人生精小管六个期的细胞组合模式图

Ser. 支持细胞;Ad. 暗 A 型精原细胞;Ap. 亮 A 型精原细胞;B. B 型精原细胞;
L. 细线分裂象;Ⅱ. 次级精母细胞;Sa、Sb、Sc、Sd. 各分化阶段的精子细胞。

害和在一定程度上影响 A 型精原细胞的产生数量。其在睾丸的特征是 Leydig 细胞萎缩,小管周围的透明样变化,以及与仅含有精原细胞和散在精母细胞的小管不同的生殖细胞缺失。在 GnRH 促效剂治疗的大鼠睾丸内注射睾酮微粒可使生精恢复到接近正常,由此可见睾丸内睾酮浓度高对精子发生有重要作用。FSH 在精子发生中的作用尚有许多争议。对性腺功能减退症男性的研究证实,在缺乏 FSH 的情况下存在生育力。有动物研究提示,FSH 可促进青春期精子发生的启动和引发垂体摘除术后生精上皮退化的精子发生。尽管 FSH 在低促性腺素性功能减退症的启动精子发生中不是必须的,但是 FSH 疗法可以促使达到最理想的精子数量和质量的发生要求。虽然在 FSH 缺乏的情况下睾丸内仍有精子产生,但只有 FSH 和睾酮的联合才能产生质量和数量足够正常的精子发生。

精子发生的遗传学基础与精子发生是研究的热门课题。例如 Y 染色体上存在对精子发生非常关键的无精症因子 AZF(azoospermic factor)区域。如果这些区域缺失,被称为 Y 染色体微缺失,很可能出现无精症。Y 染色体微缺失的检出率为 5%~10%。AZFa 区域完全缺失的男性出现精子缺失,睾丸活检可显示只有 Sertoli 细胞的结构;AZFb 区域对精子发生成熟具有关键性调节作用,AZFb 区完全缺失病理表现为生精阻滞;AZFc 区缺失的表现为无精症、严重少弱精症等。另外,Klinefelter 综合征(又称克氏综合征)47,XXY 的患者主要表现为小睾丸和无精症。随着研究的进展,越来越多的与精子发生有关的基因被发现。

其他直接或间接地调节精子发生的自分泌和旁分泌因子可能包括:精子生长因子(sperm growth factor,SGF)、碱性成纤维细胞生长因子(basic fibroblast growth factor,bFGF)、IGF-1、Sertoli 细胞分泌的生长因子(Sertoli cells secrete growth factors,SCSGF)、转化生长因子-α(transforming growth factor α,TGF-α)、白介素-1、白细胞抑制因子、减数分裂抑制物和减数分裂阻挡物等。

二、精子成熟过程

精子的成熟主要是通过附睾实现。据测算,人类精子在附睾中的运输需要 2~12 天。精子从附睾的头部到体部的运输时间与在附睾尾运输的时间相近。精子在附睾中的运输时间受到睾丸内每日精子产量的影响而不是年龄的直接影响。精子在附睾头和体内的运输时间没被性活动所影响,近期"泌精"可缩短在附睾尾运输时间的 68%。

附睾不仅是精子输送和储存的场所,也是精子成熟(获得前向的活动力和授精能力)的场所。当人类精子通过附睾时可获得前向的活动力。从附睾头取出的精子使其再悬浮于培养基中时,大部分是不能动的或者仅显示微弱的尾部运动。特征是导致精子宽弧形鞭打样小幅度向前运动。在附睾的中部,具有活动的精子数量增加且活动力增强,特征是导致向前活动力的高频低幅搏动。在附睾尾,当精子在培养基中稀释时 50% 以上获得成熟精子的活动力模式,其余的精子是不动的或者有类似附睾近端观察到的不成熟的活动力模式。将取自输精管、附睾头、附睾体近端、附睾体远端或附睾尾部的精子在生理缓冲液中稀释,活动精子的比例分别为 0、12%、30% 或 60%。

此外,动物实验和临床证据表明:精子的成熟也可能部分不依赖与附睾特殊相互作用的内在过程。例如,输精管梗阻或先天性输精管缺如的患者在输精管的水平实施输精管附睾吻合术后可获得妊娠。人类附睾内精子活动力的成熟过程仍进一步研究。精子生育力的成熟有可信的实验研究证明,睾丸内的精子不能使卵子受孕,除非采用细胞质内精子注射的方法将其带到卵子内。大多数动物精子的授精能力是在进入附睾远端区域时逐渐获得。例如,家兔附睾头、体、尾的精子使家兔卵子受精的能力分别为1%、3%和92%。多个研究证明,从附睾近端区域取出的精子可与无透明带的卵子连接,只有从附睾尾取出的精子能够和卵子相结合并穿透卵子。提示人类精子生育力的成熟很大程度上是在附睾体远端和附睾尾的水平完成。

在通过附睾时,精子经历繁多的分子生化改变。例如,精子在附睾内运输过程中其表面膜有逐渐增加的阴性剩余电荷,精子膜上的巯基团经历氧化作用成为二硫化物结合物。实验动物的研究描述了其他有关精子在附睾内迁徙的精子膜的变化,包括精子出睾丸后的膜成分变更,新的膜成分添加,以及精子在睾丸内原始膜成分的丢失。特异性变更包括精子凝集素结合特点的变化,磷脂和脂质内容物,糖蛋白组分,免疫反应性及磺化作用特征。Orgebin Crist 等证明在大鼠精子通过附睾时膜的变更会导致其与卵子透明带黏附能力的增加。

三、精子获能

精子获能过程即为去除精子表面去能因子并获得授精能力的过程。这些表面因子来自于附睾、前列腺和精囊腺,包括唾液酸等去能因子。人类射出的精液在最初为凝固状态并随后被前列腺产生的蛋白酶液化,主要为前列腺特异抗原。是什么机制协助人类射出的精液凝块使精子保留在阴道内还不清楚。在射精后,精子必须通过宫颈黏液,随后运行到子宫进入输卵管,并在输卵管授精。在子宫内的运输需要5~68分钟。在女性生殖道内停留期间,精子在与卵母细胞结合之前必须经历获能的过程。每个精子获能的发生有不同的频率。在获能过程中,从结构和生化的角度来看发生一系列的变化,而最明显的变化是顶体反应和超强活动力的形成。是否前列腺和精囊腺的分泌有助于获能的过程尚不清楚。维持精子功能的精浆生化特征尚未阐明。产生于精囊腺的果糖,将为射出的精子提供能量来源;大分子,包括白蛋白有助于支持和刺激精子。人类精液存在丰富的抗氧化酶和抗氧化分子,为敏感的精子提供抗氧化的保护作用。精子获能以后,精子膜的不稳定性增加,并去除了抑制顶体反应的因子,精子才可能发生顶体反应。在精子获能过程中,由于去除了糖链末端的唾液酸,可使精子的膜结构发生显著改变,表现为膜内蛋白重排成簇现象,这可能与精子与卵子识别有密切关系。精子与卵子透明带结合后也发生顶体反应,释放顶体蛋白酶,分解透明带,逐步穿入卵子。

───────────────── 【思考题】 ─────────────────

1. 精子的发生。
2. 精子如何获能?

推荐阅读文献:

[1] 吴阶平.吴阶平泌尿外科学.济南:山东科学技术出版社,2004:139-159.

[2] 坎贝尔-沃尔什.坎贝尔-沃尔什泌尿外科学:第1卷.郭应禄,周利群,译.北京:北京大学医学出版社,

2009:607-637.

［3］ GUNASEKARAN K,NATARAJAN P. Male Infertility:A clinical approach. New Delhi:Springer,2017:17-26.

［4］ SHERMAN S. Fundamentals of male infertility. Switzerland,Springer,2018:39-41.

［5］ CLEMENT P,GIULIANO F. Anatomy and physiology of genital organs-men. Handbook of Clinical Neurology,2015,130(4):19-37.

第二章

超声检查在男科疾病中的应用

第一节　超声诊断原理、设备与扫查技术

一、超声成像原理

（一）超声波

超声波是一种机械波，我们通常把频率超过可听声频率范围（高于 20 000Hz）的机械波称为超声波（ultrasonic wave），可以简称为超声（ultrasound）。

（二）超声诊断原理

超声诊断仪通过超声换能器（超声探头）将电能转化为机械能即超声波（逆压电效应）并发射至人体内；当超声在人体中传播时，由于人体各组织的声阻抗及界面大小不同就会产生反射、折射、透射、绕射及衍射等情况；这些波又被超声换能器所接收，并将其转化为电信号（压电效应），在主机中经过处理后，在显示屏上显示出供临床使用的超声图像。

（三）超声多普勒效应

振源（超声探头）与散射体之间存在相对运动时，振源发出的超声波频率与散射波频率发生改变的现象称为超声的多普勒效应。在超声医学诊断中，利用多普勒效应可检测出血流速度。

二、超声设备简介

（一）超声诊断仪

由主机、超声探头（超声换能器）、显示器三部分组成。

（二）超声诊断设备的主要发展历程

1. A 型（提供人体器官一维信息）和 M 型（在 A 型的基础上增加了时间信息，提供的也是一维信息）。

2. B 型（辉度调制型，提供人体器官的二维信息）简称"B 超"。

3. B+D 或 B+彩色多普勒超声显像（color doppler flow imaging，CDFI）双功系统（提供人体结构信息及运动信息）。

4. 其他新技术的使用，包括超声造影技术（contrast enhanced ultrasound，CEUS），提供了器官的血液灌注信息、弹性超声技术（提供了人体组织的力学信息）、3D 超声（提供组织器官的三维信息）等。

目前，最常使用的是双功超声，即彩色多普勒超声成像系统（B+CDFI）、CEUS、弹性超声、3D 超声只能作为彩色多普勒超声的辅助诊断手段。

（三）超声探头

超声探头是超声诊断设备的关键部件,超声探头的种类很多。在男科超声应用中,目前常用的探头包括频率为 3~5MHz 的腹部凸阵探头、5~12MHz 的浅表器官线阵探头、4~12MHz 经直肠腔内探头(单平面或双平面)。

三、男科超声扫查技术

（一）经腹部超声检查

耻骨上经腹部超声扫查是一种方便、无痛苦的检查方法。患者检查前需要憋尿,保持膀胱适度充盈(100~200ml)(图 2-1-1、图 2-1-2)。

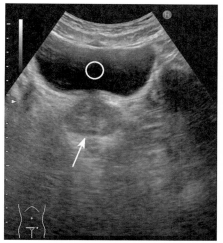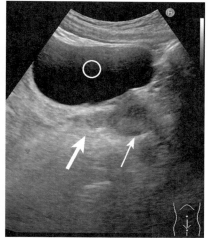

图 2-1-1　经腹部超声检查,左图横切面、右图纵切面;○ 为膀胱、细箭头为前列腺,粗箭头为精囊腺

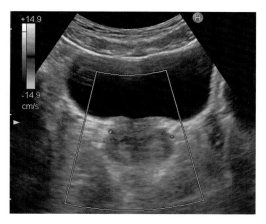

图 2-1-2　经腹 CDFI 显示前列腺内部可见点状血流

（二）经会阴超声扫查方法

患者检查前准备同经腹超声检查,患者取仰卧位,开放双腿。将探头置于患者会阴部进行冠状面及矢状面扫查(图 2-1-3)。

（三）经直肠超声检查(transrectal ultrasound,TRUS)

TRUS 不需要膀胱充盈,建议在检查前 2h 灌肠,检查时患者会有轻度不适。患者一般取左侧卧位。为了便于探头进入及减少患者不适,一般嘱患者做深呼吸动作,在呼气时将探头深入直肠内。在将探头置入时需注意探头长轴应与直肠走行保持一致,这样既便于将探头顺利进入直肠内,也可减少患者痛苦。

TRUS 检查前应行直肠指检以排除肛裂、严重痔等检查禁忌证。为了防止污染,探头外应套一次性乳胶套(图 2-1-4)。

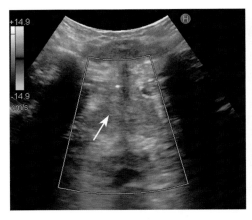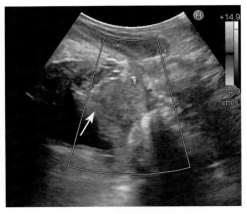

图 2-1-3 经会阴超声检查,左图横切面,右图纵切面,箭头所指为前列腺

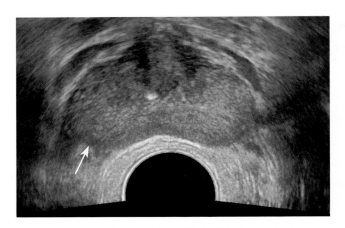

图 2-1-4 经直肠超声检查,箭头所指为正常前列腺

第二节 前列腺、精囊疾病的超声诊断

一、前列腺疾病的超声诊断

（一）前列腺炎

TRUS 可以帮助诊断前列腺炎及其并发症,但是急性和慢性前列腺炎声像图特征不明显,仅有部分患者出现声像图改变,诊断时需参考临床资料。

1. **急性前列腺炎声像图特征** 典型表现为前列腺体积轻度增大;内部回声整体或局部轻度减低,前列腺周边回声减低;CDFI 显示血流增多,周围血管可见迂曲扩张(图 2-2-1)。

2. **慢性细菌性前列腺炎声像图特征** 前列腺体积可无变化,部分患者可出现前后径增大;前列腺被膜的变化随病程长短而呈现出不同的超声表现,病程短的可无变化,病程长的被膜可

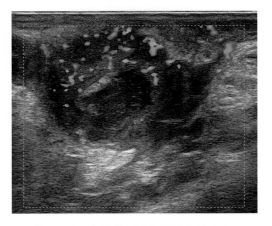

图 2-2-1 急性前列腺炎周边血流丰富

增厚;腺体内部回声不均匀,可见片状低回声区,边界不清,形态不规则;慢性前列腺炎患者中可观察到前列腺结石;CDFI 可见血流增多或无变化。

（二）前列腺脓肿

当炎症局限、范围较小时,表现为前列腺体积、形态无明显变化;范围较大时前列腺体积增大、形态失常;病变早期前列腺内可见不规则、不均质回声区,边缘不规则,病变边缘血流增多;当脓肿成熟,病灶内可见大小不等的无回声区,其内可见点状低回声,部分病灶可呈囊肿样表现(图 2-2-2,图 2-2-3)。

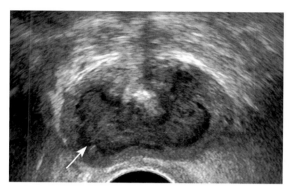

图 2-2-2　TRUS 灰阶超声图像,箭头所指为前列腺脓肿

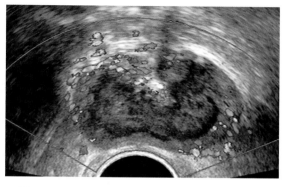

图 2-2-3　TRUS CDFI 显像,脓肿周边血流明显增多

（三）前列腺囊肿

TRUS 被认为是前列腺囊性病变诊断和分类的第一线检查。

1. 前列腺潴留性囊肿　可发生于前列腺各部,超声显示为圆形或类圆形无回声区,边界清楚,CDFI 无血流显示。

2. 苗勒管囊肿　超声表现为前列腺上部、尿道后方中线处囊性结构。形态呈上圆下尖的水滴形,边界清楚,内为无回声结构。

（四）前列腺结石

声像图表现为前列腺内形态规则的强回声,后方伴或不伴声影。包括弧形结石、成堆小结石、散在性结石(图 2-2-4、图 2-2-5)。

（五）良性前列腺增生

可以通过经腹超声及 TRUS 进行检查,目前 TRUS 被认为是影响个体治疗方案选择的最重要的诊断检查。声像图表现为前列腺被膜完整,体积增大,形态失常,呈类圆形,基底部可突入膀胱(图 2-2-6)。根据 Rous 标准良性前列腺增生(benign prostatic hyperplasia,BPH)可以分为:Ⅰ度,腺体重量为约为正常的 2 倍(20~25g);Ⅱ度,腺体重量约为正常的 2~3 倍(26~50g);Ⅲ度,腺体重量约为正常的 3~4 倍(51~75g);Ⅳ度,腺体重量超过正常 4 倍(>75g)。前列腺移行区回声不均匀,可呈结节样改变,结节多呈等回声或高回声,内外腺之比大于 2.5∶1。BPH 还可出现位于移行区和周围区之间呈弧形排列的前列腺结石;

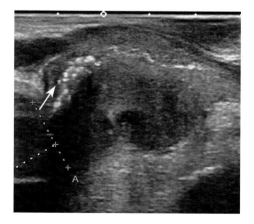

图 2-2-4　声像图表现,箭头所指为内外腺交界处弧形结石

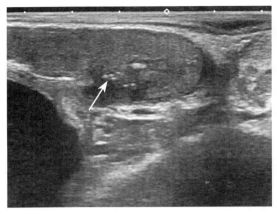

图 2-2-5 声像图表现,箭头所示为前列腺内散在结石

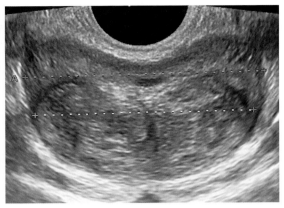

图 2-2-6 前列腺增生,内腺明显增大

腺体内多发潴留性小囊肿。继发声像图表现包括尿潴留、膀胱憩室、输尿管扩张伴肾脏积水等。

（六）前列腺癌

经腹及经会阴超声难以发现早期前列腺癌,目前一般使用 TRUS 对前列腺癌进行评估。声像图表现:前列腺体积可正常,如有增大则表现为左右不对称,形态失常,边缘不整,境界较模糊;病变大多为低回声,内回声不均匀;CDFI 示病灶内血流增多,但特异性较低（图 2-2-7）;CEUS 有助于前列腺癌的鉴别。

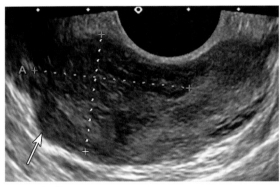

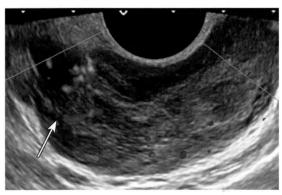

图 2-2-7 上图箭头所示为前列腺癌范围,下图箭头所示为肿瘤区域血流增多

二、精囊疾病的超声诊断

（一）精囊缺如与发育不良

精囊缺如声像图表现为在精囊相应部位未探查到精囊图像。精囊发育不良声像图表现为单侧或双侧精囊体积偏小,厚度小于 5mm（图 2-2-8）。常伴有射精管、输精管、附睾的异常。

（二）精囊炎

声像图特征为精囊体积增大可近似椭圆形（图 2-2-9、图 2-2-10）;精囊单侧或双侧厚度>15mm,单侧者,两侧精囊厚度之间不对称,厚度差>2.5mm;囊壁增厚、毛糙,内部透声差;CDFI 周围血流增多;晚期精囊体积可缩小,精囊内可见点状强回声并可伴有钙化。

（三）精囊囊肿

声像图特征为 TRUS 可见精囊区无回声囊性结构。

（四）精囊结石

声像图特征表现为精囊内大小不等的单发或多发强回声,较小结石可伴有弱声影或不伴声影,较大结石声影较为明显（图 2-2-11）。

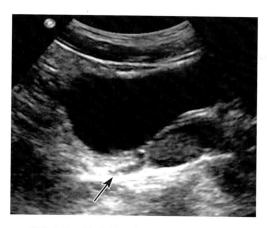

图 2-2-8 箭头所示为明显减小的精囊腺

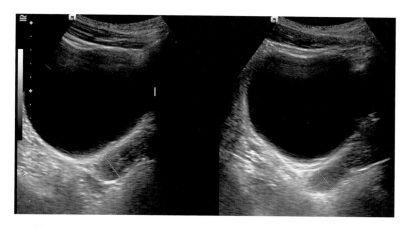

图 2-2-9 经腹超声纵切面,双侧精囊厚度增加,双侧均大于 15mm

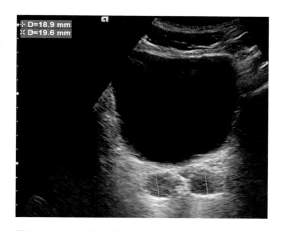

图 2-2-10 经腹超声横切面,双侧精囊厚度增加,双侧均大于 15mm

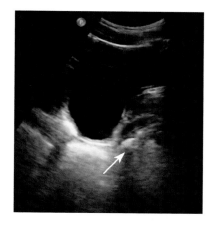

图 2-2-11 箭头所示为精囊内强回声伴声影,为精囊结石

（五）精囊肿瘤

精囊原发肿瘤少见,主要为前列腺癌、膀胱癌转移侵犯,声像图表现为精囊体积增大,境界欠清,其内可见等回声及低回声的小结节,同时伴有前列腺或膀胱与精囊之间的间隙消失。

───────【思考题】───────

经腹、经会阴、经直肠检测前列腺的优缺点。

第三节　阴囊内疾病的超声诊断

一、睾丸先天异常

1. **无睾症**　超声于阴囊内、腹股沟区、会阴部、腹盆腔内均未探查到睾丸,同时可伴有同侧肾脏的发育异常。

2. **多睾症**　阴囊内可探及 2 个以上的睾丸回声,各自有独立的包膜,回声类似,CDFI 血流分布相似。有时可于腹股沟区探查到异位的增多睾丸(图 2-3-1)。

3. **睾丸异位**　超声在睾丸下降途径以外的位置发现睾丸回声,包括会阴部、股部、耻骨上、对侧阴囊内。睾丸体积一般减小,包膜完整,血流减少,可探及与其相连的附睾回声(图 2-3-2)。

4. **先天性睾丸发育不良**　超声可见睾丸体积减小,一般小于 3ml,睾丸内回声不均匀,CDFI 血流可减少,附睾、输精管发育正常。

5. **隐睾**　睾丸位于除阴囊内下降路径的任一位置,睾丸体积常减小,回声减低不均匀,CDFI 血流减少(图 2-3-3)。

二、睾丸囊肿

声像图表现为白膜下或睾丸内无回声区,内透声良好,CDFI 无血流显示(图 2-3-4)。

三、睾丸炎

1. **急性睾丸炎**　睾丸体积轻度增大,内部回声减低,CDFI 可见较丰富血流,睾丸周围可见少量反应性鞘膜积液(图 2-3-5)。伴有脓肿形成时可在睾丸内发现不规则混合回声,透声差,CDFI 示混合回声区范围内无法探及血流(图 2-3-6)。

2. **慢性睾丸炎**　睾丸体积可减小,回声不均匀,CDFI 血流减少。

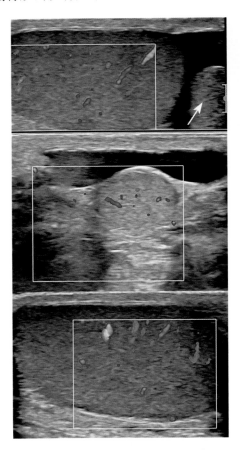

图 2-3-1　患者阴囊内可探及三枚睾丸,上图为右侧正常睾丸,箭头所示为右侧睾丸下方增多睾丸,有包膜,内可见睾丸分隔,并可见附睾和输精管道;中图为该增多睾丸;下图为左侧正常睾丸

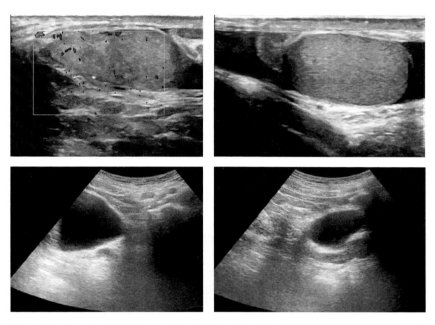

图 2-3-2　睾丸横过异位（右→左），临床考虑隐睾的患者超声检查发现阴囊右侧空虚，双侧睾丸位于阴囊左侧，同时伴有附睾及精囊腺发育异常，右侧精囊未探及。左上图为异位睾丸，回声不均匀，未探及所属附睾，右上图为正常左侧睾丸；下图为右侧精囊未显示，左侧精囊形态尚正常

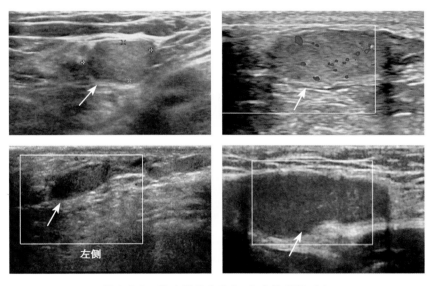

图 2-3-3　箭头所示为隐睾，睾丸体积常减小

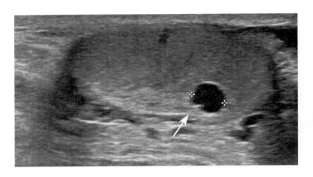

图 2-3-4　箭头所示为睾丸内囊肿

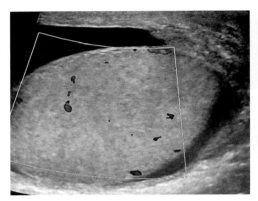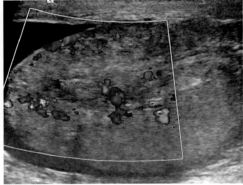

图 2-3-5　左图为正常睾丸图像,右图为睾丸炎超声图像,回声不均匀性减低,CDFI 示睾丸内局部血流增多

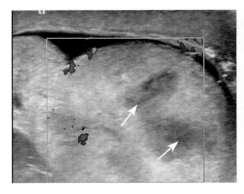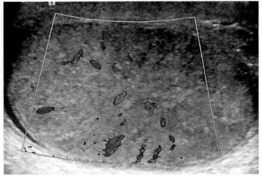

图 2-3-6　左图为睾丸炎局部可见脓肿形成(箭头所示),右图为治疗 7 天后好转

四、睾丸结核

常见声像图表现分两种(图 2-3-7):

1. **弥漫型** 睾丸体积增大,实质回声不均匀,其内可见散在低回声结节,CDFI 睾丸内血流增多。

2. **结节型** 睾丸体积轻度增大,内可见低回声团块,形态不规则,境界不清,伴有点状或斑片状强回声,伴有坏死时可见低回声或无回声区,CDFI 结节内血流明显减少。

五、睾丸扭转

依据发病时间不同,声像图也会有不同表现(图 2-3-8)。

1. **急性期(6h 内)** 超声可见睾丸体积轻度增大,回声轻度减低;附睾肿大;精索增粗;鞘膜腔内可见少量反应性积液;CDFI 睾丸附睾血流减少或消失。

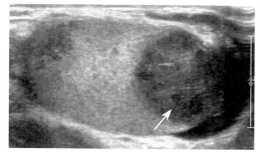
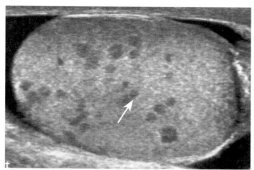

图 2-3-7 上图箭头所示睾丸结核结节型,下图箭头所示睾丸结核弥漫型

2. **亚急性期(1~10 天)** 睾丸体积增大,睾丸内可见低回声或无回声区;附睾肿大,回声不均匀,也可出现无回声区;CDFI 睾丸附睾血流消失,周边血流增多;多普勒血流频谱显示睾丸动脉血流频谱阻力增高,舒张期可见反向血流;阴囊壁明显增厚。

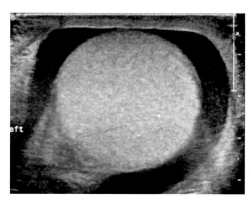
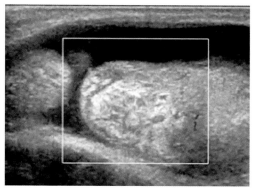

图 2-3-8 睾丸轻度增大、精索增粗,睾丸周围可见鞘膜积液,CDFI 睾丸内及精索内未见明显血流

3. **慢性期(10 天以后)** 睾丸体积逐渐减小,内部回声不均匀,可见散在强回声;附睾体积增大,形态失常;CDFI 睾丸血流消失,睾丸周围可探及血流;多普勒频谱示睾丸动脉血流频谱阻力逐渐下降;阴囊壁逐步恢复正常。

六、睾丸外伤

依据损伤严重程度不同可出现不同声像图表现:

1. **睾丸挫伤** 睾丸形态正常,白膜完整,睾丸内回声强弱不等,CDFI 血流正常或稍增加。

2. **睾丸血肿** 睾丸体积增大,白膜完整,其内可见不规则异常回声区。急性血肿呈稍高回声,慢性血肿呈低回声或无回声,CDFI 不规则异常回声区内无血流。

3. **睾丸破裂** 睾丸形态失常,白膜破裂,严重时可探及睾丸内容物进入阴囊内,伴有鞘膜积血,CDFI 可判断破裂睾丸内是否存在缺血区域(图 2-3-9)。

4. **睾丸脱位** 阴囊内未探及睾丸图像,睾丸受暴力挤压移位至腹股沟区或会阴部,超声检查时需加以注意。

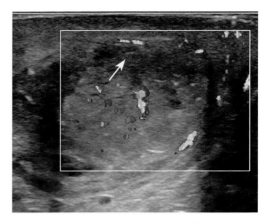

图 2-3-9 睾丸破裂,白膜中断,睾丸周围可见血肿

七、睾丸微石症

声像图表现为睾丸体积正常或偏小,睾丸内可见弥漫或局灶分布的 1~3mm 的点状强回声,无声影,可伴有"彗星尾征",一个超声切面范围内发现 5 个及以上的点状强回声就属异常(图 2-3-10)。

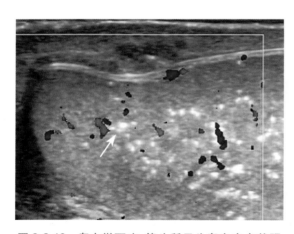

图 2-3-10 睾丸微石症,箭头所示为睾丸内点状强回声

八、睾丸肿瘤

除了少数具有特征性超声表现肿瘤外,超声诊断特异性不强,但敏感性很高。

1. **精原细胞瘤** 睾丸内可见一个或多个类圆形团块,内部回声不均匀,境界清,周边可有声晕,伴有坏死时可见无回声区,CDFI 可见较丰富血流,CEUS 瘤体增强强度明显高于周围正常睾丸组织(图 2-3-11)。

2. **睾丸表皮样囊肿** 肿块边界清晰,多数有厚薄均匀的囊壁,囊壁可见钙化,呈"蛋壳征",肿瘤内部回声减低,分布不均匀,呈"洋葱皮"样改变,CDFI 无法探及血流,CEUS 肿块始终不增强。超声对于睾丸表皮样囊肿诊断特异性及准确性很高(图 2-3-12)。

九、附睾缺如

附睾完全缺如少见,睾丸旁无法探及附睾声像;附睾部分缺如多发生在体尾部,附睾头扩张,呈筛网状,附睾体尾无法探及,常伴有同侧精囊或输精管先天异常(图 2-3-13)。

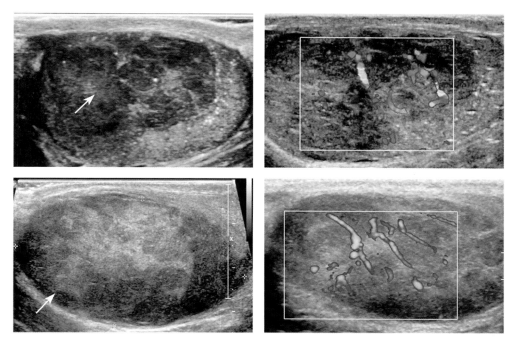

图 2-3-11 精原细胞瘤,左上箭头所示为病灶,右上为 CDFI 示病灶内血流丰富;左下箭头所示为病灶,右下能量多普勒血流图示病灶血流丰富

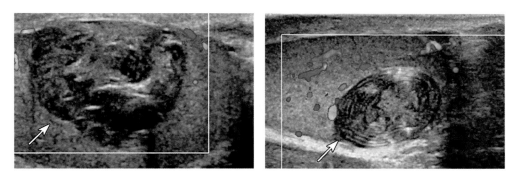

图 2-3-12 睾丸表皮样囊肿,箭头所示为病灶,右图呈典型"洋葱皮"样改变,CDFI 显示病灶内无血流

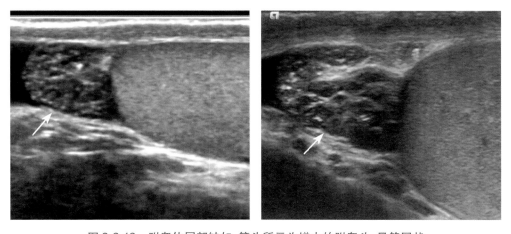

图 2-3-13 附睾体尾部缺如,箭头所示为增大的附睾头,呈筛网状

十、附睾囊肿

附睾头部的一个或多个圆形或类圆形无回声区,其内透声良好,有时可探及点状低回声堆积,CDFI 无血流信号(图 2-3-14)。

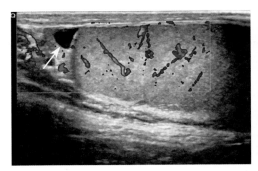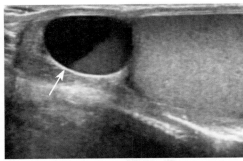

图 2-3-14 附睾囊肿,箭头所示为附睾头部囊肿,左图 CDFI 示无回声区内无血流信号

十一、附睾炎

附睾体积增大,多数为附睾尾部增大,内部回声不均匀,有时可见坏死所致片状无回声,CDFI 可见丰富血流,慢性炎症时附睾尾部可见炎性结节,此时可伴有梗阻近端的附睾管扩张(图 2-3-15)。

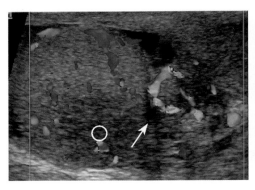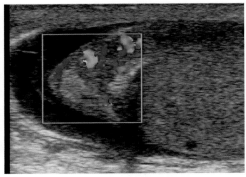

图 2-3-15 附睾炎,左图箭头所示为肿大附睾尾部,CDFI 示血流丰富,○为睾丸受炎症累积并发睾丸炎;右图为附睾头部炎症,CDFI 示血流丰富

十二、附睾结核

声像图特征与睾丸结核相似,可分为弥漫型与结节型,附睾结核常向周围组织侵犯,与睾丸、精索分界不清,CDFI 在结节内部无血流信号(图 2-3-16)。

十三、鞘膜积液

不同类型鞘膜积液可有不同的声像图表现(图 2-3-17)。

1. 睾丸鞘膜积液 阴囊内可见无回声环绕睾丸,睾丸位于鞘膜囊的一侧,伴有炎症时囊壁增厚,囊内透声差,无回声区内可见点状低回声或带状等回声分隔。

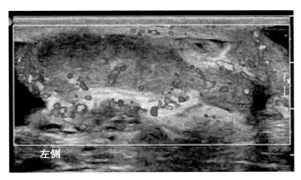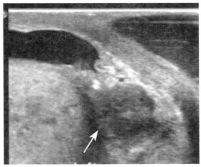

图 2-3-16　附睾结核,左图为弥漫性,右图为结节型,箭头所示为附睾尾部病灶

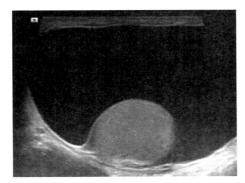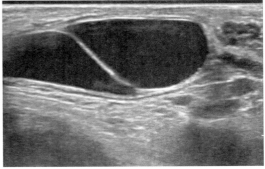

图 2-3-17　鞘膜积液,左图睾丸鞘膜积液,右图精索鞘膜积液

2. **精索鞘膜积液**　精索周围可见梭形无回声区,不与睾丸相关,CDFI 其内未见血流。

3. **睾丸精索鞘膜积液(婴儿型鞘膜积液)**　睾丸周围可见无回声区并延伸至精索周围。

4. **交通性鞘膜积液**　阴囊内无回声区与腹腔连同,改变体位时液体量可出现明显变化。

十四、精索静脉曲张

CDFI 是目前检测精索静脉曲张并对其进行分级的首选影像学检查(图 2-3-18)。目前,国内外有关精索静脉曲张的超声诊断标准始终没有统一。国内普遍认同的超声诊断标准:

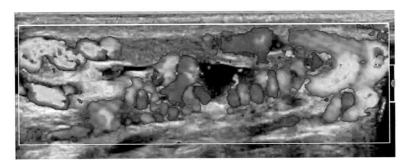

图 2-3-18　精索静脉曲张,CDFI 示精索静脉扩张并可见持续反流

1. **亚临床型**　精索静脉内径≥1.8mm,平静呼吸时无反流,Valsalva 试验出现反流,反流时间≥800ms。

2. **临床型**　平静状态时精索静脉丛中至少检测到 3 支以上的精索静脉,至少 1 支内径大于 2mm,或增加腹压时内径明显增加,或 Valsalva 试验出现明显反流。

【思考题】

1. 睾丸肿瘤和睾丸炎的超声诊断特点。
2. 精索静脉曲张的超声诊断特点。

第四节　精道梗阻的超声评价

根据梗阻发生的位置不同可有不同的超声表现。

一、梗阻位于附睾头体交界处

主要病因为输出小管与附睾管连接异常所致,超声表现为附睾头轻度增大,附睾体尾、输精管阴囊段、输精管壶腹、射精管可显示正常。

二、梗阻位于附睾体部

主要病因为附睾发育异常,超声可见附睾头部增大,附睾局部扩张呈细网状,附睾体尾部纤维化缩窄呈条索样高回声,可伴有输精管异常。

三、梗阻位于附睾尾部

主要病因为附睾炎所致(图 2-4-1),超声表现为附睾体呈细网状改变,一般附睾体宽度>5mm,其内可伴有点状强回声,有时附睾尾可探及低回声结节。

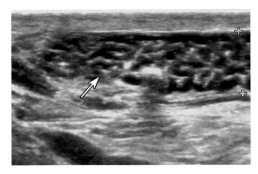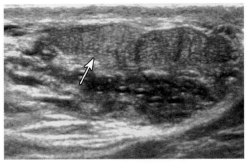

图 2-4-1　附睾淤积,附睾体增宽呈筛网状改变

四、梗阻位于输精管

主要包括单侧或双侧输精管缺如及输精管发育不良或结扎术后(图 2-4-2)。

1. **输精管缺如**　超声表现为输精管全程或局部超声无法探及,伴有同侧附睾淤积,可合并有同侧附睾、精囊的缺如或发育异常。

2. **输精管发育不良**　主要超声表现为输精管全程或局部纤细,横断面输精管正常同心圆样结构消失,伴有同侧附睾淤积,可合并同侧附睾、精囊发育异常。

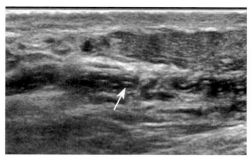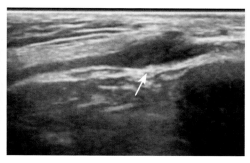

图 2-4-2　输精管梗阻,左图箭头所示为扩张的输精管,右图箭头所示为输精管结扎术后,瘢痕结节形成

3. **输精管结扎**　超声表现为输精管走行中断,断端可为增大的低回声结节样改变,同时伴有输精管近段的扩张及附睾淤积症超声表现。

五、梗阻位于精囊

主要原因是精囊发育异常,精囊缺如声像图表现为在精囊相应部位未探查到精囊图像。精囊发育不良声像图表现为单侧或双侧精囊体积偏小,厚度<5mm。常伴有射精管、输精管、附睾的异常。间接表现为患者输精管扩张,附睾淤积。

六、梗阻位于射精管

主要原因为射精管全部或部分缺如、射精管囊肿、射精管钙化。

1. **射精管全部或部分缺如**　声像图表现为 TRUS 可见探查到扩张的射精管,同时伴有输精管壶腹及精囊的扩张,但无其他异常发现。

2. **射精管囊肿**　声像图表现为前列腺中央出现类圆形或泪滴状无回声区,与精囊相连,同侧精囊可增大。

3. **射精管钙化**　声像图表现为射精管及周围前列腺组织中可见点状强回声沿射精管走行排列,有些患者可见精囊扩张,其内囊液透声差。间接表现为患者输精管扩张,附睾淤积。

【思考题】

无精症患者可能的超声表现。

第五节　阴茎疾病的超声诊断

一、阴茎硬结症

阴茎硬结症(Peyronie's disease,PD)表现为阴茎海绵体白膜的纤维化病变。PD 的影像学检查主要以超声为基础,MRI 和 CT 的作用很小,超声检查是 PD 评估和随访的主要依据。PD 的超声表现主要为以下几种。

1. **低回声或等回声病灶**　位于白膜上的低回声或等回声区(检查时注意双侧对照探查),为病变早期典型的超声表现,在阴茎勃起时检查效果更佳,有时可以发现松弛状态下无法发现的高回声病灶。

2. 不伴声影的高回声病灶 白膜局部增厚呈高回声,后方不伴有声影,这种超声表现占疾病早期阶段患者的 40%~60%。

3. 伴有声影的强回声病灶 白膜上可见斑片状强回声,后方伴声影,是典型的疾病稳定阶段的超声表现(图 2-5-1)。

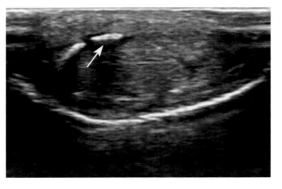

图 2-5-1 阴茎硬结症,箭头所示为伴声影的强回声病灶

二、阴茎损伤

超声一般用于评估阴茎闭合性损伤,包括阴茎皮下血肿、阴茎折断伤等。超声可以评估皮下血肿的范围、白膜缺损的程度、海绵体内是否产生血肿及血肿的范围,以及该血肿是否和血管交通,产生血管-腔隙性瘘。

1. 皮下血肿 超声表现为阴茎皮下不均质或混合回声区,形态不规则,无包膜,CDFI 未见血流。

2. 白膜损伤 超声表现为白膜连续性中断,其周围可见血肿形成(图 2-5-2)。

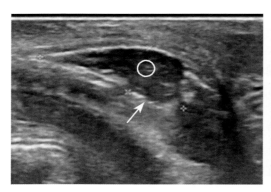
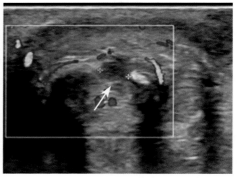

图 2-5-2 阴茎白膜破裂,箭头所示为白膜破裂处,左图○为血肿形成

3. 海绵体内血肿 超声表现为海绵体内不规则无回声区,CDFI 其内若能探及血流信号,可判断该血肿与损伤血管相连,CEUS 可帮助判断(图 2-5-3~图 2-5-5)。

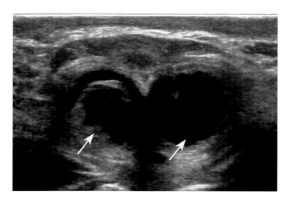

图 2-5-3 阴茎海绵体内血肿(箭头所示)

三、阴茎异常勃起

阴茎异常勃起根据阴茎血流量不同可以分为高流量型阴茎异常勃起及低流量型阴茎异常勃起。

1. 高流量型阴茎异常勃起 阴茎海绵体超声表现和正常勃起时无明显差异,彩色多普勒超声显示海绵体动脉收缩期峰值流速(peak systolic velocity,PSV)及舒张末

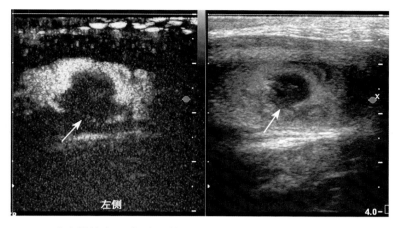

图 2-5-4 阴茎海绵体内血肿（右图箭头所示），左图 CEUS 示血肿内无造影剂充填

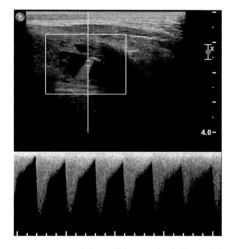

图 2-5-5 血肿与血管相连，海绵体血肿内可探及高速血流，提示该血肿与血管相连

期血流速度（end diastolic velocity，EDV）均增高，阻力指数（resistance index，RI）减低（图 2-5-6）。彩色多普勒超声检查目前被认为是高流量阴茎异常勃起患者首选的影像学检查方式。

2. **低流量型阴茎异常勃起** 发病初期阴茎海绵体内回声与正常勃起时无明显差异或稍增高，随着发病时间延长，海绵体内回声逐渐增高，其内细网状结构消失，呈完全实性回声。海绵体动脉的血流频谱表现为 PSV 逐渐减低直至消失（图 2-5-7）。海绵体动脉闭塞的患者将出现不可逆转的勃起功能障碍（erectile dysfunction，ED）。

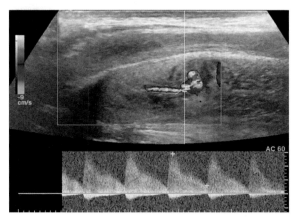

图 2-5-6 高流量型阴茎异常勃起，外伤所致阴茎异常勃起，伴有海绵体动脉损伤，CDFI 显示海绵体动脉 PSV 及 EDV 均增高，RI 减低

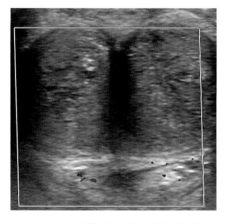

图 2-5-7 低流量型阴茎异常勃起，灰阶超声显示海绵体回声增强，CDFI 示海绵体内未见血流

四、阴茎癌

超声表现为阴茎内部出现异常回声团块,境界不清晰,形态不规则,内部回声不均匀,可出现不规则无回声区。检查时需要注意双侧腹股沟有无肿大淋巴结。

五、阴茎假体

超声可以很好地分辨植入的阴茎假体(图2-5-8)。在术前,可以用于测量阴茎海绵体的直径、长度,便于选择合适的假体;术后,超声可以对假体、储水囊、开关及连接导管进行系统性评估。对于术后阴茎及阴囊周围的血肿,如有需要可在超声引导下进行抽吸。

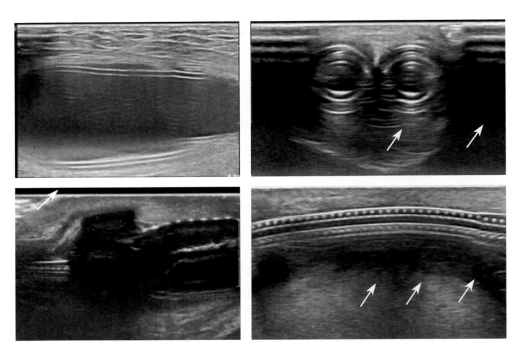

图2-5-8 阴茎假体,左上箭头所示为放置在膀胱旁间隙的水囊;右上箭头所示为放置在阴茎内的支撑体;左下箭头所示为阴茎假体开关;右下箭头所示为连接管

【思考题】

1. 阴茎硬结症的超声表现。
2. 阴茎假体的正常超声表现。

推荐阅读文献:

[1] 郭万学.超声医学.6版.北京:人民军医出版社,2012:48.

[2] U. S. Department of Health and Human Services, Centers for Disease Control and Prevention and National Cancer Institute. U. S. . Cancer Statistics Working Group (2010) United States Cancer Statistics:1999—2006 incidence and mortality web-based report. Atlanta:U. S. Department of Health and Human Services, Centers for Disease Control and Prevention and National Cancer Institute. U. S. ,2010.

［3］ MARTINO P,GALOSI A B. Practical recommendations for performing ultrasound scanning in the urological and andrological fields. Atlas of ultrasonography in urology,andrology,and nephrology. Springer International Publishing,2017:56-78.

［4］ 张岐山,郭应禄.泌尿系超声诊断治疗学.北京:科学技术文献出版社,2001:278.

［5］ LOTTI F,CORONA G,MONDAINI N,et al. Seminal,clinical and colour-Doppler ultrasound correlations of prostatitis-like symptoms in males of infertile couples. Andrology,2014,2(1):30-41.

［6］ STRAVODIMOS K G,PETROLEKAS A,KAPETANAKIS T,et al. TRUS versus transabdominal ultrasound as a predictor of enucleated adenoma weight in patients with BPH:a tool for standard preoperative work-up? International Urology & Nephrology,2009,41(4):767-771.

［7］ LOTTI F,MAGGI M. Ultrasound of the male genital tract in relation to male reproductive health. Human Reproduction Update,2015,21(1):56-83.

［8］ Guideline developed in collaboration with the American College of Radiology. AIUM Practice Guideline for the Performance of Scrotal Ultrasound Examinations. Journal of Ultrasound in Medicine,2011,30(1):151-155.

［9］ NICOLA R,CARSON N,DOGRA V S. Imaging of traumatic injuries to the scrotum and penis. Ajr Am J Roentgenol,2014,202(6):W512.

［10］ 李凤华.男性不育症超声动态图鉴.上海:上海交通大学出版社,2011:102.

［11］ DOGRA V S,GOTTLIEB R H,RUBENS D J,et al. Benign intratesticular cystic lesions:US features. Radiographics A Review Publication of the Radiological Society of North America Inc,2001,21(4):S273.

［12］ CANTISANI V,BERTOLOTTO M,WESKOTT H P,et al. Growing indications for CEUS:The kidney,testis,lymph nodes,thyroid,prostate,and small bowel. European Journal of Radiology,2015,84(9):1675-1684.

［13］ RICHENBERG J,BELFIELD J,RAMCHANDANI P,et al. Testicular microlithiasis imaging and follow-up:guidelines of the ESUR scrotal imaging subcommittee. European Radiology,2015,25(2):323-330.

［14］ BHATT S,DOGRA V S. Role of US in testicular and scrotal trauma. Radiographics A Review Publication of the Radiological Society of North America Inc,2008,28(6):1617-1629.

［15］ YAGIL Y,NARODITSKY I,MILHEM J,et al. Role of Doppler ultrasonography in the triage of acute scrotum in the emergency department. J Ultrasound Med,2010,29(1):11-21.

［16］ IOSA G,LAZZARINI D. Hemodynamic classification of varicoceles in men:our experience. Journal of Ultrasound,2013,16(2):57-63.

［17］ NICOLA R,CARSON N,DOGRA V S. Imaging of traumatic injuries to the scrotum and penis. Ajr Am J Roentgenol,2014,202(6):W512.

［18］ Konstantinidis C,Kosmidis P,Domazou M,et al. US imaging in Peyronie's disease. Journal of Clinical Imaging Science,2012,2(1):63.

［19］ RAISBAHRAMI S,GILBERT B R. Penile ultrasound. Ultrasound of the Male Genitalia,2015,12(4):125-155.

第三章

CT、MRI 检查在男科疾病中的应用

第一节　CT 基本原理及检查方法

CT 全称为计算机体层摄影术（computed tomography），是现代医学影像学的重大突破，随着探测器排数不断增加及机架旋转速度的不断提升，现代 CT 设备发展可以实现更快扫描速度，生成更高分辨率图像，对于存在运动伪影的器官，也可以获得高分辨图像，如腹部。另外，近年来出现的能谱 CT 技术实现了从单一的 CT 参数成像到多 CT 参数成像，如平扫图像、增强图像。由原来的混合能级成像实现了单能级成像及物质分离技术，如脂肪、软组织和碘，都可以分别成像。CT 技术的快速发展，能够提高病变的检出率及准确率，奠定了其在医学领域的地位，目前已成为医院最常规的影像检查设备之一。

一、基本结构

（一）扫描床
扫描床是运载患者完成检查的工具，具有水平及垂直运动控制系统。
（二）扫描机架
由 X 线球管、探测器、准直器等设备构成，同时搭载旋转系统从而使 X 线管及探测器能够围绕人体旋转，获得各个方向投影。
（三）高压发生器
为 X 线管提高工作所需电压。
（四）计算机和软件系统
进行扫描、数据处理以及图像重建的控制中心。

二、基本原理

CT 是运用物理技术，以测定 X 射线在人体内的衰减系数为基础，使用计算机进行运算重建，得出人体每一阵点的衰减值，并为不同衰减值赋予不同的灰阶，从而重新建立断面图像。

三、检查方法

检查前仔细阅读申请单，根据病史、实验室检查以及既往影像检查结果，明确检查部位及目的，制订检查方案。
（一）前列腺检查方法
一般采用平扫检查，患者取仰卧位，扫描范围为耻骨联合下缘至髂前上嵴水平，采用薄层

扫描。如发现肿大淋巴结,建议扩大扫描范围并增强检查。

1. **平扫**　指血管内未注射对比剂之前的扫描,层厚多选 0.625~10mm。

2. **增强扫描**　指血管内注射对比剂之后获得的扫描图像,目的是提高病变组织与正常组织的密度差,以显示平扫上显示不清或未显示病变,通过病变的强化方式对病变进行定性诊断。

3. **CT 三维重建**　CT 三维是将 CT 扫描获得的容积资料在后处理工作站上合成 CT 三维图像,可多角度观察病灶,并利用减影技术去除周围血管及骨骼,以便更直观深入观察。

4. **能谱 CT 图像后处理技术**　可以达到物质分离的目的,实现单能级成像,并获得虚拟平扫图像、虚拟单能谱图像及物质特异性的碘图。

（二）阴茎、睾丸及精索检查方法

一般采用平扫+增强检查,患者取仰卧位,扫描范围为耻骨联合至阴茎、睾丸及精索下缘水平。

【思考题】

CT 在男科疾病检查中的应用有哪些?

第二节　MRI 基本原理及检查方法

一、原理概述

磁共振成像(magnetic resonance imaging,MRI)是随着电子计算机、电子学、电路学、超导体等技术的发展而迅速发展起来的一种生物磁学核自旋成像技术。成年人体组织中大约 60% 是由水组成的,而 MRI 成像的基础正是依赖水中的氢原子。

MRI 的基本原理是将人体置于特殊的磁场中,用无线电射频脉冲激发人体内氢原子核,引起氢原子核共振,并吸收能量。在停止射频脉冲后,氢原子核按特定频率发出射电信号,并将吸收的能量释放出来,被体外的接受器收录,经电子计算机处理获得图像,这就叫作磁共振成像。

二、系统组成

（一）主磁体

主磁体是 MRI 仪最基本的构建,是产生磁场的装置,主磁体的性能直接影响磁共振图像的质量。当前临床常用的主磁体为超导磁铁,磁场强度有 0.2~7.0T(特斯拉),常见的为 1.5T 和 3.0T。另有匀磁线圈协助达到磁场的高均匀度。

（二）梯度系统

梯度系统是 MRI 最重要的硬件之一,由梯度线圈、梯度放大器、数模转换器、梯度控制器、梯度冷却装置构成,梯度系统的主要作用是产生并控制磁场中的梯度,以实现 MRI 信号的空间编码。这个系统有三组线圈,产生 x、y、z 三个方向的梯度场,线圈组的磁场叠加起来,可得到任意方向的梯度场。

（三）射频系统

射频系统由射频发生器、射频放大器和射频线圈等构成,射频(radio frequency,RF)发生器产生短而强的射频场,以脉冲方式加到人体上,使体内的氢原子核产生共振现象;RF 线圈主要是接收磁共振信号,放大后进入图像处理系统。

（四）计算机图像重建系统

由射频接收器送来的信号经模数转换器,把模拟信号转换成数字信号,根据与观察层面各体素的对应关系,经计算机处理,得出层面图像数据,再经数模转换器,加到图像显示器上,按磁共振信号的大小,用不同的灰度等级显示出待观察层面的图像。

三、检查方法

（一）适应证

MRI 的软组织分辨率高,能够清晰显示前列腺的中央叶及外周带、周围的脂肪和静脉丛,可以为前列腺癌的分期和分级提供可靠的证据,尤其是伴随一些高级序列如扩散加权成像（diffusion weighted image,DWI）、磁共振波谱分析（magnetic resonance spectroscopy,MRS）等的应用。MRI 对前列腺疾病的诊断和鉴别诊断能力明显优于 CT,在条件允许的情况下,MRI 应该作为前列腺及周围器官疾病检查的首选方法。主要适应证:①前列腺增生、前列腺原发肿瘤与转移肿瘤;②精囊炎、精囊肿瘤。

（二）线圈

腹部相控阵线圈、心脏相控阵线圈、直肠腔内线圈。

（三）患者体位与扫描中心

患者足先进仰卧,身体长轴与检查床中线一致,两手放在身体两旁。将线圈包绕在臀部,线圈横轴中线对准脐孔与耻骨联合线中点,用束带固定。将呼吸补偿感应器放在患者上腹部正中,两端拉力应适中,将感应器处在随呼吸而伸缩的状态。请患者保持平稳呼吸,禁止闭气和咳嗽。将定位灯纵轴线对准前腹壁正中线,横轴线对准脐孔与耻骨联合连线中点。最后将患者送到磁场中心。

（四）扫描方位

1. **横断位扫描**　用矢状位像做定位像。沿左右轴旋转横断扫描层面使前列腺纵轴与其垂直,将扫描中心移到前列腺中央。扫描范围应包括整个前列腺。用横断面做定位像对扫描中心进行校正。

2. **矢状位扫描**　用冠状位像做定位像。在矢状位模拟层面出现后,沿前后轴旋转,使前列腺水平轴与其平行,将扫描中心移至前列腺中央。

3. **冠状位扫描**　用矢状面做定位像。将扫描中心对准前列腺中央,沿左右轴旋转层面,使前列腺纵轴与其平行。用左右向作为相位编码方向。

4. **检查视野（field of view,FOV）**　由检查目的而定,可以采用"盆腔磁共振检查"的医嘱,对应采用大 FOV,即包括了盆腔视野内所有器官,有助于观察淋巴结及骨盆转移等病灶。也可以采用"前列腺磁共振检查"的医嘱,对应采用小 FOV,即仅包括前列腺及其周围器官,不包含骨盆内壁以外组织,可以实现比大 FOV 更高的分辨率,对于前列腺中央带及外周带等器官的病变显示更加清晰。

（五）阴茎及睾丸的磁共振检查

检查方法基本同前列腺及精囊的磁共振检查,扫描定位时以阴茎及睾丸为中心,根据器官大小调整扫描 FOV 和方位。

（六）检查的序列

1. 常规检查序列

（1）T_1 加权成像（T_1 weighted image，T_1WI）：显示前列腺及周围器官的解剖结构，用于显示特殊组织的信号特点，如出血、蛋白质等成分。

（2）T_2 加权成像（T_2 weighted image，T_2WI）：高分辨地显示前列腺的外周带及中央带，尤其是外周带的占位。

（3）增强或动态增强：用于观察前列腺的血供情况。

2. 高级检查序列

（1）DWI：显示因细胞密度增多而造成的扩散受限，可见于前列腺中央叶及外周带的占位，对应的定量参数图为表观扩散系数（apparent diffusion coefficient，ADC）。

（2）MRS：可用于检查前列腺组织内特异性代谢物枸橼酸盐的含量。

───────────────── 【思考题】 ─────────────────

1. MRI 在男科疾病检查中的应用有哪些？
2. MRI 检查较 CT 在男科疾病检查中的优势有哪些？

第三节　前列腺疾病的 CT 和 MRI 诊断

一、正常前列腺 CT 表现

正常前列腺位于盆腔底部中央，呈均匀软组织密度影，形状约为板栗形或圆形，中青年男性正常前列腺平均横径为 3.1cm，前后径为 2.3cm，垂直径为 3.0cm。增强扫描显示中央腺体区密度增高，外周带密度较低。

二、正常前列腺 MRI 表现

T_1WI 上，正常前列腺中央、外周带呈均匀稍低信号；T_2WI 上，中央腺体区呈低信号，外周带呈新月形稍高信号；前纤维间质呈低信号，包膜为细环状低信号；ADC 图上，外周带 ADC 值高于中央腺体区。

三、前列腺炎

（一）CT 表现

前列腺炎常无特异性表现，部分患者表现为前列腺体积略增大，密度稍减低，形态饱满，增强扫描呈轻度强化，部分可见分布不均的斑点状强化。

（二）MRI 表现

前列腺炎以慢性前列腺炎常见，MRI 表现大不相同，缺乏特异性。部分表现为 T_2WI 上信号混杂不均，高信号区内可见斑点状更高信号。

四、前列腺脓肿

（一）CT 表现

前列腺体积增大，形态欠规则，内见单个或多个大小不等稍低密度影，增强扫描病灶边缘呈轻度环形强化,中央低密度区不强化。

（二） MRI 表现

前列腺多对称性增大,信号不均;T_1WI 上呈不均匀等-低信号,部分病灶内含有脂肪或出血,T_1WI 上可呈高信号;T_2WI 呈不均匀高信号;增强扫描,病灶呈不均匀强化,以边缘强化为主。

五、前列腺结核

（一） CT 表现

前列腺体积改变表现多样,可正常、增大或减小。当出现干酪样变时,CT 表现为前列腺边缘凹凸不平,内可见大小不等的不规则低密度坏死区伴有钙化,增强扫描呈不均匀强化。

（二） MRI 表现

前列腺体积表现多样,T_1WI 上呈低信号,T_2WI 呈高信号,信号不均匀,与周围正常组织分界欠清。当出现干酪样变时,T_1WI 上可呈高信号,增强扫描呈明显不规则强化。

六、前列腺增生

（一） CT 表现

前列腺上界超过耻骨联合上 2cm 为诊断标准。前列腺弥漫增生时,CT 平扫表现为前列腺体积增大,两侧对称呈圆形,边界及周围脂肪间隙清晰,密度均匀,增强扫描呈均匀强化。前列腺结节状增生时,CT 表现为增大的前列腺内见单个或多个大小不等结节,密度及强化方式与周围正常前列腺组织一致。

（二） MRI 表现

T_1WI 上,前列腺体积增大,信号欠均匀,增生结节与正常前列腺组织分界不清;前列腺体积以中央腺体区增大为主,外周带受压、变薄。T_2WI 上,增生结节信号低于周围正常前列腺组织,增生结节周边可见一低信号的环带影即为假包膜(图 3-3-1)。

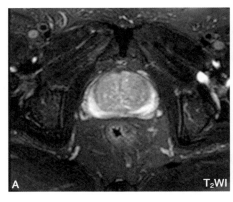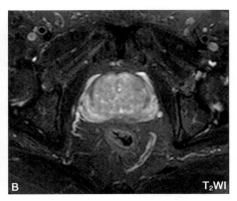

图 3-3-1　患者男,年龄 56 岁,前列腺增生,中央腺体区增大,外周带受压变薄（A、B 分别为不同层面显示受压变薄的外周带）

增强扫描多呈不均匀强化,增强扫描早期增生结节不均匀强化明显,延迟扫描强化均匀。

七、前列腺囊肿

前列腺囊肿包括真性前列腺囊肿、苗勒管囊肿、前列腺潴留囊肿等。

（一）CT 表现

前列腺中线后部见边界清晰类圆形囊性低密度病灶,边界清楚,增强扫描未见强化。

（二）MRI 表现

前列腺内见类圆形边界清晰异常信号影,T_1WI 上呈低信号,T_2WI 上呈高信号,信号与尿液信号一致,增强扫描未见强化。

八、前列腺肉瘤

（一）CT 表现

前列腺体积明显增大,形态不规则,边界不清晰、密度不均,内见大片液化灶;增强扫描呈不均匀强化,大多呈环状强化;邻近器官可以发生侵犯转移。

（二）MRI 表现

前列腺体积明显增大,形态不规则、边界不清晰、信号不均;T_1WI 上呈低信号,T_2WI 上呈不均匀等或高信号。部分肿瘤 T_1WI 内见斑片状低信号,T_2WI 呈明显中、高混杂信号。DWI图上扩散受限,ADC 图呈低信号;增强扫描呈不均匀明显强化。

九、前列腺癌

（一）CT 表现

CT 对于前列腺癌的诊断价值不及 MRI,怀疑前列腺癌的患者应进行小 FOV 的 MRI 检查。CT 平扫可见前列腺体积不规则增大,分叶状软组织结节,周围脂肪间隙模糊,邻近结构受侵;增强扫描可见病灶早期不均匀强化。

（二）MRI 表现

T_2WI 为前列腺癌的主要检查序列之一(图 3-3-2)。前列腺癌的基本征象为 T_2WI 上高信号的外周带中见结节状低信号影;T_1WI 上病灶多呈等信号,穿刺后因出血可呈高信号;增强扫描病灶强化程度低于增生结节,但高于外周带正常组织;多数前列腺癌增强扫描早期强化。肿瘤侵袭周围静脉丛、精囊腺时,T_2WI 上高信号静脉丛或精囊腺内见低信号结节。肿瘤侵犯周围正常肌肉组织时,T_2WI 见异常高信号,增强扫描强化方式与前列腺病灶相似。

高 b 值 DWI 图像上前列腺癌呈高信号,ADC 图上呈低信号,ADC 值较正常前列腺组织明

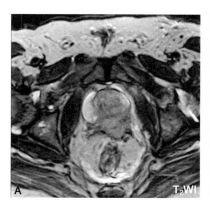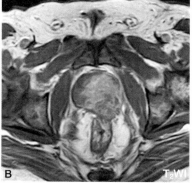

图 3-3-2　患者男,53 岁,前列腺左侧外周带癌,累及左侧精囊角及直肠前壁
(A、B 分别为不同层面显示受累的外周带、左侧精囊及直肠前壁)

显减低。肿瘤侵犯膀胱及精囊腺时,DWI 图像上病灶呈高信号(图 3-3-3),ADC 图上呈低信号,ADC 值较正常膀胱及精囊腺明显减低。

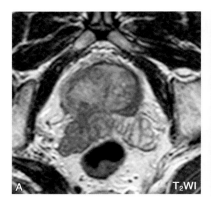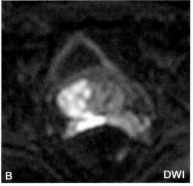

图 3-3-3　患者男,75 岁,前列腺右侧外周带癌,T$_2$WI 呈稍低信号,DWI 高信号影;DWI(b=800)上清晰显示病灶范围外周带癌侵犯精囊(A 右侧外周带见片状低信号影;B DWI 示右侧外周带扩散受限)

十、PI-RADS(prostate imaging-reporting and data system)v2

2015 年欧洲泌尿生殖放射学会发表 PI-RADS v2 版,旨在通过评分使前列腺影像报告标准化、规范化,减少模糊的影像描述和诊断结果(表 3-3-1)。

表 3-3-1　PI-RADS 评分结果及建议

评分	前列腺癌	建议
1 分	可能性极低	基本为良性
2 分	可能性低	可能为良性
3 分	可能性中等	随访
4 分	可能性高	活检
5 分	可能性极高	活检

PI-RADS 评分主要依靠 T$_2$WI、DWI 以及磁共振动态增强(dynamic contrast enhancement,DCE)进行评分,对于 DWI 或 DCE 缺乏或图像不清晰,需在报告中明确说明,并使用"X"代表该序列评分。T$_2$WI、DWI 图像评分满分均为 5 分,DCE 图像征象采用"+/-"表示。

（一）解剖区划分

PI-RADS v2.1 使用的前列腺分区法将前列腺分为 41 个扇区/区域:前列腺 38 个,精囊腺 2 个,尿道外括约肌 1 个。在轴位图像上沿正中线(指向前列腺尿道)将前列腺分为左右两叶,自腺体中央作水平线再将前列腺分为前后两部分。前列腺左右叶基底部、中央区、顶部的外周带(peripheral zone,PZ)又再分为三部分:前部(a)、中后部(mp)和外后部(lp)。前列腺左右叶基底部、中央区、顶部的移行带(transitional zone,TZ)又再分为两部分:前部(a)、后部(p)。中央区(central zone,CZ)包括围绕射精管的前列腺基底部。纤维结缔组织(anterior fibromuscular stroma,AS)在前列腺基底部、中部及顶部分为左右两部分。精囊腺(seminal vesicle,SV)分为左右两部分。尿道括约肌（urethral sphincter，US）位于前列腺尖部和尿道膜部。

（二）评分的权重

前列腺 PZ：DWI 是主要决定因素，如 DWI 评 4 分，T_2WI 评 2 分，PI-RADS 应评为 4 分；前列腺 TZ：T_2WI 是主要决定因素，如：T_2WI 评 4 分，DWI 评 2 分，PI-RADS 应评为 4 分。

（三）DCE 评分标准

不加分：①无早期强化；②弥漫性增强，T_2WI 和 DWI 未见相应的局灶性表现；③局灶性强化，且在 T_2WI 的对应病变部位显示出良性前列腺增生特征。

加分：局灶性强化，早于或和邻近正常前列腺组织同时强化；并且与 T_2WI、DWI 的可疑病变相符合。

注：DCE 图像征象仅对 PI-RADS 评分 3 分有影响，图像"+"加 1 分，图像"-"评分不变。

（四）外周带 T_2WI 评分标准（图 3-3-4）

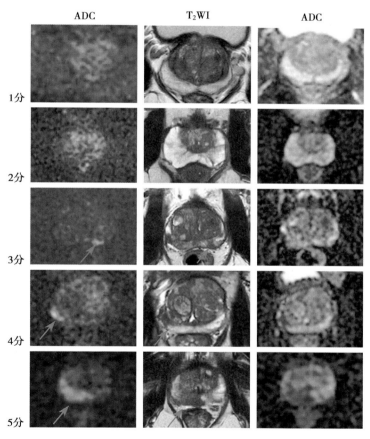

图 3-3-4　外周带 PI-RADS 评分图，从上到下，评分 1~5 分
ADC，表观扩散系数；T_2WI，T_2 加权成像。

1 分：均匀高信号（正常）；

2 分：线状、楔形或弥漫性稍低信号，常边界不清；

3 分：不均匀信号强度或界限不清，圆形、中等程度的低信号，包括其他不符合 2 分、4 分或 5 分者；

4 分：局限在前列腺内的边界清楚的均匀中等程度低信号灶或肿块，并且和最大径

<1.5cm;

5 分:同 4 分但最大径≥1.5cm 或有明确向前列腺外延伸、侵犯表现。

(五) 移行带 T_2WI 评分标准

1 分:均匀中等信号强度(正常);

2 分:边界清楚的低信号或不均匀有包膜结节;

3 分:边缘模糊的不均匀低信号,包括其他不符合 2 分、4 分和 5 分者;

4 分:双凸透镜形或边界不清,均匀,中度程度低信号,最大径<1.5cm;

5 分:同 4 分,但最大径≥1.5cm 或有明确向前列腺外延伸或侵犯。

(六) DWI 评分标准

1 分:ADC 图和高 b 值 DWI 无异常;

2 分:ADC 图模糊不清低信号;

3 分:ADC 图局灶性或稍、中度低信号和高 b 值 DWI 等、稍高信号;

4 分:ADC 图局灶性极低信号和高 b 值 DWI 极高信号;最大径<1.5cm;

5 分:同 4 分,但最大径≥1.5cm 或有明确向前列腺外延伸或侵袭性表现。

【思考题】

1. 请列举前列腺疾病在 CT 及 MRI 特征性表现。
2. PI-RADS 评分标准如何在前列腺癌中应用?

第四节 精囊疾病的 CT 和 MRI 诊断

精囊是一对男性生殖系统性腺,产生超过 2/3 的精液。精囊是一个 10~15cm 的管状结构,但是紧密盘绕,位于前列腺的上方和后方。精囊的排泄管与输精管结合形成射精管。在对比度增强的 CT 图像中,精囊腺为包含流体的"蝴蝶结"样结构,可以看到精细的隔膜。输精管为沿着骨盆侧壁向后延伸的管状结构。

一、精囊发育不全

(一) CT 表现

一侧或双侧精囊形态异常,体积缩小或消失,伴或不伴泌尿系其他结构异常。增强后 CT 扫描正常侧精囊显示清楚,发育不全侧精囊结构不清。

(二) MRI 表现

T_2WI 上可以看到精囊变小或消失。

二、精囊囊肿

(一) CT 表现

CT 只显示较大的囊肿。可见低密度囊肿或厚而不规则的囊壁,在继发性出血或感染的情况下具有高密度成分。病变通常位于前列腺的后部区域。

(二) MRI 表现

MRI 是区分盆腔囊性病变最好的影像学手段。还可以同时评估腹部和骨盆解剖结构。典

型的精囊囊肿具有 T_1WI 低信号和 T_2WI 高信号。部分精囊囊肿可能由于包含蛋白质成分或出血而具有高 T_1WI 和 T_2WI 信号。

三、精囊脓肿

（一）CT 表现

CT 上可见精囊体积增大及密度不均，周围脂肪间隙模糊渗出。囊泡内可见气体密度影，CT 增强可见边缘强化。

（二）MRI 表现

MRI 典型的征象为 T_1WI 图像变为等或低信号，T_2WI 图像为不均匀的高信号，扩散加权图像高信号，提示扩散受限。增强可见边缘强化。

四、精囊炎

（一）CT 表现

急性精囊炎表现为精囊体积增大，形态饱满、规则，密度减低，边缘毛糙，边界不清，周围脂肪间隙模糊；形成脓肿时，呈单房或多房病变，内见片状水样低密度区；增强扫描精囊常呈不均匀强化，可见环状显著强化区及其内的不规则无强化的水样低密度区；膀胱精囊角常模糊消失。慢性精囊炎时精囊不均匀增大或缩小，可伴有钙化，腺管腔不规则增宽，管壁不均匀增厚。精囊炎可合并出血、结石。

（二）MRI 表现

精囊炎表现为两侧精囊体积增大，管状腺体管腔增宽，间隔模糊。T_1WI 图像呈高信号，脂肪抑制序列更加明显；T_2WI 图像信号表现不一，可呈稍低或稍高信号。所有病例除有精囊体积增大及信号改变外，仍然保持完整迂曲的管状结构。

五、精囊肿瘤

（一）CT 表现

膀胱癌和前列腺癌侵犯精囊较多见。前列腺癌时，精囊腺角消失，提示精囊腺已被侵犯。

（二）MRI 表现

精囊肿块与前列腺肿块相连并均呈 T_2WI 高信号，提示前列腺癌已侵犯精囊。

───────── 【思考题】 ─────────

1. 请列举精囊腺各种疾病在 CT 及 MRI 特征性表现。
2. 在影像学上如何鉴别精囊囊肿与精囊脓肿？

第五节　阴囊和睾丸病变的 MRI 诊断

一、正常阴囊 MRI 表现

（一）正常睾丸

卵圆形，与骨骼肌相对呈中等均匀 T_1WI 信号，高 T_2WI 信号。每个睾丸有 $200 \sim 250$ 个含精曲小管的小叶（精曲小管上皮由生精细胞和支持细胞组成，小管间质内分泌睾酮），每个小叶被间隔分开，小叶合并形成睾丸纵隔。睾丸纵隔在 T_2WI 上表现为低信号带，沿睾丸长轴生长；睾丸边缘包有一个厚的白膜纤维带，T_1WI 和 T_2WI 上表现为低信号。

（二）附睾

位于睾丸后方，由单个小管盘曲而成，是精子的成熟部位，T_1WI 与睾丸信号相似，T_2WI 稍低于睾丸。附睾头部上方存在管状扭曲蔓状静脉丛，接收睾丸静脉的血液回流，血流缓慢，在 T_2WI 表现为高信号。

（三）鞘膜

壁层和脏层与邻近的腹膜腔间皮层相延续，并包绕睾丸和附睾。正常层间存在少量液体（厚 $1\sim3mm$）。

二、急性睾丸、附睾炎

睾丸、附睾炎 T_2WI 呈低信号，增强扫描不均匀强化，常常合并鞘膜腔积液。

三、睾丸、附睾结核

MRI：渗出、增殖期，结节常由肉芽或纤维化组织构成，在 T_1WI 较正常睾丸实质呈等或稍高信号，T_2WI 呈低信号，增强扫描结核结节明显均匀强化；病灶周围可见渗出，部分可累及睾丸及阴囊壁，与周围组织粘连明显；干酪坏死期结节呈囊实性，在 T_1WI 实性部分呈等、稍高信号，T_2WI 呈低信号，囊性部分 T_1WI 呈低信号，T_2WI 呈高信号，增强扫描不均匀强化或环形强化，囊性部分是由结核中央干酪样坏死所致。

四、睾丸肿瘤

（一）精原细胞瘤

平扫 MRI 表现为小结节状，T_2WI 呈低信号，内见较厚的低信号纤维血管分隔，增强后边缘及内部纤维血管间隔早期呈蚓状强化，肿瘤实质成分缓慢轻度强化。

（二）睾丸淋巴瘤

常表现为 T_1WI 呈等信号，T_2WI 呈低信号，DWI 序列高 b 值时呈高信号，增强后呈明显强化；CT 平扫呈边缘清楚、密度均匀的实性肿物，增强扫描呈中度强化。

（三）睾丸表皮样囊肿

MRI 呈高低信号交替同心圆性改变，中心为角质化物质，T_1WI 表现为均匀或不均匀稍低或低信号，T_2WI 表现为稍高或高信号，增强后可见中心相对明显强化。

五、睾丸扭转

MRI：急性扭转的睾丸体积增大，可见出血，在 T_2WI 上表现为低信号，在 T_1WI 上常表现为略低信号或等信号。

六、阴囊及其内容物外伤

MRI 表现：

1. 白膜下血肿伴睾丸挫伤出血 白膜下边界尚光整，急性期为 T_1WI 中等信号、T_2WI 略低信号;亚急性及慢性期 T_1WI、T_2WI 信号升高。

2. 睾丸挫伤出血　急性期主要为 T_2WI 片状不规则低信号,随时间推移,T_1WI 为片状高信号,T_2WI 为不均质高信号。

七、阴茎癌

(一) CT 表现

典型表现为阴茎头部菜花状或不规则团块样肿物,边缘欠清,大部分病灶密度较均匀,部分可出现坏死灶。增强后病灶轻中度强化,动脉期及静脉期持续强化,坏死区域无明显强化。

(二) MRI 表现

表现为不规则软组织肿块影,边界不清;T_1WI、T_2WI 上均呈高信号。

【思考题】

1. 请叙述正常阴囊 MRI 特征性表现。
2. 请简述不同睾丸肿瘤如何在影像学上鉴别。

推荐阅读文献:

[1] 杨正汉,冯逢,王霄英.磁共振成像技术指南:检查规范、临床策略及新技术(修订版).中国医学影像学杂志,2010,10(4):26.

[2] TURKBEY B,ROSENKRANTZ A B,HAIDER M A,et al. Prostate imaging reporting and data system version 2. 1:2019 update of prostate imaging reporting and data system version 2. European Urology,2019,76(3):340-351.

[3] PADHANI A R,WEINREB J,ROSENKRANTZ A B,et al. Prostate imaging-reporting and data system steering committee:PI-RADS v2 status update and future directions. European Urology,2019,75(3):385-396.

男性不育的实验室检查

第一节　精液常规分析

精液常规分析是评估男性生育力最基本的也是最重要的检测项目。尽管其不能阐明少数到达受精部位精子的受精能力,但能提供该患者临床状况的基本信息。精液由精浆和精子组成。精浆主要由附睾液以及前列腺、精囊腺和尿道球腺等附属腺体的分泌液组成。精子由睾丸生精细胞产生,在附睾内成熟。在射精过程中,两者混合构成精液。精液检查对评估男性生育力、诊断不育原因及生殖系统疾病均有重要作用。为了不断提高精液检查的质量,世界卫生组织(World Health Organization,WHO)先后出版了5版精液分析和处理的实验室手册,其为精液检查的标准化提供了可遵循的依据。本节以 WHO 第 5 版手册为依据,结合我国男科实验室的现状以及最新研究进展,阐述精液常规分析中各个检测项目的原理、检测方法及临床意义等,供我国男科实验室相关技术人员参照执行。

一、精液样本的采集

精液样本的采集是精液检验的重要环节,采集过程是否规范可能会直接影响检测结果的准确性。

（一）一般情况下的精液样本采集

1. 样本采集的场所　精液采集应安排在靠近男科实验室的房间进行,以保证样本在尽可能短的时间内转运到实验室。另外,精液采集的房间应整洁、安静,配有洗手池、肥皂和一次性清洁毛巾等,并具有足够的私密性,确保采集过程不受干扰。

如果受检者在医院采样室留取样本确实有困难,可以允许受检者在家里或宾馆里留取精液样本,同时给予受检者一个预先称重的、标记上其姓名和编码的标本容器。必须向受检者强调以下几点:①一般不使用避孕套留取,因为普通的乳胶避孕套可影响精子的存活,如遇到特殊情况需要使用,应该使用专门为采集精液设计的无毒性避孕套;②不可用性交中断法,这样很容易丢失部分精液或受到阴道分泌物的污染,影响精子浓度和活力的测定;③在运送到实验室的过程中,标本容器应该保持在 20~37℃环境中,尤其是冬天,标本运送的过程一定要注意保温;④在采集标本后 1h 内送到实验室;⑤如果检测标本在家或者实验室外面的场所、性交时使用不含杀精剂的避孕套采集,检测报告应该记录。

2. 给受检者的指导　采集精液前,实验室工作人员需要给受检者提供清晰的书面或口头指导,需要询问禁欲时间和受检目的,以及最近有无发热、服用某些药物、病史等,同时提供留样容器,并嘱咐留样时的注意事项。如果受检者不在实验室提供的房间留取精液,还应告诉受检者如何转运精液标本。

　　精液采集前,受检者应禁欲至少48h,至多7天。如果禁欲时间不符合这个时间范围,检测结果可能无法反映受检者的真实情况。初诊患者应分析两份标本,且两次采集的间隔应大于7天、少于3周,如果两次的结果有明显差异,应再次留取标本进行检测;如果患者处于治疗过程中,需要多次采集标本,每次禁欲天数应尽可能一致;如果仅仅是为了观察受检者精液中有无精子,禁欲时间没有严格的限制。

　　采样容器上必须标明受检者姓名、采集时间、禁欲时间,以及样本采集是否完整等。每一个标本应有一个独一无二的编号,可按照年份+日期+序号的方式编号。

　　样本采集前应向受检者特别强调精液样本必须完整,射精过程应彻底。一般情况下,通过手淫获得的精液质量可能低于在家性交时使用不含杀精子剂避孕套获取的精液质量,因为不同的性唤醒方式,排精的溢出程度不同。手淫取精时间的长短可反映精液溢出程度,也会影响精液质量。样本采集过程中遇到的任何问题都要记录并报告实验室。受检者要报告精液标本任何部分的丢失情况,尤其是含精子浓度最高的初始部分精液,以免影响精子浓度的测定。精子浓度受精囊腺和前列腺分泌液量的影响。如果标本不完整,尤其是富含精子的初始部分丢失时,要在检测报告上注明,并在禁欲2~7天后重新采集标本检测。

　　3. 样本采集和记录　由受检者自行手淫采集精液样本,将精液射入一个洁净、干燥、广口的玻璃或塑料容器内,该批次的容器必须已经证实对精子没有毒性。证实留样容器没有毒性,可以选择30份精子浓度正常、活力较好的精液样本,将每份样本的一半置于已知无毒性的容器内(对照组),另一半置于待测容器内,置于室温或37℃下4h,分别于1h、2h、3h和4h重复评估1次精子活力。如果每个时间点的对照组和待测组之间经配对t检验后没有差异($P>0.05$),即可认为待测容器对精子是无毒性的,达到精液采集的要求。

　　有些受检者如脊髓损伤患者不能用手淫法取出精液,可用电动按摩器刺激阴茎头部及系带处,以帮助获得精液标本。

　　留样容器应能使阴茎头前端放入,又不会触及容器底部,以保证精液不会射至容器外,又不会黏在阴茎头表面;留样容器应配备盖子,以免置于水浴箱中等待液化过程中水蒸气滴入样本中。样本在运送至实验室期间,应该保持在20~37℃,以免温度变化对精子的影响;送达实验室的样本容器置于35~37℃水浴箱中待精液液化。

　　接收样本后,应准确记录受检者姓名、样本编号、禁欲时间、样本采集的日期及时间、采集方法、样本是否完整、采集样本过程中是否遇到困难以及哪种困难、开始检测的时间等。精液样本的检测应该在样本采集后1h内进行。

　　(二) 特殊情况下的精液样本采集

　　如果采集精液的目的是用于辅助生殖治疗或是微生物学检查(精液培养),必须避免非精液来源的微生物污染(例如,来自皮肤的共栖微生物),且标本容器、移液器吸头和混匀用的吸液管等必须是无菌的,处理标本过程中必须使用无菌技术。从精液样本采集到开始在微生物学实验室进行检测的时间不应超过3h。

　　此时,受检者应该先排尿,用肥皂清洗双手和阴茎,冲洗掉肥皂沫,使用一次性洁净毛巾擦干手和阴茎,将精液射入无菌容器,以减少来自皮肤共栖微生物所致的标本污染的风险。也可采取先排尿,碘伏消毒,生理盐水冲洗,干棉签擦净的方法对手和阴茎进行消毒。进行微生物学检查时应注意送检时间和温度,如淋球菌对温度和氧气敏感,精液标本在20min之内应作处理。

（三）精液样本的生物安全性问题

精液样本中可能含有致病微生物，如肝炎病毒、HIV 以及单纯疱疹病毒等，在处理过程中应将所有精液样本视为生物危险品，严格遵循实验室安全操作规程，特别小心地操作和丢弃。

从事精液分析的实验室技术人员应注意自身安全防护。凡接触样本的实验室人员都应当接种乙型肝炎疫苗。实验室技术人员必须穿上实验室外罩，常规洗手，佩戴一次性手套和医用口罩，在必要时应佩戴安全防护眼镜、绝缘手套和穿防护鞋。避免精液接触到裸露的皮肤、破口、擦伤或病变部位。不允许用嘴吹吸移液管，应当用机械移液装置进行液体的操作。所有用过的尖锐物品，应密封收集到一起适当处理。在实验室内决不允许饮食、吸烟、化妆、贮存食物等。已经接触过精液或其他生物样本的工作台和非一次性容器应当灭菌或消毒。当工作人员离开实验室或使用电话、电脑时，必须摘下并丢弃手套，手套不能重复使用。

每日精液分析完成后，应常规进行如下工作：用消毒剂如 0.1%（1g/L）的次氯酸钠或类似的消毒剂清洗工作台面，处理至少 1h（或过夜），然后用清水冲洗；计数板和盖玻片应浸泡在 0.1%（1g/L）的次氯酸钠或类似消毒剂中过夜处理，用清水冲洗掉消毒液即可。如果发生精液样本溢洒，装样本的容器外面被污染了，要用上述消毒剂清洗，然后用水冲洗。溢洒发生后应立即用上述消毒剂清洗工作台，至少处理 4h 再用水冲掉消毒剂。必要时，可用以下方法对精液收集管内的 HIV 病毒进行热灭活：在 170℃（340℉）干热消毒至少 2h，加热前用铝箔纸包裹容器，待冷却后再取出；或在 121℃（250℉）、101kPa（1 个标准大气压）以上，蒸汽消毒至少 20min；或持续煮沸 20~30min。

二、精液常规分析

精液常规分析包括精液外观、精液体积、液化时间、pH、黏稠度、精子凝集、精子浓度与总数、精子活力与活动率分析等，广义的精液常规分析还包括精子存活率的检测和精子形态学分析。精液常规分析应在精液液化不久后立即开始，最好在射精后 30min 时，不要超过 1h，以避免脱水或温度变化影响精液质量。

（一）精液外观

精液液化后或于射精后 1h 内用肉眼进行观察。正常精液外观呈灰白色、均质、半流体状液体。由于前列腺分泌的精胺被氧化，所以精液具有一种特殊的刺激性腥味。

长时间未排精者射出精液略带黄色，黄疸患者的精液和服用维生素或某些药物者的精液可呈黄色；精液清亮、透明常见于无精子或少精子症男性；精液呈红褐色或带血，称为血精，常见于精囊炎、前列腺炎等生殖系统疾病，也可见于苗勒管囊肿、结石、肿瘤如前列腺癌、输精管的微小损害等。

（二）精液体积

1. 检测方法 WHO 推荐使用的精液体积测定方法有两种，一是通过称重收集量器中的精液来测量精液体积的称重法，二是将精液标本直接采集到广口带刻度玻璃量筒中的直接测量法。首选称重法测量精液体积。

2. 正常参考值及临床意义 精液体积的正常参考值≥1.5ml。发现精液体积少或无时，应注意询问收集方式是否正确，或鉴别是否有不完全或完全逆行射精，此时可嘱咐患者留取尿液，显微镜观察尿液中是否有大量精子，必要时尿液可离心后再镜检；精液体积少亦是射精管阻塞或先天性双侧输精管缺如以及精囊腺发育不良的特征。无精液症常见于不射精或逆行射精;少精液症在排除人为因素如性生活频度高、精液收集不完整后,常见于附属性腺感染、不完全性逆行射精和精囊的发育不全;多精液症常见于附属性腺功能亢进。精液量增加,可以造成精子浓度降低,而且精液过多可使阴道内的精液大量流出并带出大量精子,干扰精子在女性生殖道内运行从而导致不孕。

(三) 精液液化

1. 精液液化的概念　刚射出的精液呈稠厚的胶冻状,因含有前列腺分泌的蛋白酶,在其作用下精液便从凝固状态转变呈液体状态,这称为精液液化。液化期间精液渗透压升高。精液的凝固蛋白由精囊腺分泌,而液化因子则由前列腺分泌。精液暂时凝固及逐渐液化是正常生理现象。射出的精液如果超过 60min 仍未液化,则称为精液液化不全或液化迟缓,其可影响精子活力,进而影响男性的生育能力。精液液化不全一般认为与缺乏蛋白水解酶有关。

正常液化的精液标本可能含有不液化的胶冻状颗粒(凝胶状团块),这不具有任何临床意义。然而,黏液丝的存在可能干扰精液分析。随着精液的液化,不动精子获得活动的能力。液化期间,精液标本置室温下或 37℃ 孵箱中,在一个二维摇动器上,不断地轻轻混匀或旋转样本容器,有助于形成一个均质的精液标本。正常精液标本在 60min 内液化,但通常情况下在 15min 内精液液化即完成。因此,精液标本留取后,应间隔 5~10min 观测一次,精液液化后即可进行精液常规指标的检测。

2. 检测方法　精液液化的检测一般用滴管法或玻棒法,类似于精液黏稠度的检测。另外,Tauber 等设计了一种"袋法"来检测精液液化,其原理为用一孔径为 37μm 的尼龙网袋放置精液,只有液体及 <37μm 的小颗粒才能通过,而凝胶样物质不能通过,以检定精液的液化程度。正常生育男性 6min 内的液化率为 35% 以上,12min 为 60% 以上,24min 为 100%。

3. 液化不全精液标本的处理　如果留取后的精液 60min 不液化,应进行处理。如果不进行处理,将会影响精子浓度、活力、形态学及精浆生化和 AsAb 等检测结果的准确性,因为液化不全的精液不均一,影响取样的准确性。对于液化不全精液标本,采用机械混匀或酶消化等方法可使液化状况明显改善。这样的处理可能影响精浆生化、精子活力和精子形态结果,应将这样的操作记录在检测报告上。

4. 正常参考值及临床意义　正常精液标本在 60min 内液化完全。在排除人为因素(射出精液的第一部分丢失)后,精液液化不全常见于前列腺疾病,特别是和前列腺炎有关。在精液分析时,精液呈不凝固状态,可能是先天性精囊腺或射精管缺陷所致。

(四) pH

1. 检测方法　推荐使用测量范围在 6.0~10.0 的 pH 精密试纸进行检测。

2. 正常参考值及临床意义　正常精液的 pH 参考值范围为 7.2~8.0(WHO 5 版的参考值将 pH 7.2 作为低值临界点)。精液 pH 反映了不同附属性腺分泌液 pH 之间的平衡,主要是碱性的精囊腺分泌液和酸性的前列腺分泌液之间的平衡。

精液一般偏碱性,可中和阴道分泌物的酸性。如果精液量少或 pH 降低,就不能中和阴道分泌物的酸性,则不利于保护精子活力,影响精子穿透宫颈管,不利于受孕。

当附属性腺或者附睾有急性感染性疾病时,精液的 pH 可以大于 8.0。当射精管阻塞或先天性精囊腺缺如时,可导致精液 pH 降低。分析射出的第一部分精液,因大部分为前列腺液,所以 pH 偏低。当前列腺液缺乏时精液 pH 偏碱。细菌污染和含有死精子的精液,可能会产生氨(NH_3)，使精液 pH 呈碱性。

（五）黏稠度

1. 检测方法　一般用滴管（直径一般为 1.5mm）吸入精液，让精液依靠重力滴落并观察拉丝的长度。正常精液形成不连续的小滴从吸液管口滴下，如果拉丝长度大于 2cm 视为黏稠度异常。也可以将玻棒插入精液中，提起玻棒，观察拉丝长度，同样视长度大于 2cm 为黏稠度异常。

尽管滴管法和玻棒法可用于精液液化异常的检测，但与不完全液化的标本相比，黏稠的精液标本呈现均质黏性，并且其黏稠度不随时间而变化。而液化不全或延迟的精液样本黏稠度随时间延长而降低。

黏稠度增加，可能会影响精子活力、浓度、精子表面抗体及精浆生化指标等的检测结果，因此，精液黏稠度异常应该准确告知。降低精液黏稠度的处理方法同液化不全精液标本。

2. 正常参考值及临床意义　正常精液的黏液丝长度小于 2cm。精液黏稠度异常可影响精子活力及精子的穿透能力。精液黏稠度异常与精液液化不全两者常相伴随，常常很难区别。

（六）精子凝集

1. 精子凝集的概念　精子凝集特指活动精子以不同方式，如头对头、头对尾、尾对尾或混合型，彼此粘在一起的现象。精子经常呈现活跃的快速摆动方式，但是有时精子凝集太严重，以致其活动受制约。在精液常规检测中应记录所有精子通过头、尾、中段黏附在一起的情况。不活动精子之间、活动精子与黏液丝之间、非精子细胞成分或细胞碎片等粘在一起，为非特异性聚集而非凝集，这种情况也应如实记录。

2. 检测方法　精子凝集在测定精子活力时评估，应当记录精子凝集的程度和黏附部位。

3. 临床意义　凝集的存在不足以推断不育是由免疫因素引起的，但暗示可能存在 AsAb，需要做进一步的实验证明。严重的凝集影响精子活力和浓度的评估。

（七）精子计数

精子计数包括两个基本参数：精子浓度和精子总数。精子浓度，即单位体积精液中的精子数量，通常以每毫升精液中的精子数量来表示。如果以精子浓度乘以精液体积，即为该标本的精子总数。目前在临床工作和一些文献中，仍使用"精子密度"来表示精子浓度，这是不正确的，因为密度是指质量相对体积的概念，而精子是可以计数的，应该使用精子浓度。

1. 检测方法　根据所用精子计数池的不同，精子浓度分析方法亦有所不同。WHO 推荐使用的精子计数池为改良牛鲍氏板（血细胞计数板），其基本用于精子浓度的手工分析。

精子浓度的分析亦可采用计算机辅助精液分析（computer-aided semen analysis，CASA）系统，根据 CASA 所配备的精子计数池的不同，所加精液量亦有所不同。CASA 系统计数精子时，一般均使用原始液化精液直接计数，精液标本无需稀释。

精子浓度的手工分析和 CASA 分析均需要使用精子计数池，而两种方法所用计数池不同，对结果可能有一些影响。WHO 一直推荐使用血细胞计数板来计数精子，但血细胞计数板的不足之处在于精液需要稀释，而稀释后的精子丧失了运动能力，因此不能用来分析精子活力和活动率等运动功能指标。而且，黏稠的精液样本稀释后，由于水合分子和水合离子的形成，以及水分子与蛋白质分子的相互作用，稀释后的总体积并不等于稀释前两者体积之和，而是总体积降低，因而精子浓度相对增高。另外，血细胞计数板多次重复使用造成的磨损同样会影响到以后分析结果的准确性，结果亦倾向于增高。因此，目前的研究认为，血细胞计数板明显高估精子浓度。CASA 分析中，由于不同品牌的 CASA 系统所用精子计数池不同，结果亦可能有所差异。但 CASA 系统分析精子浓度时精液无需稀释,大大减少了精液由于稀释而造成的误差,而且 CASA 系统可同时分析精子活力,其根据精子的运动和灰度来捕捉精子,相对比较客观,且重复性比手工分析好。需要注意的是,由于精液中颗粒成分较多,CASA 分析精子浓度时需进行人工校正。

临床上,目前专门用于精子浓度分析的质控品尚缺乏。因为精液样本比较特殊,精子为活细胞,精液的成分亦比较复杂,而且,精液量十分有限,这大大限制了精液质控品的开发和临床应用。目前,一些实验室使用乳胶珠作为精液标本的替代品用于精子浓度的质量控制,用乳胶珠作为质控品优于精液样本,因为其大小一致,比较稳定,没有生物危险性,且容易操作,可用于 CASA 和手工分析的质量控制。然而,乳胶珠的基质毕竟不同于精浆,因此,其作为质控品尚有一些无法解决的问题。

影响精子浓度结果准确性的一个重要因素为计数池的深度。深度偏高或偏低,将会导致所有使用此计数池检测的精子浓度结果整体偏高或偏低,这将严重影响临床上对男性生育力的准确评估。精子计数池的深度每半年或一年必须检测一次,如果计数池的深度超过标称值,精子浓度结果必须进行校正。

2. 正常参考值及临床意义 精子浓度正常参考值下限为 $15×10^6/ml$。精子浓度 $<15×10^6/ml$,为少精子症;在 $(5~10)×10^6/ml$ 为中度少精子症;$<5×10^6/ml$,为重度少精子症;精液中无精子为无精子症。精子总数的正常参考值下限为 $39×10^6/$每次射精。少精子症和无精子症常见于睾丸生精功能低下、输精管道阻塞或部分阻塞、唯支持细胞综合征等。

每次射精的精子总数和精子浓度与妊娠时间和妊娠率存在联系,并且可以预测受孕。精子总数与生殖结局相关的更多数据已被认可。对于正常射精,当男性输精管道畅通且禁欲时间短的时候,精液中精子总数与睾丸体积相关,因此精子总数可以衡量睾丸产生精子的能力和男性输精管道畅通的程度。精子总数比精子浓度更有意义,尤其是对辅助生殖中治疗措施的选择很有帮助。

需要注意的是,要作出无精子症的诊断,精液检查应至少进行两次,且至少需间隔 3 周以上再重复留取精液检查,而且所有精液标本离心后取沉淀检查方可。推荐使用 3 000g 离心 15min 后,倾去精浆后将沉淀重悬,彻底检查所有沉淀后未发现精子才能报告无精子。无精子症是指射出的精液里没有精子,仅指精液离心后沉淀物中未见精子,而不是指睾丸没有生成精子。无精子症可分为梗阻性和非梗阻性两种,可通过检查精浆生化指标和精液中生精细胞而鉴别。前者精浆中果糖和 α 葡糖苷酶常缺乏或显著降低,精液中见不到生精细胞,而后者精浆生化指标可正常,精液中可见到不同阶段的生精细胞。

(八) 精子活力分级与活动率

1. 基本概念 精子活力即精子的运动能力,为衡量精子质量的重要参数之一。精子活动率即活动精子占所有精子的百分率。前向精子活动力的程度与妊娠率相关。

WHO 4 版将精子活力分为 a、b、c、d 四级。

a 级:快速前向运动(即 37℃ 时速度 $≥25μm/s$,或 20℃ 时速度 $≥20μm/s$;25μm 大约相当于精子 5 个头的长度或半个尾的长度);

b 级:慢速或呆滞的前向运动;

c 级:非前向运动($<5μm/s$);

d 级:不动。

精子活动率为 a+b+c 级精子百分率总和。

鉴于技术人员很难无偏差地精确界定前向运动精子活力,使用手工分析时,WHO 5 版推荐使用简单的分类系统,即将精子活力分为三级:

前向运动(progressive motility,PR):精子主动地呈直线或沿一大圆周运动,不管其速度如何。

非前向运动(non-progressive motility,NP):所有其他非前向运动的形式,如以小圆周泳动,尾部动力几乎不能驱使头部移动,或者只观察到尾部摆动。

不动(immotile sperm,IM):没有运动。

PR 相当于 WHO 4 版的 a 和 b 级精子之和;NP 相当于 WHO 4 版的 c 级精子。精子活动率为 PR 和 NP 精子百分率总和。

需要注意的是,目前在临床工作和一些文献中,经常使用"精子活率"这个术语,这是很不规范的。"精子活率"究竟是指"精子活动率"还是"精子存活率"? 这是两个完全不同的概念,精子存活率是指在所有计数的精子中存活精子所占的比例,存活的精子可以不运动,因此,精子存活率结果总应该是高于精子活动率的,如果两者反过来,说明两者中至少有一项结果是不准确的,应该查找原因后重新检测。"精子总活动率"也常被使用,其实就是"精子活动率",这是画蛇添足。一些男科医生和实验室人员对"精子活力"的概念也不甚理解,甚至等同为"精子活动率"。"精子活力"是对精子运动能力的分级,它不是单一项目指标,而是包括 PR、NP 和 IM,PR 和 NP 之和即为精子活动率。

2. **检测方法**　精子活力的分析有手工和 CASA 系统分析两种方法。精液标本液化后,应尽快检测精子活力,最好在 30min 内,任何情况下都应在射精后 1h 内检测,以防止脱水、pH 或温度变化对精子活力的有害影响。

CASA 分析精子活力和精子运动参数相对于手工分析要简单得多。首先将精液充分混匀,然后取一定量精液置于精子计数池上,轻轻盖上盖板,根据仪器要求设定好参数,开始进行分析,并进行人工校正,最终仪器给出各类精子的百分率和运动参数结果。

精子活力的手工分析方法不够准确,因为活动精子可能在几秒钟内已从一个视野进入另一个视野。而且,精子活力分析受时间和温度的影响,手工分析时这种影响更大。CASA 系统是一种比较客观的分析精子活力的方法,可以避免手工分析时肉眼判断的主观性,具有较高的精确性。但 CASA 系统并非万能,其仍依赖于样本制备、所用显微镜光学系统、分析池及参数设置。精子活动率和运动方式受视频帧数影响,帧率高于 60 帧/s 一般可以足够定性精子运动方式和活动率;CASA 系统分析精子活力时仍需进行人工校正,在保证计算机捕捉的精子数与视野中真实的精子数一致后,再进行分析。

精子活力分析的质量保证以 CASA 相对容易,而手工分析相对较难。目前倾向于使用录像带法来评价精子活动率的准确性。几个不同精液样本的录像带可展示不同程度的活动率,可以预先被记录,并可随机选择用来分析和评价。但录像带法亦有两个不足:一是没有观察显微镜的经验,二是无需精液混匀和加样操作,但在常规精液分析中这两点是不可少的。作为质控材料其有特殊的好处是所有参与者可以看到完全相同的精子运动图像,可以直接评判分析误差,而且可重复分析,且可在不同时间和不同地点分析,亦可用于 CASA 的日常定标。如果录像被正确制备,对监测精子活动率是一个有效的工具。需要注意的是,不同录像带记录仪的记录结果有所差异,高质量的录像带能反映实时测定情况,具有较好的精确性。

用冷藏精液来评价精子活动率的准确性亦被提出,即将几个供者的精液收集并混匀后分装冷藏,这是基于冷藏精液融解后精子仍保持活的特性。然而,用混合精液样本供实验室分析,可能会引起异质性。而且精液经冷藏后精子活动率有所下降。另外,冷藏精液的解冻效率不一致、冷藏精液标本花费很昂贵且耗时,均限制了冷藏精液的使用。

手工分析精子活力时,随机选择视野很重要,不要刻意选择活动精子数高或低的视野,也不要等活动精子进入视野再开始计数,而且,要用较短的时间计数网格的一个区域,避免将计数过程中游进分析区域的精子计数在内。这些均给检测者提出了较高要求,这也是不同检测者结果差异较大的原因之一。

不论是手工还是 CASA 分析精子活力时,应在带有加热载物台(37℃)的显微镜下进行,在距离盖玻片边缘至少 5mm 的区域观察精子,且仅评估完整精子的活力,因为评估精子浓度只计数完整的精子,不计数大头针状精子。另外,计数池的深度不同对活动率的影响较小,但会改变 PR 和 NP 精子百分率。

需要强调的是,精子活力分级受精子浓度影响较大,精子浓度>50×10^6/ml 时,精子碰撞的机会较多,精子的碰撞会改变精子的运动轨迹,故在用 CASA 分析精子活力时,有可能出现一个轨迹来自不同精子轨迹的组合。因此,使用 CASA 分析精子活力时,高精子浓度(>50×10^6/ml)的精液样本需要用患者的同源精浆稀释。

3. 正常参考值及临床意义 WHO 手册(第 5 版)推荐的正常生育男性精子活动率(PR+NP)≥40%,PR 百分率≥32%。精子活力降低,即 PR<32%,或 PR+NP<40% 时,称为弱精子症,其病因复杂,最可能与附属性腺或附睾炎症有关。精子代谢异常、精索静脉曲张及理化因素等也可影响精子活力。

(九)精子存活率检测

精子存活率以活精子在精子总数中所占百分比表示,其对了解男性生育能力的作用不及精子活力分析。精子活动率小于 40% 时应进一步检查精子存活率,以帮助选择治疗方案。

1. 检测方法 精子存活率一般用染色技术确定。这是由于死精子的细胞膜受损可透入一定染料,从而使死精子着色而活精子不着色。常用的染色方法有伊红染色法、台盼蓝染色法及伊红-苯胺黑染色法。精子存活率也可根据精子膜功能异常与否来判断精子的存活,即用低渗膨胀试验(hypoosmotic swelling test,HOST)或荧光分子探针染色法来检测。

伊红 Y 染色法和台盼蓝染色法相比伊红-苯胺黑染色法,试剂配制和操作相对简单些,但伊红 Y 染色法染成的淡粉红色精子或台盼蓝染色法染成的淡蓝色精子有时很难分辨,此时用伊红-苯胺黑染色法可以提高背景的对比度,染色和非染色精子更加容易判断。如果染色只限于颈部区域,头部的其余区域未染色,这种情况考虑是"颈部膜渗漏",这不是精子死亡和整个细胞膜破裂的征象信号。这些精子应被评估为活精子。

2. 正常参考值及临床意义 精子存活率的正常参考值≥58%。如果活的但不动的精子占很大比例,应怀疑精子鞭毛结构有缺陷。精子存活率降低亦可能与附睾功能障碍、生殖道炎症及环境污染等有关。

(十)精子形态学分析

精子形态学分析是评估精子质量的重要指标之一。在严格使用精子形态学评判标准的情况下,已经证实正常形态精子百分率与不同的生育力评价的终点指标(妊娠等待时间、体内与体外妊娠率)存在联系。由于人精子形态的多样性,造成精子形态评估困难,因此,标准化的操作程序和有效的质量控制方法尤为重要。

1. 检测方法

（1）精子涂片的制备：精子浓度正常的精液标本，根据精子浓度，取 5~10μl 的精液直接制片即可。如果精子浓度低于 $2×10^6/ml$，需要离心浓缩后再按正常精液标本制备涂片，浓缩后的精子以不超过 $50×10^6/ml$ 为宜。对于碎片多或黏稠的精液标本，以及用 CASA 评估精子形态学时，为减少背景对精子形态分类的影响，可以将精子洗涤后再制片。这些离心、洗涤等操作可能影响精子形态，必须记录在检验报告上。

（2）精子涂片的染色：精子涂片空气干燥后，应立即固定并染色，以便清晰、详细地观察精子。WHO 推荐的染色方法有巴氏染色法、Shorr 染色法或 Diff-Quik 染色法。

（3）精子涂片的封片：精子涂片封片或不封片均可评估精子形态，但封片后的涂片有利于长期保存，并可用于精子形态学质量控制。

（4）精子形态学评估

1）正常精子形态学的分类：精子包括头、颈、中段、主段和末段。由于通过光学显微镜很难观察到精子末段，因此可以认为精子是由头（和颈）和尾（中段和主段）组成。只有头和尾部都正常的精子才被认为是正常的。所有处于临界形态的精子应该认为是异常的。

头部：外形应该是光滑、轮廓规则，大体上呈椭圆形。顶体区可清晰分辨，占头部的 40%~70%。顶体区没有大空泡，并且不超过 2 个小空泡，空泡大小不超过头部的 20%。顶体后区不含任何空泡。

中段：应该细长、规则，大约与头部长度相等。中段主轴应与头部长轴成一条直线。残留胞质不应超过头部大小的 1/3。

主段：应该比中段细，均一，其长约为 45μm（约为头部长度的 10 倍）。尾部应没有显示鞭毛折断的锐利折角。主段可自身卷曲成环状。

2）异常精子形态学的分类：人类精液标本中含有各种各样畸形的精子。主要的精子缺陷类型：

①头部缺陷：大头、小头、锥形头、梨形头、圆头、不定形头、有空泡的头（超过 2 个空泡或空泡区域占头部 20% 以上）、顶体后区有空泡、顶体区过小（小于头部的 40%）、顶体区过大（大于头部的 70%）、双头，或上述缺陷的任何组合。

②颈部和中段的缺陷：中段非对称地接在头部、粗或不规则、锐角弯曲、异常细的中段，或上述缺陷的任何组合。

③主段缺陷：短尾、多尾、断尾、发卡形平滑弯曲、锐角弯曲、宽度不规则、卷曲，或上述缺陷的任何组合。

④过量残留胞质（excess residual cytoplasm，ERC）：胞质的大小超过精子头部的 1/3，通常伴有中段的缺陷。

3）精子形态学评估程序：确定形态正常精子的比例十分重要，但对所有精子形态进行分类，得出精子头部、中段、主段缺陷或过量残留胞质的百分率，可能对诊断或研究工作是有益的。应该尽可能采用这种多重缺陷的评估方法。

4）多重精子缺陷指数：形态学异常的精子通常有多种缺陷（头部缺陷、中段或主段缺陷，或这些缺陷的组合）。各种形态学异常发生率的详细检测可能比单一评估正常形态精子百分率更有用，尤其在研究人类精子发生损伤程度方面。采用 WHO 第 5 版《人类精液检查与处理实验室手册》给出的形态学标准，用多重异常记录系统记录精子头部、中段和主段的每种缺陷，可以得出两个指数：

①畸形精子指数(teratozoospermia index,TZI):即每个异常精子缺陷的平均数(缺陷总数/缺陷精子数)。由于将头部、中段和主段缺陷各计数为1,过量残留胞质也计数为1,TZI的数值范围在1~4。

②精子畸形指数(sperm deformity index,SDI):即缺陷总数/精子总数(包括正常和异常精子)。SDI将几种头部缺陷合并计数为1,中段和主段缺陷各计数为1,而将过量残留胞质考虑为中段缺陷,因此TZI的数值范围在1~3。

相关研究显示,TZI与体内生育力有关,SDI与体外受精有关,这些指数对评估某些暴露或病理状况也是有用的。

精子形态学分析具有较强的主观性。尽管采用了严格的精子形态学判断标准,但不同技术人员的判断结果仍有较大差异。而且,不同染色方法和离心操作对精子形态分析有无影响,尚无定论。因此,精子形态学分析的质量保证就显得尤为重要了。在目前形势下,已被提出的可用作精子形态学分析的质控品的材料有照片、录像带及已固定染色或未染色玻片。由于照片易褪色、已固定染色涂片易变质,而且其缺少对染色过程的监控,因而少用。因此,未染色的精子涂片可能是未来用于精子形态学质控的较好材料,使用相同精液样本制备大量的精子涂片,这些涂片可以在未被染色的情况下于4℃贮存,然后定期被染色和分析。而且,精子涂片可用不同正常形态精子百分率的标本制备。

精子涂片经过干燥、固定和染色后,不同染色方法对精子头体积的影响不同,尽管具体原因尚不清楚,但可能与不同化学物质的特性和不同染色液的渗透压等有关。另外,精子残留胞质对渗透压很敏感,故精子过量残留胞质在某些染色过程中可能会丢失。

在精子形态学评估中方法的标准化很重要。在精子涂片制备、染色和评估过程中需要注意几点:①每份新鲜的精液标本应制备两张或更多的涂片,以防染色发生问题或载玻片破碎。②精液样本涂片前应充分混匀,快速取样,以保证所分析精子能代表样本精子群。③精子涂片所用精液或精子悬液浓度要适中,以保证涂片上精子分散均匀,没有较多重叠,且足够计数和分析。涂片的厚薄可根据精子浓度而定。拖拉精液涂片时,角度越小,涂片越薄;速度越快,涂片越厚。④离心洗涤精液标本时,离心速度控制在600~800g,时间为10min,过高的离心速度可能对精子有损伤。⑤人工评估精子形态时,精子所在视野应有标尺,便于精子大小的鉴别。⑥精子形态学评估所用电脑显示屏应是标屏,而不是宽屏,因为宽屏可人为改变精子形态,影响精子形态分类结果的正确判读。⑦为了统一同一实验室技术人员的精子形态判断标准,可以用定位质控片进行培训,目前已证实,定位质控片在精子形态学分析培训中可明显提高实验室技术人员精子形态学评估结果的准确性和重复性。

2. 正常参考值及临床意义 正常生育男性的正常形态精子百分率下限为4%。精液中形态正常精子的总数更具有生物学意义。可将精液中精子总数乘以正常形态精子百分率得出正常形态精子的总数。

精子形态的任何异常改变均表示睾丸功能受损害,异常精子明显增高也称为畸形精子症。常见于泌尿生殖道感染、腮腺炎并发的睾丸炎、附睾结核、精索静脉曲张、使用激素或某些化学药物(如抗癌药、利血平、白消安、呋喃类等)、放射线照射、阴囊局部长期高热、长期酗酒(特别是高浓度的烈性酒)以及环境污染等。精子畸形率的增高,往往间接反映了睾丸生精功能的障碍,也必然影响到精子的活力和受精能力。精子的形态缺陷通常是多重的,常伴有DNA碎片的增加、染色体结构异常、不成熟染色质和非整倍体。精子形态异常往往与精子减少或活力差同时存在,但有时也单独存在。另外,一些附睾的病理改变也常与畸形精子百分率升高有关联。

【思考题】

1. 简述精液样本采集的注意事项。
2. WHO 5 版和 WHO 4 版的精子活力分级标准有何不同？简述之。
3. 简述精液体积、液化时间、pH、黏稠度、精子浓度、精子活动率及正常形态精子百分率的正常参考值。
4. 简述正常形态精子的判断标准。
5. 精子浓度、活动率及形态学分析常用的质控方法有哪些？

第二节　精液白细胞检测

精液中除了精子，还存在其他一些有形成分，包括白细胞、生精细胞、红细胞、巨噬细胞、细菌等。其中白细胞的浓度增加，提示炎症的发生或生殖道的感染。

精液常规检测白细胞是用新鲜精液直接镜检来判定结果。然而，这种方法往往把精液中非精子细胞误认为白细胞，由于染色后镜检能准确地识别白细胞，因此精液中白细胞必须用染色法加以鉴别。常用的精液白细胞检测方法有瑞-吉染色法、联苯胺染色法、正甲苯胺蓝过氧化物酶染色法以及基于白细胞特异性抗原的单克隆抗体技术。

一、检测方法

1. **瑞-吉染色法**　细胞中不同的结构由于所含化学成分不同，对各种染料的亲和力不同。瑞-吉染色液中含有红色酸性染料和蓝色碱性染料，在染色的过程中，能分别与细胞中的碱性成分（如血红蛋白、嗜酸性颗粒及胞质中的某些蛋白质等）和酸性成分（如 DNA、特异的中性颗粒基质等）相结合，形成红蓝分明的染色效果。

2. **联苯胺染色法**　由于白细胞含有过氧化物酶，其可分解 H_2O_2 氧化联苯胺显色。含过氧化物酶的白细胞呈褐色，而其他细胞被染成品红色。

3. **正甲苯胺蓝过氧化物酶染色法（WHO 推荐方法）**　由于白细胞含有过氧化物酶，能分解 H_2O_2，氧化正甲苯胺蓝显色。含过氧化物酶的白细胞呈棕色，而过氧化物酶阴性细胞不着色。

4. **CD45 单克隆抗体法**　人白细胞的所有类型表达一种特异性抗原 CD45，故可用抗 CD45 单克隆抗体来检测不同类型的白细胞，如巨噬细胞、中性粒细胞、B 细胞或 T 细胞等。

5. **CD4、CD8 单克隆抗体染色法**　人白细胞表面含有特异性抗原 CD4、CD8，因此，可用小鼠抗人 CD4、CD8 单克隆抗体来检测不同类型白细胞，如 T 细胞或 B 细胞。

白细胞，主要是中性粒细胞，存在于大多数男性的精液中。使用上述几种方法检测精液中白细胞，可以避免将精液中的非精子细胞误认为白细胞。但上述检测白细胞的几种方法所得白细胞结果会有所差异，这是由方法本身的性质所决定的。瑞-吉染色法相对比较简单，可以同时观察精液中的中性粒细胞、淋巴细胞和单核细胞等，但要求技术人员对各种细胞的结构和特点比较熟悉，要能将淋巴细胞与生精细胞、生殖道上皮细胞加以区别，在能清楚地辨别各种细胞的基础上，这不失为一种简单快速、价格便宜的方法，而且准确性亦相对较高。联苯胺染色法和正甲苯胺蓝过氧化物酶染色法均不能检测已经活化并已释放其颗粒的多形核白细胞，也不能检测不含过氧化物酶的其他类的白细胞，例如淋巴细胞。因此，它们的检测结果会偏低。CD45 单克隆抗体法和 CD4、CD8 单克隆抗体染色法相比于前三种方法,操作比较繁琐且成本亦相对较高,但特异性相对较强,避免了根据细胞着色主观判断的影响。CD45 单克隆抗体法可以检测出各种类型的白细胞,而 CD4、CD8 单克隆抗体法检测的白细胞类型相对较少,主要为 T 细胞,因此检测结果亦会偏低。不同的实验室可以根据自身实验室的条件选择不同的检测方法,并对相应结果给出合理的临床解释。

二、正常参考值及临床意义

正常生育男性精液中白细胞≤1×10^6/ml。

当精液中白细胞数>1×10^6/ml 时,称为白细胞精子症,白细胞精子症可能与感染和精液质量差有关。当生殖道感染,如精囊腺炎、附睾炎、淋病等时,精液中常可见到红细胞、中性粒细胞、淋巴细胞及单核巨噬细胞等,其形态特征类似于血液中此类细胞的特征。当精液中白细胞数目多时,应该进行微生物学试验以证实有无附属性腺感染,相关检查包括初段尿、中段尿的检查,前列腺按摩液(expressed prostatic secretion,EPS)检查,前列腺按摩后尿液检查以及精浆生化分析等。但精液白细胞与感染间的关系存在争议,需作具体分析。白细胞对精液质量的影响取决于它进入精浆的部位、白细胞类型以及它们的活性状态。精液中的单核/巨噬细胞很可能发挥一些正常生理功能,如抵抗外来微生物感染,吞噬退化的细胞残体,破坏并清除死亡或未成熟的生精细胞等。这就要求对精液中发现的"圆细胞",不仅要确定是不是白细胞,还要进一步作白细胞分类,以明确精液白细胞的临床意义。但需注意,无白细胞并不能排除附属性腺感染的可能,此时,检测精液游离弹性蛋白酶有助于诊断隐性感染。

―――――【思考题】―――――

1. 何为白细胞精子症?
2. 精液白细胞检测有哪些方法?各有何优缺点?

第三节 精子顶体分析

人精子头前端为顶体,覆盖在精子核前面。精子顶体由顶体帽与赤道板组成,是一个膜结合的帽状结构。顶体内含有多种蛋白水解酶和磷酸酯酶。获能的精子穿过卵丘细胞外基质时被激活,引发顶体反应(acrosome reaction,AR),从而将顶体内的酶释放出来以溶解卵放射冠及透明带。精子在体内只有经过获能和 AR,才能穿入卵细胞与其融合,完成受精。精子顶体是否完整、能否正常发生 AR 以及顶体酶活性的高低对精卵正常受精有着重要的影响。因此,检测精子顶体完整率、AR 发生率及顶体酶活性,有助于预示精子的受精能力。

一、精子顶体完整率分析

精子顶体完整率的分析需要对精子进行涂片和染色。

根据顶体的外形和损伤情况,将精子顶体分为 4 种类型。Ⅰ 型:顶体完整,精子形态正常,着色均匀,顶体边缘整齐,有时可见清晰的赤道板。Ⅱ 型:顶体轻微膨胀,精子质膜(顶体膜)疏松膨大。Ⅲ 型:顶体破坏,精子质膜严重膨胀破坏,着色浅,边缘不整齐。Ⅳ 型:顶体全部脱落,精子核裸露。Ⅱ、Ⅲ、Ⅳ 型均为顶体不完整精子,计算顶体完整率时一般计数 200 条精子,计算Ⅰ型顶体精子占计数总精子的百分比。

$$顶体完整率(\%)=顶体完整精子数/精子总数×100\%$$

正常生育男性顶体完整率的正常参考值>75%。

临床意义:精子顶体内含有多种水解酶,如顶体蛋白酶、透明质酸酶、ACP 等。在受精时,精子释放顶体酶,分解卵子外周的放射冠与透明带,进入卵子内。顶体酶也能降低宫颈黏液的黏度,提高精子穿透宫颈黏液的能力。精子顶体缺陷与男性不育有密切关系。

二、精子 AR 的检测

1. **概述**　AR 是获能的精子到达卵细胞附近时所发生的一系列变化,包括精子与卵子的接触、精子顶体小囊释放出水解酶以及卵子周围放射冠和透明带的溶解等。在自然情况下如果没有 AR 的发生,受精是无法进行的。对精子 AR 的检测是了解男性生育能力的重要手段,精子 AR 发生率的降低与精子受精能力下降密切相关,因此,检测 AR 发生率可以预示精子的受精能力。

2. **检测方法**　AR 的发生一般认为是钙离子内流启动的,因此,使用钙转运剂如钙离子载体或孕激素等处理,可用于检测获能精子发生 AR 的能力。常用的检测方法有凝集素免疫荧光染色法和考马斯亮蓝染色法。

(1) 凝集素免疫荧光染色法:是基于精子顶体中含有大量糖蛋白,能与植物凝集素——豌豆凝集素(pisum sativum agglutinin,PSA)等特异性结合。钙离子载体 A23187 能诱导精子发生 AR。精子发生 AR 后,顶体丢失。因此可利用能与糖基结合的 PSA 作为探针检测 AR。

(2) 考马斯亮蓝染色法:精子获能后,经钙离子载体 A23187 诱导发生 AR。发生 AR 后顶体丢失,用考马斯亮蓝染色时顶体区不着色,顶体完整而被考马斯亮蓝染上蓝色的精子为没有发生 AR 的精子。

凝集素免疫荧光染色法的特异性高于考马斯亮蓝染色法,但所需材料相对昂贵,并需要荧光显微镜,而考马斯亮蓝染色法操作比较简单,但特异性不强,染色效果不好时,着色与未着色精子有时难以辨别。在有条件的医院,尽量采用凝集素免疫荧光染色法检测精子 AR 发生率。

需要注意的是,这两种检测方法均未考虑到自发性 AR 发生率。如果考虑到自发性 AR 发生率,正常参考值会有所不同。自发性 AR 发生率可直接用上游后的精子涂片,无需获能和诱导 AR 过程,涂片直接用四甲基罗丹明结合的豌豆凝集素(tetramethylrhodamine-conjugated pisum sativum agglutinin,TRITC-PSA)或考马斯亮蓝染色即可,也可用异硫氰酸荧光素标记的豌豆凝集素(fluorescein isothiocyanate-pisum sativum agglutinin,FITC-PSA)进行染色,一般用 25mg/L FITC-PSA 染色至少 1h。因此,未来的检测方法应以诱导性 AR 发生率为准,因为已发生自发性 AR 的精子无法再释放顶体酶和溶解放射冠和透明带。诱导性 AR 发生率=诱导获能和 AR 后的 AR 发生率减去自发性 AR 发生率。目前,应用流式细胞术检测诱导性 AR 发生率的方法正在临床试验中。

为了保证检测体系的正常,每次试验必须有阳性对照的质量控制标本,即对离子载体反应良好的男性精液标本(诱导性 AR 发生率>15%)。另外,在新配制的染料应用前,为确保每批新配制的染料配制适当,必须用已知阳性反应的质控精子同旧染料一起进行交叉试验。

3. **正常参考值及临床意义**　正常生育男性自发性 AR 发生率一般低于 15%,诱导性 AR 发生率大于 15%。如果诱导性 AR 发生率低于 10%,则为异常;介于 10% 和 15%,提示精子功能可能异常。精子 AR 发生率的降低可能是导致男性不育的重要因素之一。

三、精子顶体酶的检测

1. **概述**　精子顶体含有多种蛋白水解酶,顶体酶是精子顶体蛋白水解酶的总称,存在于精子头部顶体内膜与赤道膜之间。当精子头部与卵透明带结合时,精子顶体内的顶体酶原被激活为顶体酶,通过 AR 被释放,从而水解卵透明带,使精子穿过卵透明带最终实现与卵子的融合。顶体酶含量或活性降低必然影响精子穿透透明带和放射冠,因此,精子顶体酶的检测是目前临床上检测精子受精能力的重要指标之一。

2. **检测方法**　顶体内含有多种蛋白水解酶和磷酸酯酶,主要有精氨酸酰胺酶、透明质酸酶、ACP 等。目前,检测精子顶体酶的方法较多,主要有固相 Na-苯甲酰-DL-精氨酸-ρ-硝酰基苯胺(N-benzoyl-DL-arginine-4-nitroanilide hydrochloride,BAPNA)法、底物酶法、化学比色法、改良 Kennedy 法、明胶法和全自动检测法(终点法)。

(1) 精子精氨酸酰胺酶活性测定法:底物酶法、化学比色法和改良 Kennedy 法的反应原理均是基于精子顶体中存在精氨酸酰胺酶。精氨酸酰胺酶以 BAPNA 为底物,分解产生有色产物——硝酰基苯胺,通过测定硝酰基苯胺生成量即可推算出精氨酸酰胺酶的活性。精子精氨酸酰胺酶存在于顶体中,其活性可代表精子顶体酶活性。正常生育男性精子顶体酶活性>$36IU/10^6$ 精子。

(2) 明胶法测定精子顶体酶活性:顶体酶含有多种蛋白水解酶。精子在明胶制成的薄膜上孵育后,引起顶体的解聚,释放出顶体酶,将明胶溶解形成亮环。酶活性的大小可依据形成亮环直径的大小来判断。正常生育男性阳性率>60%,亮环直径>120μm。

(3) 精子顶体酶活性全自动检测法(终点法):对硝基苯磷酸二钠盐在顶体酶(ACP)的作用下,生成 4-硝基酚和无机磷,4-硝基酚在碱性条件下于 400~420nm 波长处有最大吸收峰,通过监测 400~420nm 波长处的吸光度变化率,并根据校准品的校准曲线,即可计算出精子顶体样本中顶体酶活性。样本中顶体酶活性(IU/L)= K×△A+B,K 和 B 分别为校准曲线的斜率和截距;△A 为样本的吸光度变化率。根据正常生育男性精子顶体酶检测结果,以第 5 百分位数确定正常参考值范围,精子顶体酶的正常参考值≥14.51IU/L 或≥$1.451mIU/10^6$ 精子。

(4) 固相 BAPNA 法:以高分子聚合物将待测精子固着于聚四氟乙烯(polytetra fluoroeth-ylene,PTFE)膜表面,通过特制的反应装置控制反应液与 PTFE 表面精子的接触与分离,达到实现检测精子顶体酶和终止反应的目的。检测被固相捕获精子的精氨酸酰胺酶活性可反映精子顶体酶的活性。BAPNA 在精氨酸酰胺酶的作用下,分解产生黄色的硝酰基苯胺,通过测定硝酰基苯胺的产量即可推算出精氨酸酰胺酶的活性。正常生育男性的精子顶体酶活性≥$64.9μIU/10^6$ 精子。

精子精氨酸酰胺酶活性测定、全自动检测法和固相 BAPNA 法测定精子顶体酶活性,反映的是整个精子群的顶体酶活性,与精子浓度密切相关,而明胶法反映的是具有正常顶体酶活性的精子占所有精子的比例,临床上可以根据患者的具体情况开展相关检查。例如,少精子症患者或准备行辅助生殖技术的患者可以行明胶法检测精子顶体酶活性,而精子浓度正常者一般行其他三种检测方法。目前,每种检测方法均已有市售的商品试剂盒用于临床。

精子精氨酸酰胺酶活性测定法为手工法操作,所用试剂种类多,花费时间较长,误差亦较大。全自动检测法操作相对简单,所用试剂少,耗时短,误差小,可满足临床上大批样本检测需求。固相 BAPNA 法的不足是,对参加反应的精子数量和孵育条件要求很高,对实验室的设备条件要求比较高,操作步骤多、繁琐、耗时,不能满足临床上大批样本检测的需求。

为了保证精子顶体酶活性检测结果的准确性,所用精液样本必须液化良好。若精液标本黏稠度高(或液化迟缓),可导致精子分布不均而影响精子计数和加样准确性,此时需要预先降低精液黏度或促进精液完全液化后,才能用于洗涤和检测。精子精氨酸酰胺酶活性测定中,精子浓度的测定必须准确,整个操作过程中的加样量、温度和作用时间必须标准化;明胶法检测精子顶体酶活性中,明胶膜的制备必须标准化,不同批次的明胶膜应具有可比性,当更换新的明胶膜时,应用同一份精液标本进行对比试验,合格后方可应用于临床。另外,精子悬液与明胶膜作用的时间和温度必须准确,且应正确量读亮环直径。

因检测精子顶体酶活性所用的样本为新鲜样本,新鲜样本在液化后应尽快检测,所以精子顶体酶质控品的开发较为困难,国内外尚没有形成较为统一的质控品,对相关质控品的研发工作正在进行中。

3. 临床意义 顶体酶活性可反映精子质量,顶体酶活力不足影响精子穿透卵母细胞透明带,从而导致不育。除精子自身质量之外,严重的生殖系统感染也可造成精子顶体酶活性降低。顶体酶活性是判断男性精子功能和生育力强弱的主要指标之一。精子顶体酶活性降低提示精子的受精功能较差,精子难以穿透卵母细胞完成受精全过程;但当精子顶体酶活性正常时,却并不能完全肯定精子受精功能正常,原因是受精生理过程较为复杂,顶体酶溶解卵母细胞透明带只是环节之一,活力差和形态异常的精子也可能含有足量的顶体酶。

【思考题】
---

1. 反映精子顶体功能的检测方法有哪些?简述之。
2. 简述精子顶体检测的临床意义。

第四节 精子 DNA 碎片率检测

精子 DNA 完整性检测是从分子层面检测精子 DNA 损伤程度,结果对于评估男性生育能力及预测辅助生殖技术(assisted reproductive technology,ART)结局有不可低估的作用。选择DNA 损伤较小的精子对提高 ART 妊娠成功率大有益处。精子 DNA 损伤是指在精子生成及成熟过程中,各种原因导致 DNA 完整性被破坏而产生断裂的碎片。引起精子 DNA 损伤的因素主要包括:年龄;环境污染物,如有机磷、有机氯杀虫剂、塑料增塑剂、辐射等;重金属,如铅;致癌物,如多环芳烃(polycyclic aromatic hydrocarbon,c-PAHs)、玉米赤霉烯酮(zearalenone,ZEA)等;男性生殖系统疾病或全身性疾病,如精索静脉曲张、感染、肿瘤、隐睾、精子发生和成熟障碍、脊索损伤、内分泌功能紊乱、肥胖、脂类代谢障碍、基因突变和染色体结构异常等;季节和温度,如高温等;生活方式,如抽烟、酗酒等;禁欲时间;精液冷藏;体外处理操作;服用某些药物等。其中精子发生和成熟障碍可能是精子 DNA 损伤最隐秘的原因,涉及一些影响精子核染色质包装和重组的分子机制,如组蛋白向鱼精蛋白的转换、基因的单核苷酸多态性、端粒的作用等,其可能为未来精子 DNA 损伤研究中的热点之一。

一、检测原理

常用的精子 DNA 完整性检测方法包括精子染色质结构分析(sperm chromatin structure assay,SCSA)试验、精子染色质扩散(sperm chromatin diffusion,SCD)试验、末端转移酶介导的 dUTP 末端标记法(terminal deoxynucleotidyl transferase-mediated dUTP-biotin nick end labeling assay,TUNEL)、彗星试验等。它们的检测原理并不全完一致,但均以检测精子 DNA 链的原位断裂为主。

1. **SCSA 试验**　其为一种基于酸诱导变性的通过吖啶橙(acridine orange,AO)染色精子的流式细胞术检测精子核损伤 DNA 和蛋白改变的方法。核损伤 DNA 通过低 pH(通常 pH 为 1.2)处理,可在断裂位点打开 DNA 链,其与 AO 结合后经 488nm 激光激发后发出红色荧光,而天然 DNA 结合 AO 后经 488nm 激光激发后发出绿色荧光,通过流式细胞仪,至少 5 000 个含不同荧光的精子被分别记录在不同的坐标中,最后经过软件计算给出精子 DNA 完整性结果。精子 DNA 完整性以 DNA 碎片指数(DNA fragmentation index,DFI)表示,DFI 为红色荧光精子占所有精子的比例。通过此法染色的精子亦可通过荧光显微镜观测,DFI 为红色(或黄色)荧光精子占所有精子的百分比。

2. **SCD 试验**　DNA 完整的精子在经过盐酸变性和 Triton X-100 去除核蛋白后,精子染色质结构变得松散,使得 DNA 环附着于残留的核结构并扩散形成特征性的光晕,经瑞-吉染液染色后,普通光学显微镜可直接观察光晕的大小;而 DNA 完整性受损的精子其染色质损伤处产生的单链 DNA 片断不受酸的影响,会抑制 DNA 光晕的扩散,不产生或很少产生光晕。因此,根据光晕的有无和大小可以判断精子是否存在 DNA 碎片,然后根据存在 DNA 碎片精子数和被观察精子总数计算出样本的碎片率,即 DFI。

3. **TUNEL 法**　为细胞凋亡最常用的检测方法,其在末端脱氧核苷酸转移酶作用下,转移标记核酸至断裂 DNA 链的 3' OH 上,然后通过流式细胞仪或者光学显微镜来检测核酸标记。

4. **彗星试验**　为单细胞凝胶电泳技术,精子与融解的琼脂糖混合,然后置于玻片上,将细胞溶解后进行水平电泳,然后在光学显微镜下观察彗尾形成情况以确定有无 DNA 碎片。

二、检测方法

上述四种方法中,以 SCSA 和 SCD 在临床上应用最为广泛,而 TUNEL 法和彗星试验主要见于文献报道。目前,市场上已有精子 DNA 完整性的 SCSA 和 SCD 检测法的相应试剂盒提供,医疗机构可根据实验室实际情况开展此项目。

三、正常参考值及临床意义

以第 95 百分位数确定参考区间,正常生育男性的精子 DFI,SCSA 的参考值≤23.17%,SCD 的参考值≤27%。而目前在临床上普遍使用的三级 DFI 参考值,即 DFI≤15% 为男性生育力正常、15%~30% 为男性生育力减弱、>30% 可致男性不育,实际上未真正进行正常参考值的确定,而只是根据文献报道人为划分,这是不符合《体外诊断试剂分析性能评估系列指导原则(征求意见稿)》的,且 15%~30% 的可疑范围,将会使许多男性被误诊。

常规精液分析(精子浓度、活动率和正常形态精子百分率)的指标只能反映最基本的精液质量,而对精子功能和受精能力方面提供的信息有限。因此,常规精液分析结果并不能完全反映精子是否具有正常的受精能力,也不能很好地预测精子的受精潜能。相比而言,DNA 完整性检测的变异系数较低:同一患者 2 周内连续 2 次标本中精子 DNA 完整性检测的变异系数明显低于常规精液分析。在预测男性生育能力方面,精子 DNA 完整性检测比传统常规分析参数更稳定、更敏感。

另外,精子 DFI 还可用于监测各种环境污染物和干预措施对精子 DNA 的损伤,以及评估男性生殖系统疾病及其治疗对精子 DNA 损伤的影响。

【思考题】

1. 常用的精子 DNA 完整性检测方法有哪些?简述其基本原理。
2. 简述精子 DNA 完整性检测的临床意义。

第五节   精浆生化指标测定

人类精液由精子和精浆组成。精浆的来源比较复杂,约 30% 来自前列腺,60% 来自精囊腺,5%~10% 来自附睾及尿道球腺等。精浆成分亦较复杂,精浆中含有丰富的蛋白质,正常生育男性精浆蛋白质达 2 000 种以上;精浆中亦含丰富的糖类,以果糖为主;精浆中脂类、无机盐及代谢产物含量亦较丰富。正常生育男性的精浆可以稀释精子,为精子运动和存活提供适宜的微环境,并提供精子运动的能源。精浆亦可保护精子,刺激女性生殖道的运动,便于精子正常通过女性生殖道。因此,了解精浆的各种组分及其可能的生理意义对评估男性生育力非常重要。

最近几年,对精浆生化指标的研究取得了重大进展。除了常规反映男性附属性腺功能的指标外,一些新的精浆生化指标也不断出现。精浆生化指标的检测方法也由以往的手工法、半自动法逐渐被全自动检测法所代替。目前临床上已开展的精浆生化指标包括:①反映附睾分泌功能的精浆总 α 葡糖苷酶和中性 α 葡糖苷酶活性;②反映精囊腺分泌功能的精浆果糖;③反映前列腺分泌功能的精浆 ACP、γ-谷氨酰转肽酶(γ-glutamyltranspeptidase,γ-GT)、柠檬酸和锌;④反映精浆抗氧化功能的精浆超氧化物歧化酶(superoxide dismutase,SOD)活性和尿酸;⑤反映精子能量代谢的精浆肉碱。

为了保证精浆生化指标能够准确评估男性生育力,用于精浆生化指标检测的精浆标本必须合格。精浆样本处理时需注意:①精液样本必须完全液化,不完全液化的精液样本需预先处理后再离心分离精浆,且检测报告上需注明精液样本的处理方法,液化不完全的精浆样本可能会引起全自动生化分析仪的加样针阻塞,以及加样不准确,其必然导致检测结果不准确;②精液样本常规检测完成后尽早将精浆和精子分离,最好在 2h 内分离,否则可能造成精浆果糖等指标的人为降低;③分离精浆标本时的离心速度不得低于 3 000g,离心时间不得低于 10min,否则残留于精浆中的精子可能会影响一些生化指标的检测结果;④离心分离的精浆可于 -20℃ 保存待测,但忌反复冻融。

一、精浆总 α 葡糖苷酶活性的测定

1. **概述**   α 葡糖苷酶又称为麦芽糖酶,它能够水解多糖和寡糖上的葡萄糖残基,在精子的成熟、获能以及受精过程中具有重要的作用。精浆中存在两种 α 葡糖苷酶异构体,即中性 α 葡糖苷酶和酸性 α 葡糖苷酶,前者来源于附睾,由附睾上皮细胞分泌,约占总酶活性的 80%;后者来源于前列腺,约占总酶活性的 20%。精浆总 α 葡糖苷酶活性的测定即中性和酸性 α 葡糖苷酶活性均被测定。

2. **检测原理**   目前精浆总 α 葡糖苷酶活性的全自动检测方法为速率法,其反应原理:在

α葡糖苷酶的催化下,麦芽糖分解为α-D-葡萄糖,α-D-葡萄糖在葡萄糖氧化酶的作用下,生成过氧化氢,再利用 Trinder 反应系统,即在过氧化物酶催化下,过氧化氢与4-氨基安替比林和苯酚反应,生成红色醌亚胺,醌亚胺在505~520nm 波长处有最大吸收峰,其颜色的深浅与α葡糖苷酶活性成正比。通过监测505~520nm 波长处的每分钟醌亚胺吸光度变化率,可计算出精浆样本中α葡糖苷酶的活性。

3. **检测方法**　目前已有商业用试剂盒,可根据试剂盒说明书进行操作。

4. **正常参考值及临床意义**　正常生育男性精浆总α葡糖苷酶活性的参考值范围为109.63~570.76IU/L。

精浆α葡糖苷酶是人类附睾分泌功能的标志物,并反映附睾的功能状态,此酶可以催化多糖或糖蛋白中碳水化合物分解为葡萄糖,为精子代谢和运动供能,其活性高低可直接影响精液质量。不育患者相比正常生育男性精浆α葡糖苷酶活性明显降低;在精索静脉曲张患者、输精管切除、阻塞或发育不全的患者中,α葡糖苷酶活性显著降低;附睾炎及附睾分泌功能紊乱的患者精浆α葡糖苷酶活性也降低。精浆α葡糖苷酶活性的降低可以导致结合至透明带的精子数减少,进而降低男性生育力。因此,检测精浆α葡糖苷酶活性对附睾及相关疾病的诊断、疗效的判断及预后有重要价值。

精浆总α葡糖苷酶活性与禁欲时间的长短密切相关。禁欲时间越长,α葡糖苷酶水平越高。禁欲4~5天和禁欲6~7天的结果之间没有显著性差异,而禁欲2~3天的精浆α葡糖苷酶水平明显降低,禁欲7天以上的精浆α葡糖苷酶水平明显升高。

值得注意的是,精浆总α葡糖苷酶活性的测定中包含约20%的来自前列腺的酸性α葡糖苷酶,因此其总活性值可能受到前列腺分泌功能的影响。在射精管梗阻并精囊腺缺如的患者,精浆总α葡糖苷酶活性可能正常甚至升高,这是由于患者的精液量明显减少、精浆主要为前列腺液,而前列腺液中有酸性α葡糖苷酶所致。此类患者如果检测中性α葡糖苷酶,结果应为零或极低。

二、精浆中性α葡糖苷酶活性的测定

1. **概述**　精浆总α葡糖苷酶活性检测在反映附睾分泌功能的同时受前列腺分泌功能的影响,故在鉴别梗阻性和非梗阻性无精子症尤其是梗阻部位时,其应用效能不及精浆中性α葡糖苷酶活性的检测。故精浆中性α葡糖苷酶活性的检测更为必要。

2. **检测原理**　精浆中含有中性α葡糖苷酶和酸性α葡糖苷酶,十二烷基磺酸钠(sodium dodecyl sulfonate,SDS)能抑制酸性α葡糖苷酶活性,故在抑制精浆酸性α葡糖苷酶活性的基础上可以直接检测中性α葡糖苷酶活性。中性α葡糖苷酶能将4-硝基苯-α-D-吡喃葡糖苷底物转化成对硝基苯酚(p-nitrophenol,PNP),中性α葡糖苷酶的活性与 PNP 的生成量成正比。PNP 在400~420nm 波长处有最大吸收峰,通过监测400~420nm 波长处的每分钟吸光度变化率,进而计算出样本中的中性α葡糖苷酶活性。

3. **检测方法**　目前已有商业用试剂盒,可根据试剂盒说明书进行操作。

4. **正常参考值及临床意义**　根据正常生育男性精浆中性α葡糖苷酶检测结果,以第5百分位数确定正常参考值范围,精浆中性α葡糖苷酶的正常参考值范围≥10.12IU/L。

精浆中性α葡糖苷酶来源于附睾,是附睾的特异性酶和标志性酶,其可间接反映附睾的功能变化。在某些异常情况下,如附睾炎、输精管道部分梗死时,精浆中中性α葡糖苷酶活性明显降低;精囊腺缺如或射精管梗阻,精浆中性α葡糖苷酶活性可为零或极低。故在鉴别诊断梗阻性、非梗阻性和部分梗阻性无精子症时,精浆中性 α 葡糖苷酶活性有重要临床价值。结合其他精浆生化指标,可用于鉴别大体梗阻部位。

三、精浆果糖测定

1. **概述**　血液中的葡萄糖主要源于食物,而精浆果糖是由血液中的葡萄糖在精囊中,经酶促转化产生并分泌的单糖。其合成途径主要有 3 条:①糖原分解;②血液中葡萄糖在磷酸化酶、磷酸葡萄糖变位酶的作用下,转变成为 6-磷酸葡萄糖,6-磷酸葡萄糖再在磷酸己糖异构酶催化下,转变成为 6-磷酸果糖;③通过醛糖还原酶在还原型烟酰胺腺嘌呤二核苷酸(nicotinamide adenine dinucleotide phosphate,NADPH)的作用下,葡萄糖还原成为山梨糖醇,山梨糖醇在烟酰胺腺嘌呤二核苷酸(nicotinamide adenine dinucleotide,NAD)作用下,被山梨糖脱氢酶氧化而生成游离果糖。精囊上皮中存在 NADPH 发生系统,有利于第 3 条途径的生物合成。

精浆中果糖来自精囊液,由精囊所分泌,是精子活动主要糖类能源。精子轴丝收缩依赖三磷酸腺苷(adenosine triphosphate,ATP)供给能量,在精子线粒体鞘内,果糖在一系列酶作用下,通过无氧酵解或三羧酸循环进一步降解,并释放能量,以供给精子运动。精子运动与果糖酵解呈正相关,果糖的分解率越高,精子的活动力越强,受精力亦越强。

2. **检测原理**　D-果糖在己糖激酶的作用下与三水合 5-三磷酸腺苷二钠反应生成果糖-6-磷酸,果糖-6-磷酸在磷酸葡萄糖异构酶作用下生成葡萄糖-6-磷酸,葡萄糖-6-磷酸在葡萄糖-6-磷酸脱氢酶(glucose-6-phosphate dehydrogenase,G-6-PDH)的作用下与氧化型辅酶 Ⅱ 反应生成还原型辅酶 Ⅱ,还原型辅酶 Ⅱ 的生成量与 D-果糖浓度成正比,还原型辅酶 Ⅱ 在 330～360nm 波长处有最大吸收峰,通过测定此波长处的吸光度变化率,可计算出精浆样本中果糖的浓度。

3. **检测方法**　目前已有商业用试剂盒,可根据试剂盒说明书进行操作。

4. **正常参考值及临床意义**　根据正常生育男性精浆果糖检测结果,以第 5 百分位数确定正常参考值范围,精浆果糖的正常参考值范围 ≥6.04mmol/L。

精浆果糖是精子的主要能量来源,精浆果糖测定可用于判断精囊腺功能。精囊炎症或发育不全,均可使精浆果糖含量降低;非阻塞性无精子症患者精浆果糖浓度偏高,而射精管梗阻性无精子症和/或精囊腺缺如患者精浆果糖极低或为 0。研究表明,精浆果糖含量与精子浓度呈明显负相关,精子浓度越高,果糖消耗越快,故精液标本留取后应尽快将精浆与精子分离,否则随着体外放置时间延长,精浆果糖含量亦明显降低。另外,睾酮水平影响精囊腺分泌功能,故雄激素不足可造成精浆果糖含量降低,因此精浆果糖含量亦可间接反映睾丸间质细胞分泌睾酮的能力。

四、精浆酸性磷酸酶测定

1. **概述**　ACP 是一种在酸性条件下催化磷酸单酯水解生成无机磷酸的水解酶,精浆 ACP 由 426 个氨基酸残基组成。精浆中 ACP 几乎全部来自前列腺,是前列腺特征性分泌物,其合成受雄激素调控。它参与精子代谢并有助于精子活力,其在精浆中的含量变化能反映前列腺的分泌功能,并有助于前列腺疾病的诊断。

2. **检测原理**　4-硝基苯磷酸二钠盐在 ACP 的作用下生成 4-硝基酚,4-硝基酚的生成与 ACP 活性成正比。在碱性条件下,4-硝基酚在 400～420nm 波长处有最大吸光度,通过测定此波长处的吸光度变化率,可计算出精浆样本中的 ACP 活性。

3. **检测方法**　目前已有商业用试剂盒,可根据试剂盒说明书进行操作。

4. 正常参考值及临床意义　根据正常生育男性精浆 ACP 检测结果,以 95% 置信区间确定正常参考值范围,精浆 ACP 的正常参考值范围为 152~1 665IU/ml。

精浆 ACP 是 WHO 推荐的评价前列腺分泌功能的敏感性指标。前列腺炎患者精浆 ACP 含量降低,前列腺增生或前列腺肿瘤患者其含量增高。有文献报道精浆 ACP 具有免疫抑制作用,是精浆免疫抑制剂的重要组分,含量减少时其抑制作用减弱,可有助于 AsAb 产生,从而使精子活动率、浓度降低和精子顶体膜破损。

五、精浆 γ-GT 测定

1. 概述　目前认为成人前列腺持续分泌一种稀薄的液体,呈酸性,其主要化学成分有 ACP、γ-L-谷氨酰转肽酶(gamma-L-glutamyltranspeptidase,γ-GT)、锌、柠檬酸盐等。这些化学成分一般认为可作为前列腺功能的评价指标。在前列腺功能低下患者中,其 γ-GT 活性明显下降;在前列腺癌以及前列腺良性增生患者中,其活性显著增高。同时,人类精液中 γ-GT 为谷胱甘肽代谢的关键酶,在保护精子免受氧化应激损伤和对抗自由基中起到重要作用。

2. 检测原理　γ-GT 催化 γ-谷氨酰基-p-硝基苯胺的谷氨酰基转移到双甘氨肽分子上,同时释放出有色产物 p-硝基苯胺,通过监测 p-硝基苯胺在 405~410nm 处的每分钟吸光度变化率,进而检测出精浆中 γ-GT 活性。

3. 检测方法　目前已有商业用试剂盒,可根据试剂盒说明书进行操作。

4. 正常参考值及临床意义　检测男性精浆中 γ-GT 的水平,主要用于医学临床上前列腺分泌功能的体外诊断,精浆 γ-GT 的正常参考值为 503.84~1 849.57IU/L。

精浆 γ-GT 和 ACP 均由前列腺分泌,两者之间呈高度正相关,因此均可用于评价前列腺功能,但 γ-GT 活性检测比 ACP 活性检测更适合用来评价前列腺功能,因为其检测过程中样本无需稀释,结果更为准确。而且,文献报道,精浆 γ-GT 活性与精子浓度和精子存活率呈明显正相关。

六、精浆柠檬酸测定

1. 概述　柠檬酸(3-羟基-1,3,5-戊三酸)的化学结构为 HOOC-CH$_2$-(HO)C(COOH)-CH$_2$-COOH。精浆中的柠檬酸主要来自前列腺,与 ACP 一样被认为是前列腺的功能指标。精浆中柠檬酸的功能主要表现在五个方面:①通过与 Ca^{2+} 结合而影响精液的液化;②通过与 Ca^{2+} 结合调节精液中 Ca^{2+} 浓度而有助于防止前列腺中形成结石;③维持透明质酸的活性;④与 K$^+$ 和 Na$^+$ 结合,维持精液内渗透压的平衡;⑤可起到前列腺 ACP 激活剂的作用,从而影响精子活力。

2. 检测原理　柠檬酸在柠檬酸裂解酶作用下生成 α-酮酸,后者在弱酸环境下与硫酸苯肼反应生成 α-酮酸苯腙,α-酮酸苯腙的生成量与柠檬酸浓度成正比,α-酮酸苯腙在 330~360nm 波长处有最大吸光度,通过测定此波长处的吸光度变化率,计算出精浆样本中柠檬酸的浓度。

3. 检测方法　目前已有商业用试剂盒,可根据试剂盒说明书进行操作。

4. 正常参考值及临床意义　根据正常生育男性精浆柠檬酸检测结果,以第 5 百分位数确定正常参考值范围,精浆柠檬酸的正常参考值为 ≥11.80mmol/L。

人精浆的化学组成除 90% 以上的水分外,还有多种生化成分。其中柠檬酸含量较高,且几乎全部来源于前列腺。柠檬酸在细胞外环境的稳定上起重要作用,因而能维持正常的生育能力和精子功能。在患急性或慢性前列腺炎时柠檬酸含量显著降低,故精浆柠檬酸含量可作为了解前列腺功能的重要指标。研究显示,血浆睾酮浓度与精浆柠檬酸含量呈正相关,精浆中柠檬酸含量可间接反映睾丸分泌雄激素的水平。

七、精浆锌测定

1. **概述** 人精浆中含有丰富的锌,其浓度大约是血浆的数十倍甚至上百倍。精浆中的锌主要来自于前列腺,其被认为是评价前列腺分泌功能的重要指标之一。精液中一定浓度的锌是维持精子活力的重要因素,直接参与精子的生成、成熟和获能过程,进而保证精子的质量、受精能力和生精功能正常。精子活力良好者与低下者相比,精浆锌有显著差异。精液中锌主要与蛋白质结合存在,可保护精子膜,延缓精子细胞膜的脂质过氧化以维持膜结构的稳定性和通透性,从而维持精子活力。锌与精子核染色质解聚起决定作用的疏基结合,可逆性抑制精子核染色质解聚,使精子在贮存过程中保存了其内在的核染色质解聚能力,延长了射出精子的功能。锌对精子顶体酶具有可逆性抑制作用,当精子进入宫颈黏液后,黏液中与锌结合的蛋白可使锌降低,导致顶体酶被激活,从而使精子能顺利通过透明带与卵子结合。此外,锌是 SOD 中重要的组成成分,通过 SOD 可清除精浆中自由基,从而抑制细胞膜发生脂质过氧化反应,保证精子的形态结构和功能正常。

2. **检测原理** 精浆样本中的锌能与 1-(2-吡啶偶氮)-2-萘酚[1-(2-pyridylazo)-2-naphthol,PAN]反应生成红色络合物,络合物的生成量与样本中的锌含量成正比,红色络合物在 $540 \sim 550nm$ 波长处有最大吸收峰,通过测定该波长处的吸光度变化率计算出样本中的锌浓度。

3. **检测方法** 目前已有商业用试剂盒,可根据试剂盒说明书进行操作。

4. **正常参考值及临床意义** 检测男性精浆中锌离子的水平,主要用于临床上前列腺分泌功能、精液不液化症等的体外诊断,精浆锌的正常参考值范围为 $1.09 \sim 4.86mmol/L$。

精液中的锌主要来自前列腺,目前认为精浆锌浓度的检测是评估前列腺功能最可靠的生化指标之一。前列腺炎时,精浆锌浓度降低。研究显示,弱精子症和少弱精子症患者精浆锌含量明显低于正常生育男性,而死精子症患者精浆锌含量明显高于正常生育男性。

精浆锌在男性生殖活动中起重要作用。研究显示,不论是补充无机锌(硫酸锌)还是有机锌(丙酸锌),均可明显改善精子数、精液量、精子形态、前向运动精子百分率、精子 DNA 完整性、精液液化、体内激素状态、热应激导致的精子损伤,甚至可用于预防和治疗吸烟引起的不育等。精浆中适当的锌浓度是正常精子功能所必须的,但如果精浆锌浓度过高,锌将在精子核和主段的线粒体中累积,致使精子 DNA 损伤增加,精子存活率和活动率显著降低,且对透明带(zona pellucida,ZP)诱导的 AR 有不利效应,故临床上补锌应适度。

八、精浆 SOD 活性测定

1. **概述** 精液中氧自由基和抗氧化剂的平衡是保持正常生育能力的基础,这种平衡的打破可能是造成男性不育和精子质量下降的重要原因。活性氧(reactive oxygen species,ROS)产生过多会造成精子活力下降,抑制精子获能和 AR,使精子 DNA 发生氧化损伤,是导致男性不育的重要原因。在正常男性生殖系统中,具有多种保护精子对抗 ROS 损伤作用的抗氧化物和抗氧化酶类。精浆中抗氧化酶主要包括 SOD、过氧化氢酶(catalase,CAT)、谷胱甘肽过氧化酶(glutathione peroxidase,GPX)等。SOD 是机体抗氧化的重要酶类,其作用机制是催化自由基发生歧化反应生成过氧化氢和氧分子,从而阻断由超氧化物自由基所激发的一系列细胞内自由基反应。精子对于脂质过氧化反应异常敏感,SOD 活性下降,精子势必受到损害。

2. **检测原理** 焦性没食子酸在碱性(OH^-)条件下与空气中的氧(O_2)自发生成半醌自由

基,进而形成有色的醌。该醌在 330~340nm 有最大吸收峰,当此反应系统中加入 SOD 时,SOD 可将超氧化物阴离子(O_2^-)转变为 H_2O_2,超氧化物阴离子的减少,将导致有色醌的生成量减少。根据有色醌减少量即可计算出样本中 SOD 活性。具体反应如下:

$$焦性没食子酸 + O_2 \xrightarrow{OH^-} 半醌自由基 + O_2^- + H^+$$

$$半醌自由基 + O_2^- + H^+ \longrightarrow 醌(有色)$$

$$2O_2^- + 2H_2O \xrightarrow{SOD} H_2O_2 + O_2 + 2OH^-$$

3. **检测方法** 目前已有商业用试剂盒,可根据试剂盒说明书进行操作。

4. **正常参考值及临床意义** 根据正常生育男性精浆 SOD 检测结果,以第 5 百分位数确定正常参考值范围,精浆 SOD 的正常参考值为 ≥27.26IU/ml。

在男性生殖系统中存在大量的 SOD,可及时清除氧自由基,使精子免受其害,因而 SOD 在保护生殖细胞方面有其重要意义。男性不育症患者精浆 SOD 含量显著降低,精浆的抗氧化能力下降,可导致精子氧自由基反应和脂质过氧化反应,使精子膜受到损害,精子活力下降甚至精子死亡。因此,检测精浆 SOD 含量可作为诊断男性不育症的指标之一。临床上常用维生素 E、硫辛酸等进行抗氧化治疗,精浆 SOD 的检测可作为临床治疗的依据,并可用于监测抗氧化治疗效果。

九、精浆尿酸测定

1. **概述** ROS 产生过多会造成精子活力下降,抑制精子获能和 AR,使精子 DNA 发生氧化损伤,是导致男性不育的重要原因。在正常男性生殖系统中,具有多种保护精子对抗 ROS 损伤作用的抗氧化物和抗氧化酶类。尿酸(uric acid,UA)即为男性生殖系统中的一个重要抗氧化物,它不但能直接结合铁、铜离子,发挥其预防性抗氧化功能,而且还能直接清除单线态氧及羟基自由基等物质,是机体内一种重要的 ROS 清除剂。

机体尿酸由嘌呤分解代谢产生酮式和烯醇式两种形式,其烯醇式具有酸性,与钠离子形成尿酸钠盐。尿酸钠盐在弱碱性体液中以阴离子形式存在,与 ROS 作用后,生成稳定的尿酸自由基,从而起到抗氧化作用。精浆中的强抗氧化缓冲能力可以保护精子免受氧化损伤,UA 对精子活力有利,故检测精浆尿酸的含量对辅助诊断男性不育具有重要的临床意义。

2. **检测原理** 尿酸在尿酸酶作用下可生成尿囊素和过氧化氢,过氧化氢在过氧化物酶作用下进一步与 4-氨基安替比林和 3,5-二氯-2-羟基苯磺酸钠反应生成红色的醌亚胺化合物,醌亚胺化合物在 505~520nm 波长处有最大吸收峰,根据校准品的浓度和吸光度变化率可计算出精浆样本中的尿酸含量。具体反应如下:

$$尿酸 \xrightarrow{尿酸酶} 尿囊素 + H_2O_2$$

$$H_2O_2 + 4\text{-}氨基安替比林 + 3,5\text{-}二氯\text{-}2\text{-}羟基苯磺酸钠 \xrightarrow{过氧化物酶} 醌亚胺化合物(红色) + H_2O$$

3. **检测方法** 目前已有商业用试剂盒,可根据试剂盒说明书进行操作。

4. **正常参考值及临床意义** 根据正常生育男性精浆尿酸检测结果,以第 5 百分位数确定正常参考值范围,精浆尿酸的正常参考值 ≥39.08μmol/L。

尿酸含量的减少可导致清除 ROS 能力下降,造成 ROS 相对增多,从而对男性生殖系统和精子产生损伤作用。研究表明,正常生育男性精浆尿酸含量显著高于不育男性,梗阻性无精子症、非梗阻性无精子症、少精子症及弱精子症患者,且精浆过氧化氢浓度、精液白细胞浓度与尿酸浓度呈负相关。而且,精浆尿酸含量降低可致精子畸形率升高。因此,检测精浆尿酸水平对辅助诊断与抗氧化能力降低相关的男性不育有重要意义。

十、精浆肉碱测定

1. **概述** 肉碱有左旋(L-)和右旋(D-)两种旋光异构体,分别具有不同的生理和药理性质。L-肉碱是线粒体膜上唯一的活化脂肪酸载体,主要功能是携带、转运活化的脂肪酸,特别是长链饱和和不饱和脂肪酸穿越线粒体膜,进入线粒体内进行 β 氧化和三羧酸循环反应,为机体的各种代谢活动提供能量。L-肉碱还具有促进丙酮酸、支链氨基酸的氧化利用,清除胞质中乙酰辅酶 A 的积聚和不良反应,调节和维持线粒体基质中酰基辅酶 A 与辅酶 A 之间的比例,防止长链脂酰辅酶 A 对生物膜的损伤等生物功能。而 D-肉碱对肉碱乙酰基转移酶和肉碱脂酰转移酶具有竞争性抑制作用,不利于 L-肉碱生物功能的发挥和生物体的正常代谢,对生物体表现出较大毒性。因此,在生物体提到的肉碱一般指 L-肉碱。

人体获取肉碱的途径通常通过食物,各食物中均有不同量肉碱,但植物性食物中肉碱含量比动物性食物低,羊肉中肉碱含量最高。在男性和雄性动物的生殖道中,肉碱高浓度地集中在附睾中,主要以游离态形式存在,但附睾中的肉碱来自于血浆。

2. **检测原理** 肉碱在肉碱脱氢酶的作用下与硫代氧化型辅酶 Ⅰ 反应,生成脱氢肉碱和硫代还原型辅酶 Ⅰ,硫代还原型辅酶 Ⅰ 的生成量与肉碱浓度成正比,硫代还原型辅酶 Ⅰ 在 400～420nm 波长处有最大吸收峰,通过测定此波长处的吸光度变化率,可计算出精浆样本中的肉碱浓度。具体反应如下:

$$L\text{-肉碱}+\text{硫代氧化型辅酶 Ⅰ} \xrightarrow{\text{肉碱脱氢酶}} \text{脱氢肉碱}+\text{硫代还原型辅酶 Ⅰ}$$

3. **检测方法** 目前已有商业用试剂盒,可根据试剂盒说明书进行操作。

4. **正常参考值及临床意义** 根据正常生育男性精浆肉碱检测结果,以第 5 百分位数确定正常参考值范围,精浆肉碱的正常参考值≥145.83μmol/L。

肉碱分布于人体内各种组织,以附睾中的肉碱浓度最高。附睾是人精子成熟与贮存的场所,与精子运动及受精能力的获得直接相关。作为附睾液中的一种重要成分,肉碱具有极为重要的生理功能,可携带脂肪酸进入线粒体内进行 β 氧化和三羧酸循环反应,为精子代谢提供能量。附睾因急、慢性炎症,囊肿,精子肉芽肿等影响到附睾正常生理功能时,精浆肉碱含量下降;当肉碱缺乏时,精子线粒体内正常的 β 氧化过程缓慢,为精子提供的能量降低,可导致精子存活力和运动能力明显降低,进而可导致男性不育。因此,精浆肉碱水平测定可用于男性不育的辅助诊断。临床上左卡尼汀(L-肉碱)已被广泛应用于治疗少、弱精子症等男性不育相关疾病,精浆肉碱的检测可为临床上左卡尼汀的应用及疗效监测提供依据。

研究显示,正常生育男性精浆肉碱含量显著高于弱精子症和少精子症患者;精浆肉碱含量与精子浓度、活动力和形态均存在显著的正相关;精浆肉碱含量与精浆 α-葡糖苷酶活性呈较强正相关,而与精浆果糖及 ACP 活性没有相关性。

【思考题】

1. 目前临床上常用的精浆生化指标有哪些? 简述其检测原理。
2. 简述目前临床上常用的精浆生化指标检测的临床意义。

第六节　抗精子抗体的检测

人类精子具有抗原性,而且精子抗原相当复杂,约有 100 多种,目前已经被鉴定的精子抗原已达数十种。精子抗原可分为特异性精子抗原和非特异性精子抗原,尤以前者为重要。抗精子抗体(antisperm antibody,AsAb)是一种以精子为靶抗原的自身抗体,为男科实验室诊断免疫性不育最重要的指标。检测 AsAb 的方法有多种,包括免疫荧光法、浅盘凝集法(tray agglutination test,TAT)、乳胶珠凝集试验、精子制动试验(sperm immobilization test,SIT)、固相酶染色法、免疫珠试验(immunobead test,IBT)、混合抗球蛋白反应(mixed antiglobulin reaction,MAR)法、酶联免疫吸附分析(enzyme linked immunosorbent assay,ELISA)法、免疫金分析法等。目前临床上以 ELISA 法为主,少数单位使用了 IBT 和 MAR。这三种方法可根据医院患者量的多少和能够选用的试剂盒质量而选择使用。

一、检测方法

1. **ELISA**　即采用纯化的人精子膜抗原包被微孔,待测标本中的 AsAb 与微孔板上的精子膜抗原反应,再与辣根过氧化物酶标记的羊抗人 IgG 结合,形成抗原-抗体-酶标抗体复合物,加入底物溶液,通过显色深浅来判定 AsAb 的存在和含量。

2. **IBT**　即采用包被羊抗人 IgG 或 IgA 抗体的亲水性聚丙烯酰胺珠(免疫珠)来检测精子表面结合抗体,或待测血清(宫颈黏液)中的 AsAb。它分为直接法和间接法。直接法检测精子表面结合抗体,间接法检测精浆、血清或宫颈黏液中各 Ig 类别的 AsAb。

3. **MAR 试验**　反应原理和操作步骤类似 IBT。只不过用人 IgG 或 IgA 包被 O 型人红细胞、绵羊红细胞或乳胶颗粒上,再向悬浮液中加入特异性的抗人 IgG 或抗人 IgA,起"桥连"的作用。结果判断亦类似于 IBT。

ELISA 法、IBT 和 MAR 试验均可用于抗体的分型(IgG、IgM 和 IgA),不同的是,ELISA 法的最大优点是可以同时检测大量标本,并可以检测抗体滴度;MAR 试验和 IBT 必须每个样本单独检测,而且,如果检测精浆、血清或宫颈黏液中的 AsAb 时,需要新鲜的高质量的精液,这就大大限制了其临床应用。但 MAR 试验和 IBT 比较直观,可以直接观察到免疫珠或颗粒与精子的凝集现象,并且可大体确定 AsAb 在精子表面的位置,从而为临床治疗采取何种措施提供参考。而 ELISA 法不能检测精子表面结合的抗体。因此,不同的实验室可根据自身实验室的条件和患者量而决定采取何种检测方法。

为了保证检测结果的准确可靠,不论是 ELISA 法还是 MAR 试验或 IBT,在检测标本的同时均应同时检测相应的阳性对照和阴性对照,只有阴、阳性对照完全吻合,样本的检测结果才有保证。

MAR 试验和 IBT 中,供者精液的精子活力要有保证,观察结果时要注意只观察黏附有颗粒或免疫珠的活动精子,而非前向运动精子靠近免疫珠或颗粒时要加以鉴别,而且,颗粒或免疫珠与精子尾尖的结合应忽略不计。MAR 试验和 IBT 对黏附颗粒的活动精子进行评分时,应在孵育 3min 和 10min 时分别检测一次,如果 10min 时活动精子全部结合上颗粒或不再活动,以 3min 时的数值作为试验结果;如果 10min 时的检测结果低于 3min 时的结果,应考虑是否有判断或记录误差,因为真正的抗体结合应该是颗粒逐渐凝集成团。

ELISA 法检测的阳性结果更应该小心对待。由于目前用于检测 AsAb 的抗原基本来自用不同方法处理的精子膜抗原,因此成分比较复杂,相应的非特异性反应亦较多。建议临床上检测的阳性标本,用另一品牌的 AsAb 试剂盒再次检测,只有两种试剂盒检测均为阳性结果方可报告临床,如果两者结果不一致,建议用第三家品牌的 AsAb 检测试剂盒核实。

ELISA 检测为阳性的精液标本,建议以 MAR 试验或 IBT 进一步验证。

二、正常参考值及临床意义

ELISA 法检测 AsAb,正常生育男性的 AsAb 应为阴性。IBT 和 MAR 试验的参考范围为黏附颗粒或免疫珠的活动精子<50%。

在正常情况下,由于血-睾屏障和精液中免疫抑制物质的存在,男性精子难以接触到自身免疫系统,且不会产生或产生少量精子结合抗体 IgG,但不影响精子的功能。女性生殖道中也含有丰富的免疫抑制物质,尽管性交时女性多次接触男性精液,但正常情况下不会产生精子结合抗体 IgG。在异常情况下,如前列腺炎、精囊炎、附睾炎、睾丸炎等生殖道感染,输精管道的阻塞、损伤等情况下,机体的免疫屏障及其保护机制遭破坏,精子抗原直接与机体的免疫系统接触,引起免疫反应,从而在血清和精浆中出现精子结合抗体 IgG,并导致生育能力低下或不育。因此,AsAb 可用于临床上男性免疫性不育的辅助诊断。

AsAb 与精子结合后,可使精子制动或黏附在宫颈黏液上而难以通过过子宫颈,也可抑制 AR,阻碍精子与卵细胞膜的融合;AsAb 也可造成胚胎的死亡和早期消失。男性和女性患者都有可能出现 AsAb。当男、女产生抗精子免疫反应时,血清和生殖道局部可检测出精子凝集抗体和黏附于活精子表面的精子结合抗体。

精液中的 AsAb 几乎都是属于两类免疫球蛋白:IgA 和 IgG。IgM 抗体由于其分子量较大,在精液中极少发现,如果没有 IgG 抗体,IgA 抗体几乎从来不存在。精子结合抗体 IgG 干扰生育的机制为干扰精子的代谢活化;细胞毒作用杀死精子、凝集作用影响精子活动率,进而降低进入受精部位的精子数;妨碍精子获能过程干扰受精;抑制合子细胞分裂;引起精子发生过程的紊乱造成少精子或无精子症等。有文献统计分析,不育症患者中精子结合抗体 IgG 阳性率,结果精子结合抗体 IgG 呈阳性反应者占 15.77%。另有研究表明,不育男性精子 IgG 的 MAR 阳性率为 7.06%,远低于血清 IgG 阳性率。因此 WHO 推荐在筛查男性不育原因时,应首选 MAR 检查精子结合抗体。

【思考题】

1. 简述 AsAb 产生的可能原因。
2. 简述 ELISA 法、IBT 及 MAR 检测 AsAb 的原理及其注意事项。

第七节　生殖内分泌激素的测定

下丘脑-垂体-睾丸轴所产生的生殖内分泌激素通过完整的反馈调控系统促进和调控睾丸精子的发生与成熟。该系统出现异常,最终都会影响到睾丸的功能;同样,睾丸本身的病变也会在该系统中表现出来,因此,准确地进行生殖内分泌激素的测定对评价下丘脑、垂体、睾丸的功能具有重要意义,同时可为分析睾丸功能异常的原因提供可靠的判断依据。

男性生殖激素的测定主要包括卵泡刺激素(follicle-stimulating hormone,FSH)、LH、PRL、睾

酮（testosterone，T）、InhB 等。涉及的主要方法包括放射免疫测定法（radioimmunoassay，RIA）、ELISA、化学发光免疫分析法（chemiluminescence immunoassay，CLIA）、电化学发光免疫分析法（electrochemiluminescence immunoassay，ECLIA）等。本节主要介绍各个生殖相关激素的检测及其临床意义，为男性生育力评估提供一定的参考。

一、检测方法

目前临床上 FSH、LH、PRL 和睾酮一般采用 RIA、CLIA 或 ECLIA 测定，而血清 InhB 一般采用 ELISA 法测定，它们的测定原理如下：

1. **RIA 的基本原理**　RIA 检测内分泌激素是根据抗原与其相应抗体特异性结合形成抗原-抗体复合物的特性，用定量的放射性同位素标记的抗原和变量的非放射性抗原共同竞争限量的抗体。因为抗体是定量的，所以结合抗原的总量也是固定的；又因样本中抗原与标记抗原具有相同的与抗体相结合的特性和结合力，所以结合标记抗原量与非标记抗原量成反比。在试验中，作为试剂的抗原，当抗体及标记抗原的量一定时，加入一系列已知浓度的非标记抗原（标准品）后，可以得到一条剂量反应曲线（或标准曲线）。从质量作用定律可以看到，标准品浓度越高，结合标记抗原的计数就越低。一个样本，如果已知结合标记抗原的计数，则样本的浓度（非标记抗原的量）就可在标准曲线上用内查法查出或由直线方程计算出。

2. **CLIA 的基本原理**　CLIA 是将化学发光反应与免疫反应结合的一种定量分析的方法，既有发光检测的高度灵敏性，又有免疫分析法的高度特异性。CLIA 包括免疫反应和化学发光两个系统。免疫反应系统是将发光物质（在反应剂激发下生成激发态中间体）直接标记在抗原（化学发光免疫分析）或抗体（免疫化学发光分析）上，或酶作用于发光底物。化学发光系统是利用化学发光物质经催化剂的催化和氧化剂的氧化，形成一个激发态的中间体，当这种激发态中间体回到稳定的基态时，同时发射出光子，利用发光信号测量仪器测量光量子产额。根据化学发光标记物与发光强度的关系，可利用标准曲线计算出被测物的含量。

3. **ECLIA 的基本原理**　ECLIA 包括免疫反应系统和电化学发光系统。免疫反应系统与 CLIA 测定中的抗原抗体反应系统相同，电化学发光系统包括了电化学和化学发光两个过程，是在电极表面由电化学引发的特异性化学发光反应。采用三联吡啶钌为标记物，三联吡啶钌在三丙胺自由基（tripropyl amine，TPA）的催化及三角形脉冲电压激发下，只需 0.01ms 就可发出稳定的光，三联吡啶钌在发光过程中的再循环利用大大提高了分析的灵敏度。

4. **ELISA 法的基本原理**　InhB 的检测一般使用双抗体夹心 ELISA 法，其基本原理为：将已知的特异性抗体与固相载体连接，形成固相抗体，洗涤除去未结合的抗体及杂质；加待测样本，使之与固相抗体接触反应一段时间，让样本中的抗原与固相载体上抗体结合，形成固相抗原复合物，洗涤除去其他未结合的物质；加酶标记特异性抗体，使在固相上形成包被抗体-待测抗原-酶标抗体复合物，彻底洗涤未结合的酶标抗体，此时固相载体上带有的酶量与标本中待测物质的量呈正相关；加底物显色，夹心式复合物中的酶催化底物成为有色产物，根据颜色反应的程度进行该抗原的定性或定量。

这些检测方法目前均已有相应试剂盒提供，按试剂盒操作说明操作即可。RIA 已应用于临床许多年，其灵敏度高、特异性好、标本用量少、操作简便、价格便宜，十分适用于大量样本的检测，但每次测定必须同时制作标准曲线，不便于在短时间内发出报告，而且不能自动化。CLIA 的灵敏度高于 RIA，检测范围宽，稳定性好，且可自动化，检测时间只需 30~60min。但需特殊仪器，成本相对较高。ECLIA 具有许多优点：快速，可在 9~18min 给出可靠的测试结果；

高灵敏度,检测下限可达 1pmol;线性范围宽,可达 6 个数量级;试剂货架寿命长,2~50℃可稳定 1 年以上。但测定试剂盒及仪器基本依赖进口,价格昂贵。

双抗体夹心 ELISA 法属于非竞争结合实验,固相载体和酶标抗体均与被检测物的两个以上抗原表位结合,形成抗体抗原酶标复合物,特异性强。但由于其是手工操作,步骤多,在临床上应用受到限制。

二、FSH

FSH 的分泌过程是由下丘脑和垂体完成的,在神经递质及来自丘脑或丘脑以外神经元轴索的影响下下丘脑产生和分泌 GnRH,包括卵泡刺激素释放激素(FSH releasing hormone,FSHRH)和 LHRH。下丘脑产生的 GnRH 呈脉冲式分泌,大约每小时有一个脉冲,经垂体的门脉系统到达垂体,作用于腺垂体的促性腺激素细胞,从而分泌 FSH 和 LH。

成年男性的血清 FSH 正常参考值为 1.5~11.5mIU/ml。

FSH 主要作用于睾丸生精小管生精上皮中的 Sertoli 细胞,使后者产生 ABP 和抑制素(inhibin)。FSH 的部分作用也有可能是通过刺激 Sertoli 细胞中 AR 间接实现的。Sertoli 细胞受损,则 FSH 水平增高。FSH 也可使 Sertoli 细胞中的睾酮经芳香化酶的作用而转变为 E2。雌激素可能对睾酮的分泌有反馈调节作用,使睾酮分泌控制在一定水平。直接注射睾酮并不能反馈性控制 FSH 的分泌,反馈性控制 FSH 主要是靠睾丸分泌的抑制素,抑制素可使垂体失去对下丘脑分泌的 GnRH 的反应性,从而反馈性地抑制垂体 FSH 的分泌。Leydig 细胞上亦含有 FSH 受体,因此 FSH 也可作用于 Leydig 细胞,FSH 能增加 Leydig 细胞上 LH 受体的数量从而增强 LH 引起的睾酮分泌功能。由此可见,FSH 的增高与降低受多种因素影响。一般认为,精子发生的启动和维持需要垂体分泌的 FSH 和睾丸间质细胞分泌的睾酮协同作用,其中睾酮起关键作用。机体通过"下丘脑-垂体-生精小管轴"和"下丘脑-垂体-间质细胞轴"的反馈调节,维持机体生精功能的相对稳定,任何环节的功能障碍都将导致睾丸功能紊乱,影响精子的正常发生和成熟。FSH 和 LH 升高或降低均会影响精子发生,导致少精子症,甚至无精子症。

三、LH

LH 的分泌过程与 FSH 的分泌过程相似,都是由下丘脑和垂体完成的,外界因素首先作用于下丘脑,产生和分泌 GnRH,包括 FSHRH 和 LHRH,而 LHRH 作用于腺垂体的促性腺激素细胞,分泌 LH。

成年男性的血清 LH 正常参考值为 1.1~8.2mIU/ml。

LH 主要作用于 Leydig 细胞,与 Leydig 细胞膜上 LH 受体结合,从而激活腺苷酸环化酶,使 ATP 转变为环磷酸腺苷(cyclic adenosine monophosphate,cAMP),后经磷酸化生成磷酸化蛋白,帮助胆固醇进入线粒体,促进睾酮的生物合成,提供精子生成的激素环境。睾酮与 LH 间存在负反馈调节,即睾酮浓度增高则 LH 减少。另外,LH 还可引起 Leydig 细胞内的芳香化作用,使睾酮经芳香化转化为 E2。雌激素可能对睾酮的分泌有反馈调节作用,使睾酮分泌控制在一定水平。下丘脑、垂体及睾丸激素间相互联系,相互制约,相互控制,共同促进精子的正常发生。在促性腺激素不足的患者中,仅有睾酮并不能维持正常精子发生,并且对外源性睾酮不能使睾丸内达到生精所需的高睾酮浓度,只有促进 Leydig 细胞自身产生足够的内源性睾酮,才能达到这一浓度。大剂量服用睾酮可抑制 LH,使内源性睾酮降低而抑制精子发生。有证据认为,FSH 只对精子发生的启动起作用。在切除垂体的动物,精子发生的再启动需要 FSH 和 LH,而一旦启动,LH 可以维持精子发生。在服用睾酮药物引起的实验性促性腺激素不足的无精子症患者中,只用人绒毛膜促性腺激素(human chorionic gonadotropin,HCG)或 LH 药物取代 LH 活性,或单独用 FSH 药物取代 FSH 活性都可使精子数量增加,但难以达到正常水平。因此,正常精子数的产生需要正常水平的 FSH 和 LH 共同调控。

在临床工作中,特发性低促性激素性性腺功能减退症(idiopathic hypogonadotropic hypogonadism,IHH)是比较常见的一种激素分泌异常性疾病,FSH 和 LH 低于正常水平,伴第二性征发育异常(小睾丸、无阴毛或者阴毛稀少,喉结小等),如果同时伴随嗅觉减退,则是卡尔曼综合征的特征。高促性腺激素性功能减退一般出现睾酮或者 E2 的合成和分泌减少,垂体的促性腺激素(LH 和 FSH)反馈性分泌增多,比较典型的一种先天性疾病是 Klinefelter 综合征,染色体核型分析为 47,XXY。

四、催乳素

人垂体 PRL 是由垂体前叶产生的蛋白激素。PRL 在雌激素、孕激素等的基础上,对泌乳的开始及维持起着重要的作用。妊娠后血清 PRL 水平逐渐增高,至分娩前达高峰,哺乳期维持较高水平。

成年男性的血清 PRL 正常参考值为<15ng/ml。

PRL 与生育功能密切相关,PRL 分泌受下丘脑催乳素抑制因子(prolactin inhibiting factor,PIF)调控,PRL 与 FSH 和 LH 的合成也有关系,一般认为是通过内源性阿片肽介导 GnRH 的分泌,从而影响 FSH 和 LH 的合成,低水平的 PRL 可以增强 LH 的功能,刺激精子的发生,促使精母细胞演变分化为精子,但是高水平的 PRL 可抑制 LH 的分泌,抑制睾酮合成酶的活性及睾酮的合成,进而导致患者出现性欲减退、溢乳、男性乳腺增生和生精障碍。因此 PRL 的测定,对诊断垂体肿瘤和泌乳综合征有特别重要的价值,对男性不育如无精子症、少精子症等的诊断也有重要的意义。PRL 水平的变化以增高为多数,只有少数病变如垂体前叶功能减退、单纯性 PRL 分泌缺乏症等,表现为 PRL 水平降低。部分少精子症和无精子症患者可出现高水平 PRL。

五、血清睾酮

睾酮为血液循环中的主要雄激素,95% 是由睾丸间质细胞分泌的,其余来自肾上腺皮质,其分泌受 LH 调节并负反馈影响垂体-下丘脑的调节机制。睾酮促进男性第二性征的形成,维持前列腺和精囊的功能。大部分睾酮与性激素结合球蛋白结合,游离睾酮占 2%。

成年男性的血清睾酮正常参考值为 9.4~37nmol/L。

睾酮在睾丸间质细胞生成后除绝大部分与性激素结合球蛋白(sex hormone-binding globulin,SHBG)或其他血浆蛋白结合外,仅有一小部分呈游离状态,维持着男性的性征、性欲以及男性生殖器官(前列腺、精囊腺等腺体)的功能和生长发育。Leydig 细胞产生的睾酮一部分被选择性输送到睾丸的生精小管,与 ABP 结合,形成 ABP-T 复合物。ABP 是一种含有少量唾液酸的糖蛋白。ABP 分泌水平的高低常作为衡量 Sertoli 细胞功能的指标,这种复合物使生精小管内出现高浓度睾酮环境,启动细胞代谢过程,促使生精细胞分化、发育、成熟。生精小管中,高浓度的雄激素环境对维持精子发生非常重要。精子发生只有在生精上皮及 Sertoli 细胞都处于高浓度睾酮环境中才能正常进行。同时,睾酮分泌的调控则是通过 Sertoli 细胞或肝脏将睾酮芳香化而形成 E2,与 Leydig 细胞膜上受体结合抑制睾酮产生。高浓度的睾酮进入血循环通过负反馈机制抑制下丘脑及垂体生殖激素的产生。睾酮增高多见于睾丸间质细胞瘤、垂体功能亢进、先天性肾上腺皮质增生症、真性性早熟、畸胎瘤等,降低多见于性功能减退、不育、原发性睾丸发育不全、性幼稚、发育迟缓、男性更年期、垂体功能减退、肾上腺皮质功能减退症、甲状腺功能减退症、高泌乳素血症、隐睾、Klinefelter 综合征、卡尔曼综合征、男性乳腺发育、睾丸炎以及损伤造成的睾丸功能低下等。一般认为无精子症与少精子症患者睾酮均有所降低,也有少数少精子症和无精子症患者睾酮水平正常。DHT 增高多见于男性前列腺肥大症,降低多见于少精子症、弱精子症及输精管结扎的男性。血清游离睾酮升高多见于严重痤疮、男性秃顶、多毛等,此时,血清睾酮水平正常。

六、抑制素 B

抑制素 B(inhibin B,InhB)是由睾丸 Sertoil 细胞分泌的二聚体糖蛋白激素,由两个亚单位共价连接而成,参与下丘脑-垂体-性腺轴的反馈调节。InhB 作为转化生长因子 β 超家族的一员,是男性性腺的一个重要局部调节因子,在精子发生过程中发挥作用,其水平与精子发生或损害有良好的相关性,直接反映睾丸功能和生精上皮状态,被认为是评价精子发生最佳的内分泌标记物。

血清 InhB 正常参考值请参照试剂盒厂家提供的正常参考范围。

血清抑制素直接由睾丸分泌,其中 FSH 选择性刺激 Sertioli 细胞分泌 InhB,而 LH 能选择性刺激睾丸间质细胞分泌游离 α 亚基。在男性内分泌调控系统中,抑制素能选择性抑制垂体合成和分泌 FSH,阻断下丘脑刺激引起的垂体 FSH 释放,InhB 可以通过旁分泌的方式调节Sertoli 细胞的功能,因此 InhB 能直接反映睾丸的精子发生,其与总精子数及睾丸体积呈显著正相关,可作为临床评价男性生育能力的重要指标。InhB 的检测在男性不育病因的诊断,监测放化疗对男性生精功能的损伤以及儿童隐睾症、精索静脉曲张治疗疗效评估方面有其应用价值。在辅助生殖技术中,InhB 的检测对睾丸精子抽吸的结果有预测作用。InhB 可反映睾丸对下丘脑-垂体-性腺轴活动的反应,可为男性不育提供有价值的线索。少精子症及非梗阻性无精子症患者血清 InhB 水平明显降低。

─────────────── 【思考题】 ───────────────

1. 简述生殖内分泌激素常用的检测方法及其原理。
2. 简述卵泡刺激素、黄体生成素、催乳素、睾酮、抑制素 B 等的检测在评估男性生育能力中的作用及意义。

第八节　前列腺按摩液的检测

检测前列腺按摩液(expressed prostatic secretion,EPS)有助于了解前列腺功能及炎症发生情况。通常取胸膝卧位进行前列腺按摩:嘱患者排尿后,取胸膝卧位,按摩时手法要轻柔,从前列腺两侧向正中按摩,再沿正中向尿道外挤压,如此重复数次,再挤压会阴部尿道,即可见有白色黏稠的液体自尿道口流出。用小试管或载玻片承接标本,并及时送检。如需进行微生物检测,应进行无菌操作,按摩前先消毒外阴,并使用无菌容器接取标本后及时送检。如患者可能患有生殖系统结核、疑似肿瘤、急性感染等前列腺疾病时,不宜作前列腺按摩。由于前列腺有许多小房,一次按摩所得前列腺液有一定的偶然性,因此常要重复检查。通常前列腺液是指通过按摩前列腺而收集到的液体,是静态液,不能完全等同于在射精时排到精液中的前列腺刺激分泌液,如精浆 ACP 在静态液中较低。

一次检测不宜多次重复按摩前列腺,如按摩后收集不到 EPS 时,可嘱患者留取前列腺按摩后首段尿液进行分析。

前列腺液是由前列腺上皮细胞分泌的一种稀薄的无色乳状液,呈弱酸性(pH 6.5 左右),内含卵磷脂小体、多种蛋白质成分以及锌离子等。正常人的 EPS 中白细胞<10 个/HP、卵磷脂小体均匀分布于整个视野,红细胞和上皮细胞不存在或偶见。当白细胞>10 个/HP、卵磷脂小体数量减少时,对前列腺炎诊断有意义。白细胞的多少与症状的严重程度不相关。前列腺液中见到胞质内含有吞噬的卵磷脂小体或细胞碎片等成分的巨噬细胞,也是前列腺炎的特有表现。当前列腺有细菌、真菌及滴虫等病原体感染时,可在 EPS 中检测到这些病原体。此外,为了明确区分 EPS 中白细胞等成分,可对 EPS 采用革兰氏染色和白细胞染色等方法进行鉴别。

一、检测方法

目前国内外均推荐"四杯法"或"两杯法"进行病原体定位试验。

1. **四杯法** 1968 年 Meares 和 Stamey 提出采用依次收集患者的分段尿液和 EPS 分别进行分离培养的方法(简称"四杯法"),以区分男性尿道、膀胱和前列腺感染(表 4-8-1)。

表 4-8-1 "四杯法"(Meares-Stamey 试验)诊断前列腺炎结果分析

类型	标本	VB1	VB2	EPS	VB3
Ⅱ 型	白细胞	−	+/−	+	+
	细菌培养	−	+/−	+	+
ⅢA 型	白细胞	−	−	+	+
	细菌培养	−	−	−	−
ⅢB 型	白细胞	−	−	−	−
	细菌培养	−	−	−	−

注:VB1 为首段尿;VB2 为中段尿;EPS 为前列腺按摩液;VB3 为前列腺按摩后尿液。

2. **两杯法** "四杯法"操作复杂、耗时、费用高,在实际临床工作中常常推荐"两杯法"。"两杯法"是通过获取前列腺按摩前、后的尿液,进行显微镜检查和细菌培养(表 4-8-2)。

表 4-8-2 "两杯法"诊断前列腺炎结果分析

类型	标本	按摩前尿液	按摩后尿液
Ⅱ 型	白细胞	+/−	+
	细菌培养	+/−	+
ⅢA 型	白细胞	−	+
	细菌培养	−	−
ⅢB 型	白细胞	−	−
	细菌培养	−	−

二、临床意义

正常人前列腺液呈乳白色稀薄液,有蛋白光泽,炎症时分泌物可变得浓厚,色泽变黄或淡红色,混浊或含絮状物,并可有黏丝。正常前列腺液量约 0.1~1.0ml,pH 6.4~6.7,相对密度 1.027±0.002。显微镜下卵磷脂小体≥+++/HP,分布均匀,呈发光圆球状,折光性强,与脂滴相似,体积大小不等,可略小于红细胞,也可小于红细胞的1/4。脓细胞<10 个/HP,无或偶见红细胞,可以有少量的上皮细胞、精子或淀粉样颗粒。

前列腺是一个外分泌腺,其功能是分泌前列腺液,构成第一部分精液的主要成分,参与精液的凝固与液化过程,并提供精子生存的某些营养物质。前列腺的生物合成作用和一些分泌产物与受精过程密切相关,其中包含一些抗男性泌尿系感染的物质。直肠指检获得的前列腺液在前列腺炎的诊断和分类中具有非常重要的作用。

前列腺炎患者前列腺液内的主要炎症细胞是中性粒细胞和巨噬细胞,尤其是富含脂质的巨噬细胞。这些巨噬细胞在正常人的前列腺液内极少见到,在非细菌性前列腺炎患者中可升高 8~10 倍,在细菌性前列腺炎患者中升高更为显著。急性细菌性前列腺炎时,前列腺液肉眼观察可因含有红细胞而呈淡红色或咖啡色,镜检可见大量的红细胞、白细胞、脓细胞及含脂巨噬细胞。慢性细菌性前列腺炎时,前列腺液肉眼观察可呈现微黄色或乳黄色,也可呈灰白色,涂片镜检可见大量的白细胞、含脂巨噬细胞和红细胞。通常白细胞数量多于 10 个/HP,镜下卵磷脂小体明显减少。慢性非细菌性前列腺炎时,前列腺液涂片镜检可见大量成团或聚集的白细胞、颗粒细胞,或含脂巨噬细胞增多。真菌性前列腺炎时,前列腺液涂片检查可见大量白细胞或红细胞,并可查见真菌病原体。滴虫性前列腺炎的前列腺液涂片可见大量白细胞或红细胞,并可查见阴道毛滴虫。棘球蚴(包虫)、丝虫或阿米巴原虫感染时,也可发现相应的病原体。前列腺液中白细胞假性升高多见于一些尿道疾病,如尿道炎、狭窄、湿疣和憩室等,在非感染性前列腺结石患者的前列腺液内白细胞计数也明显升高。另外,可以使前列腺液中白细胞计数较实际水平增高的情形还见于性交和射精后数小时内、酗酒后、进食大量刺激性食物后、天气寒冷局部受凉、长时间骑自行车、久坐和按摩前列腺手法粗重等。前列腺液内白细胞的分布特点对判断炎症是否存在也具有重要意义,血细胞的成堆或成簇分布往往提示前列腺的炎症,甚至在白细胞计数低于诊断标准时也不能排除炎症存在的可能。

正常人前列腺液内红细胞极少,往往在炎症时才出现,按摩过重也可人为地引起出血,此时镜检可见多数红细胞。前列腺液中的颗粒细胞常在前列腺炎症时或老年人中多见。按摩时若压迫到精囊腺,前列腺液内可出现精子。

正常男性前列腺液的 pH 一般在 6.4~6.7,随年龄的增长前列腺液 pH 有增高的趋势。在慢性细菌性前列腺炎时,前列腺液中的炎症细胞渗出得越多,提示前列腺的炎症反应越重,上皮细胞水肿、坏死越明显。一方面,炎症使前列腺的上皮细胞分泌功能受损,枸橼酸分泌减少,使前列腺液 pH 呈碱性;另一方面,炎症使前列腺的上皮通透性增加,更多的组织液渗透到前列腺腔内,进一步稀释其中的枸橼酸,使前列腺液的 pH 更接近于组织液或血浆 pH,其碱性程度比正常增高约 10 倍,当 pH>7.8 时有辅助诊断意义。前列腺炎病情减轻或治愈时,增高的 pH 可以逐渐恢复至正常。因此有学者认为,前列腺液 pH 的常规测定可以作为衡量治疗效果的一个指标,来指导临床选择有效的抗生素。

前列腺液中的卵磷脂小体主要作为精子的营养物质,其分泌的减少可以反映前列腺分泌功能的异常。有学者报道,卵磷脂小体少于 1/2 时就会对患者的性功能产生明显的影响。前列腺炎症时卵磷脂小体减少,且有成堆分布倾向,这是由于炎症时的巨噬细胞吞噬大量脂类所致。在炎症治愈后,卵磷脂小体往往可以恢复至正常,因此卵磷脂小体的变化也可以作为疗效的判定指标之一。

【思考题】

1. 简述前列腺按摩液检测的临床意义。
2. 何为"四杯法"和"两杯法"？简述之。

第九节　生殖道感染及性传播疾病的实验室检测

生殖道感染是影响生殖健康的一个重要因素,生殖道感染对精液质量、精子运输、精卵结合及妊娠结局等方面均有一定影响。绝大多数生殖道感染病原体可通过性行为尤其是性交传播。性传播感染(sexually transmitted infection,STI)包括人类免疫缺陷病毒(human immunodeficiency virus,HIV)所引起的感染,仍是全球公共卫生的重点领域,因为 STI 与生殖道感染后遗症、宫颈癌、异位妊娠、不育、先天性梅毒等的高发病率,以及 HIV 所致死亡相关联。控制 STI 的主要策略包括提倡安全性行为和提供安全套(一级预防),以及对 STI 患者进行早期、有效管理。

有 30 多种细菌、病毒和寄生虫病原体可以通过性传播,它们构成了一类称之为 STI 的疾病。虽然在流行病学上有些病原体可以通过性传播以外的途径获得,但是性接触对于其在人与人之间的传播更为重要。实验室及时检测有利于预防性病传播及其后遗症,但目前每种 STI 有多种检测方法,使得选择合适的检测法很困难,实验室可以根据检测目的(如流行病学调查、疾病诊断等)、检测成本、检测方法性能特点(如准确性、精确性、检测时间等)等进行选择,并应用标准化标本对检测方法进行质量评估,以确保检测质量。本节将介绍常见生殖道感染病原体的检测方法及临床意义。

一、淋病

淋病(gonorrhea)是由淋球菌(亦称淋病奈瑟菌,Neisseria gonorrhoeae,NG)感染所致,表现为泌尿生殖系统的化脓性炎症,还包括眼、咽、皮肤、直肠和盆腔的淋球菌感染和播散性感染。淋球菌为革兰氏阴性双球菌,仅感染人类,离开人体不易生存,不安全的性行为以及与淋病患者密切接触是主要的传播途径,在细菌性性传播疾病中,淋病为第二常见疾病。淋病不仅能产生多种并发症,也能促进艾滋病传播。

淋病的实验室检测方法包括直接涂片法、培养法和分子生物学检测。

直接涂片法对男性淋菌尿道炎敏感度>95%,特异度>99%,适用于男性急性尿道感染病例的诊断,尤其是有尿道分泌物的男性。但对直肠、咽管和宫颈管等部位感染的检出率低,较易发生误诊和漏诊,因此不推荐应用于咽、直肠部位感染及女性淋病奈瑟菌子宫颈炎的诊断。直接涂片法检测结果的准确性亦与镜检者的经验有关。

细菌培养法是世界卫生组织推荐诊断淋球菌的"金标准",并且是唯一可以进行药敏试验的方法,可应用于各种临床标本。严格的样本收集、运输和储存对保证结果准确可靠至关重要。

核酸扩增试验(nucleic acid amplification techniques,NAATs)是以病原菌特有的 DNA 或 RNA 作为检测对象进行扩增,可用于多种样本类型,包括男性尿道拭子、宫颈拭子、阴道拭子和尿液等,具有快速、敏感、特异、容易执行以及临床样本准备要求低等特点。与 DNA 相比,RNA 检测的拷贝数大于 DNA 检测,使得其灵敏度更高,更利于准确诊断,疗效及愈后评估。美国食品药品管理局(Food and Drug Administration,FDA)批准应用培养法和 NAATs 诊断 NG。通常 NAATs 检测生殖道和非生殖道 NG 的灵敏度优于培养,可作为临床淋病的首选检查方法。

正常男性尿道淋病奈瑟菌检测应为阴性。

淋球菌感染引起成年男性尿道炎,伴有疼痛的排尿,附睾炎或播散性淋球菌感染发生较少,其症状往往比沙眼衣原体引起的炎症反应更强,常能够被及时诊断和治疗。淋病确诊后应积极治疗,且应夫妻同治,对所有的淋病患者应该同时进行其他性传播疾病的检测。

淋球菌感染亦可致直肠、咽部和眼部炎症,直肠和咽部感染一般无症状,眼部感染成人可发生结膜炎,新生儿可发生新生儿眼炎。淋球菌感染后可选用青霉素、四环素、氟喹诺酮类、头孢曲松、头孢克肟等治疗,但耐药性已很严重,可根据药敏试验选择用药。

二、支原体感染

支原体(mycoplasma)是一类介于细菌和病毒之间、缺乏细胞壁(使得其对青霉素及相关抗菌药物有耐药性)、能通过滤菌器的最小原核细胞型微生物,大小通常在 $0.3 \sim 0.5 \mu m$,归属于柔膜体纲,支原体目,支原体科,其下分为支原体属、脲原体属。能够从人体分离出的支原体共有 16 种,其中 7 种对人体有致病性。支原体在泌尿生殖道存在定植现象,人群中存在着相当数量的支原体携带者而没有症状和体征,常见的可导致泌尿生殖道感染的支原体包括解脲脲原体(U. urealyticum,Uu)、人型支原体(M. hominis,Mh)以及生殖支原体(M. genitalium,Mg)。但 WHO 认为,Mg 是男女尿道炎的常见病因,而在健康人中常检测到 Uu 和 Mh,它们与男性或女性泌尿生殖系统感染的关系尚待确证。

关于泌尿生殖系支原体的检测,目前国内医疗机构对 Uu 和 Mh 检测的主要方法为支原体培养,其中主要使用液体培养基直接检测并同时行支原体药敏试验。由于 Mg 在一般支原体培养基中不生长,在固体培养基上菌落大小极不一致,培养难度大,所以目前 NAATs 是 WHO 推荐用于 Mg 检测的唯一可行方法。此三者(Uu、Mh、Mg)均可采用 16S rRNA 保守区设计引物。此外,还有其他各种血清学检测方法,但这些方法主要有助于生殖道支原体致病作用的研究,而对临床实用性较差。

正常男性支原体检测应为阴性。已有研究显示,支原体感染与尿道炎、男性不育、慢性前列腺炎等有关。

支原体在泌尿生殖道存在定植现象,人群中存在着相当数量的支原体携带者而没有症状和体征,以 Uu 最为突出,其是非淋球菌性尿道炎(non-gonococcal urethritis,NGU)的病原体之一。NGU 的潜伏期 1~3 周,最典型的临床表现为尿道内痒,伴有尿急和排尿不畅或排尿不净感,尿痛轻微,但当尿液较为浓缩的时候症状较明显,偶尔见有黏液丝随尿而出,少数患者有稀薄的脓性分泌物。

Uu 和 Mh 是泌尿生殖道常见条件致病菌,在大多数成人的下生殖道中可处于正常携带状态,只有定植部位的支原体达到一定数量后才会致病。除 Uu 为条件致病菌,需要审慎地评估感染风险,确定是否需要治疗外,沙眼衣原体(chlamydia trachomatis,CT)、淋球菌(neisseria gonorrhoeae,NG)、Mg 都是致病病原体,阳性结果都需要治疗,无论有无临床症状。经抗感染治疗期间注意后 2~4 周,建议复查。男性若确诊为非淋菌性尿道炎(nongonococcal urethritis,NGU),建议同时治疗性伴侣,避免无保护性交。男性精液质量异常且有生育需求时,若病原体检测为阳性,建议男女双方同时治疗一疗程后复查。如果男女双方均无泌尿生殖道感染的相关症状,仅 Uu 阳性,考虑为携带者。男性为 Uu 性尿道炎,建议同时治疗性伴侣。

Mg 与 NGU 之间有很强的相关性,有症状的 NGU 男性 Mg 检出率明显高于无症状者,约90%感染 Mg 的男性有显微镜可见的尿道炎症状,几乎 3/4 的患者报道有症状。Mg 与持续性或复发性 NGU 亦有很强相关性,NGU 患者用标准剂量四环素治疗后,Mg 根除的感染患者通常不到 1/3;持续性或复发性 NGU 男性用多西环素治疗后高达 41%的患者发现有 Mg;单剂量阿奇霉素治疗后,28%的 NGU 男性仍可检出 Mg,此时,莫西沙星是最常使用的二线治疗药物。而且,Mg 感染者易患艾滋病的事实亦已被证实。另外,性获得性反应性关节炎(sexually acquired reactive arthritis,SARA)患者的关节液中可检测到 Mg。目前,对治疗 Mg 感染的失败使人们对该菌耐药性的关注越来越多。

三、衣原体感染

衣原体(chlamydia)是一种细胞内寄生,能通过细菌滤器的原核细胞型微生物,直径介于病毒与立克次体之间,有独特生活周期,分原体和始体 2 种形式。原体为细小圆形颗粒,直径约为 300nm,普通光学显微镜下勉强可见,电镜下原体中央有致密的类核结构。原体在细胞外较为稳定,且有高度的传染性,为衣原体的感染形态。吉姆萨染色为红色。始体为较大的圆形颗粒,直径为 800~1 200nm,电镜下始体中央无致密的类核结构,而是呈纤细的网状,外周围绕着一层致密的颗粒样物质,并有两层囊膜包裹。始体无传染性,是衣原体在宿主细胞内生活周期的繁殖体。吉姆萨染色为深蓝或暗紫色。根据抗原结构和 DNA 同源性特点,将衣原体属分为沙眼衣原体、肺炎衣原体、鹦鹉热衣原体和家畜衣原体。前三种衣原体对人有致病性,以沙眼衣原体最多见。

生殖道沙眼衣原体(chlamydia trachomatis,CT)分为沙眼生物亚种、性病淋巴肉芽肿亚种(lymphogranuloma venereum,LGV)和鼠亚种 3 个亚种。其中沙眼生物亚种根据主要外膜蛋白(major outer membrane protein,MOMP)的不同,可分为不同的血清型,其中 D、Da、E、F、G、Ga、H、I、Ia、J、K 血清型沙眼衣原体感染人泌尿生殖道黏膜可引起慢性炎症性疾病,男性主要表现为 NGU、附睾炎等。血清型 A~C 主要见于结膜感染。LGV 生物型包括血清型 L1~L3,也是一种性传播生物型,但对淋巴样细胞有组织偏爱且病程进展更凶险。据 WHO 统计,全世界每年约有 1.31 亿例新发衣原体感染病例,已成为全球范围内最常见的性传播疾病,潜伏期一般为1~3 周。

目前衣原体感染的实验室诊断方法主要包括:①以细胞培养为代表的细胞生物学方法;

②以直接荧光抗体测定(direct fluorescent antibody assay,DFA)法、酶免疫法(enzyme immunoassay,EIA)和胶体金法为代表的免疫学方法;③以核酸探针检测法和NAATs为代表的分子生物学检测方法。还有的研究着眼于精浆或血清生物标记物的测定,如一些感染引起的趋化因子的检测,或者是早期miRNA表达谱的检测等。但这些尚处在研究阶段,其实用性和特异性还有待更多的研究证实。

正常男性衣原体检测应为阴性。

生殖道CT感染是人类最常见的性传播疾病之一,在性生活活跃的年轻人中最为常见。衣原体感染率与性伴侣数目成正比,在性行为中没有持续使用避孕套和有其他性传播疾病的人,其衣原体感染率大大增高,且女性性工作者是衣原体感染率最高的群体。

衣原体感染经诊断后使用抗生素可以得到有效治疗,但90%的女性和50%的男性生殖道沙眼衣原体感染者呈无症状状态,而无症状或症状轻微患者主动就诊者较少,导致沙眼衣原体在性伴之间不断传播,最终可产生严重并发症。男性生殖道沙眼衣原体感染可造成NGU、前列腺炎、附睾炎、直肠炎等,对男性精液质量、生育能力是否有不利影响目前仍有争议。对生殖道沙眼衣原体检测阳性的患者须行抗感染治疗,可有效预防生殖道不良并发症的发生,建议同时治疗性伴侣,其间注意避免无保护性交,治疗后3个月应再次进行复查。

LGV是三大经典"热带"STI之一。LGV的经典临床表现是具有或不具有相关原发病灶的腹股沟淋巴结肿大,男性比女性更常见该症状。LGV通常呈现一过性、外生殖器疱疹样原发病灶,但在许多情况下,病变可能不被察觉或表现为男性急性NGU。大多数病例因致病微生物经淋巴扩散至局部淋巴感染而求医。在男性中,腹股沟和股腺体肿胀常常导致一侧或双侧腹股沟韧带化脓性腹股沟淋巴结炎("沟槽征",也可见于少数软下疳患者)。男同性恋者可出现严重溃疡性直肠炎或直肠疼痛的直肠结肠炎,排泄物带血迹,肛门镜检查明显异常,发热和淋巴结肿大。除这些由于急性炎症变化导致的并发症外,该病的慢性表现可导致生殖器或直肠淋巴引流堵塞,引起水肿,严重淋巴水肿被称为"象皮肿"。

四、艾滋病

获得性免疫缺陷综合征(acquired immune deficiency syndrome,AIDS)即艾滋病,是由HIV引起的。1981年美国诊断出首例AIDS病例,1983年法国巴斯德研究所首次分离出HIV,1985年我国首次发现了HIV感染者,每年新发HIV感染者逐年增加,AIDS已成为威胁人类健康的重大疾病。HIV是逆转录病毒科慢病毒属中的一员,根据血清学反应和病毒核酸序列测定,HIV被分为HIV-1和HIV-2两型,其核苷酸序列有45%的同源性。

随着分子生物学技术的不断发展以及被广泛应用到HIV的检测中后,HIV的实验室诊断方法取得了很大的进展,总体来说可以分为抗体检测和病毒检测两大类。病毒检测包括细胞培养(病毒分离,临床上基本不用此法)、p24抗原检测和病毒核酸检测。血清抗体检测技术仍然是目前HIV感染的常规标准检测项目。HIV抗体检测又分为筛查试验和确证试验。筛查试验又包括ELISA、凝胶颗粒凝集试验(particle agglutination,PA)、乳胶凝集试验(latex particle agglutination,LA)等。确证试验包括免疫印迹法(western blot,WB)、免疫荧光法(immunological fluorescence assay,IFA)、条带免疫试验(line immunoassay,ILA)和放射免疫沉淀试验(radio immunoassay,RIA)等。AIDS的诊断必须是HIV抗体阳性,并经确证试验证实。另外,CD4$^+$ T淋巴细胞计数有助于了解机体的免疫状态和病程进展,确定疾病分期的治疗时机,判断治疗效果。

正常人群 HIV 检测结果应为阴性。

HIV 主要通过血液、性接触和母婴垂直等途径传播。HIV 感染时,可造成人体大量 T 淋巴细胞(CD4)被破坏,引起人体免疫功能障碍,导致各种机会性感染和发生某些罕见的肿瘤。在目前没有有效疫苗的情况下,获得 HIV 诊断及预防咨询并转诊 HIV 感染者接受适当治疗是减缓疫情蔓延的重要策略。

五、梅毒

梅毒(syphilis)是由苍白密螺旋体苍白亚种,又名梅毒螺旋体(treponema pallidum,TP)感染人体所引起的一种系统性、慢性性传播疾病,具有较强传染性,可引起人体多系统、多器官的损害,产生多种临床表现,导致组织破坏、功能失常,甚至危及生命,可通过性接触、血液和母婴传播。梅毒螺旋体体长 $6\sim20\mu m$,宽 $0.09\sim0.18\mu m$,有规则密螺旋,人工培养很难成功。感染早期仅侵犯生殖器和皮肤,未经治疗情况下梅毒的损伤可自然消退。但未治疗患者感染梅毒螺旋体 $2\sim4$ 年后有 30% 左右会转变为晚期梅毒,侵犯全身各器官,出现多种症状和体征。

梅毒患病率不断上升,且有不断蔓延趋势,已成为严重影响全球民众健康的公共卫生问题之一。因此,临床及时地检测和诊断对控制梅毒的传播具有非常重要的意义。梅毒感染的实验室检测包括病原学检测、核酸检测和血清学检测。

未感染梅毒螺旋体者为阴性。

梅毒属于常见慢性系统性性传播疾病,主要是由梅毒螺旋体入侵机体所致,可分为一期梅毒、二期梅毒、三期梅毒、潜伏梅毒及先天性梅毒,前四种属于获得性梅毒,主要是通过性接触传播,占比超过 95%,先天性梅毒则是通过母婴胎盘传播,占比不足 5%。近年来,随着生活方式的改变,人们的性观念发生转变,导致梅毒的发病率出现增高趋势。

【思考题】

1. 常见的生殖道感染和性传播疾病的病原体有哪些?
2. 简述淋球菌、支原体、衣原体检测的临床意义。

第十节　遗传性疾病的实验室诊断

男性不育患者约有 30% 的原因未知,其中绝大多数与遗传学有关。染色体异常、相关基因的丢失或突变、基因多态性及非整倍体等是引起与男科相关的遗传性疾病的重要原因,患者多表现为无精子症、少精子症、性分化异常等。与男科相关的遗传性疾病的实验室诊断技术主要包括染色体核型分析、Y 染色体微缺失的检测、基因突变、多态性及非整倍体的检测等。

一、染色体核型分析

染色体核型分析是最常用的男性生殖遗传学检查技术之一,能够快速诊断常见的染色体疾病,对于临床诊疗及优生优育具有重要意义。

正常男性的染色体核型为:46,XY。

当精子发生异常、性发育不良、配偶出现反复不良妊娠、体外受精-胚胎移植（in vitro fertilization and embryo transfer，IVF-ET）、卵胞质内单精子注射（intracytoplasmic sperm injection，ICSI）前准备及某些特殊情况下，进行外周血染色体核型分析，可有效避免染色体疾病遗传给子代，利于优生优育。

与男性不育相关的染色体异常主要有染色体数目异常和结构变异，其中数目异常包括性染色体和常染色体，而结构变异又可分为结构畸变和染色体多态性。染色体异常对于男性生育力的影响需要专业分析和相应遗传咨询。导致男性不育的常见染色体变异有以下几种。

1. **47，XXY**　也称 Klinefelter 综合征。其是引起无精子症最常见的遗传学因素，在无精子症中约占 14%。本病具有三个典型的临床表现：小而硬的睾丸，无精子症，男性乳腺发育。其他一些特征，如体长、智力低下、静脉曲张、肥胖、糖尿病、白血病、性腺外的生殖细胞肿瘤和乳腺癌（正常人的 20 倍）发病率增高，但大部分患者不一定出现典型的临床表型。本病有染色体数目异常，47，XXY 核型占 80%，其余 20% 为 48，XXXY、48，XXYY、49，XXXYY、46，XY/47，XXY 及含有结构异常的 X 染色体核型在多个 X 的患者中，随 X 染色体数目的增加，表型不断增强，主要表现为机体发育严重畸形和智力低下，嵌合体通常则有比较轻的表型。40%~70% 的患者临床表现为无精子症的非嵌合 Klinefelter 综合征，患者通过睾丸显微取精术能获得精子，少数患者可表现为隐匿精子症或重度少精子症，有些嵌合比例低的个体甚至可以有几乎正常的精子发生，并有自然生育子代的报道，许多 Klinefelter 综合征患者可通过辅助生殖技术获得子代。已有的研究表明，Klinefelter 综合征患者精子的异常核型占比 0~21.7%，个体之间存在差异，如果通过 ICSI 方式生育的患者进行胚胎植入前遗传学诊断，可预防性染色体和染色体异常的胚胎植入，但鉴于植入前遗传学诊断不是每个生殖中心都可以开展的项目，可以选择羊水细胞产前诊断。

2. **47，XYY**　典型特征：体长，可能有智力低下，白血病风险增高，可能有攻击性和反社会行为。性激素检查结果为 FSH 升高，睾酮和 LH 正常。精液分析结果一般为少弱精子症或无精子症。无精子症男性睾丸活检显示精子成熟障碍或 SCOS。47，XYY 男性成熟精子染色体构成与 Klinefelter 综合征患者相似：少数精子（<10%）性染色体为二倍体（46，YY；46，XX 或 46，XY）。这也证实了精子发生过程中多余的 Y 染色体在减数分裂"关卡"中被剔除的假设。

3. **46，XX**　此类患者多数具有正常男性的内、外生殖器，至少 10% 的患者有尿道下裂或外生殖器两性畸形，部分患者出现男子女性化乳房。性激素检测结果为 FSH 和 LH 升高，睾酮正常或降低。睾丸活检显示精子生成消失，取而代之的是睾丸玻璃样变性、纤维化、Leydig 细胞团块。研究发现 80% 的病例由于 *SRY* 基因从 Y 染色体上转移到 X 染色体，因此睾丸得以分化。然而，Y 染色体上的 *AZF* 区域无类似转移，因此出现无精子症。由于 X 染色体短臂和 Y 染色体存在高度同源性（98.7%），这被认为是该病的发生机制。但其余 20% 的病例 *SRY* 基因阴性。最新研究发现，当 *SRY* 缺失时位于常染色体 22q13 的 *SOX9* 基因过度表达可触发睾丸发生。*SOX9* 基因是 *SRY* 同源基因，是继 *SRY* 表达后第一个在支持细胞前体细胞表达的基因，且 *SOX9* 的高表达总是与睾丸分化相关。

4. **染色体结构异常**　主要有易位、倒位、缺失、重复、插入、环状染色体等。导致染色体结构异常的遗传学基础是染色体的断裂和断裂后染色体断端的异常重接。随着分子细胞遗传学技术的发展，用常规的染色方法不能或难以被发现的染色体结构异常，也能得以发现并诊断。

当染色体结构异常患者产生不平衡精子时,多数胚胎通常很难存活,将导致流产或死胎。

5. **染色体多态性**　主要表现为异染色质的变异,特别是含有高度重复 DNA 的结构异染色质。结构异染色质集中分布于着丝粒、端粒、随体、次缢痕和 Y 染色体长臂。从分子水平上看结构异染色质所含 DNA 主要是"非编码"的高度重复序列,不含有结构基因,没有转录活性。因此人们通常认为异染色质是多余的,无特殊功用,也无表型效应。因此,倾向于染色体多态性是一种正常的变异。如果能对具有染色体多态性的人群进行家系调查,检查其家人的染色体情况,了解其父母生育情况,将会有助于分析染色体多态性的遗传作用。

二、Y 染色体微缺失检测

近年来,国内外的大量研究资料都显示 Y 染色体微缺失是造成男性无精子症和严重少精子症的重要原因之一,大多数的遗传学和生殖医学实验室都常规开展对男性不育患者的 Y 染色体微缺失的筛查。由于 *AZF* 基因包含 3 个区域,因此存在不同的 Y 染色体微缺失类型,导致不同程度的生精障碍。*AZFa* 区缺失患者几乎均表现为完全的唯支持细胞综合征(sertoli cell only syndrome,SCOS)以及无精子症;*AZFb* 区缺失患者临床表现可从 SCOS 到少精子症甚至无精子症;*AZFc* 区缺失最常见,临床表现和组织学表型多样,可从正常精子到无精子症。对 Y 染色体微缺失进行检测,一方面可以为临床上一些不明病因的男性不育患者找出病因,另一方面可以为男性不育患者的临床诊疗提供依据和指导。

参照 EAA/EMQN 发布的 2013 版 Y 染色体微缺失分子诊断共识,并结合我国目前的研究报道,推荐我国男性不育症患者 Y 染色体微缺失分子筛查适应证:

1. 非梗阻性无精子症患者取精术前。
2. 严重少精子症患者(精子浓度小于 $5×10^6$/ml)药物治疗前。
3. 严重少精子症患者(如精索静脉曲张)手术前;或实施 ICSI 生育子代前。
4. 有 Y 染色体微缺失家族遗传背景的患者。

三、基因突变检测

许多导致男性不育的疾病,如先天性双侧输精管缺如(congenital bilateral absence of the vas deferens,CBAVD)、IHH、畸形精子症、非梗阻性无精子症等,已被证明是由许多不同的基因突变导致。基因突变的检测方法主要为 DNA 测序。

临床中可根据不同的临床表型进行不同的基因检测。例如,梗阻性无精子症中双侧输精管缺如,可进行 *CFTR*、*ADGRG2* 基因检测,若等位基因均有突变则可明确病因;再如 IHH,可对 *KAL1*、*FGFR1*、*CHD7*、*GNRH1*、*KISS1* 等 30 多个已知致病基因进行筛查;如是畸形精子症,则可根据不同的畸形情况进行已明确的基因测序检测。

明确男性不育的致病基因可以阐明男性不育的潜在病因,更好理解不育的起因,从而更好地为患者量身定制治疗策略。此外,可为植入前遗传学诊断(preimplantation genetic diagnosis,PGD)提供诊断依据,阻断致病突变的向下传递,达到优生优育的目的。

四、基因多态性分析

多态性是指在一个生物群体中,同时和经常存在两种或多种不连续的变异型、基因型(genotype)或等位基因(allele),亦称遗传多态性(genetic polymorphism)或基因多态性。从本质上来讲,多态性的产生在于基因水平上的变异,一般发生在基因序列中不编码蛋白的区域和没有重要调节功能的区域。对于个体而言,基因多态性碱基顺序终生不变,并按孟德尔规律世代相传。生物群体基因多态性现象十分普遍,其中,人类基因的结构、表达和功能研究比较深入。人类基因多态性既来源于基因组中重复序列拷贝数的不同,也来源于单拷贝序列的变异,以及双等位基因的转换或替换。基因多态性通常分为 3 大类:DNA 片段长度多态性、DNA 重复序列多态性、单核苷酸多态性(single nucleotide polymorphism,SNP)。SNP 作为第三代遗传标记,是指基因组单个核苷酸水平上的变异引起 DNA 序列的多态性,包括单碱基转化与颠换、单碱基插入及缺失等。人群中,SNP 是指变异频率>1%的单核苷酸的变异。这是人类可遗传变异中最常见的一种方式,已知多态性 90%以上是 SNP。通常 SNP 是 2 个等位多态性,也有 3 个或 4 个,但这种情况比较罕见,可以忽略不计。基因 DNA 中,每个碱基均可发生变异,但 SNP 位点分布并不均匀,非编码区比编码区更为多见。在基因组 DNA 中,任何碱基均可以发生变异,变异可以发生在编码序列上,也可在非编码序列上且多发生在非编码区。人类不同个体间 99.9%的 DNA 序列是一致的,而正是这 0.1%的差异造成不同个体罹患疾病的风险不同。各种族、各地区人群特定 SNP 位点并非一定存在,而其所占比率也不相同。SNP 具有标记密度高、易分型、数量多等特点,更适合用于复杂性疾病遗传研究和大样本量群体基因识别的研究,并已成为患病危险度的一项重要评价指标。通过对相关基因的基因多态性检测研究不育与相关基因的关系,有助于了解不育的机制,并为寻找新的治疗方法提供可能。

SNP 的检测方法已有很多,主要包括 DNA 样本测序、单链构象多态性(single-strand conformational polymorphism,SSCP)、限制性酶切片段长度多态性(restriction fragment length polymorphism,RFLP)、等位基因特异性核苷酸杂交等方法,但这些方法费时费力,且必须用到凝胶电泳技术,结果误差率较高。新近技术主要有 Snapshot 法、Taqman 探针法、高分辨率熔解(high-resolution melting,HRM)法、质谱(MassARRAY)法及 Illumina BeadXpress 法等。前两种方法准确性高,但价格偏贵,且不适用于大样本多位点检测;后三种方法则实验设计灵活,操作简便,可同时对多位点大样本检测,性价比较高。每种方法一次测定位点数目、所需的费用以及时间都不同,依据所测 SNP 数量,选择合适的基因分型方法。

人类基因多态性对于阐明人体对疾病的易感性、毒物的耐受性、药物代谢差异及遗传性疾病的分子机制有重大意义;与致病基因连锁的多态性位点可作为遗传病的诊断标记,并为分离克隆致病基因提供依据;病因未知的疾病与候选基因多态性的相关性分析,可用于辅助筛选致病易感基因。

精子发生是一个复杂的过程,至少有 150 种不同的基因参与,这一过程中涉及生殖细胞的有丝分裂和减数分裂到最后的单倍体成熟精子的形成。高度和微妙的转录后基因的协调表达是生殖细胞正常发展的关键。基因结构和表达模式的改变都会影响精子发生和形成,导致精子发生障碍进而导致男性不育。例如,PRM 在精子核染色质凝集过程中起着重要作用,哺乳动物中有两种鱼精蛋白(protamine,PRM),PRM 1 和 PRM 2。研究发现 PRM 异常表达会导致精子发生障碍。PRM1 的 rs2301365 位点的基因多态性是男性不育发病风险的一个危险因素。而 PRM1 的 rs737008 位点和 PRM2 的 rs1646022 位点的基因多态性在亚洲男性是罹患不育的保护因素。探讨相关基因多态性与精子 DNA 完整性和原发性男性不育之间的关系,并分析基因-基因、基因-环境交互作用对原发性男性不育的影响,可以阐明原发性男性不育的遗传学病因。

五、精子非整倍体检测

非整倍体是导致人类胚胎丢失和染色体疾病的主要原因之一,为人类染色体异常最常见的形式。人类绝大多数非整倍体是由染色体数目异常的生殖细胞引起的,起源于减数分裂过程中的染色体分离异常、减数分裂受阻和染色体不分离产生多倍体精子。

精子非整倍体的检测一般用荧光原位杂交(fluorescence in situ hybridization,FISH)技术。其应用已知碱基序列并带有荧光标记物的核酸探针(如 DNA、RNA 和寡聚核苷酸)与组织细胞待测的核酸(DNA、RNA)按碱基配对的原则进行特异性结合,形成杂交体,然后再用荧光检测系统检测荧光在核酸原有的位置上将其显示出来。

目前的精子染色体检查多数是用 FISH 探针去检测 X、Y、13、18 和 21 号染色体。这些染色体异常占所有出生后染色体异常的 95%。用三色 FISH 技术检测精子间期核染色体非整倍体率在人类生殖中具有广泛的应用价值,尤其在检测男性不育症患者精子染色体的异常、分析染色体平衡易位携带者的分离规律以及显微授精和植入前胚胎遗传学诊断等领域有广阔的发展前景。

──────────【思考题】──────────

1. 何为染色体核型分析? 其有何临床意义?
2. 哪些人群应该进行 Y 染色体微缺失检测? 简述之。

推荐阅读文献:

[1] World Health Organization. WHO laboratory manual for the Examination and processing of human semen. 5th Ed. Geneva:World Health Organization,2010:7-204.

[2] Magnus U. 性传播感染(含 HIV)实验室诊断. 王仁礼,译. Geneva,Switzerland:WHO Press,2013:5-90.

[3] TAUBER P F,ZANEVELD L J,PROPPING D,et al. A new technique to measure the liquefaction rate of human semen:the bag method. Fertil Steril,1980,33(5):567-570.

[4] 双卫兵,章惠平. 男性生殖道疾病与生育调节技术. 北京:人民卫生出版社,2015:51-87.

[5] LU J C,HUANG Y F,LU N Q. Antisperm immunity and infertility. Expert Rev Clin Immunol,2008,4(1):113-126.

[6] FENG R X,LU J C,ZHANG H Y,et al. A pilot comparative study of 26 biochemical markers in seminal plasma and serum in infertile men. Bio Med Res Int,2015,2015:1-7.

[7] 陆金春.我国男科实验室精液分析现状与应对策略.中华临床实验室管理电子杂志,2017,5(2):65-70.

[8] LU J C,HUANG Y F,LU N Q. Computer-aided sperm analysis(CASA):Past,present and future. Andrologia,2014,46(4):329-338.

[9] 陆金春,岳茹倩,冯瑞祥,等.精子计数池深度对精子活力影响的实验研究.中华男科学杂志,2013,19(9):776-779.

[10] 陆金春,岳茹倩,冯瑞祥,等.精子计数板深度与精子浓度的关系研究.中国男科学杂志,2013,27(12):17-20,33.

[11] LU J C,YUE R Q,FENG R X,et al. Accuracy evaluation of the depth of six kinds of sperm counting chambers for both manual and computer-aided semen analyses. Int J Fertil Steril,2016,9(4):527-533.

[12] 徐淑屏,占葆娥.男性不育患者精液质量与精子顶体酶活性关系分析.中华男科学杂志,2016,12(5):439-440.

[13] 李宏军,黄宇烽.实用男科学.2版.北京:科学出版社,2015:31-87.

[14] 唐运革,张欣宗,陆金春.实用辅助生殖男科实验室技术.广州:广东科技出版社,2019:31-151.

[15] 陆金春,李铮,夏术阶.中国男性生育力规范化评估专家共识.北京:中国医药科技出版社,2018:20-198.

[16] 陆金春.精子DNA损伤的相关因素研究进展.中华男科学杂志,2015,21(8):675-680.

[17] 陆金春.精子DNA损伤检测的临床应用价值及面临的问题.中华医学杂志,2015,9(36):2989-2993.

[18] LU J C,JING J,CHEN L,et al. Analysis of human sperm DNA fragmentation index(DFI)related factors:a report of 1010 subfertile men in China. Reprod Biol Endocrinol,2018,16(1):23.

[19] 陆金春.精液生化指标的全自动检测及临床应用.中华男科学杂志,2018,24(4):291-296.

第五章

男性生殖系统先天性异常

男性生殖系统由生殖腺(睾丸)、生殖管道、附属腺及外生殖器组成。睾丸产生精子和分泌雄激素。附睾、输精管、射精管和尿道组成输送精子的生殖管道,附睾还有暂时贮存精子、营养和促进精子成熟的作用。附属性腺包括前列腺、精囊。附属腺和生殖管道的分泌物共同构成精浆,精浆与精子构成精液。外生殖器包括阴囊和阴茎,其中阴囊为精子的发生提供适宜的温度,阴茎是具有勃起功能的性交器官。

男性生殖系统的先天性异常可能由性别分化、生殖器分化、生殖器生长异常造成,可同时伴有其他器官的发育异常。按解剖部位,男性生殖系统的先天性异常可分为尿道的先天性异常、阴茎的先天性异常、阴囊及其内容物的先天性异常、附属性腺的先天性异常4大类。

第一节 男性生殖系统的发生

人胚胎的遗传性别虽在受精时就已确定,但直至胚胎第7周,生殖腺才能分辨出性别,至第12周才能分辨出外生殖器性别。因此,生殖腺、生殖管道和外生殖器的发生过程可分为性未分化期和性分化期两个阶段。

一、性别的分化与睾丸的发生

人胚胎第3~4周,在卵黄囊的内胚层内出现原始生殖细胞。人胚第5周时,中肾的内侧体腔上皮增生形成生殖腺嵴;生殖腺嵴的表面上皮长入其下方的间充质,形成初级性索。第6周时,原始生殖细胞迁入生殖腺嵴的初级性索。此时形成的生殖腺尚无性别分化。

人类的性别是由遗传决定的,决定性别的关键是Y染色体短臂上的性别决定区(the sex-determining region of the Y chromosome,*SRY*)基因。人胚胎第7周时,在*SRY*基因产物影响下,诱导性腺向睾丸分化,初级性索发育为睾丸索,并由此分化出实心细胞索的生精小管,内含精原细胞和支持细胞(又称为Sertoli细胞)。生精小管之间的间充质分化为睾丸的间质和间质细胞(又称为Leydig细胞)。生精小管的这种结构持续至青春期前。自青春期始,在垂体促性腺激素的作用下,精原细胞不断增殖、分化,形成精子,生精小管壁内可见不同发育阶段的生精细胞。

二、睾丸的下降及其机制

睾丸最初位于后腹壁的肾脏附近,通过头侧颅悬韧带(cranial suspensory ligament,CSL)和尾侧的引带(gubernaculum)与体腔后壁相连。性腺分化为睾丸后不久,就出现睾丸下降(testicular descent,TD)。

睾丸下降的多阶段进程,最初由Gier和Marion于1969年提出,后Hutson提出了一种具有两种形态和激素分段的双相模型。第一阶段为睾丸的经腹腔下降阶段(transabdominal phase of TD,TTD),发生在胚胎的 8~15 周,睾丸从中肾内侧下降至盆腔靠近腹股沟管,受控于多种因素,如雄激素、胰岛素样激素 3(insulin-like 3,INSL3)、AMH 等。第二阶段为睾丸的腹股沟阴囊下降阶段(inguinoscrotal phase of TD,ISTD),发生在胚胎的 28~35 周,睾丸通过腹股沟管迅速下降,然后向阴囊缓慢移动,在胚胎第 35~40 周到达阴囊,是雄激素依赖性下降,处在雄激素和生殖股神经(genitofemoral nerve,GFN)释放的降钙素基因相关肽(calcitonin gene-related peptide,CGRP)的控制下。

人类的引带和睾丸的迁移同时发生,往往在出生前完成睾丸下降;若出生后 3~5 个月,睾丸仍未降至阴囊,即为睾丸未降或隐睾。

三、生殖管道的发生与分化

人胚胎第 6 周时,形成两套生殖管道:一套是泌尿系统发生中形成的中肾管(Wolff 管)及中肾小管,另一套是新形成的中肾旁管(Müllerian 管,苗勒管)。

如果生殖腺分化为睾丸,支持细胞产生 AMH,防止苗勒管发育成子宫和输卵管,并使其退化、消失。同时,睾丸 Leydig 细胞分泌雄激素,促进 Wolff 管发育,其头端增长、弯曲形成附睾管,中段形成输精管,尾段形成射精管和精囊。与睾丸相邻的中肾小管发育为输出小管,其余中肾小管大多退化,极少数残留在睾丸及附睾附近,形成附件(图 5-1-1)。

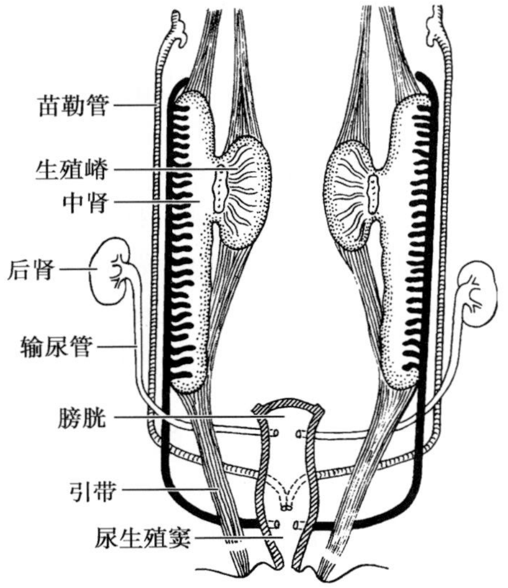

四、外生殖器的发生

人胚胎第 12 周前,外生殖器不能分辨出男、女性别。胚胎第 4 周初,尿生殖窦膜的头侧隆起形成生殖结节;尿生殖窦膜的两侧各有两对隆起,内侧的尿生殖褶较小,外侧的阴唇阴囊隆起较大,尿生殖褶之间凹陷为尿道沟。

胚胎睾丸产生的雄激素经 5α-还原酶催化为 DHT,促进生殖结节的生长,同时也能促进生殖褶和生殖膨隆在中线处融合。生殖结节分化生长后形成阴茎,包括一对阴茎海绵体和一条尿道海绵体,末端膨大形成龟头;两侧尿生殖褶合拢成管,形成阴茎尿道。两侧阴唇、阴囊隆起也在中线愈合形成阴囊(图 5-1-2)。

图 5-1-1　生殖器的发育

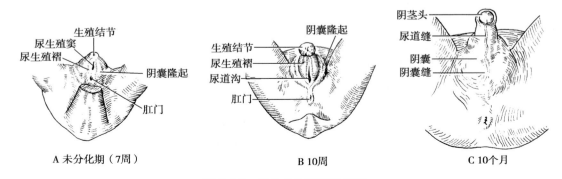

图 5-1-2　男性外生殖器的发育

【思考题】

1. 简述性别分化的机制。
2. 简述睾丸下降的机制。

第二节　尿道的先天性异常

尿道的先天性疾病有尿道下裂、尿道上裂、尿道瓣膜、重复尿道、尿道闭锁、尿道口囊肿等。本节主要介绍尿道下裂、尿道上裂。

一、尿道下裂

（一）定义

尿道下裂（hypospadias）指尿道外口异位于正常尿道外口下方至会阴部的连线上，是小儿泌尿生殖系统的常见畸形。多数患者伴有阴茎向腹侧异常弯曲，腹侧包皮缺乏，背侧包皮堆积。

大约 90% 的尿道下裂病例是孤立的阴茎缺陷。一些先天疾病如 Smith-Lemli-Opitz 综合征、WAGR 综合征、性发育疾病中的混合性性腺发育不全（mixed gonadal dysgenesis，MGD）等，尿道下裂则是其中一项先天畸形。

（二）流行病学

丹麦、法国和意大利的三项出生病例对照研究表明，尿道下裂的患病率占男性新生儿的 0.3%~0.45%。一级亲属发病的相对风险升高 13 倍，有 9%~17% 的兄弟、1%~3% 的父亲被发现患病。同性双胞胎的风险为 50%。患者后代的发病风险与一级亲属相同。

（三）病因

在尿道下裂是由于生殖结节腹侧纵行的尿生殖沟自后向前融合停止所致。正常男性外生殖器及尿道发生发育过程中存在一个复杂的基因、内分泌信号调节网络。目前，多数学者主张先天性尿道下裂是基因与环境因素共同作用的结果。

1. **基因**　迄今发现与尿道下裂相关的基因近 40 个，主要有 5α-还原酶基因、*AR* 基因、*SRY* 基因、*SOX 9* 基因、*SF-1* 基因、*ATF3* 基因、*FKBP52* 基因、*FGFR2* 基因、*FGF8* 基因、*FGF10* 基因、*BMP7* 基因、*WT1* 基因、*HOX* 基因、*Hedgehog family* 基因、*Wnt/b-catenin* 基因和 *LH* 受体基因等。

（1）5α-还原酶基因（*SRD-5*）：位于 2 号染色体短臂上，其表达产物 5α-还原酶是雄激素合成过程中的一个关键酶，催化睾酮转变为 DHT。DHT 的活性较睾酮强 4 倍。5α-还原酶抑制剂能诱导出稳定的尿道下裂动物模型。有研究表明，用 10mg/kg 的非那雄胺连续喂养新西兰大白兔 7 天，动物模型尿道下裂发生率达 90%。但赵晓昆等的研究发现，30 例单纯性尿道下裂患者中仅 1 例 *SRD-5* 基因突变，认为 *SRD-5* 基因突变和单纯性尿道下裂无明显关系。

（2）*ATF3* 基因：有学者运用基因芯片技术分析 22 000 个基因表达，发现尿道下裂患者 *ATF3*、*CYR61*、*CTGF* 和 *GADD45* 基因与对照组比较存在明显差异，其中 *ATF3* 的表达明显升高。另有学者研究了 330 例尿道下裂患者，发现 *ATF3* 内含子内 3 个常见 SNP 位点与尿道下裂有关。国内学者研究发现 ATF3 蛋白及其 mRNA 在散发的单纯性尿道下裂中表达明显增高。

2. **内分泌因素**　雄激素和雌激素的相互平衡对正常尿道的形成有直接影响。研究发现，尿道下裂主要与体内睾酮不足有关,包括睾酮量的减少、质的下降,以及雄激素合成过程中的3β-羟类固醇脱氢酶、17,20-裂解酶、17α-羟化酶等任一个酶的功能异常,都可能导致尿道下裂。

3. 环境因素 大量流行病学研究表明,环境污染特别是许多外源性相关激素的影响与生殖系统畸形间关系密切,很多学者提出了"环境激素理论"并被大家所接受。这些环境污染物可致内分泌紊乱,包括邻苯二甲酸酯类化合物、N2-辛基二环庚烯二甲酰亚胺、有机氯化合物(六氯苯、聚氯联苯)、溴代物、二氯二苯三氯乙烷(dichloro-diphenyl-tricgloroethane,DDT)、重金属、二噁英、乙烯菌核利、可可粉等。

4. 其他因素 包括试管婴儿、高龄产妇、妊娠早期胎盘功能受阻、胎盘功能低下、先兆子痫、患者低体重及低胎龄、双胞胎、合并其他先天性畸形等。

（四）诊断

1. 症状和体征

（1）尿道外口位置异常:尿道外口异位于正常尿道口下方至会阴部之间(图 5-2-1)。

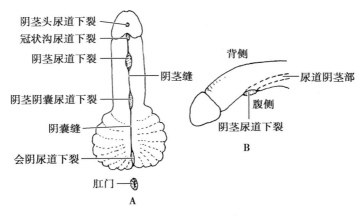

图 5-2-1 尿道下裂示意图

A. 尿道下裂可出现的部位;B. 尿道下裂向腹侧弯曲,出现痛性勃起的阴茎。

（2）阴茎弯曲:阴茎向腹侧弯曲,可影响正常排尿和性生活。阴茎弯曲的原因包括尿道板发育异常,尿道外口异常纤维化的间叶组织,背侧正常的阴茎海绵体组织和腹侧异常的阴茎海绵体组织不均衡或差异性增长。

（3）包皮的异常分布:腹侧包皮呈 V 形缺损,包皮系带缺如,背侧包皮呈帽状(头巾状)堆积。

（4）尿道海绵体发育不全:从阴茎系带部延伸到异常尿道外口,形成一条粗的纤维带。

（5）约 10% 的尿道下裂合并隐睾:严重尿道下裂合并小阴茎、双侧隐睾,应注意性发育疾病(disorders of sex development,DSD)可能,亦可能被误诊为女性。此外,有 9%~15% 的尿道下裂合并鞘状突未闭或腹股沟斜疝。

2. 辅助检查 孤立的尿道下裂通过体检多能诊断,必要时行外周血染色体检查、性激素检测等。影像学检查往往是在合并隐睾或怀疑合并泌尿系畸形时进行。

3. 临床分型 Barcat 根据术中阴茎弯曲矫正后并在人工起勃试验下尿道口的位置进行分型,以此满足不同术式的需要,是目前仍被广泛认可并沿用的分型标准。

（1）远段(或前段)型:约占 65%,尿道外口异位于阴茎头或阴茎体远端,是尿道下裂的最常见类型。

（2）中段型：约占 15%，尿道外口异位于阴茎体腹侧中线上。

（3）近段（或后段）型：约占 20%，尿道外口异位于阴茎根部、阴囊、会阴。会阴型尿道下裂的阴囊分裂、发育不全，阴茎短小、弯曲，常被误诊为女性。

（五）治疗

有关尿道下裂的发病机制尚不明确，目前尚无有效的方法来预防或干预尿道下裂的发生，为了使患者能够正常站立排尿及成年后能进行性生活，手术纠正仍是目前唯一的方法。

1. **手术目的**　矫直阴茎，重建尿道及正位尿道口，阴茎外观接近正常。

2. **手术时机**　目前尿道下裂患者手术年龄仍存在争议，国外文献建议初次尿道下裂修复术的年龄是出生后 6~18 个月。除了应考虑麻醉风险外，手术年龄是手术并发症（尤其是尿瘘）的重要影响因素。患者年龄小，生长发育旺盛，新做尿道皮管容易成活。随着年龄增长，夜间勃起及晨勃现象更明显，很容易造成张力过大，导致新做尿道皮管整体崩溃；此外，尿道下裂的存在对患者的心理健康存在负面影响。因此，国内多数学者认为学龄前是手术矫正的最佳时机。

3. **手术方式的选择**　尿道下裂现行的手术方式有 300 余种，常用的有 10 余种。正确选择手术方式是保证尿道下裂手术成功、最大限度降低术后并发症的关键。先根据尿道外口的位置、阴茎弯曲程度、阴茎大小、尿道板情况、背腹侧阴茎海绵体发育等进行术前评估，并根据术中尿道解剖情况决定手术方式，不能将同一手术方式强加到所有患者身上。

（1）远段、中段尿道下裂：可根据解剖情况，行尿道板纵切卷管尿道成形术（tubularized incised plate urethroplasty，TIP）方案。TIP 术式操作简单，手术时间较短，操作过程保留尿道板，利用包皮重建尿道。常见的并发症有尿瘘、尿道狭窄、尿道憩室等。

（2）近段尿道下裂：目前近段尿道下裂仍是治疗的难点，且采用一期修复或二期修复仍存在争议，式的选择也存在争议。目前认为阴茎下弯的程度是决定手术方式的重要因素。一般阴茎下弯小于 30° 的尿道下裂，大部分学者仍选择 TIP 方案进行修复。对于阴茎下弯超过 30° 的尿道下裂，有学者认为，采用横裁包皮岛状皮瓣尿道成形术（Duckett 术）可充分矫正下弯。

Duckett 术适用于绝大部分中段和近段型、背侧包皮充裕的尿道下裂患者，尤其适用于伴有严重阴茎下弯畸形的患者，但操作复杂，手术技巧要求高，初学者往往手术后并发症很高，需积累经验方能取得满意效果。Duckett 术式常见的并发症为术后尿瘘、尿道狭窄、尿道憩室等。分期 Duckett 术式并发症发生率小于一期 Duckett 术式。对于阴茎下弯严重、包皮量少、阴茎头发育差的重度尿道下裂患者，可行分期手术，Ⅰ期先矫正阴茎下弯，注意重度下弯患者行背侧白膜折叠复发率较高，故常于最大凹面处切开阴茎海绵体，行真皮移植覆盖以纠正阴茎下弯。之后激素治疗，促使阴茎发育，再Ⅱ期行改良 TIP，可达到较好的效果。

（3）残废性尿道下裂：是指经历多次尿道下裂修复失败，仍残留主要问题，如尿道开口异常、尿道狭窄、阴茎弯曲等，而局部修复材料高度缺乏，代表了最复杂的尿道下裂修复并发症。临床处理时，一定要在前次失败手术后 6 个月才考虑再手术。可采用阴茎皮管尿道成形+阴囊皮肤覆盖术（Cecil 术式）；亦可使用腹股沟皮瓣、颊黏膜瓣进行修复。

（六）并发症

远段尿道下裂Ⅰ期修复的并发症发生率约为 10%，而近端尿道下裂为 25%；Ⅱ期修复的并发症在 28%~68%。常见的并发症包括：尿瘘、尿道或尿道口狭窄、尿道憩室、闭塞性干燥龟头炎、阴茎弯曲复发等,不同术式并发症的发生率不尽相同。应注意的是并发症除出血、血肿、感染等需急症处理外,二次手术通常建议在6个月后进行。

（七）远期生育能力及性功能

1. 生育能力 尿道下裂患者生育功能的影响主要表现为精液流出道异常及精子质量异常。尿道下裂患者的尿道开口异常,尤其是近段型患者,可致精液无法排至女性阴道。此外,合并有阴茎下弯可致性交困难,合并苗勒管囊肿可致射精管梗阻,从而影响患者的生育能力。

尿道下裂手术后,虽然重建了尿道,但术后射精障碍发生率较高,尤其是近段型发生率较高,主要表现为射精无力,可能的原因包括尿道扩张、尿道憩室、尿道收缩无力等。精液质量的异常可能与胎儿时期睾酮水平下降有关。目前单纯的尿道下裂患者精子质量各文献报道结果不一致,仍存在争论。

2. 性功能 尿道下裂对性功能的影响是多方面的,包括阴茎外观、勃起的时间和硬度、射精情况、性快感、手淫次数、性活动频率、性伴侣及性生活的满意度等。

一般认为尿道下裂术后患者性功能大致正常,但在性行为方面仍有差异。如尿道下裂术后患者在有性接触后,其性欲、勃起情况与正常人无明显差异,但在射精情况、阴茎弯曲、手淫次数、性活动频率、性伴侣、性满意度等方面仍与正常人有差异。术后对患者的随访及咨询是必要的。

二、尿道上裂

（一）定义

尿道上裂（epispadias）指尿道背侧融合缺陷所致的先天性尿道外口畸形,尿道背侧壁缺陷,正常尿道被一覆盖在阴茎背侧并向膀胱延伸的宽大黏膜条取代,尿道外口可开口于阴茎头、阴茎体及阴茎耻骨部,常伴有不同程度的阴茎背屈、尿道括约肌功能不全,可伴尿失禁及膀胱外翻。尿失禁的程度与尿道口向背侧移位的程度相关。

（二）病因

尿道上裂通常发生在胚胎发育早期,是生殖结节原基向泄殖腔膜迁移的过程出现异常所致,具体原因尚不明确。

（三）诊断

1. 症状和体征

（1）尿道外口位置异常:尿道外口于耻骨联合至阴茎头部之间。

（2）尿失禁:异位尿道口缺损程度越严重,尿失禁也越严重。尿失禁的原因包括:尿道括约肌的缺如,膀胱发育不良,容积小,尿道阻力低。

（3）外生殖器畸形:通常患者阴茎发育差,阴茎头扁平,阴茎体短且宽,背侧包皮分裂,可伴阴茎短缩背屈,包皮分裂。

（4）耻骨联合分离:两侧耻骨仅有纤维组织相连,纤维软骨、耻骨上韧带、耻骨弓状韧带缺如,坐骨结节之间的距离增宽。

（5）反流性肾病:部分患者合并泌尿系统畸形,可出现膀胱输尿管反流。

（6）泌尿系感染:大部分患者可合并泌尿系感染。

（7）性功能障碍:伴阴茎短缩背屈者大多不能完成性交。部分患者因膀胱颈部不能关闭,可合并逆行射精。

2. 临床分型 根据尿道外口位置不同分为三个类型。①阴茎头型:尿道外口开口于阴茎头背侧;②阴茎体型:尿道外口开口于阴茎体部背侧,尿道口宽大呈喇叭状,尿道外口远端尿道板可至阴茎头;③阴茎耻骨型:尿道口开口于耻骨联合处,阴茎背侧有尿道板至阴茎头,常合并膀胱外翻。

(四) 治疗

任何类型的尿道上裂均需手术治疗,手术原则是矫正阴茎畸形,恢复阴茎外观,保护性功能;重建尿道,治疗尿失禁,控制排尿,保护肾功能。手术年龄推荐 3 岁以上,建议 4~5 岁。

由于改良的 Young 式尿道整形术后尿瘘发生率高、术后阴茎外观不美观,目前常用改良 Cantwell-Ransley 术式。伴有尿失禁的阴茎耻骨型患者,术中联合改良 Young-Dees-Leadbetter 术和 Kelly 术重建膀胱颈及改善阴茎外露程度。

(五) 远期性功能

尿道上裂是比较罕见的生殖器畸形,目前的大部分研究都集中在手术技巧及治疗管理方面,对于尿道上裂术后患者远期性功能的研究较少。Suominen 等的研究提示,尿道上裂术后患者在性欲、勃起功能、性交情况、性快感、总体满意度较正常人没有明显差异。

【思考题】

1. 尿道下裂的分类。
2. 尿道下裂的手术原则及方法有哪些?

第三节　阴茎的先天性异常

阴茎先天性异常主要包括阴茎发育异常、阴茎位置异常、包茎及包皮过长。

在阴茎发育异常中,小阴茎和阴茎弯曲畸形相对常见,而阴茎缺如、重复阴茎、巨阴茎等较为少见。阴茎位置异常包括阴茎显露不良、阴茎扭转、阴茎阴囊转位等。先天性包茎及包皮过长是最常见的阴茎异常。

一、阴茎缺如

阴茎缺如(penile agenesis)又称无阴茎(aphallia),是少见的男性生殖器先天畸形,通常合并其他畸形(如隐睾、肛门闭锁、肾缺如等)。主要原因为生殖结节发育异常,可有发育良好的阴囊和下降良好的睾丸,但无阴茎体,尿道开口于肛周皮肤或直肠内,肛门口大多前移。本病需行染色体核型检查。

本病的治疗需完整评估泌尿系的整体情况以及是否合并其他畸形。治疗的第一步是性别确定,但目前尚无法重建一个外观满意、排尿功能、性功能及生育功能正常的阴茎。故大部分病例按照女性重建。

二、重复阴茎

重复阴茎,又称双阴茎畸形(diphallia),是少见的男性生殖器先天性畸形,通常合并其他畸形(如尿道下裂、重复膀胱、肾缺如等)。重复的阴茎可表现为阴茎的附属物至完整的阴茎,双阴茎通常并排。本病的治疗需完整评估全泌尿系的情况,个体化治疗,治疗原则为尽量保留阴茎的功能,恢复正常阴茎外观。

三、阴茎扭转

阴茎扭转(penile torsion)即阴茎体向一侧(通常为逆时针)旋转,大部分患者的阴茎发育正常,常无明显功能性问题,主要以美观问题就诊。旋转角度小于90°的患者一般不需特殊处理,或者通过阴茎皮肤脱套后,使中缝位置恢复正常即可。旋转超过90°的患者则需分离阴茎内部,切开退化组织,必要时缝合对侧阴茎海绵体固定于耻骨联合上,实现矫正。

四、阴茎阴囊转位

阴茎阴囊转位(penoscrotal transposition)是少见的男性生殖器先天畸形,可合并尿道下裂、尾部退化 Aarskog 综合征、染色体异常、尿路异常,表现为部分转位至完全转位(图 5-3-

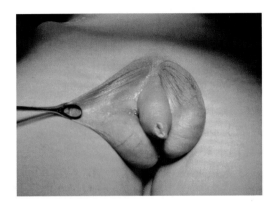

图 5-3-1　阴茎阴囊转位

1)。可采用阴囊成形术,主要纠正外观问题。常用的手术方案为切开复位法及隧道复位法。

【思考题】

阴茎先天性异常主要有哪些?

第四节　阴囊及其内容物的先天性异常

阴囊的先天性疾病有鞘膜积液、阴囊淋巴水肿、阴囊对裂、阴囊异位、阴囊发育不全或不发育等。

阴囊内容物的先天性异常主要指睾丸、附睾、输精管、精索的先天性异常。睾丸的先天性异常分为睾丸发育异常(如无睾、多睾、融合睾丸、睾丸发育不良)、睾丸位置异常(如隐睾)。附睾的先天性异常包括附睾缺如、附睾与睾丸不连接、附睾闭锁、袢状附睾、附睾囊肿等。输精管的先天性异常包括输精管缺如、输精管异位、重复输精管等。精索的先天性异常有精索静脉曲张、精索囊肿等。

本节主要介绍隐睾、输精管缺如。

一、隐睾症

隐睾症(cryptorchidism)指的是睾丸未沿正常通道下降到阴囊的睾丸位置异常,又称为睾丸未降(undescended testis),是男性新生儿最常见的先天畸形之一。虽然在生命最初几个月内,睾丸仍有自发下降可能,但有近1%的足月新生儿在1岁时仍有未下降的睾丸。足月新生儿、早产儿的患病率分别为 1.0%~4.6%、1.1%~45%。

(一)隐睾分类

隐睾分为可触及睾丸和不可触及睾丸。睾丸位置(图 5-4-1)和睾丸存在与否决定临床处置策略。大约80%的隐睾是可触及的,包括腹股沟型隐睾、异位睾丸、回缩睾丸;约20%为不可触及睾丸,包括腹股沟隐睾、异位睾丸、腹腔内睾丸(图 5-4-2)和睾丸缺如(absent testes)。

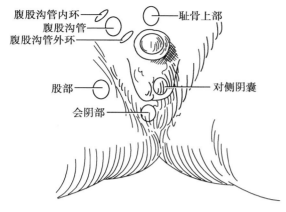

图 5-4-1 睾丸下降异常的不同部位

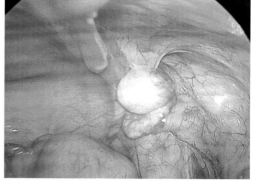

图 5-4-2 左侧腹腔内睾丸（右上角为内环）

单睾症者占 4%，无睾症<1%。睾丸缺如可能是睾丸不发育或睾丸宫腔内扭转所致。

（二）诊断

1. **病史** 要询问患者父母有无遗传疾病、激素暴露或者激素紊乱等危险因素。如果儿童先前有睾丸下降史，则提示睾丸上升。先前的腹股沟手术史可因卡压导致继发性隐睾。

2. **体检** 检查者手指顺腹股沟管朝向耻骨区域，仔细寻找隐睾。有时，患者取坐位或者蹲位，可触及在仰卧位不可触及的睾丸。

对于单侧不可触及睾丸的患者，需要检查对侧睾丸。对侧睾丸的代偿性肥大，可能预示不可触及睾丸侧的睾丸萎缩或缺如，但不能排除手术探查。

双侧隐睾应注意合并尿道下裂、性发育疾病等。

3. **影像学检查** 不能确定睾丸是否必然存在，因 B 超、MRI 检查的敏感度有限，故不做常规推荐；但肥胖儿、性发育疾病者则推荐。

（三）治疗

1. **治疗时机** 出生后 6 个月，隐睾很少会继续下降，此时的隐睾病理活检已表现出生殖细胞和间质细胞的丢失，1 岁以上隐睾分别以每个月 2%、1% 的速度在耗竭。故隐睾应在出生后 6 个月（需校正胎龄）即应开始治疗，一般在 12 个月内治疗结束，最晚不超过 18 个月。此时段手术，有助于患者的精子发生和激素生成，也有助于防止睾丸肿瘤发生。

然而，在临床实践中却发现，治疗时机往往被延后。挪威 1 组单中心的 2001—2010 年 205 例患者中，手术时间平均为 3.6 岁。德国 1 组单中心的 2009—2012 年共 1 850 例手术中，19% 的手术时间在 1 岁以内，24% 在 1~2 岁，57% 在 2 岁以后。我国重庆 1 组数据，2000—2010 年的手术年龄中位数为 3 岁。

2. **药物治疗** 有关激素治疗的研究质量偏差、存在异质性、缺乏长期疗效观察。短期激素治疗可诱发患者阴囊色素沉着、阴毛生长和阴茎增大。HCG 和/或 GnRH 的最好疗效在 20% 左右，其中的 20% 可能重新上升为隐睾，其成功率主要与睾丸位置有关。欧洲泌尿学协会（European Association of Urology，EAU）、美国泌尿外科学会（American Urological Association，AUA）不推荐内分泌治疗。

激素治疗对生育潜能的影响：HCG 可能通过增加生殖细胞的凋亡而对未来的精子发生有害，包括睾丸中的急性炎症改变和减少成年期的睾丸体积。GnRH 有助于保留双侧隐睾患者的生育能力，可作为睾丸固定术后的辅助治疗。与单独接受睾丸固定术或安慰剂治疗的男性相比,童年期接受布舍瑞林(一种 GnRH 类药物)治疗者的精液分析结果更好。

3. **手术治疗** 隐睾手术的目的包括:最大限度地改善生育能力,降低睾丸癌的风险,使睾丸可触及并有助于睾丸肿瘤的早期诊断,修复腹股沟疝,消除睾丸扭转的风险。

(1)术前再评估:任何睾丸固定术前,都应在麻醉后、患者放松时,重新评估睾丸是否存在,这对于肥胖患者尤为重要,因在诊室,对肥胖患者检查的准确性较低。对于肥胖和非肥胖患者,麻醉下的检查具有相似的准确度。

(2)早期与晚期睾丸固定术:6~12 个月的早期睾丸固定术,术后部分下降睾丸可追赶生长,最大限度地提高生育力,而延迟手术却不能。最近,唯一的一项前瞻性随机对照研究比较了 164 例单侧隐睾男童的治疗结果。受试者的睾丸固定术时间被随机分配为 9 月龄组或 3 岁组;在 4 岁时,行睾丸超声检查,发现早期组的睾丸体积显著大于晚期组。另外,手术同时行睾丸活检时,发现 9 月龄时的生殖细胞和间质细胞的数量明显高于 3 岁时的数量;3 岁时的腹腔内睾丸的生殖细胞耗竭严重。

(3)手术技术对生育潜能的影响:在 1983 年,Alpert 和 Klein 报道了一项独特的研究,12 名成年人,其中 6 人的单侧睾丸固定术时间在 12 岁前,另 6 人在 12~15 岁手术;成年后,仅在未手术睾丸侧行输精管结扎术,术后发现有 8 人出现无精子症,4 人出现少精症$(2.3~9.0)\times 10^6/ml$。8 例无精子症中,有 1 岁、3 岁和 6 岁时才行睾丸固定术的;有 1 例在输精管结扎术前的精子数量为 $90\times 10^6/ml$,另 1 例为 $18\times 10^6/ml$。可能会得出这样的结论:精子发生受损是由于行睾丸固定术的年龄延迟造成的,但也有可能是手术造成的医源性输精管、附睾损伤的结果。

动物实验发现:手术下降腹股沟高位和腹腔内的隐睾时,输精管的广泛游离可能会导致输精管动脉损伤和去神经化,导致功能性梗阻。动物实验还发现:用不可吸收线缝合固定睾丸,虽然不会影响睾丸的大小,但可能导致睾丸形态改变,导致生精上皮容积密度降低,生精小管长度和管径减小,并且缝合固定可使青春期大鼠的精子活力降低,故不推荐缝合固定下降的睾丸,目前推荐肉膜囊袋固定。

(4)手术方法

1)可触及之隐睾

①阴囊切口睾丸固定术:对低位、可触及的未降睾丸,可以通过阴囊切口进行固定,包括切除睾丸引带,探查鞘状突是否关闭,否则应采用腹股沟入路。多达 20% 的病例需采用腹股沟切口,以纠正相关的腹股沟疝。该手术总体成功率为 88%~100%,复发率和术后睾丸萎缩率均<1%。

②腹股沟切口睾丸固定术:应用广泛,成功率高达 92%。注意要游离、切除提睾肌纤维,防止睾丸回缩;睾丸引带是否要切除要具体分析;内环水平结扎未闭合的鞘状突。切除睾丸附睾的附件,评估睾丸大小,观察睾丸附睾分离情况。肉膜囊袋固定。如果长度仍然不足,则采用 Prentiss 技术,即切断腹壁下血管,将精索移至内侧,以便缩短入阴囊的路径。术后睾丸的淋巴引流可能从原来的后腹膜引流改变为髂骨和腹股沟引流,这种引流方式在睾丸恶性肿瘤手术中相对重要。

2)不可触及之隐睾

①阴囊切口探查:腹腔内隐睾不到 1/4,大多数为腹腔外的有活力睾丸或睾丸结节。腹腔外睾丸结节很可能是围生期扭转的最终结果,在睾丸下降后发生。如果在阴囊内发现睾丸结节,应将其切除并送病理证实。此时外环是闭合的,没有疝修补术指征。如果找到有活力睾

丸,则执行标准的睾丸固定术与疝修补术。如果鞘状突未闭且找不到睾丸,或者存在任何不确定性,在确保没有经腹股沟管的长袢附睾输精管后,小心地打开疝囊,用腹腔镜在腹股沟管内探查。理论上,这可以避免大多数患者行腹腔镜探查,但可能遗漏腹腔内睾丸。Snodgrass 等在 43 例不可触及隐睾的患者中发现,只有 30% 的患者需要腹腔镜探查手术。

②腹股沟切口探查:腹股沟切口也有助于后续的手术,包括腹腔镜、睾丸固定术或睾丸切除术。该法可使 30% 以上的患者避免腹腔镜手术,但可能遗漏腹腔内睾丸。对阴囊睾丸结节或腹腔内睾丸的患者来说,这种方法更具侵袭性。

③腹腔镜探查(包括机器人辅助):腹腔镜检查中,可发现包括进入腹股沟管的精索血管(40%),或精索血管盲端、睾丸证实消失(10%),腹腔内睾丸(40%)或窥视睾丸(10%)。对于睾丸消失患者,一旦清楚识别精索血管盲端,就结束手术。如果精索血管进入腹股沟管,在腹股沟探查时可能发现萎缩睾丸或者健康睾丸。内环中的窥视睾丸可使用腹腔镜或者经腹股沟切口牵到阴囊。

3) 腹腔内睾丸的处理:腹腔内睾丸的下降有时具有挑战性,幼儿因距离较短,通常较年长儿更容易将腹腔内睾丸下降至阴囊内,因此应尽早手术。如果睾丸位于腹股沟内环上 >2cm,在没有切断睾丸精索血管的情况下,有时很难将睾丸下降到阴囊。

目前多在腹腔镜下探查、游离腹腔内睾丸,结合实际情况,分别选择:

①保留睾丸精索血管、同期下降固定:游离后睾丸不经过腹股沟管,而是将其移至腹股沟管内侧,直接在皮下环处出腹腔入阴囊。这种保留睾丸血管的一期手术成功率可达 85%~100%,萎缩率为 1.83%。

②游离切断睾丸精索血管、同期或二期行 Fowler-Stephens 睾丸固定术(Fowler-Stephens orchiopexy,FSO)。FSO 术式是将睾丸血管近端切开横断,保护经输精管动脉和提睾肌血管的侧支动脉血供是 Fowler-Stephens 手术的关键特征。对伴长袢附睾输精管的隐睾,可行低位精索血管结扎的改良手术,由睾丸动脉提供血供转为由输精管动脉提供血供,便于以后将睾丸牵到阴囊。由于这些方法的特性,如果侧支血供不足,睾丸将处于萎缩风险。荟萃分析显示,一期 FSO 的汇总估计成功率为 80%,萎缩率为 28.1%;二期 FSO 汇总估计成功率为 85%,萎缩率为 8.2%。双侧不可触及之腹腔内睾丸,腹腔镜探查后的处理取决于隐睾大小与位置:先处理较大、低位的隐睾,后再处理较小、高位的隐睾。如一侧隐睾的精索血管得以保留并下降固定,另一侧高位者可同时行第一期 FSO。如双侧均需行 FSO,第一期仅能结扎或电灼(不离断)一侧隐睾之精索血管,3~6 个月后行第二期 FSO 时,同时对对侧隐睾行第一期 FSO。如对第一期 FSO 的睾丸是否存活存在顾虑,对侧睾丸的处理应等待 3~6 个月后。

③游离切断睾丸精索血管、同期行显微镜下睾丸自体移植,成功率达 88%,但这种方法需要熟练的、富有经验的外科医生,能做该手术的中心数量有限。

(5) 手术并发症:常见的手术并发症有睾丸退缩、睾丸扭转、睾丸萎缩、输精管和髂腹股沟神经损伤、局部血肿以及周围组织脏器如肠管、膀胱损伤等。手术中注意仔细操作,一般可以避免。

(四) 隐睾与睾丸肿瘤

我国睾丸肿瘤的发病率在每年 1/10 万男性左右。隐睾罹患睾丸恶性肿瘤风险较正常睾丸者高,可能与隐睾位置、局部温度、血运障碍、内分泌功能失调、性腺发育不全等有关,但具体的风险是多少,存在争议。Wood HM 与 Elder JS 分析了 1950—2008 年的国外数据后认为,隐睾患睾丸癌的风险是正常睾丸的 2.75~8 倍,相当于发病率在每年 12~33 人/10 万男性,我国缺乏此类数据。

青春期前行睾丸固定术可能降低睾丸癌的风险,提示对隐睾患者应早期手术干预。瑞典一项研究,有近 17 000 例男性患者(56 例患有睾丸肿瘤)通过手术治疗隐睾并随访 21 万人年,结果显示,与瑞典普通人群相比,13 岁以前接受手术的患者睾丸癌的相对风险为 2.2;而 13 岁以后接受治疗的患者,这一比例增至 5.4。因此,接受睾丸固定术的男孩发生睾丸恶性肿瘤的风险仍是增加的。建议在青春期和青春期之后进行筛查和自我检查。

由于生殖细胞残留的概率高,且存在可能无法发现恶性转化的风险,应切除任何腹腔内睾丸残留物。腹腔外睾丸残留物如睾丸结节发生恶性转变的概率相当低,是否切除,存在争议,仅 12% 的小儿外科机构做了探查。

（五）青春期后之隐睾

青春期后的单侧隐睾处理争议不大。如果隐睾可以被降到阴囊中,并且患者同意接受长期自我检查以防肿瘤形成,则进行睾丸下降固定是可行的,但建议进行睾丸活检。同时应使患者了解该过程不会改善生育,否则,隐睾切除术是最合适的选择。这是由于隐睾的生精能力很差,尤其是腹腔内睾丸,加上恶性风险增加,在对侧睾丸正常的情况下,EAU 和 AUA 都建议将青春期后的单侧隐睾切除。

而对青春期后双侧隐睾,多数学者认为应该行睾丸下降固定。一项对 54 例单侧腹股沟型隐睾(对侧睾丸正常,患者年龄 20~24 岁)的病理研究发现,51% 患侧睾丸生殖细胞具有活性,处在不同的成熟阶段,也就是说,虽然隐睾的生精功能明显下降,但仍有一定的生殖潜能;此外,亦有青春期后双侧隐睾患者行睾丸下降术后出现精液中有精子的报道,但应特别强调术后自我检查,以防睾丸肿瘤形成。

（六）隐睾与生育

隐睾与生育的关系涉及多种因素,包括生殖细胞丧失、生殖细胞成熟受损、间质细胞减少与睾丸纤维化。对隐睾手术干预的年龄似乎是后期生育的重要预测因素。在 2 岁或 2 岁以后接受手术的男性中,前者具有较高的 InhB 和较低的 FSH 水平。其他研究也表明,隐睾增加生殖细胞和间质细胞的丢失,提示尽快行睾丸固定术是保留生育能力的重要因素。

尽管单侧隐睾男性的生育潜力较低,但生育率与双侧正常睾丸下降的男性相同。双侧隐睾男性却有较低的生育潜力和生育率。有研究发现,单侧隐睾的无精子症发生率为 13%,但在未治疗的双侧隐睾中,其发生率高达 89%。也有研究显示,有 19% 双侧隐睾术后男性的精子密度正常,54% 低于 $5×10^6/ml$。在单侧术后组中,83% 的精子密度正常,9% 低于 $5×10^6/ml$。

近年来,隐睾尤其是双侧隐睾导致的非梗阻性无精子症患者可通过显微睾丸取精术(microdissection testicular sperm extraction,Micro-TESE)获取精子行 ICSI,从而获得其生物学子代。这给隐睾患者带来了福音,也给隐睾(尤其是青春期后双侧隐睾)的手术提出了新的要求。

（七）孤立单睾的处理

是否对孤立睾丸进行固定,以防孤立睾丸发生扭转,也存在争议。目前,在这种情况下真正的扭转发生率不详。对 128 名小儿外科医师的调查发现,仅 28% 的医师对诊断为单睾症的睾丸做固定术。

有研究对 50 例睾丸结节患者进行了对侧阴囊探查,以评估未来扭转的可能风险,发现只有 1 例患者在对侧睾丸下方出现了部分钟摆畸形。该学者同期比较了 27 例急性睾丸扭转的年长男孩的对侧睾丸,发现 21 例(78%)出现了钟摆畸形。据此,该学者认为,在年长男孩急性睾丸扭转时,对侧睾丸钟摆异常发生率高,支持对侧睾丸固定的标准做法。而对于围生期扭转后的单睾患者,对侧钟摆畸形的患病率极低,不足以支持行常规固定孤立性睾丸。

二、先天性输精管缺如

输精管发育缺陷与其他中肾管演化结构的单、双侧发育不全或缺如相关。在单侧输精管发育障碍中,75%的患者仅有附睾头,20%没有同侧附睾,86%有同侧精囊发育缺陷,20%有双侧精囊发育缺陷。在双侧输精管发育缺陷中,68%有双侧附睾部分缺如,近45%有精囊缺如。

65%~95%双侧输精管发育不全与囊性纤维化相关。囊性纤维跨膜转导调控因子(cystic Fibrosis transmembrane conductance regulator,CFTR)的突变可引起囊性纤维化、单侧或双侧输精管缺如,单侧或双侧射精管缺如、单侧或双侧附睾梗阻等异常。

(一)囊性纤维化

囊性纤维化(cystic fibrosis,CF)是一种常染色体疾病。CFTR基因突变是CF的基本病因,已发现800多种不同的突变体。该病的基因表型与临床表型间的相关性不明显,可能还有其他基因参与。

CFTR基因编码一种与膜结合的离子通道蛋白。CFTR蛋白在呼吸道上皮细胞中高表达,参与调节电解质的跨膜运输。如果此蛋白由于突变而缺乏,支气管分泌物将变得异常黏稠。由于气道梗阻和细菌感染,可合并进展性肺功能损害和右心衰竭等并发症。85%患者有胰腺功能不全,胎粪性肠梗阻是新生儿最严重的并发症。少数患者生育能力正常或仅出现部分损害,通常病程较短,胰腺功能一般正常,肺部病变进展也较缓慢。在严格的标准条件下,汗液氯化物浓度超过60mmol/L可作为CF疾病的实验室诊断指标。

超过95%的CF患者患有梗阻性无精子症,大多是双侧输精管近端或附睾先天性闭锁,部分患者的梗阻部位很难确定。典型病例表现为阴囊内的输精管道缺损或闭锁,为绳索样结构,附睾体、尾部萎缩退化,附睾头显著扩张。精囊可有先天萎缩、梗阻、扩张和囊性退化等畸变,导致患者的精液量明显减少。多数CF患者睾丸实质正常,偶见非特异性的组织学异常,这可能是由于长期输精管道梗阻或一般健康状况较差所致。

CF是一种自身退行性疾病,仅当父母双亲同时受累或其遗传型是杂合子时,其子代才罹患此症,但父母亲同时受累的情形较为少见。如果常规检查未发现亲代中存在突变基因,并且无CF家族史,则子代罹患此症的概率大约只有0.5%。相反,若亲代存在CFTR基因突变,则子代的患病率可高达50%以上。

因CF导致不孕不育的夫妇在开始治疗之前应考虑遗传学咨询,并应行产前诊断。对于CF疾病所致的无精子症患者,辅助生殖技术是唯一可行的选择,可从附睾或直接从睾丸中取出精子行ICSI。

(二)先天性输精管缺如

1. 先天性双侧输精管缺如(CBAVD)　CBAVD可作为一种单独的畸形发生,但与CF密切相关,可为系统性CF疾病的局部、轻型表现。

临床上一般认为这两种病变为独立的疾病,因有研究发现CBAVD仅出现在一半或更少的CF患者中,即CF男性患者不一定同时患有CBAVD,但大多数CBAVD有CFTR基因突变,也就是说,CFTR基因突变这一相同的遗传学背景是导致这两种疾病的原因。还有10%~20% CBAVD患者并非因CFTR基因突变所致,几乎所有CBAVD合并肾畸形(萎缩、异位、马蹄肾)的患者都无任何基因改变。

与CF患者一样,CBAVD患者也有输精管道畸形和射精改变等临床表现。CFTR基因突变所致的无精子症患者与正常生育男性相比,其射精量、精液 pH 和果糖浓度都显著降低。对于所有 CBAVD 患者,应常规行肾超声检查。CBAVD 患者常合并有轻度的上呼吸道疾病,如复发性支气管炎和鼻窦炎;消化不良也可偶见报道,可能是因为轻度的胰腺功能障碍导致。

正如 CF 疾病一样,CBAVD 患者可通过遗传咨询行辅助生殖技术治疗,亲代 *CFTR* 突变分析对诊断最为主要,如果母亲无此基因突变,其子代罹患 CF 疾病的风险通常较低,反之,其子代的患病率可达 25%~50%。通过获取睾丸、附睾精子行 ICSI 等手段,对 CBAVD 所致的不育症患者进行治疗是一种标准的治疗方案,致孕率并不受是否存在 *CFTR* 基因突变的影响。

2. **先天性单侧输精管缺如**(congenital unilateral absence of the vas deferens,CUAVD) CUAVD 或发育不全患者的生育能力可能正常,许多患者可能无任何临床表现,只是在体检时偶然发现。

但单侧输精管发育不全也可偶见于精液指标异常和无精子症患者。许多 CUAVD 患者常伴有对侧输精管远端梗阻,这种单侧输精管发育不全、对侧输精管远端梗阻所致的无精子症患者常携带有 *CFTR* 基因突变。相反,*CFTR* 基因突变在对侧输精管正常的 CUAVD 患者中很少见。与 CBAVD 一样,单侧输精管缺如和发育不全常伴有泌尿系畸形,男性 CUAVD 中单侧肾发育不全的发病率为 79%,但单侧肾发育不全男性中 CUAVD 发病率仅 20%。

【思考题】

1. 隐睾症分类及其治疗时机?手术治疗方法有哪些?
2. 隐睾与睾丸肿瘤、青春期后隐睾、隐睾与生育、单睾的处理原则?
3. 双侧输精管先天缺如与囊性纤维化的区别与联系有哪些?

第五节 附属性腺的先天性异常

附属性腺包括前列腺和精囊。前列腺先天性异常包括前列腺缺如、异位前列腺、前列腺囊肿。精囊的先天性异常包括精囊发育异常(如精囊缺如、巨精囊、单侧或双侧精囊发育不全)和精囊囊肿。

组织学上,射精管是精囊的延续。射精管自精囊端向尿道端移行过程中逐渐变细,主要分为三段,即近端的前列腺外段、斜穿前列腺的中段和远端短的精阜段。因此,无论是先天性异常还是后天性疾病,该区域中的前列腺、精囊、射精管三者之间存在或多或少的联系(图 5-5-1)。

前列腺、精囊、射精管区域的囊肿主要有四类:前列腺小囊囊肿(又称前列腺椭圆囊囊肿)、苗勒管囊肿(又称 Müllerian 管囊肿)、射精管囊肿(又称 Wolffian 管囊肿)、精囊囊肿。

一、前列腺小囊囊肿

前列腺小囊(prostatic utricle)位于前列腺中线区域,多限于前列腺边界之内,正常长度为 8~10mm,位于精阜处的开口宽约 2mm,盲端为球形。

前列腺小囊开口如因各种原因导致不全梗阻或完全梗阻,可导致前列腺小囊的病理性增大,即为前列腺小囊囊肿(cyst of prostatic utricle)(图 5-5-1)。临床上,异常增大的前列腺小囊囊肿可压迫射精管导致梗阻性无精子症(图 5-5-2);或射精管远端的炎性梗阻,可导致射精管近端在前列腺小囊的侧后壁 5 点、7 点区域形成异常开口或通道,该类患者常表现为顽固性血精或慢性血精,并可在前列腺小囊囊肿内发现精子。如果前列腺小囊囊肿较大,可导致膀胱后壁的压迫,甚至出现膀胱出口梗阻。如合并感染,可出现耻骨上或直肠的疼痛不适。

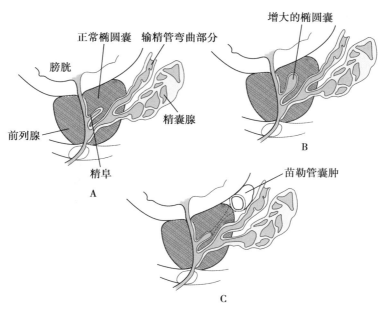

图 5-5-1　前列腺椭圆囊(前列腺小囊)囊肿与尿道相通,苗勒管囊肿位于前列腺上方、精囊腺之间,与尿道不相通

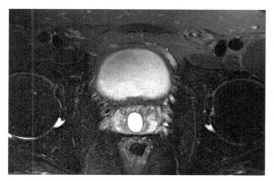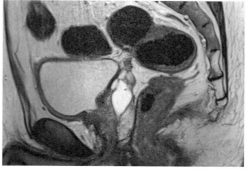

图 5-5-2　巨大前列腺小囊囊肿(左图为冠状位,右图为矢状位)致射精管梗阻

　　较小的前列腺小囊囊肿可无临床症状,如出现临床症状,治疗上主要采取电切镜或精囊镜行经尿道囊肿开口电切开术或去顶术,多能解除梗阻。

二、苗勒管囊肿

　　苗勒管囊肿(Müllerian duct cyst)位于中线区域,矢状面影像上可显示呈泪滴状,大的囊肿可超越前列腺的后上方边界。因为苗勒管囊肿通常不与射精管、尿道或精囊相交通,所以囊肿液中通常无精子或果糖。

　　苗勒管囊肿一般无临床症状,多数因体检发现,可观察。如囊肿较大,可压迫膀胱或直肠而出现梗阻症状,目前多采用腹腔镜手术切除。

三、射精管囊肿

射精管囊肿(cyst of ejaculatory duct)定位于旁正中线,前列腺内射精管走行区域,与尿道及一侧精囊相交通。MRI 影像下,射精管囊肿呈圆形或卵圆形,薄壁单腔囊性病变。

射精管囊肿常由于射精管远端的不完全性梗阻所导致,故临床上表现为不全梗阻性的少精子症或隐匿性无精子症,亦可合并精囊结石、血精、前列腺炎,附睾炎或痛性射精等。精囊镜术或经尿道射精管口切开术治疗效果确切。

四、精囊囊肿

精囊囊肿(seminal vesicle cyst)多为先天性异常,常与多囊肾,同侧肾发育畸形如肾缺如,同侧先天性输精管缺如,输尿管异位开口(开口于中肾管的衍生物如精囊或射精管)相伴发。

先天性精囊囊肿是一种少见的疾病,由 Zinner 于 1914 年首先报道并描述。Zinner 综合征的典型表现为先天性精囊囊肿、同侧射精管梗阻、同侧肾发育不全或缺如,发病率仅为 2.14/10 万。先天性囊肿出生时即存在并逐渐发展,青年期出现临床症状,这可能是由于伴随的射精管闭锁致精囊腺引流不畅、分泌液聚集,引起精囊扩张、囊肿形成,一般为单侧,左、右侧发生率相同;MRI 等影像下,精囊囊肿呈薄壁的单腔囊性病变,位于膀胱的侧后方精囊所在部位。由于其与精道相交通,因此精囊囊肿内含有果糖和精子。

有时,精囊囊肿也可以是继发于感染或炎症,囊肿通常为双侧,常见于慢性前列腺炎或前列腺手术后的老年患者。

精囊囊肿是形成不育症的重要原因之一,故而大多数以泌尿系畸形及不育症就诊,临床以下腹部不适,腰腹部及会阴部疼痛等前列腺炎症状及膀胱刺激症状为主,偶见血精或血尿。囊肿较大时挤压膀胱可出现排尿困难等症状,也可合并感染。当精囊囊肿直径大于 12cm 时称为巨大囊肿,常由于肿块压迫,表现为膀胱和直肠梗阻。少数情况下,也可以在青春期前因反复发生的附睾炎和尿路感染在超声及 CT、MRI 检查时发现。

无症状的精囊囊肿一般不需治疗。囊肿较大并引起临床症状者,可在经直肠超声或 CT 扫描引导下,经皮会阴部穿刺抽液引流。因囊肿压迫膀胱或尿道引起梗阻症状,或继发感染及结石者,则应经腹腔镜下或经腹开放性囊肿切除。如果存在异位输尿管,应行包括精囊在内的肾、输尿管切除。

【思考题】

前列腺、精囊、射精管区域的囊肿分类有哪些?

推荐阅读文献:

[1] WEIN A J, KAVOUSSL L R, PARTIN A W, et al. Campbell-Walsh Urology. 11st ed. Philadephia: ELsevier, 2016: 2845-2847.

[2] 郭应禄,胡礼泉. 男科学. 北京:人民卫生出版社,2004:96-98.

[3] 陈孝平. 外科学. 2 版. 北京:人民卫生出版社,2010:782-791.

[4] 邓春华,戴宇平,陈炜. 男科手术学. 北京:人民卫生出版社,2012:150-153.

[5] HUTSON J M, LI R, SOUTHWELL B R, et al. Regulation of testicular descent. Pediatr Surg Int, 2015, 31(4): 317-325.

［6］SNODGRASS W,DAJUSTA D,VILLANUEVA C,et al. Foreskin reconstruction does not increase urethroplasty or skin complications after distal TIP hypospadias repair. J Pediatr Urol,2013,9(4):401-406.

［7］张干林,张金明.尿道下裂病因学研究进展.中华小儿外科杂志,2014,35(3):230-232.

［8］KOFF S A,SETHI P S. Treatment of high undescended testes by low spermatic vessel ligation:an alternative to the Fowler-Stephens technique. J Urol,1996,156(2 Pt 2):799-803.

［9］ELDER J S. Surgical management of the undescended testis:recent advances and controversies. Eur J Pediatr Surg,2016,26(5):418-426.

［10］SHEPARD C L,KRAFT K H. The nonpalpable testis:A narrative review. J Urol,2017,198(6):1410-1417.

［11］WOOD H M,ELDER J S. Cryptorchidism and testicular cancer:separating fact from fiction. J Urol,2009,181(2):452-461.

［12］LEE P A. Fertility after cryptorchidism:epidemiology and other outcome studies. Urology,2005,66(2):427-431.

［13］ROBERT F,BEY-OMAR F,ROLLET J,et al. Relation between the anatomical genital phenotype and cystic fibrosis transmembrane conductance regulator gene mutations in the absence of the vas deferens. Fertility and Sterility,2002,77(5):889-896.

［14］PAREKATTIL S J,ASHOK A. 男性不育临床医师实用指南.周辉良,沙艳伟,洪锴,译.西安:世界图书出版西安有限公司,2018:54-57,65-69,270-271.

［15］DUNNICK R,CARL M S,JEFFREY H. et al. 泌尿系统影像学.王霄英,译.北京:人民卫生出版社,2011:32.

［16］SHAPIRO E,HUANG H,MCFADDEN D E,et al. The prostatic utricle is not a Mullerian duct remnant:immunohistochemical evidence for a distinct urogenital sinus origin. J Urol,2004,172(4):1753-1756.

［17］RAZI A,IMANI B. Seminal vesicle cyst presenting with lower urinary tract symptoms and huge abdominal mass. J Urol,2000,164(4):1309-1310.

［18］LI Y F,LIANG P H,SUN Z Y,et al. Imaging diagnosis,transurethral endoscopic observation,and management of 43 cases of persistent and refractory hematospermia. J Androl,2012,33(5):906-916.

［19］WANG M S,LI B J,HUANG Z M,et al. Transurethral endoscopic treatment of seminal vesicle cysts(report of seven cases). Int Urol Nephrol,2015,47(5):717-721.

第六章

男性性腺发育及功能异常

第一节　性发育疾病

一、定义及分类

性发育疾病(disorders of sex development,DSD)是指染色体的、性腺的、解剖的性发育表现不典型的一组先天性疾病。DSD 发病率约为 1/5 500,其中伴有外生殖器畸形新生儿的出生比例为 1/4 500。患者出生时的生殖器官解剖结构(表型)既不是典型的男性也不是典型的女性,和生物学特征(生物型)之间的关联性不足,从而可能引起有关性别分配的问题。

2006 年,欧洲儿科内分泌协会及 Lawson Wilkins 儿科内分泌协会(ESPE/LWPES)在美国芝加哥召开的联合会议上,建议使用"性发育疾病"代替雌雄间体(阴阳人)等有歧视含义的术语,并提出按照染色体核型分析结果,将性发育疾病分为 3 大类:性染色体 DSD、46,XY DSD 及 46,XX DSD(表 6-1-1)。

表 6-1-1　性发育疾病(DSD)分类

性染色体 DSD	46,XY DSD	46,XX DSD
1. 45,X(Turner 综合征及其变体) 2. 47,XXY(Klinefelter 综合征及其变体) 3. 45,X/46,XY[混合性性腺发育不全(MGD)] 4. 46,XX/46,XY(嵌合型卵睾 DSD)	1. 性腺(睾丸)发育障碍:①完全性腺发育不全(Swyer 综合征);②部分性性腺发育不全;③睾丸退化;④卵睾 DSD 2. 雄激素合成或功能障碍:①雄激素合成障碍(如 17β-羟类固醇脱氢酶缺乏、5α-还原酶缺乏、StAR 突变);②雄激素作用障碍(如完全性、部分性雄激素不敏感综合征);③LH 受体缺陷(如 Leydig 细胞发育不全、先天萎缩);④AMH 激素紊乱及 AMH 受体障碍(苗勒管永存综合征)	1. 性腺(卵巢)发育障碍:①卵睾 DSD;②睾丸性 DSD(SRY 阳性,重复 SOX9);③性腺发育不全 2. 雄激素过多:①胎儿源性(如 21-羟化酶缺乏、11β-羟化酶缺乏);②胎盘源性[如芳香化酶缺乏/POR(P450 氧化还原酶缺乏)];③母源性(如黄体瘤,孕期服用外源性雄激素) 3. 其他:泄殖腔外翻,阴道闭锁,MURCS 综合征等

注:LH,黄体生成素;AMH,抗苗勒管激素。

根据芝加哥共识,既往的"男性假两性畸形、男性化不全的 XY 男性"归属 46,XY DSD。"女性假两性畸形、男性化的 XX 女性"归属 46,XX DSD。"真两性畸形"归属卵睾 DSD,常见核型依次为 46,XX、46,XX/46,XY 嵌合型、46,XY。46,XX DSD 中的卵睾 DSD 为 SRY 阴性;

而 46,XX DSD 中的睾丸 DSD,其 *SRY* 阳性、*SOX9* 重复,表现为男性、小睾丸、无精子症,没有子宫或卵巢,对应既往的"XX 男性或 XX 性反转"。"XY 性反转"则为 46,XY DSD 中的完全性性腺发育不全。

性染色体 DSD 中的 Turner 综合征及其变体和 Klinefelter 综合征及其变体,除少数病例外,一般没有性别分配问题。46,XX DSD、46,XY DSD、性染色体嵌合体变异、卵睾 DSD 以及"非激素/非染色体"DSD 这 5 组 DSD 患者需要提交性别分配,并考虑进行生殖器外科重建。

二、临床表现与诊断

(一) 病史

应询问家族史,特别注意有血缘关系的家庭成员被诊断为 DSD 或具有提示 DSD 特征的病史;迄今尚未确诊但有 DSD 嫌疑的家庭成员,如未婚或无子女的成年人,也可以提供有用的补充信息。母亲的产前雄激素暴露史,如用药或任何肿瘤等。

(二) 临床表现

大多数 DSD 新生儿在出生时即出现临床表现,包括:①生殖器性别模糊,如泄殖腔外翻、无阴茎;②女性生殖器外观,但有阴蒂肥大、阴唇后唇融合,或腹股沟/阴唇部肿块;③男性生殖器外观,但有严重的会阴型尿道下裂伴双阴囊、隐睾伴尿道下裂、双侧隐睾、小阴茎伴阴茎下曲;④外生殖器外观与产前染色体核型检查结果不一致。

年长儿童和年轻成人的临床表现包括:①既往无法识别的外生殖器;②青春期发育延迟或发育不完全;③女性的腹股沟疝、原发性闭经、男性化;④男性的乳房发育、肉眼可见的周期性血尿或偶发的周期性血尿。

在许多类型的 DSD 中,下尿路的解剖结构也是不典型的,尿道可能会进入泌尿生殖道窦,存在逆行感染、尿失禁等风险。

(三) 诊断

1. 临床诊断　根据病史、临床表现,进行全面的体格检查,重点是外生殖器检查,除了明确其发育情况外,女性集中检查大阴唇及腹股沟,男性检查阴囊,注意可否触及性腺等。最好使用 Prader 评分表和外部男性化评分(external masculinity scale,EMS)等男性化图表标准化,便于交流。

一般情况下,生殖管道根据同侧性腺发育,可根据性腺的位置和子宫的存在与否,做出初步的临床诊断;再根据染色体核型,做出进一步诊断。①如果触及不到性腺,各种诊断都有可能,但 46,XX DSD(有 2 个卵巢)是最常见的,其次是 45,X/46,XY MGD。②男性化的女性如有子宫,但未触及性腺,主要考虑 21 羟化酶缺乏症。③性腺发育不对称,如可触及一个性腺(通常为发育不良睾丸),46,XX DSD 和完全性腺发育不全可被排除,因为卵巢和条纹性腺(指发育不全的卵巢,属非功能性的,不含生殖细胞,有较大的癌症风险)不会下降(多在腹腔中),有可能是 46,XY DSD(图 6-1-1)、卵睾 DSD 和 MGD(图 6-1-2)。④如果两个性腺都可触及,46,XY DSD 和卵睾 DSD 是最有可能的诊断。⑤对称的外生殖器、有或没有可触及的性腺、无子宫,表明男性化不全 XY 男性。⑥不对称的外生殖器表型、可触及性腺(发育不良的睾丸或卵睾)、有子宫存在,提示含 Y 染色体的性腺发育不全和卵睾 DSD。对性腺发育不全和卵睾 DSD,需要进行性腺活检,以便进行分类、评估性腺染色体嵌合情况、检测性腺肿瘤的存在与否。

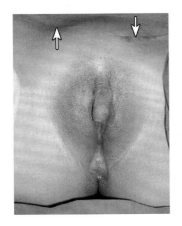

图 6-1-1　46,XY DSD 患者,女性外生殖器外观,阴茎发育差,阴蒂肥大,双侧腹股沟疝手术时发现睾丸(箭头示双侧腹股沟手术瘢痕)

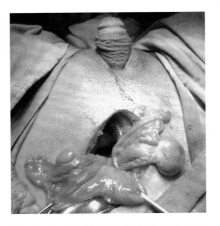

图 6-1-2　45,XY/46,XY 混合性性腺发育不全(MGD)患者,阴茎发育,腹腔探查发现子宫及双侧输卵管,双侧卵巢与睾丸融合

2. 辅助检查

(1)影像学检查:B 超、CT、MRI 等影像学检查有助于了解患者性腺、内生殖器、肾脏、肾上腺、甲状腺、下丘脑、垂体等器官的发育情况,同时也有助于发现可能存在的性腺肿瘤。

(2)实验室检查:应根据具体病情特征选择相关检测,并考虑不同胎龄和年龄的正常值,有时需要进行连续检测。在出生后 4 周,可行 HCG 和 ACTH 兴奋试验,以评估睾丸和肾上腺生物合成类固醇的功能。

怀疑 46,XY DSD 和性染色体 DSD,可行 HCG 兴奋试验,检测试验前后血清 FSH、LH、抗苗勒管激素(anti-mullerian hormone,AMH)、InhB、睾酮、DHT、脱氢表雄酮(dehydroepiandrosteron-esulfate,DHEAS)等的变化,可初步区分无睾症或性腺发育不全、雄激素不敏感、5α-还原酶缺乏症、17β-羟类固醇脱氢酶缺乏症。怀疑具有 2 个卵巢的 46,XX DSD,可行短期 ACTH 兴奋试验,比较试验前后血清 17-OHP、11-脱氧皮质醇、脱氧皮质醇、血浆肾素活性等,将有助于区分11-和 21-羟化酶缺乏症。

如怀疑威胁生命的失盐型先天性肾上腺增生(congenital adrenal hyperplasia,CAH),应急查血清 17-OHP,如升高,则在开始糖皮质激素和盐皮质激素治疗之前和期间,进一步查血清电解质、血糖。

(3)遗传学评估:染色体核型是基本的遗传学评估。目前,基因诊断多限于动物实验,临床上仅有 20%的 DSD 病例获得特异性的基因诊断。常见基因测定包括 AR 相关基因、*SRY*、*SF1*、*WT1*、*CYP21*、*SOX9*、*DAX-1*、17β-羟类固醇脱氢酶、5α-还原酶 2 型等。

三、管理与治疗

需要对 DSD 患者进行多学科的紧急评估,以确定是否存在危及生命的 CAH 或看似健康的复杂病情。

(一)管理原则

当前有关 DSD 患者的管理,争论集中在四个主要问题上,即病因学诊断、性别分配、生殖器手术的适应证和时机、向患者披露医疗信息。鉴于本病的复杂性和异质性,各中心无法进行比较,文献的证据水平(B 和 C)也都偏低。

目前认为,对 DSD 患者最佳的临床管理应包括:①在专家对新生儿进行评估之前,必须避免性别分配;②必须在有经验丰富的多学科团队的中心进行评估和长期管理,这个多学科团队应包括遗传、新生儿、内分泌、妇科、精神心理、(小儿)外科或泌尿男科等学科的医护人员,以及社会工作者;③所有人都应接受性别分配,每个孩子都应获得男性或女性的公开身份,并以与该身份一致的方式抚养长大;④与患者及其家人的公开交流至关重要,并鼓励他们参与决策,随着患者的长大和独立,父母对治疗方案决策的影响程度应降低;⑤患者及家人的关切应得到尊重并严格保密。

(二) 性别分配

在完成诊断后,应进行性别分配。影响性别分配的因素包括诊断、生殖器外观、手术选择、终身替代疗法的需要、生育潜力、家庭观念以及社会文化因素等。无论做出何种决定,医生都应与患者或家属共同讨论后完成,患者及家属的意见应得到充分地尊重。目前尚不清楚 DSD 患者的性别认同在多大年龄和何种标准下可以被认为是确定的。

根据文献,对生殖器性别模糊的新生儿,提出如下性别分配建议。

1. 建议按女性抚养

(1) 超过 90% 的 46,XX CAH 患者按女性抚养,通常没有性别焦虑问题。对诊断较晚和严重男性化的 46,XX CAH 患者,虽然阴蒂发育过度、类似于男性的隐睾合并尿道下裂的阴茎,仍应尽可能按女性抚养,以最大限度地提高生育能力。只要药物治疗能在整个童年期充分抑制雄激素的分泌,通常能成功。亦有认为,对诊断较晚和严重男性化的 46,XX CAH 患者,可以先按男性抚养,推迟手术,抑制青春期,直到患者个人做出选择为止。

(2) 所有 46,XY 完全性雄激素不敏感综合征(complete androgen insensitivity syndrome,CAIS)患者按女性抚养。这类患者虽有睾丸,但对雄激素没有反应,按男性抚养毫无意义。患者作为女性的发育过程同样受到基因的引导,只是所涉及的基因序列与 46,XX 核型的女性不同。虽然按女性抚养的 CAIS 成年人可能有骨质疏松的风险,会因没有子宫而降低她们作为女性的完整感,但这并不会降低她们的女性气质。

(3) 46,XY 完全性性腺发育不全患者,选择按女性抚养。

2. 建议按男性抚养

(1) 对所有小阴茎患者,建议按男性抚养。

(2) "非激素/非染色体"DSD 的主要代表是 46,XY 的泄殖腔外翻、无阴茎和严重小阴茎,既往多按女性抚养,但有 33% 患者出现性别焦虑。目前多建议按男性抚养。

3. 综合考虑 有部分雄激素不敏感综合征(partial androgen insensitivity syndrome,PAIS)、5α-还原酶缺乏症、部分性腺发育不全和 MGD 的患者,在出生时可能是女性或主要是女性生殖器外观,通常按女性抚养长大,但在青春期时他们的社交性别变为男性。在这个群体中,性别分配问题更大。卵睾 DSD 的抚养性别决定应基于性腺和内部导管的形成。

(1) 46,XY PAIS 患者往往具有尿道下裂的解剖特征,目前认同男性性别的较以往要普遍得多,并偶有生育的报道。性别焦虑症更常见于按女孩(20%)抚养,按男孩抚养的则较少(7%),选择按男性抚养是明智之选。如果不确定,初期不应考虑切除性腺和减少阴茎勃起组织;如果患者后期选择女性,并希望通过手术使其成为女性,那是她的选择;反之,则行不通。

(2) 5α-还原酶缺乏症和 17β-羟类固醇脱氢酶缺乏症的 46,XY DSD 患者,在出生时通常表现为女性,但在青春期有可能出现显著的男性化,在腹股沟区常可触及睾丸。50%及以上的患者会被确定为男性,其中5α-还原酶缺乏症患者可能具有生育能力。此外,社会因素也可能是5α-还原酶缺乏症患者性别角色变化的重要调节因素。

(3)46,XY双侧部分性腺发育不良伴严重尿道下裂、隐睾和苗勒管腔的儿童,因为AR是正常的,雄激素可有效刺激生殖器结节生长,建议按男性抚养。

(4)对MGD,需要考虑的因素包括产前雄激素暴露、青春期前后的睾丸功能、阴茎发育和性腺位置。目前的趋势是,尽管生育能力不高、手术效果不确定,但仍将具有Y染色体的DSD个体保留为男性;分化较好的MGD建议选择男性。如果考虑女性,建议推迟不可逆的手术如睾丸切除,直到患者确定性别身份。

(5)卵睾DSD患者同时具有卵巢和睾丸组织以及生殖器结构异常分化,应在患者性腺分化和生殖器官发育的基础上考虑生育的可能性,并假设生殖器官与所选择的性别是一致或可以做到的。保留孩子未来的所有可能是"最不坏"的选择。男性似乎对自己的性别和性生活更满意。如有发育良好的子宫,会增加成年生活时行体外受精而生育的可能,从而有助于做出按女性抚养的决策。

(三) 手术治疗

关于是否应该手术,争论很多,分歧较大,尤其在西方国家。同时,由于表现的复杂性和异质性,DSD手术的适应证、时机、方法和疗效评价尚无共识。晚期手术的规模、并发症和心理影响可能高于早期手术。由于目前尚缺乏多学科专家组设计的、涉及所有缔约方的、协作性前瞻性研究以及使用双方都同意的评估方案,因此临床管理原则显得尤为重要。

1. **手术目的** 手术的目的是恢复生殖器的功能性解剖结构,以便未来能进行插入性性交;在可能的情况下促进将来的生殖能力;减少与生殖泌尿系统解剖异常有关的泌尿外科危害,如泌尿道感染、可能引起的上尿路疾病和尿失禁;避免阴道或子宫腔积液或积血;避免女孩青春期男性化或男孩乳房发育;降低性腺患癌的风险;便于患者社交身份的建立,避免被污名化;满足父母在尽可能好的条件下抚养孩子的愿望。

外科医生有责任向DSD患者及家属概述从婴儿期到成年期的手术顺序和随后结果。只有在儿童护理方面具有专业知识,且在DSD手术方面接受过专门培训的外科医生才能做这些手术。应强调功能性结果,而不是严格的外观。

2. **手术及手术时机**

(1)性腺的切除:当分配的性别与性腺性别不同时(主要是46,XY DSD组、45,X/46,XY的MGD组和卵睾DSD组),以及当存在与睾丸组织相关的肿瘤风险时,性腺去留是一个问题。性腺可以被部分或全部切除,也可以行睾丸下降固定术,或者通过常规的临床检查、超声或活检进行监测。青春期前发生性腺肿瘤的风险很低,可能等于隐睾的风险。

对性别分配为男性的儿童,隐睾应早期下降,并监测睾丸,必要时活检,以排除恶性肿瘤。如有条纹性腺,应该切除。虽然睾丸可能在青春期前得以保留,但尚不能证明能保证未来的生育能力。此外,多数对5α-还原酶缺乏症和17β-羟类固醇脱氢酶缺乏症患者的性别分配为男性,但也有争议,这时,睾丸切除的时机是一个关键问题:睾丸是否应保留到患者能够自我决定性别的年龄?或者,如果决定按女性抚养,是否应该尽早将睾丸去除以避免青春期的男性化?一个保守方法是,可选择暂时用GnRH类似物阻断青春期的男性化,直到患者能够做出性别认同的决定。

对性别分配为女性的儿童,应切除睾丸(最迟可拖到青春期),以防止青春期前或青春期后的男性化及恶性肿瘤。但按女性抚养的 CAIS,保留患者的睾丸是可取的,因在青春期开始后,睾丸会分泌大量的雄激素,有助于患者的骨骼成熟;此外,雄激素也可被芳香化为雌激素,足以带来乳房的自然发育和女性的体形,这有利于提高自尊。因 CAIS 女孩 AR 不存在,故不存在男性化的风险。

(2) 生殖器成形术:对男性生殖器官的重建手术,主要是基于尿道下裂或阴茎下弯畸形(如有)的手术矫正,龟头亦可重塑。尿道下裂手术的年龄取决于对雄激素刺激的反应。青春期可能需要进行性激素替代。青春期后才选择男性的患者,阴茎成形术是一种主要选择,应在专门的变性手术中心做。不能让患者对阴茎重建抱有不切实际的幻想,包括使用组织工程。成年后可以植入阴茎假体。

女性化生殖器成形手术有三个主要目的:缩小男性化的肥大阴蒂、重建女性阴唇、增加阴道的开口和长度(如果可能的话)。轻度的阴蒂肥大一般不做手术,对 CAH 患者进行良好的激素替代治疗就可以显著缩小阴蒂,仅在严重男性化(Prader 分级 Ⅲ ~ Ⅴ)的情况下才应考虑手术,并在适当的时候,与常见泌尿生殖窦修复一起进行。由于阴蒂手术可能会干扰性高潮功能和勃起感觉,因此手术时应以解剖学为基础,尽量保留阴蒂的神经和血管。大多数缩小阴蒂手术是去除海绵体的可变部分,后将成形的阴蒂固定在骨盆下缘的海绵体残端。原有皮肤沿轴线切开,重塑成小阴唇。阴道缺失或发育不充分,需要在青春期或青春期后进行阴道扩张或成形术。阴道成形术的风险因尿道和阴道汇合的高低而不同。除非有令人信服的医学指征,ESPE/LWPES 共识建议在 12 个月到青春期之间不要进行生殖器手术。青春期前也不建议阴道扩张。

(3) 苗勒管残余的处理:对男性患者,在大多数情况下,苗勒管残余是无症状的。如果苗勒管残余较大,如形成较大的苗勒管囊肿,可能出现排尿困难、尿路感染、周期性疼痛、结石形成等,可以通过腹腔镜或开放手术切除。很少有苗勒管残余发生癌症的报道。

(4) 其他相关手术:如性别分配为男性,可以在青春期或青春期后切除乳房;如性别分配为女性,可补充雌激素促进乳房发育,亦可植入假体。

双侧卵睾症患者,卵巢和睾丸的组织分离在技术上是困难的,如果可能应尽早进行。此外,临床一直面临着这样一个两难境地:如 46,XX CAH 女孩被按男性抚养成人,而且家庭不允许重新分配性别。在这种情况下,可进行分期尿道下裂修复术和子宫输卵管全切除术。

(四) 激素替代

1. **性激素替代** 在性腺发育不全、性激素生物合成缺陷和雄激素抵抗的患者中,性腺功能减退很常见。青春期开始的时间可能会有所不同,但这是一个时机,有机会讨论病情并为长期坚持治疗奠定了基础。青春期的激素诱导可刺激患者的青春期发育,诱导第二特征、青春期生长突增和骨矿物质积聚,以及对性心理成熟的社会心理支持。有文献认为,对选择按男性抚养的 46,XY DSD,出生后应尽早开始雄激素刺激,以刺激男生殖器的发育。

男性青春期可能需要睾酮替代,常用肌内注射睾酮酯,或选择口服十一酸睾酮,也可用经皮制剂。PAIS 患者可能需要超生理剂量的睾酮以获得最佳效果。性腺功能减退的女性需要补充雌激素以诱发青春期和月经。对于有子宫的患者,应采用雌、孕激素序贯疗法诱导人工周期。没有证据表明添加周期性孕激素对无子宫(如 CAIS)的女性有益。

2. **糖皮质激素替代** 糖皮质激素替代治疗常用于 CAH 患者,以补充缺乏的皮质醇并抑制分泌过多的雄激素。儿童推荐用半衰期短、利于调控的氢化可的松,成人则推荐用作用时间长、强度大的地塞米松或泼尼松。对于失盐型 CAH 患者,还应加用盐皮质激素如氟氢可的松。

当患者处于应激状态如发热、手术及创伤时,应适当加大皮质醇的剂量。双侧肾上腺切除术仅适用于口服药物无效,特别是少数失盐型 CAH 且不孕的女性患者,而且需保证患者具有良好的依从性,术后能够长期坚持口服糖皮质激素。

（五）社会心理治疗

目前关于 DSD 患者发生性别认知障碍的报道越来越多。而性心理的发育机制复杂,受到诸多因素的影响,如雄激素暴露、性染色体上基因的影响、脑结构和社会文化环境等。

1. **专业的社会心理护理不可或缺** 由具有 DSD 专业知识的心理健康专业人员提供的社会心理护理,应成为促进 DSD 患者积极适应社会的不可或缺部分。这些专业知识可以帮助治疗团队决定 DSD 患者的性别分配或重新分配、手术时机和性激素替代。一旦孩子发育到可以进行性别认同的心理评估时,就必须在有关性别重新分配的讨论中纳入这种评估。性别认同始于 3 岁之前,但能行可靠评估的最早年龄尚不清楚。在 DSD 儿童中,非典型的性别角色行为比普通人群更为普遍,但不应被视为性别重新分配的指标。对于有严重性别焦虑的 DSD 儿童和青少年,需要在一段时间内进行全面的心理评估,并有机会与合格的临床医生探讨性别感受。如果改变性别的愿望持续存在,则应该支持患者的意愿,并且可能需要一名在性别转变管理方面有经验的专家的参与。

还可以使用社会心理筛查工具,以确定有可能对 DSD 患者的医疗状况采取不合适应对措施的家庭。

2. **向患者披露医疗信息应循序渐进** 向 DSD 患者公开有关染色体核型、性腺状态和未来生育前景这一事实,是一项协作的、持续的、由简入繁的渐进过程。对其他慢性疾病和被收养者的研究表明,披露可增强患者的社会心理适应能力。从诊断之日起,就应该与父母一起规划。需要采取基于个体的灵活方法,并应与患者的认知和心理发育的变化相称。

3. **改善 DSD 患者的性困惑和人际关系** DSD 患者最常见的问题是性厌恶和缺乏性唤醒,往往被误解为性欲低下。医护人员应为青少年患者提供机会,让他们在没有父母的情况下进行私密交谈,并鼓励他们参加针对特定病情的支持小组,以提高患者舒适地讨论其疑虑的能力。医疗干预和负面的性经历可能助长创伤后应激障碍,如反复检查生殖器,包括进行医学摄影,可能会让患者深感羞耻,应尽可能在患者接受手术麻醉时进行医学摄影。需着重解决一些患者因害怕被拒绝而避免亲密关系这一问题,在其与伴侣建立关系的过程中提供建议,重点放在人际关系上,而不仅仅是性功能和性活动上。有时候可能需要转诊进行性治疗。

四、预后

一般来说,DSD 无论是否接受治疗,都永远不会得到完美的结果。DSD 的长期结果应包括内、外生殖器表型,包括生育力、性功能、生活质量、社会适应与参与等身心健康。DSD 患者还有其他健康问题,如合并其他畸形、发育迟缓和智力障碍,以及激素对性欲和身体形象的有害影响。

手术技术和诊断分类的混杂性使长期预后分析复杂化。如手术技术可影响性满意度和性别认同,对性别分配后的性功能和生活质量的长期数据分析也显示出很大的变异性。关于早期(<12 个月)与晚期(在青春期和成年期)手术或不同技术的疗效,尚无临床对照试验。男性化不足男性的手术结局取决于尿道下裂的程度和勃起组织的数量。但女性化的生殖器成形术更易获得可接受的结果和较少的泌尿系统问题,所需的手术种类也更少,报道术后并发感染和

尿失禁的发生率为 7.6%。

关于性腺发生肿瘤的风险,在 TSPY(一种 Y 染色体上基因编码的睾丸特异性蛋白)阳性的伴腹腔性腺的性腺发育不全(15%~35%)和 PAIS(50%)中风险最高,而在卵睾症和 CAIS 中的风险最低(<5%)。

【思考题】

1. 性发育疾病的定义、分类、临床表现。
2. 性发育疾病的管理原则包括哪些方面?
3. 影响性别分配的因素有哪些?

第二节　男性性腺功能减退症

一、定义及分类

男性性腺功能减退症(male hypogonadism)可由睾丸衰竭或是由于下丘脑-垂体-性腺轴(hypothalamic pituitary gonadal axis,HPG 轴)的一个或多个水平的破坏,导致雄激素缺乏而引起的临床综合征,可对机体多个器官功能和生活质量产生不利影响,其诊断必须包括持续的临床症状和睾酮缺乏的生化证据。

根据影响的部位、病因,把男性性腺功能减退症分为以下 4 类。

(一) 原发性性腺功能减退(高促性腺激素性性腺功能减退症)

指睾丸本身病变导致的性腺功能减退,表现为雄激素缺乏而出现一系列临床症状。由于受负反馈机制影响,导致垂体促性腺激素 FSH 和 LH 的分泌异常增加。常见的有 Klinefelter 综合征,少见的有无睾症、隐睾(睾丸下降不全)、间质 Leydig 细胞发育不良、强直性肌营养不良、Noonan 综合征、性腺发育不良、睾酮合成异常、促性腺激素受体失活性突变、多发性内分泌自身免疫性功能减退综合征以及获得性睾丸疾病等。

(二) 继发性性腺功能减退(低促性腺激素性性腺功能减退症)

指因先天或后天原因导致下丘脑和垂体病变,引起 GnRH 或促性腺激素(FSH、LH)的生成和分泌减少,继发性导致性腺功能减退。常见的有 IHH,少见的包括下丘脑-垂体病变(如肿瘤、炎症、创伤、手术、肉芽肿等)、单纯性 LH 或 FSH 缺乏症、Prader-Willi 综合征、Laurence-Moon-Biedl 综合征、皮质醇增多症、先天性肾上腺皮质增生症、高泌乳素血症等。

(三) 下丘脑/垂体和性腺混合功能障碍导致的男性性腺功能减退

成年后,下丘脑/垂体功能障碍合并原发性睾丸衰竭的,称之为迟发性性腺功能减退症(late-onset hypogonadism,LOH)。下丘脑/垂体功能障碍合并继发性睾丸衰竭的,称之为与年龄相关的性腺功能减退症。

(四) 雄激素作用异常

许多先天性酶(如 5α-还原酶缺乏、芳香化酶)缺乏或 AR 缺陷,导致不同程度的靶器官雄激素不敏感/抵抗,从而导致性腺功能减退,亦称"靶器官抵抗"。

本节重点介绍和讨论具有代表性的孤立性低促性腺激素性性腺功能减退症(IHH)与 Klinefelter 综合征。

二、性腺功能试验

（一）下丘脑-垂体-睾丸轴及其调控

下丘脑与垂体位于大脑底部，二者无论在结构上还是在功能上都不可分隔。GnRH 或称促黄体激素释放激素（luteinizing hormone releasing hormone，LHRH），是下丘脑视前区和弓状核的神经元细胞体产生的，通过与 GnRH 受体结合，刺激腺垂体（垂体前叶）促性腺激素细胞分泌 LH 和 FSH。FSH 和 LH 仅在性腺中起作用，LH 刺激睾丸 Leydig 细胞（间质细胞）内的睾酮合成，FSH 在睾丸内与 Sertoli 细胞（支持细胞）和精原细胞的膜结合刺激精子生成。由 Sertoli 细胞产生的抑制素能抑制 FSH 从垂体释放。睾酮和雌激素均参与负反馈调节。睾酮对 GnRH 释放的负反馈抑制，主要通过下丘脑神经元和垂体中的 AR 发挥作用。而雌激素的负反馈主要发生在垂体。此外，睾酮是 LH 分泌的主要调节剂，E2（以及来自 Sertoli 细胞的抑制素）是 FSH 分泌的主要调节剂（图 6-2-1）。

（二）性腺功能试验

1. GnRH 兴奋试验 即 LHRH 兴奋试验，用于评估垂体分泌促性腺激素的功能，以了解垂体对 GnRH 的反应性，从而判断病变部位是在下丘脑还是垂体。腺垂体功能减退者的反应低弱或无反应，下丘脑病变者呈延迟反应，原发性性腺功能减退者呈高反应。故 GnRH 兴奋试验可有效评价男性不同性腺疾病的下丘脑-垂体-睾丸轴的功能，可为体质性青春期发育延迟、低促性腺激素性性腺功能减退症、真性或假性性早熟等疾病提供重要依据。

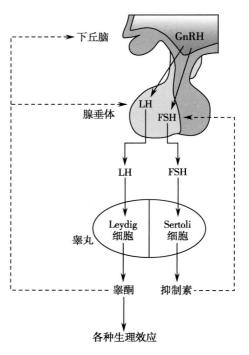

图 6-2-1 下丘脑-垂体-睾丸轴，图中实线箭头表示促进，虚线箭头表示抑制 GnRH，促性腺激素释放激素；FSH，促卵泡激素；LH，黄体生成素。

试验方法主要包括单次静脉推注法、240min 连续静脉点滴法、静脉推注加脉冲式给药联合刺激法 3 种。一般采用简单实用的单次静脉注射法：晨起空腹时，一次性推注人工合成的 GnRH 戈那瑞林 100μg 后，于 0、30min、60min、90min、120min 抽血测 LH、FSH。正常成年男性峰值反应出现在 15~30min，与基值比较，LH 升高 2~5 倍且>8IU/L，FSH 约升高 2 倍。约 15% 的正常人 FSH 反应不明显。

2015 年，中华医学会内分泌学分会性腺学组在《特发性低促性腺激素性性腺功能减退症诊治专家共识》中介绍了简易的 GnRH 兴奋试验及其结果解读。

（1）戈那瑞林兴奋试验：静脉注射戈那瑞林 100μg，测定 0 和 60min 时 LH。在男性，60min LH≥8IU/L，提示下丘脑-垂体-性腺轴启动或青春期发育延迟。

（2）曲普瑞林兴奋试验：肌内注射曲普瑞林 100μg，测定 0 和 60min 时 LH。对男性，60min LH≥12IU/L，提示下丘脑-垂体-性腺轴完全启动或青春期发育延迟；60min LH≤4IU/L，提示性腺轴未启动，可诊断 IHH；60min LH 在 4~12IU/L，提示性腺轴功能部分受损，需随访其变化。对女性，60min LH≥18IU/L，提示性腺轴功能完全启动；60min LH≤6IU/L 提示性腺轴未启动,可诊断 IHH;60min LH 在 6~18IU/L,提示性腺轴功能部分受损。

2. **HCG 兴奋试验**　HCG 具有 LH 活性,能刺激睾丸 Leydig 细胞分泌睾酮,临床用于检测睾丸的内分泌储备功能。HCG 兴奋试验后,睾丸功能正常者的血睾酮水平应该升高 1.5~2.5 倍,无反应或反应低下为原发性或继发性睾丸功能不全,反应迟钝者经多次 HCG 兴奋试验后血睾酮又升高者可排除睾丸本身功能不全,体质性青春期发育延迟可有正常反应。

HCG 兴奋试验在 HCG 的使用量、使用次数、间隔时间、取血检测时间上,各家报道不一。同样,中华医学会内分泌学分会性腺学组在《特发性低促性腺激素性性腺功能减退症诊治专家共识》中介绍了两种 HCG 兴奋试验。

(1) 单次肌内注射 HCG 2 000~5 000 IU,测定 0、24h、48h 和 72h 血睾酮水平。

(2) 肌内注射 HCG 2 000IU,每周 2 次,连续 2 周,测定注射前、注射后第 4 天、7 天、10 天、14 天血睾酮水平。

试验后,血睾酮>3.47nmol/L(100ng/dl),提示存在睾丸 Leydig 细胞;睾酮≥10.41nmol/L(300ng/dl),提示 Leydig 细胞功能良好。该试验可能存在假阴性,应慎重评估试验结果,必要时重复试验或试验性促性腺激素治疗 3 个月,观察睾酮水平变化。

三、特发性/孤立性低促性腺激素性性腺功能减退症

(一) 定义及分类

特发性/孤立性低促性腺激素性性腺功能减退症(idiopathic/isolated hypogonadotropic hypogonadism,IHH)是一类因先天性下丘脑 GnRH 神经元功能受损,出现 GnRH 合成、分泌或作用障碍,导致垂体分泌促性腺激素减少,进而引起性腺功能不足的临床综合征。当 IHH 伴有嗅觉受损时,称为 Kallmann 综合征(KS);嗅觉正常的,则称为嗅觉正常的 IHH(normosmic IHH,nIHH)。

随着分子生物学技术的进展,1/3~1/2 的 HH 患者可通过基因检测得到确诊,因此继续沿用"特发性"来命名并不妥当。因此,有学者提出用"先天性低促性腺激素性性腺功能减退症(congenital hypogonadotropic hypogonadism,CHH)"命名可能更加合适。

(二) 流行病学

IHH 是一类少见疾病,国外文献报道男女总体发病率为 1:1 000~1:86 000,男女发病比例为 4:1。其中,卡尔曼综合征约占 60%,嗅觉正常者的 nIHH 约占 40%;散发病例约占 60%,家族性病例约占 40%。目前尚缺乏国内数据。

(三) 病因及发病机制

IHH 是一种遗传异质性综合征,而不是一种单病因疾病。胚胎发育时期,GnRH 神经元起源于鼻腔,伴随嗅神经轴突的延伸而迁移,最终定植于下丘脑,从而发挥脉冲式释放 GnRH 的功能,这一过程有关的基因变异均可能导致 IHH 的发生。目前文献报道的 IHH 致病基因已达 28 个,如 KAL1、FGFR1、FGF8、GnRH、GNRHR、PROK2、TAC3、TACR3、DAX1、NELF、CHD7、SEMA3A、SOX2、FEZF1 等,但基因突变仅能解释 40%~50% 的病例。

与 GnRH 神经元的迁移及嗅神经轴突延伸有关的基因发生变异,使下丘脑内 GnRH 神经元不足、嗅神经发育缺陷,终致卡尔曼综合征的发生。当基因变异仅影响到下丘脑 GnRH 的分泌、释放或发挥作用,而未影响到嗅觉时,则导致 nIHH 的发生。卡尔曼综合征可呈常染色体显性、隐性或 X 连锁遗传方式,致病基因缺陷以点突变最常见,其次是基因的部分或完全缺失。细胞遗传学异常,如染色体片段缺失、重排影响到致病基因时,也可以导致 IHH 的发生。

（四）临床表现

1. **第二性征不发育和配子生成障碍**　在婴儿期，部分男性可能表现为小阴茎、隐睾。在青春期，典型患者无正常性发育迹象；男性常表现为童声、无胡须、阴茎短小、睾丸体积停留在青春期前的小睾丸水平（<4ml）、无遗精；女性表现为乳房不发育、幼稚外阴和原发性闭经。由于肾上腺成熟未受影响，部分患者可有阴毛发育。

2. **骨骺闭合延迟**　身体上部量/下部量<1，指间距>身高，易患骨质疏松。由于睾酮水平低下而 GH 分泌正常，患者身体较高、四肢修长，呈类无睾体型。X 线检查提示其骨骼延迟闭合，骨龄低于实际年龄。

3. **40%～60% 的 IHH 患者合并嗅觉障碍**　卡尔曼综合征患者因嗅球和嗅束发育异常而出现嗅觉障碍，表现为嗅觉减退甚至丧失，不能识别气味。

4. **其他表现**　唇裂、腭裂等面中线发育缺陷；孤立肾；短指（趾）、并指（趾）畸形；骨骼畸形、牙齿发育不良；手足连带运动；部分患者超重、肥胖、男性乳腺发育等。

（五）诊断

青春期发育是一个连续变化的动态过程，IHH 的诊断需综合考虑年龄、骨龄、第二性征、性腺体积、激素水平等因素。如男性骨龄>12 岁或生物学年龄≥18 岁尚无第二性征发育、睾丸体积增大、血清睾酮≤3.47nmol/L（100ng/dl）且 FSH、LH 低或"正常"，或女性生物学年龄到 14 岁尚无第二性征发育、月经来潮、血清 E2 水平低且 FSH、LH 低或"正常"，且找不到病因者，应怀疑 IHH。

1. **病史**　了解患者出生时是否有难产或窒息抢救史，有无唇裂、腭裂手术修复史，患者或其家族三代有无青春期发育延迟、生育障碍、嗅觉障碍史。男性患者还需询问阴茎勃起、遗精、隐睾手术史，女性患者询问有无乳腺发育和月经来潮。

2. **体格检查**　对男性患者，需测定身高、上下部量、指间距、体重和体重指数（body mass index，BMI）、Tanner 分期、阴茎牵拉长度、睾丸体积。隐睾或睾丸体积<4ml 的常提示 IHH，体积≥4ml 的提示青春期发育延迟或部分性 IHH。对女性患者，需测定身高、Tanner 分期。

3. **实验室检查**　血尿常规、肝肾功能等检验，以除外慢性疾病或营养不良所致功能性青春期发育延迟。

血检 FSH、LH、睾酮、E2、孕酮。重视基础状态 LH 水平，LH 在 0～0.7 IU/L 的提示 IHH，LH≥0.7 IU/L 则提示青春期发育延迟或部分性 IHH。血 PRL、GH、TSH、甲状腺激素、ACTH、皮质醇一般正常。

GnRH 兴奋试验可评估垂体分泌促性腺激素的功能，区分性腺功能减退症的原发部位是位于下丘脑还是垂体水平。HCG 兴奋试验可评估睾丸 Leydig 细胞功能，对 IHH 属可选检查。

染色体核型分析通常为 46,XY，少数可伴有染色体易位、片段缺失等。

未经治疗的男性一般无法取出精液，不推荐常规行精液检查。

4. **影像学及其他检查**　行颅脑 MRI，以除外下丘脑、垂体病变；卡尔曼综合征者可发现单侧或双侧嗅球、嗅沟发育不良或缺失，极少数 nIHH 患者可发现单侧嗅球发育不良。肾脏超声检查视有无孤立肾。骨密度测定提示骨密度降低。

骨龄是衡量生长发育的重要标尺，目前常用 G-P 图谱法。正常男性的骨龄达 12 岁时，自然启动青春期发育。IHH 或暂时性青春期发育延迟者，骨龄一般落后生物学年龄 2～3 岁；暂时性青春期发育延迟者的骨龄进展到 12 岁时，可自发启动青春期发育；如骨龄>12 岁仍无青春期发育迹象，且 LH、FSH、睾酮低下，可确诊 IHH。

5. 嗅觉测试　对酒精、白醋、水、香波等气味的辨别,有助于区分卡尔曼综合征和 nIHH。嗅觉诱发电位可客观评估嗅觉损伤程度。

（六）鉴别诊断

1. 原发性性腺功能减退症　因各种原因导致的原发性性腺功能减退如 Klinefelter 综合征等,患者血清的性激素水平偏低和促性腺激素 FSH、LH 明显升高,临床表现亦有其特征。

2. 继发于其他原因的低促性腺激素性性腺功能减退症　因垂体原因导致的性腺功能减退,往往伴有垂体其他激素的异常,因而有必要在诊断 IHH 时为患者做全面的垂体激素评估,以排除多种垂体激素缺乏症的存在。垂体前叶发育不良、垂体柄中断综合征、垂体和下丘脑肿瘤以及其他鞍区病变、垂体肿瘤手术或放射治疗等均可导致垂体前叶多种激素分泌不足。此外,促性腺激素释放激素激动剂/拮抗剂、糖皮质激素的使用史,慢性全身性疾病、营养不良、甲状腺功能低下等,以及某些遗传性疾病或综合征如 Prader-Willi 综合征等,亦可能出现性腺功能减退,可以通过病史询问、临床表现及相关检查加以鉴别。

3. 体质性青春期发育延迟　青春期就诊的 IHH 男性患者如不伴有嗅觉异常,应与体质性青春期发育延迟（constitutional delay of puberty,CPD）鉴别,两者都表现为 LH、FSH、睾酮均明显低于正常,GnRH 兴奋试验有助于区别二者。绝大多数男孩在 14 岁前出现青春期发育;CPD 患者会延迟到 14~18 岁甚至更晚,但自发的青春期发育最终会发生。女性 CPD 少见。IHH 患者在任何时间都不可能发生自发的性成熟。国外学者一般把男性 18 岁还没有青春期发育作为 IHH 与 CPD 相区别的年龄界限。也有证据表明,CPD 与 IHH 可能是同一疾病的不同表型。如在 IHH 患者家族中,其他家庭成员 CPD 的发病率比普通人群中高得多,表明 CPD 可能是 IHH 的一种比较轻微的临床表型。

（七）治疗

治疗目的:①促进性发育并维持第二性征;②恢复性功能、性欲和正常生活质量;③诱导配子生成,获得正常生育能力;④增加骨密度,预防骨质疏松,降低心脑血管疾病的风险。

对男性 IHH,治疗方法主要有脉冲式 GnRH 治疗、促性腺激素治疗及睾酮替代治疗 3 种。脉冲式 GnRH 治疗可促进垂体分泌促性腺激素而促进睾丸发育;促性腺激素治疗可促进睾丸产生睾酮和精子;睾酮替代治疗可促进男性化,使患者能够完成正常性生活和射精,但不能产生精子。3 种方案可根据患者下丘脑-垂体-性腺轴的功能状态以及患者的年龄、生活状态和需求进行选择,并可互相切换。

对女性 IHH,如无生育要求,予以周期性雌孕激素联合替代治疗,促进第二性征发育;如有生育要求,可行促性腺激素促排卵治疗或脉冲式 GnRH 治疗。

此外,应常规补充钙和维生素 D,诊疗过程中应常规监测血糖、血脂水平,给予必要的心理支持,鼓励患者保持良好的生活方式,维持理想体重。

1. 脉冲式 GnRH 治疗

（1）治疗原理及疗效:生理状况下,GnRH 由下丘脑以每次 90~120min 的间隔脉冲式释放,刺激垂体产生、释放 FSH、LH,进而促进内源性睾酮的生成。GnRH 分泌不足是导致 IHH 的主要病因。随着 GnRH 脉冲式释放的形式被发现,便携式脉冲给药装置应运而生,使 GnRH 真正应用于临床治疗 IHH 成为可能。诸多研究证明,脉冲式 GnRH 治疗不但可以诱导正常水平的 LH、FSH 及睾酮,还能促进睾丸发育和精子生成,且安全有效。该法更接近生理,促生精疗效优于 HCG/人类绝经期促性腺激素（man menopausal gonadotropin,HMG）治疗。

（2）适应证与禁忌证:脉冲式 GnRH 治疗的前提是垂体前叶存在足够数量且功能完好的

促性腺激素细胞,治疗前应先进行垂体 MRI 检查和 GnRH 兴奋试验,以避免垂体病变及对 GnRH 无反应的患者接受脉冲式 GnRH 治疗。

适应证:①戈那瑞林兴奋试验后 LH 大于基础值 3 倍以上、FSH 大于基础值 2 倍,且二者值都>1IU/L;②初次诊断的 IHH;③已诊断为 IHH,停用 HCG、HMG、睾酮或雌孕激素等药物治疗至少 1 个月。

禁忌证:①戈那瑞林兴奋试验后,LH 无升高,提示垂体前叶促性腺激素细胞缺乏或功能受损严重,治疗预后不佳;②高促性腺激素性性腺功能减退者;③有严重心、肝功能障碍者;④下丘脑-垂体病变所致多种激素缺乏,未经替代治疗恢复正常;⑤意识障碍、精神病患者;⑥内分泌肿瘤或恶性肿瘤活跃期或危重疾病应激期;⑦正在进行抗抑郁治疗、免疫抑制治疗、化疗、放疗者。

(3)起始剂量及随访:GnRH(戈那瑞林)初始剂量一般为 5~10μg/90min,24h 共 16 次脉冲,约 3 天补充药物 1 次;调整剂量一般以 5μg 递增,定期随访监测 FSH、LH、睾酮水平及精液常规,依据患者具体情况调整药物剂量,尽可能使睾酮维持在正常中间值。

2. 单用 HCG 或 HCG 联合 HMG

(1)治疗原理及疗效:HCG 可以作用于睾丸 Leydig 细胞 LH 受体,诱导睾丸产生内源性睾酮。内源性睾酮及 FSH 在生精的启动方面具有重要作用,在初始诱导生精成功后,内源性睾酮则是维持生精过程稳定所必需的。HMG 主要成分为 FSH 及 LH。

部分患者单独应用 HCG 即可成功诱导精子生成,HCG 联合 HMG 对诱导精子生成及维持精子数量似乎效果更好。HCG 亦可加高纯度 FSH 联合治疗。联合用药之前,应先用 HCG 诱导性发育成熟,如患者仍无精子生成,可加用 HMG 或 FSH。不推荐在初次治疗时即给予 HCG 联合 HMG 或 FSH 治疗。

睾丸的初始体积和治疗过程中体积增大的幅度是预测精子生成最重要的指标。睾丸初始体积大于 4ml 是生精治疗成功的有利因素,而隐睾(史)却正相反。

(2)方案与随访:先肌内注射 HCG 2 000~3 000 IU,每周 2 次,共 3 个月;期间调整 HCG 剂量,尽量使血睾酮维持在 10.41~17.35nmol/L(300~500ng/dl);后添加肌内注射 HMG 75~150IU,每周 2~3 次,进行促生精治疗。为提高依从性,可将 HCG 和 HMG 混溶于生理盐水(或注射用水)中肌内注射,每周 2 次。

每间隔 2~3 个月随访 1 次,需监测血睾酮和 β-HCG 水平、睾丸体积和精液常规;70%~85% 患者在联合用药 6 个月~2 年产生精子。治疗后有精子生成的患者,如暂无生育需求,可行精子冻存;大部分能够自然生育,未能自然生育的可行辅助生殖。成功生育后,如患者无再次生育计划,可切换到睾酮替代治疗方案。

如治疗过程中睾酮水平均低于 3.47nmol/L(100ng/dl)或治疗 2 年期间睾丸体积无进行性增大且精液中无精子检测到,可考虑停药或试用脉冲式 GnRH 治疗。

3. 睾酮替代治疗

(1)治疗原理与疗效:睾酮替代治疗可促进性发育或维持第二性征,可能通过诱导生精小管纤维化等直接影响生精过程。有少数研究认为,睾酮治疗可能不影响后期促性腺激素的治疗效果。鉴于睾酮治疗可能对将来的生育带来不良影响,有学者建议应优先使用促性腺激素来诱导 IHH 男性的青春期发育。对于无生育要求的 IHH 患者,可以考虑使用睾酮替代治疗。用药 6 个月后可有明显男性化表现,2~3 年后可接近正常成年男性水平。

(2)方案与随访:初始,餐中或餐后即刻口服十一酸睾酮胶丸 40mg,每天 1 次,至 40mg,

每天 3 次;或十一酸睾酮注射剂 125mg 深部肌内注射,每月 1 次。6 个月后增加到成人剂量,十一酸睾酮胶丸 80mg,每天 2 次,至 80mg,每天 3 次;或十一酸睾酮注射剂 250mg,深部肌内注射,每月 1 次。对<18 岁的小阴茎患者,可行短期小剂量睾酮治疗,十一酸睾酮胶丸 40mg,每天 1 次至每天 2 次,共 3 个月,有助于阴茎增大接近同龄人,一般不影响骨龄和成年终身高。

起始 2 年内需 2~3 个月随访 1 次,监测第二性征、睾丸体积、FSH、LH、T 变化。此后可每年 1 次随诊,常规体检,包括身高、体重、睾丸体积、FSH、LH、睾酮、血红蛋白和骨密度,以及前列腺的直肠指检、超声检查和前列腺特异性抗原(prostate-specific antigen,PSA);如睾丸体积有进行性增大,应停药观察,警惕下丘脑-垂体-性腺轴功能逆转为正常的可能性。

（八） 预后

IHH 患者的预后可能与其致病基因不同有关,如 GnRH-R 的失活突变导致的 IHH,对 GnRH 脉冲治疗无效。3%~20% 的患者在长期治疗过程中,下丘脑-垂体-性腺轴功能可自主恢复到正常,称为逆转。临床表现为内源性促性腺激素水平逐渐升高,睾丸体积逐渐增大,并自主产生睾酮和精子。诊断时的基础状态或曲普瑞林兴奋试验中较高的 LH 水平、基础睾丸体积相对较大是将来性腺轴功能发生逆转的重要指标。因此在治疗过程中,必须监测睾丸体积和促性腺激素水平变化。对内源性 LH≥1IU/L 的患者,应间断停药观察自主性性腺轴功能是否启动,必要时重复曲普瑞林兴奋试验来评估下丘脑-垂体-性腺轴功能状态。

四、Klinefelter 综合征

（一） 定义

Harry F. Klinefelter 于 1942 年首次描述 Klinefelter 综合征,Jacobs 和 Strong 在 1959 年发现该类患者外周血染色体多一条 X 染色体。90% Klinefelter 综合征患者的染色体核型为非嵌合型 47,XXY,10% 患者的染色体组型为嵌合型 46,XY/47,XXY,X 染色体异倍体型(48,XXXY、49,XXXXY)较罕见。故 Klinefelter 综合征是正常男性 46,XY 染色体上增加一条或多条 X 染色体,导致 X 染色体数量紊乱的一组疾病。核型中 X 染色体越多,预后越差。早期诊断及治疗对改善本病的预后具有重要意义。

（二） 流行病学

Klinefelter 综合征是男性人群最为常见的染色体异常疾病,占男性所有染色体异常疾病的 0.1%~0.2%,不育男性患者的 3%~4%。在无精子症患者中所占的比率高达 10%~12%,严重少精子症中占 5%。该病发生率从 20 世纪 60 年代的 0.109% 增加到 20 世纪 80 年代的 0.172%,可能与环境因素有关。

（三） 发病机制

Klinefelter 综合征患者中多余的 X 染色体,多数是由于母方或父方的生殖细胞在发育过程中的减数分裂期配对染色体未能分离造成的,或是在早期受精卵形成过程中有丝分裂发生错误。约 2/3 的多余 X 染色体来源于母方减数分裂 I 期或 II 期发生的错误,约 1/3 来源于父方减数分裂 I 期发生的错误。

目前多余的 X 染色体与临床表现之间的联系仍不清楚。研究表明,X 染色体上存在 1 100 个基因,这些基因对维持大脑及睾丸的正常生理功能发挥重要作用。Klinefelter 综合征两个 X 染色体上基因同时活化并表达,或者来自 X-Y 同源的基因同时表达,导致基因过度表达而出现临床症状。除了个体遗传学差异之外,一些遗传学机制也可能是患者临床表现不同的原因,如 X 染色体来自于父亲还是母亲,以及父方精子发生过程中减数分裂的失败,都可能是导

致不同患者之间临床特征、生育能力及寿命不同的重要原因。

（四）病理生理

1. 睾丸的病理改变　在不同的时期,Klinefelter 综合征患者的睾丸病理改变不同。出生前整个睾丸的发育是正常的,具有胎儿期生殖细胞;儿童期睾丸组织仍正常,但随着年龄的增长,生殖细胞逐渐退化;青春发育期睾丸组织仅见到散在的生殖细胞,很少见到发育成熟的精子,而未分化的 Sertoli 细胞则过度增生,Leydig 细胞数量正常;在青春发育晚期,睾丸大部分生精小管已完全透明变性。成年期睾丸内很难找到成熟的精子,仅可见过度增生、分化的 Leydig 细胞与未分化的 Sertoli 细胞。

最初睾丸的体积为 5~6ml,到青春发育前期则缩小到 2~4ml,且生殖细胞急剧减少,这反映了睾丸损害发生在青春期。随着年龄的增长,睾丸体积较正常人群相比越来越小,年龄>18 岁且没有进行相关治疗的患者,其平均睾丸体积约为 3.0ml(1.0~7.0ml)。

2. 生殖激素水平　在小青春期,Klinefelter 综合征患者的下丘脑-垂体-睾丸轴分泌功能如血清 FSH、LH、InhB 及 AMH 水平与普通人群无明显差别,但血清睾酮的最高分泌量要低于普通人群。

患者在儿童及青春前期的 FSH、LH、睾酮、InhB、AMH 水平通常是正常的,在 HCG 刺激下睾酮的反应正常。在青春发育早期,下丘脑-垂体-睾丸轴活性增强,FSH、LH、睾酮、InhB、胰岛素样因子-3 水平明显升高但在正常水平;此时血清睾酮水平经过初期生理性增高后保持稳定,随后整个青春期维持在正常低限水平,足以维持患者青春期的正常发生、进展以及第二性征的发育。而在青春发育中期及晚期,由于 InhB、AMH 快速下降,除少数患者的睾酮水平可正常外,大部分患者的睾酮、胰岛素样因子-3 明显降低,而 FSH 及 LH 在负反馈刺激下快速升高,LH 浓度通常很高。

儿童时期 InhB 处于正常水平,但青春期后期明显下降,成年患者中几乎难以检测到,表明睾丸的生精功能及内分泌功能受到损害。

3. 基因型与表型　Klinefelter 综合征患者的躯体症状随着 X 染色体数量的增加越发明显。48,XXXY 与 49,XXXXY 患者表现出明显的面部及骨骼畸形,胎儿期的神经运动系统发育迟缓。

由于多余的 X 染色体来源不同,表观遗传学修饰的作用不同,导致临床症状存在差异。如 X 染色体来自父亲,子代将会有两个不同的亲代来源的 X 染色体。有研究表明,患者的语言运动障碍症状比来自母亲的明显;此外,患者的头围、坐高及阴茎长度等症状的严重程度也要明显地高于来自母亲者。但也有研究认为,不论多余 X 染色体是来源于父亲还是母亲,患者的阴茎长度、睾丸体积、激素水平、精神神经症状及认知行为障碍方面都没有差别。

有研究对 Klinefelter 综合征患者的 Y 染色体进行微缺失分析,发现 14 例患者中,有 4 例出现 *AZFa* 和 *AZFb* 的缺失。但有后期的研究认为,Klinefelter 综合征患者不存在 Y 染色体微缺失,之前发现的 Y 染色体微缺失可能与采取的实验方法有关。

（五）临床表现

在青春前期,由于缺乏特异性的临床症状,导致 Klinefelter 综合征很难被诊断。青春期及成年期的临床表现还是有些特点:

1. 较高的身高　近一半患者的双下肢较长,躯干和下肢的比例相对失调。

2. 男性乳房发育　约 40% 的患者在青春期出现不同程度的双侧无痛性男性乳房发育。其乳腺癌的发生率是正常男性的 20~50 倍,但仍低于女性。

3. 约 60%患者的阴茎长度正常。

4. 100% 的患者表现为小而坚硬的睾丸　47,XXY 核型的成年患者睾丸体积一般在 1 ～ 3ml,很少超过 4ml。

5. 男性不育　主要表现为无精子症,部分非嵌合型患者可能有少量精子。

6. 雄激素缺乏症状　如胡须、阴毛稀疏;性欲低下、ED;骨质疏松;轻度贫血;代谢综合征; 2 型糖尿病等。

7. 可能存在的社会心理问题　如语言记忆、表达障碍,学习、阅读障碍等。

（六）诊断

既往有研究表明,仅 10%的 Klinefelter 综合征患者在出生前得到诊断,26%的患者在青春前期或成年后才得到诊断,而>64%的患者终身没有得到诊断。近年来,随着对该疾病认识的深入,越来越多的患者被诊断出来。

1. 青春期及成年期　睾丸小而硬,有不育、雄激素缺乏等典型症状,是诊断 Klinefelter 综合征的重要临床表现。Klinefelter 综合征患者的临床表现呈现多样化,且随着年龄的增长而变化;症状多样化还与是否接受过激素治疗、核型是嵌合型还是非嵌合型等因素有关。很少有患者在产前、出生、婴儿期得到诊断,除非进行染色体核型分析。儿童时期可能会出现学习障碍、社交困难等,但通过这些表现也无法诊断。患者青春期启动年龄与正常人群相似,但随着青春发育期的进展,患者睾丸逐渐变硬变小,以致成年期出现男性不育、雄激素缺乏等症状。

2. 青春发育中后期及成年期的 Klinefelter 综合征患者　高促性腺激素性性腺功能低下是其重要内分泌激素异常表现。绝大多数 Klinefelter 综合征患者在青春发育中期出现 FSH 及 LH 分泌过多,睾酮水平下降伴性腺功能减退的现象,InhB 及 AMH 也下降到很低水平。血清 E2 水平在青春早期即可出现升高,导致 T/E2 降低;有男性乳房发育者的 E2 增高更明显。

在青春发育中后期及成年期阶段,患者对 HCG 兴奋试验多数表现为不同程度的降低,对 GnRH 兴奋试验的反应往往呈过强反应。

3. Klinefelter 综合征患者的生育能力低下　多数是无精子症,部分非嵌合型患者可能有少量精子。据统计,仅约 8.4% Klinefelter 综合征患者精液中可存在精子,多数为无精子或严重少精子,极少数 46,XY/47,XXY 型患者的精液检查可基本正常。有研究表明,Klinefelter 综合征患者在年轻时睾丸中可能有较多精子,并建议患者在刚进入青春期时就取出精子冷冻以备用。

4. 外周血淋巴细胞或口腔黏膜刮片行染色体核型分析是诊断的关键　产前诊断可以利用羊水中绒毛细胞或母体血液循环中的有核母红细胞及滋养层细胞进行基因分析。90% 的 Klinefelter 综合征患者的染色体核型为非嵌合型 47,XXY,10%患者的为嵌合型 46,XY/ 47,XXY,其余较罕见。

5. 睾丸组织病理学检查　不同年龄段的组织学表现不同。典型表现为生精小管透明变性和纤维化,生精细胞、Sertoli 细胞缺乏或显著减少,Leydig 细胞相对增生;部分病例可见呈明显小岛状的精子发生,有机会提供显微睾丸切开获取睾丸精子行辅助生殖。除非患者放弃生育,目前一般不主张对小于 6ml 的睾丸行病理活检,以免增加后期显微取精难度。

6. 其他检查　多数 Klinefelter 综合征患者的 ABP 有不同程度的增高。约 45%的患者肾上腺糖皮质激素生成障碍,应常规检查血肾上腺皮质激素水平。此外,睾酮水平过低会增加骨质疏松的风险,应常规行骨密度检查。

（七）鉴别诊断

1. 46,XX 男性或 46,XX 性反转 这种染色体组型在新生儿的发生率为 1∶20 000,临床症状与 Klinefelter 综合征相似,染色体核型为 46,XX,*SRY* 阳性、*SOX9* 重复,目前更名为 46,XX 睾丸 DSD。

2. 先天性双侧无睾症 实为 46,XY DSD,患者在胎儿期具有功能性睾丸,因各种原因出现睾丸退化,出生时可表现出男性生殖器外观,但阴茎短小、阴囊不发育,在青春期出现女性化表现。手术探查或影像学检查证实双侧均无睾丸。

3. 卡尔曼综合征 主要表现为促性腺激素缺乏、性腺功能低下和嗅觉缺失三大特点。血清睾酮、LH 和 FSH 均低下。染色体检查呈 46,XY。MRI 检查显示大脑嗅束缺失,并存在不同程度的大脑嗅沟非对称性发育不良。大多数病例都在青春期后才得以确诊。

（八）治疗

1. 睾酮替代治疗 通过睾酮替代治疗,让 LH 水平恢复到正常范围内,促进第二性征发育,改善性功能等。睾酮替代治疗应从青春期前开始,直到出现理想的男性第二性征。血清睾酮水平低下的 Klinefelter 综合征患者,需要终生睾酮替代治疗。

目前睾酮制剂包括口服、肌内注射及经皮肤吸收三类,我国仅有前 2 种（具体剂量、方案、随访见低促性腺激素性性腺功能减退症的睾酮替代治疗）。

2. 芳香化酶抑制剂治疗 芳香化酶抑制剂可抑制雄激素向雌激素的转化,降低雌激素水平,并通过下丘脑负反馈调节机制,释放大量 LH 和 FSH,促进内源性睾酮生成、精子发生,并提高血清睾酮水平。

理论上,应用芳香化酶抑制剂在改善患者的生育功能方面要优于外源性雄激素替代治疗。但芳香化酶抑制剂在改善非梗阻性无精症患者生精功能上存有争议,也尚未有研究比较外源性睾酮替代治疗和芳香化酶抑制剂治疗对患者雄激素缺乏症状和生精功能的疗效。

3. 辅助生殖治疗 以往认为,Klinefelter 综合征患者没有生育的可能。近年来研究发现,睾丸内存在局灶性的精子发生,即在生精小管广泛变性的基础上,存在个别或少数发育相对正常的生精小管。随着辅助生殖技术的发展,特别是显微睾丸切开取精术（micro testicular sperm extraction,M-TESE）联合 ICSI,已有患者生育出健康后代的报道。研究表明,超过 50% 的 Klinefelter 综合征患者可通过此技术获得后代,活产率可达到 20%~46%。由于外源性睾酮可能抑制精子发生,故在辅助生殖前停止睾酮替代是一种常见的做法。有学者认为芳香化酶抑制剂（如来曲唑、阿那曲唑）能够降低睾丸内雌激素水平,增加内源性睾酮生成,因而可以提高取精成功率。

有人担心,在 Klinefelter 综合征患者通过辅助生殖技术生育的后代中,染色体畸变的风险增加。然而,大多数出生的婴儿有正常的染色体核型,这可能是由于这些患者中染色体正常的精子比例高。尽管如此,夫妻在接受任何辅助生殖技术治疗时,必须加强移植前和出生前的遗传学诊断。

Klinefelter 综合征最终会导致大部分患者出现不育。目前,精子冷冻保存是男性生育力保护的唯一有效方法。青春期后期的 Klinefelter 综合征男孩,可能在精液中获得精子,可以采用精子冷冻保存。否则,可用显微外科睾丸活检来收集精子。睾丸活检的最佳时机是出现遗精的时候,即产生精子的时候,以便能获取活动的精子。各种技术,包括阴囊超声和 MRI 已被一些中心用来确定这些青少年睾丸活检的最佳时机。睾丸组织冷冻保存还处于试验阶段。

【思考题】

1. 简述男性性腺功能减退症定义、分类。
2. 简述特发性/孤立性低促性腺激素性性腺功能减退症的病因、诊断及治疗原则。
3. 简述 Klinefelter 综合征的病因、诊断及治疗原则。

第三节　男性青春期发育延迟

一、概述

青春期（puberty）是幼稚状态的儿童向性成熟的成年人转化的重要阶段。这一时期的生理变化特点是从第二性征开始发育到体格完全发育和性成熟。青春前期（prepuberty）、青春期到青春期结束,期间经历了下丘脑-垂体-性腺轴的发动、性腺发育、第二性征和内外生殖器的发育及生殖系统功能发育的完成,成为具备生殖功能的成熟个体;同时,伴随身体生长加速、机体成分和形体改变、心理行为变化。以上这些变化受性腺轴-促生长激素轴两个轴为核心的内分泌调控。

世界卫生组织将青春期发育的年龄范围界定为 10~20 岁。男孩青春期开始的标志是睾丸和阴囊的增大,伴随阴囊皮肤颜色和质地变化（Tanner 分期法 G2 期在 11.2±3 岁）。单侧睾丸体积增加到≥3ml（11.8 岁±1.8 岁）是青春期启动最可靠的体征;紧随其后的是阴毛生长、阴茎发育、遗精、生长突增、胡须出现及变声等（表 6-3-1）。城市儿童青春期比农村儿童要早,多数城市男孩在 8~11 岁出现睾丸增大。

表 6-3-1　Tanner 分期中青春期男性发育的某些解剖学特征

阶段	阴毛	阴茎	睾丸
1	无	青春期前	青春期前
2	稀少、细长、色淡	轻度增大	阴囊增大,纹理改变
3	量少,色变深,开始卷曲	阴茎变长	变大
4	类成人型,量少,变粗,卷曲状	变大,阴茎头变宽	变大
5	成人型分布,扩散到大腿内侧面	成年人状	成年人状

青春期启动的年龄变化较大,准确判断青春期发育是否正常是比较困难的。临床实践中,男孩年龄达到 14 周岁或超过同龄男孩人群青春期发育平均年龄 2~2.5 个标准差时,若仍无睾丸体积明显增大迹象和/或无第二性征发育征兆,应考虑为男性青春期发育延迟（male delayed puberty）。

二、病因及分类

青春期启动的始动激发因素未完全明确,在神经内分泌调控的网络交互式作用下,通过 IGF-1、瘦素等信号解除大脑皮层对性腺轴的抑制,下丘脑 GnRH 脉冲发生器被激活,随后垂体、睾丸的激素产生和分泌增加,启动青春期发育。造成青春期发育延迟的原因可能与下丘脑 GnRH 脉冲发生器、垂体前叶、睾丸的病变有关。一些慢性疾病或营养不良可导致功能性青春期发育延迟,少部分患者因先天性甲状腺素缺乏所致。

（一）　体质性青春期发育延迟

体质性青春期发育延迟（constitutional delay of puberty，CDP）是青春期发育延迟的常见原因。在 CDP 男孩,其脉冲性 GnRH 分泌增加延迟,但原因不详,可能与常染色体显性遗传有关,常有家族史,患者的父亲和/或母亲也常常有青春期发育延迟的经历。部分病例为散发性。

CDP 男性一旦青春期启动,最终也能达到完全的性成熟和正常的生育力。因此,CDP 被看作正常青春期发育的一种极端的功能改变。尽管 CDP 不是一种疾病,但青春期发育延迟可能对青少年造成心理负担。

（二）　慢性疾病或营养不良可导致功能性青春期发育延迟

一些慢性疾病,如青紫型先天性心脏病、肝硬化、尿毒症、镰状红细胞贫血、糖尿病、慢性腹泻、慢性炎症性肠疾病、神经性厌食、严重的营养不良、营养代谢障碍等,均可对全身代谢和功能产生不良影响,导致下丘脑-垂体-性腺轴功能低下,出现青春期发育延迟。

甲状腺素分泌不足可直接影响大脑和骨骼的发育,如先天性甲状腺发育异常的呆小症（克汀病）患者,出现身材矮小、性腺发育不全、智力低下等表现。侏儒症患者常伴有垂体-甲状腺轴异常,出现"中枢性甲状腺功能减退",也会表现为身材矮小、性腺发育不全等,但其智力正常。

（三）　低促性腺激素性性腺功能减退症

因下丘脑-垂体功能低下导致的继发性男性性腺功能减退,可伴或不伴有脑组织结构异常。高泌乳素血症、IHH（包括卡尔曼综合征）是此类最主要的代表性疾病。

（四）　高促性腺激素性性腺功能减退症

因睾丸组织先天性或后天性病变所致原发性男性性腺功能减退,此类最主要代表性疾病是 Klinefelter 综合征。

在美国一家医疗中心确诊的 158 例男性青春期发育延迟的患者中,CDP 约占 60%,全身疾病或营养不良导致的功能性青春期发育延迟约占 20%,IHH 约占 10%,高促性腺激素性性腺功能减退症约占 10%。但在北京协和医院内分泌科的 381 例青春期发育延迟男性患者中,CDP 约占 5%,系统性疾病和营养不良所致的功能性青春期发育延迟约占 5%,IHH 约占 70%,高促性腺激素性性腺功能减退症大约占 20%。这些统计数据的差异,可能与不同国家或地域的患者初诊时的年龄不同以及患者对医院的选择偏倚有关。在中国,青春期发育延迟的患者及家长,常常采取观望态度,使得大部分 CDP 未经诊治就自行完成了青春期发育;而那些罹患男性性腺功能减退症的患者,因始终没有青春期发育就诊,而被纳入数据统计之中。因此,在临床工作中,需要充分考虑到以上这些社会因素,以帮助选择恰当的诊断程序和正确的治疗方案。

三、诊断与鉴别诊断

由于 IHH 与 CDP 的临床表现和性激素检测结果类似,但对二者的治疗截然不同,因此鉴别诊断尤为重要,有时难以做出明确的鉴别,只能密切随诊。

（一）　临床表现

尽管病因各不相同,但 IHH 与 CDP 有共同临床表现特点:青春期发育延迟或不发育,第二性征如外生殖器幼稚,处于青春期发育前的阶段,阴毛、腋毛生长不明显,睾丸体积多小于4ml,声音仍为童音。虽然他们的身高较同龄人偏矮,但是比 GH 缺乏症的患者（不经治疗,身高一般小于 140cm）要高。部分青春期发育延迟患者产生自卑心理，影响成年后人际关系处理能力。

大部分 CDP 患者可以在 15～19 岁时获得正常的青春期发育。

IHH 患者可有面部中线发育异常如唇裂、腭裂，或伴有嗅觉功能减退或缺失。如不经治疗，一般不会出现青春期发育。

Klinefelter 综合征患者的身材偏高，睾丸体积常<2ml，且质地偏硬，可有一定程度的第二性征发育，部分可出现明显的男性乳房发育。

（二）体格检查

测量身高、体重、上部量和下部量。身体的生长速度最好通过 1 年的观察加以确定。检查阴茎大小的同时，要准确测量睾丸大小。此外，视野、眼底、嗅觉、乳房发育情况，心、肺、胃肠道都应检查。

（三）激素水平测定

包括下丘脑-垂体-性腺轴激素如血 PRL、FSH、LH、睾酮、InhB。其他内分泌激素如血清三碘酪氨酸（triiodotyrosine，T_3）、四碘酪氨酸（tetriodotyrosine，T_4）、TSH、GH、肾上腺素等水平测定。InhB>35pg/ml 提示 CDP 可能。

CDP 与 IHH 的性激素检测结果类似，都可表现为 LH、FSH、睾酮均明显低于正常。GnRH 兴奋试验有助于区别二者：一次性静脉推注戈那瑞林 100μg 或肌内注射曲普瑞林 100μg，如 60min 的 LH 水平分别>8IU/L 或≥12IU/L，则 CDP 可能性大，并提示患者在随后的 0.5～1 年会出现明显的青春期发育。

高促性腺激素性性腺功能减退症患者的体内缺乏雄激素，雄激素对垂体的反馈抑制作用减弱或消失，出现 LH、FSH 显著升高而睾酮偏低的结果。

（四）染色体检查

染色体检查有助于发现染色体先天性异常，如 Klinefelter 综合征。

（五）其他检查

血尿常规，肝肾功能、电解质等检查，有助于排除影响生长发育的一些急、慢性疾患。

X 线检查测定骨龄。一般来说，青春期发育与骨龄关系最为密切。青春期发育延迟的男孩，其骨龄、骨密度明显低于同龄儿。CDP 患者的骨龄较实际年龄晚 2～3 岁，但与患者当时的生长发育状况相匹配。如骨龄明显落后于实际年龄，则应对垂体功能进行评价，了解有无垂体功能减退。如果患者同时还存在 GH 和甲状腺激素水平低下（各种原因导致垂体前叶功能减退），骨龄落后更加明显，可以落后实际年龄 5 岁以上。

B 超可测量两侧睾丸大小、血流情况，发现有无隐睾或睾丸下降不全、异位睾丸等。CT、MRI 可了解有无肾上腺病变。MRI 检查可发现颅内占位性病变，如垂体肿瘤、颅咽管瘤等。

四、治疗

根据青少年青春期发育规律，如果男孩达到 14 周岁，仍无青春期发育征象者，应对其进行相关检查和生长发育评估，以明确青春期发育延迟可能的病因，并制定下一步治疗方案。

（一）CDP 的治疗

如果 CDP 的诊断明确，可对患者进行随访观察，无需药物治疗。治疗的适应证通常不是青春期发育延迟本身，而是由于男性化缺乏和/或身材矮小所引起的心理压力，某些患者可能需要心理帮助。

在患者的骨龄刚达到青春期发育年龄或稍差时,可每 3~6 个月随诊 1 次,观察第二性征发育的演变过程,并监测血清 LH、FSH、睾酮和/或 E2,以及骨龄进展情况。临床上着重观察身高、第二性征尤其是睾丸体积的变化。如睾丸逐渐长大,血清睾酮水平稳步升高,则可继续随访观察。多数患者一般在 1 年内会出现明显的青春期发育。如血清睾酮>0.7nmol/L(20ng/dl),也表明在未来的 12~15 个月会出现明显的青春期发育。

如骨龄明显落后,在排除系统性疾病和其他内分泌疾病后,可先用小剂量的睾酮替代治疗,促进第二性征发育和身高增长。大量的临床观察证实,小剂量雄激素替代一般不会明显促进骨龄增加和成年后的终身高。治疗一般采用十一酸睾酮胶囊,每次 40mg,每天 1~2 次,餐时或餐后口服。治疗期间,应密切观察睾丸体积变化,一旦发现睾丸体积>4ml,应停止睾酮替代治疗,并进一步观察患者自发青春期发育程度和性激素水平变化。在治疗停止后,如患者血清睾酮水平稳步升高并停留在成人水平,则 CDP 的诊断成立,其中的大多数患者 3 个月后发生下丘脑脉冲发生器自然激活并随即启动内源性的青春期发育。如果替代治疗 1 年以上,患者睾丸体积仍无明显增大,提示 IHH 的可能性大,患者需要终身雄激素或促性腺激素替代治疗。

(二) 慢性疾病或营养不良导致的功能性青春期发育延迟的治疗

对慢性疾病或营养不良导致的功能性青春期发育延迟,一般通过去除病因、改善营养状态、增加体重等措施后,患者的青春期会自发出现,并表现出追赶生长,身高的增长速度出现一过性加快,回归到同龄男孩的正常生长曲线范围内。

甲状腺功能低下的患者,在甲状腺激素水平纠正到正常后,生长速度也明显加快,最终身高和青春期发育与同龄人近似。

(三) IHH 的治疗

对男性 IHH,治疗方法主要有脉冲式 GnRH 治疗、促性腺激素治疗及睾酮替代治疗。

身材明显矮小的患者,可能存在 GH、甲状腺激素、肾上腺皮质激素的缺乏,如明确诊断,应先予肾上腺皮质激素和甲状腺激素替代治疗,然后予以 GH 治疗,最后再予以睾酮替代治疗,以达到解决患者成年终身高问题。

(四) 高促性腺激素性性腺功能减退症的治疗

由于睾丸本身病变(如 Klinefelter 综合征、腮腺炎并发睾丸炎等)导致睾丸功能衰竭,垂体分泌的 FSH、LH 水平显著升高,可给予睾酮终身替代治疗。部分患者睾丸组织损害较轻,可保留生育能力。部分 Klinefelter 综合征患者可通过显微取精技术配合 ART 获得子代。

【思考题】

1. 男性青春期发育延迟的病因有哪些?
2. 男性青春期发育延迟的诊断及治疗方法有哪些?

推荐阅读文献:

[1] LEE P A,HOUK C P,AHMED S F,et al. Consensus statement on management of intersex disorders. J Pediatrics,2006,118(2):e488-e500.

[2] ÖÇAL G. Current concepts in disorders of sexual development. J Clin Res Pediatr Endocrinol,2011,3(3):105-114.

[3] 张宁,华克勤.性发育疾病分类及诊治的研究进展.中华医学杂志,2014,94(7):554-557.

［4］ MOURIQUAND P D,GORDUZA D B,GAY C L,et al. Surgery in disorders of sex development（DSD）with a gender issue：If（why），when，and how? J Pediatr Urol,2016,12（3）：139-149.

［5］ RAZA J,ZAIDI S Z,WARNE G L. Management of disorders of sex development-With a focus on development of the child and adolescent through the pubertal years. Best Pract Res Clin Endocrinol Metab, 2019, 33（3）：101297.

［6］ 中华医学会内分泌学分会性腺学组.特发性低促性腺激素性性腺功能减退症诊治专家共识.中华内科杂志,2015,54（8）：739-744.

［7］ 刘继红.男性性腺功能减退症.北京:人民卫生出版社,2017:42-53.

［8］ 伍学焱,聂敏,卢双玉,等.曲普瑞林兴奋试验在评价男性下丘脑-垂体-性腺轴功能中的价值.中华医学杂志,2011,91（10）：679-682.

［9］ 孙首悦,王卫庆,蒋怡然,等.微量泵脉冲输注戈那瑞林治疗特发性低促性腺激素性性腺功能减退症.中华内分泌代谢杂志,2011,27（8）：654-658.

［10］ 茅江峰,窦京涛,伍学焱.特发性低促性腺激素性性腺功能减退症诊治专家共识解读.中国实用内科杂志,2016,36（3）：204-207.

［11］ HOWARD S R,DUNKEL L. Management of hypogonadism from birth to adolescence. Best Pract Res Clin Endocrinol Metab,2018,32（4）：355-372.

［12］ GROTH K A,SKAKKEBÆK A,HØST C,et al. Clinical review：Klinefelter Sydrome-A clinical Update. J Clin Endocrinol Metab,2013,98（1）：20-30.

［13］ CHANG S,SKAKKEBÆK A,GRAVHOLT C H. Klinefelter Syndrome and medical treatment：hypogonadism and beyond. Hormones（Athens）,2015,14（4）：531-548.

［14］ KANAKIS G A,NIESCHLAG E. Klinefelter syndrome：more than hypogonadism. Metabolism, 2018, 86：135-144.

［15］ SIJO J P,ASHOK A.男性不育临床医师实用指南.周辉良,沙艳伟,洪锴,译.西安:世界图书出版西安有限公司,2018:250-257.

［16］ 伍学焱,茅江峰,金自孟,等.男性青春发育延迟的分类和诊断.中国男科学杂志,2007,21（2）：70-72.

［17］ 伍学焱,茅江峰,金自孟,等.男性青春期发育延迟的治疗原则和具体方法.中国男科学杂志,2007,22（3）：67-69.

［18］ 茅江峰,伍学焱,卢双玉,等.单次或重复曲普瑞林兴奋试验对特发性低促性腺激素性性腺功能减退症和体质性青春发育延迟鉴别诊断的作用.中国医学科学院学报.2011,33（5）：566-570.

［19］ 李宏军,黄宇烽.实用男科学.2版.北京:科学出版社,2015:189-199.

第七章

男性不育症

第一节　男性不育症的定义及预后因素

一、男性不育症的定义

按照世界卫生组织规定,男性不育症是指夫妇未采用任何避孕措施同居生活1年以上,由于男方因素而未使配偶怀孕。男性不育症又分为原发性和继发性,原发性男性不育是指从未使女性受孕,继发性不育是指曾使女性怀孕,不管该女性是否是其配偶。

关于男性不育症定义的正确理解,应注意以下三方面:

首先,无精子症患者被认为是绝对不育,一旦确诊,即可进入男性不育症诊疗流程;只要男性精液里有活动精子,就有生育的可能性。因此从理论上说,没有不育病史的男性只要精液里有活动精子就可以观察;有不育病史,精液常规异常的患者(无精子症患者除外)也只是生育能力低下,自然受孕概率降低。

其次,生育力是夫妇双方生育能力的合力,所以要正确理解男性不育症的定义,还必须考虑女性配偶的因素,尤其是年龄因素。年龄对于人类生育能力是有影响的。与25岁年轻男性相比,40岁以上的男性其1年之内使女性配偶怀孕的概率下降50%,45岁以上男性比25岁男性要花更长的时间(约为6倍)才能使女性配偶怀孕;年龄对女性生育力影响更大:女性在35岁时的生育力仅为25岁时的50%,在38岁时下降到25%,而超过40岁时可能进一步下降到5%以下,因此,女性配偶年龄在35岁或35岁以上,未采取避孕措施半年以上未怀孕即可进入不育诊疗流程。

再次,有家族因素或不育夫妇一方怀疑不育时,则对不育症的诊疗不必推迟到1年以后进行。

男性不育不是一种独立的疾病,而是多种疾病和因素造成的结果。因此,男性不育的诊断应该包括3个方面:疾病诊断、病理诊断和病因诊断。疾病诊断是对患者不育状况的基本判断,应明确患者是否患有男性不育,原发性还是继发性男性不育。病理诊断是男性不育的病理基础,可通过精液常规分析及睾丸活检病理学报告确定,包括精浆异常(如少精液症、精液液化不全和白细胞精子症等)、精子异常(如少精子症、弱精子症、畸形精子症、少弱畸精子症及无精子症等)和睾丸病理学改变(如生精功能低下、生精功能阻滞、SCOS、梗阻型改变、Klinefelter综合征、原位癌和混合型病变)等。病因诊断要明确男性不育的原发病,也是制定治疗方案的主要依据,男性不育的病因学诊断主要包括先天性异常、医源性病因、全身性病因、继发睾丸损伤、内分泌异常、精索静脉曲张、附属性腺感染、免疫因素和不明原因等。

二、男性不育症的预后因素

影响男性不育症治疗的主要预后因素:不育持续时间、原发性不育还是继发性不育、男性精液常规分析的结果以及女性配偶的年龄和生育能力。

(一) 不育持续时间

正常情况下,生育力正常的夫妇单月怀孕率为 20%~25%,半年怀孕率为 75%,1 年怀孕率为 90%(有的资料是 85%)。当未采取避孕措施而不能生育的时间超过 4 年,则每月的怀孕率仅约 1.5%。

(二) 原发还是继发不育

原发男性不育症患者多为生精功能减退或障碍,也可以是先天性的发育异常导致。对于继发性男性不育症患者,多由获得性的后天因素造成,包括医源性手术、生殖系统感染等。通常情况下,可以通过医学干预手段恢复正常的生育力或采用辅助生殖技术获得自身后代。

(三) 精液分析的结果

精液分析是评估男性生育力的重要依据,结果异常提示存在生育能力的减退,精液参数中与生育力关系最密切的是精子数量与活力,且应优先考虑精子总数,因为精子总数优于精子浓度,而精子的形态学检查对预测体外受精-胚胎移植的成功率有重要参考价值。对精液质量低下者,应先评估原因,并进一步采取诊疗措施。

(四) 女方的年龄和生育能力

女性年龄与生育能力的关系已在前文详述。在辅助生殖中,尽管各项技术不断进步和优化,女性年龄依然是影响成功率的最为主要的因素之一。对于<35 岁的女性,每个试管婴儿治疗周期的活产率为 33.1%,35~37 岁的女性为 26.1%,38~40 岁的女性为 16.9%,41~42 岁的女性为 8.3%,43~44 岁的女性为 3.2%,≥44 岁的女性仅为 0.8%。

【思考题】

1. 男性不育诊断需要哪些条件?
2. 男性不育预后主要因素有什么?

第二节 男性不育症病因的逻辑分类法

男性不育症是由多种疾病和/或因素造成的结果,通常根据疾病和因素干扰或影响生殖环节的不同,分为睾丸前、睾丸和睾丸后三个因素,病因不明的称为特发性男性不育。

一、睾丸前因素

该类患者生育功能的损害主要系下丘脑、垂体疾病等因素所致。

(一) 下丘脑疾病

1. 原发性低促性腺激素型性腺功能减退综合征 由于下丘脑 GnRH 分泌障碍,导致促性腺激素分泌减少而继发性腺功能减退,导致睾丸生精功能障碍。常见的如卡尔曼氏综合征,本病于 1944 年由 Kallmann 报道,病变部位在下丘脑伴嗅觉障碍或减退。

2. 选择性黄体生成素缺乏症 该病又称生殖性无睾症,罕见,临床表现为不同程度的雄性化和男乳女性化的类无睾体征,患者睾丸大小正常或略大,精液量少,偶见少许精子。镜下可见成熟的生精上皮,但间质细胞(Leydig cell)少见,血清激素检查 LH 缺乏。

3. 选择性卵泡刺激素缺乏症　该病极为罕见,垂体 FSH 分泌不足,而 LH 正常,患者临床表现为有正常的男性性征和睾丸体积,但表现为无精子症或重度少精子症。

4. 先天性低促性腺激素综合征　继发于数种综合征的性腺功能低下,如 Prader-Willi 综合征和 Laurence-Moon-Bardet-Biedl 综合征。

（二）垂体疾病

1. 垂体功能不足　由肿瘤、感染、梗死、手术、放射、浸润和肉芽肿性病变等影响垂体功能所致,表现为血睾酮水平低下伴促性腺激素低下或正常偏低。全垂体功能障碍者,同时还伴有血清皮质类固醇低下,血 FSH 和 GH 水平低下。

2. 高泌乳素血症　原发性高泌乳素血症常见于垂体腺瘤。泌乳素(prolactin,PRL)过高会引起 FSH、LH 和睾酮降低,导致生精障碍和性欲丧失、ED、溢乳、男性乳腺增生,有时还伴有其他激素代谢紊乱。

（三）内源性或外源性激素异常

1. 雄激素和/或雌激素过多　雄激素过多见于口服类固醇激素、先天性肾上腺增生、有内分泌功能的肾上腺肿瘤或睾丸间质细胞肿瘤。而雌激素过多常见于过度肥胖、肝功能不全等。此外,还与一些能分泌雌激素的肿瘤如肾上腺皮质肿瘤等有关。

2. 糖皮质激素过多　过多的糖皮质激素能抑制 LH 的分泌,导致精子发生、成熟障碍。多见于库欣综合征(Cushing's syndrome)或医源性摄入增加。

3. 甲状腺功能亢进或减退　甲状腺功能的异常主要通过垂体影响生精,甲状腺功能亢进或甲状腺功能减退可改变下丘脑激素的分泌和雌/雄激素比值,影响精子的发生与成熟。

二、睾丸因素

（一）先天性异常

1. 染色体或基因异常　遗传学异常是临床上导致男性不育症的重要因素。包括染色体核型异常、Y 染色体微缺失、基因突变异常以及精子染色质异常等。

（1）Klinefelter 综合征:也称克氏综合征或 XXY 综合征。常见核型为 47,XXY,占 80%～85%,嵌合体(47,XXY/46,XY)约占 15%,其余为 48,XXXY、49,XXXXY 等。其表型随着 X 染色体数目的增加而加重。患者通常身材高大(与父母相比),第二性征发育异常、睾酮低下和不育。

（2）Y 染色体微缺失:Y 染色体长臂上存在控制精子发生的基因,称为无精子因子(azoospermia factor,AZF);在无精子症和少精子症的患者中,AZF 缺失者占 3%～29%,发生率仅次于 Klinefelter 综合征,是居于第二位的遗传因素。

（3）XYY 综合征:患者通常身材高大,智力正常或轻度低下,性格孤僻,易发生攻击行为,生育力正常至无精子症均可发生。47,XYY 理论上可形成 4 种类型的精子(X、Y、YY、XY),但实际上异常核型精子比例很低。

（4）XX 男性综合征:又称性倒错综合征,该病是由于 Y 染色体上睾丸决定区基因在减数分裂时易位到了 X 染色体或其他染色体,但控制生精的基因(AZF)仍在 Y 染色体,因此导致无精子症。

（5）Noonan 综合征(Noonan syndrome):又称男性 Turner 综合征,染色体核型大部分为正常 46,XY,少数为 45,X0 或嵌合型(45,X0/46,XY)。

2. **隐睾**　隐睾是小儿常见的泌尿生殖系统先天性畸形,早产儿隐睾发病率约 30%,新生儿为 3.4%~5.8%,1 岁时约 0.66%,成人为 0.3%。

（二）睾丸炎

青春期后的流行性腮腺炎 30%合并睾丸炎,常为单侧,双侧发病率为 10%~30%。睾丸萎缩是病毒性睾丸炎最常见的严重后果,但它较少见于细菌感染。

（三）睾丸损伤

睾丸损伤,除导致睾丸萎缩外,还可激发异常免疫反应,两者均可导致不育;睾丸血管的医源性损伤也会导致不育。睾丸扭转可引起睾丸缺血性损伤。

（四）精索静脉曲张

在不育症患者中的发病率近 40%。精索静脉曲张引起不育往往包含多种因素综合作用的结果。

三、睾丸后因素

睾丸后因素造成的不育症可以分为梗阻因素、性功能相关因素以及精子成熟相关因素。

（一）梗阻因素

输精管道梗阻是男性不育的重要病因之一,梗阻性无精子症在男性不育患者中占 7%~10%。梗阻的类型通常是根据患者梗阻的部位来分类,常见的包括附睾梗阻、输精管梗阻、射精管梗阻,还有比较难以诊断的睾丸内梗阻。

1. **附睾梗阻**　附睾梗阻是造成梗阻性无精子症的最常见病因,30%~67%的无精子症由附睾梗阻造成。多数附睾梗阻病因不清,少数病因明确,包括先天性因素和继发性因素。引起附睾梗阻的先天性因素主要为 CF、杨氏综合征(Yong syndrome)、慢性鼻窦炎、支气管扩张和梗阻性无精子症等。此类患者常由于浓缩物质阻塞附睾而表现为无精子症,外科重建效果差,不建议手术治疗。附睾炎是造成继发附睾梗阻的常见原因。输精管或射精管梗阻引起的继发附睾梗阻也较常见,如输精管结扎后附睾梗阻。

2. **输精管梗阻(缺如)**　输精管梗阻常见于输精管结扎术后、儿时双侧腹股沟处手术(疝修补、鞘膜积液手术等)。少部分也可能继发于各类感染。输精管缺如是一类特殊的输精管梗阻,目前的研究认为与 CF 跨膜电导调节因子(cystic fibrosis transmembrane conductance regulator,*CFTR*)基因突变相关。

3. **射精管梗阻**　约占无精子症病因的 5%,可以由先天性的沃尔夫管囊肿(Wolffian duct cyst)、苗勒管囊肿(Mullerian duct cyst)或炎症导致射精管口阻塞。还有部分医源性因素。

（二）性功能相关因素

性欲减退、ED、射精功能障碍是不育症的原因,除部分器质性原因外,大部分通过性咨询和药物治疗可以治愈;尿道下裂等解剖学异常由于射出精液距宫颈过远可导致不育;糖尿病、膀胱尿道炎症、膀胱颈部肌肉异常、尿道下裂、手术或外伤损伤神经也可导致不射精或逆行射精;不良的性习惯如性交过频繁、应用兴奋剂、润滑剂等也会影响生育。

（三）精子成熟相关因素

1. **纤毛不动综合征**　该病是由于精子运动器或轴突异常而导致其运动力的降低或丧失,从而导致生育障碍。

2. **成熟障碍**　常见于输精管结扎再通后。由于结扎后附睾管内长期高压损伤了附睾功能,再通后精子通过附睾时未获得正常的成熟和运动能力,因此活力低下,但精子数目可以正常。

四、特发性病因

特发性不育是指男性不育症找不到明确病因,其影响生殖的环节可能涉及睾丸前、睾丸本身、睾丸后的一个或多个环节。目前倾向与遗传或环境因素等相关。

【思考题】

1. 男性不育的病因有什么?
2. 儿童期哪些疾病会导致男性不育?

第三节 男性不育症的内科治疗(特异性和非特异性)

男性不育症的内科治疗主要是药物治疗,药物治疗又分为特异性治疗和非特异性治疗。

尽管男科学不断进步,但仍有 25%(有的资料是 44%)精液常规分析结果异常的男性不育患者找不到病因,可能与多种因素有关,这类患者称之为特发性男性不育(idiopathic male infertility)。针对特发性男性不育患者的药物治疗是非特异性治疗;当病因诊断明确,并且也有针对病因的治疗性措施,药物治疗效果就较为满意,如促性腺激素治疗、脉冲式 GnRH 治疗等。

一、男性不育非特异性治疗

荟萃分析表明,特发性男性不育的药物治疗几乎没有一种被循证医学证据证明有效,2010年的欧洲男性不育指南明确指出雄激素治疗(androgens)、HCG/HMG 治疗、溴隐亭(bromocriptine)、α-受体阻滞剂(α-blockers)、类固醇皮质激素(systemic corticosteroids)和镁元素的补充(magnesium supplementation)对于特发性男性不育的治疗是无效的。但一些小样本研究提示,有些治疗方法可能对特发性男性不育患者中的一小部分有效,这也为进一步探索特发性男性不育的药物治疗保留了一点希望,并且非特异性药物治疗在临床上仍广泛使用,某些药物也确实对部分患者起到了一定治疗作用。

非特异性药物治疗过程中要格外注意药物治疗周期。男性精子发生过程为 64 天,即从精曲小管基底膜释放到管腔内;接着在附睾内成熟,约需 2~12 天(产精量高的男性平均约需 2天,产精量低的男性平均约需 6 天),一个生精周期约 3 个月,因此如果采取经验性药物治疗,疗程应该至少 1~2 个生精周期,即 3~6 个月,经验治疗疗效不佳时需要考虑 ART。

非特异药物治疗主要包括抗氧化治疗、改善细胞能量代谢的治疗和改善微循环的治疗等。

(一)抗氧化治疗

ROS 主要包括自由基(-OH 和 O_2 等)、非自由基(H_2O_2 和 NO 等)等,ROS 主要来自精子线粒体呼吸链产生和当生殖道感染时白细胞分泌,生殖道 ROS 导致精子损伤有可能是男性不育的主要因素。抗氧化治疗能保护精子的结构和功能,有助于男性不育的治疗。

常用的抗氧化治疗药物有维生素 E、硫辛酸和维生素 C 等,建议联合应用,因为抗氧化剂具有各自特定的作用机制,不能互相替代,且具有协同作用。

1. **维生素 E** 体内重要的脂溶性抗氧化剂,主要对抗生物膜上脂质过氧化所产生的自由基,从而保护生物膜的结构和功能。

2. 硫辛酸　线粒体抗氧化剂,兼具脂溶性和水溶性,可以深入到细胞的各个部位,参与维持细胞器的氧化还原稳态,对机体的能量代谢和抗氧化发挥重要的作用。

3. 维生素 C　水溶性的抗氧化剂,但是由于其抗氧化作用仅依靠可逆的脱氢反应来完成,所以对细胞膜的保护作用较差,临床很少单独应用,多与其他抗氧化剂联合应用。

（二）改善细胞能量代谢的治疗

此类药物通过改善细胞能量代谢,从而提高男性生育能力,主要有左卡尼汀、辅酶 Q10 和己酮可可碱等。

1. 左卡尼汀　人体内的左旋肉碱是赖氨酸经甲基化后进一步修饰而成的衍生物,附睾中左卡尼汀浓度大约是血浆中的 2 000 倍,主要以游离态和乙酰化形式存在。

左卡尼汀参与细胞内能量产生和脂肪酸代谢,在附睾运送精子过程中增加精子能量从而提高精子活力,并且具有一定抗氧化能力,降低 ROS 从而保护精子。外源补充左卡尼汀可提高精子活力,降低精子 DNA 碎片指数(DNA fragment index,DFI),从而提高精液质量。

2. 辅酶 Q10　脂溶性醌类,在线粒体呼吸链中起重要作用,参与腺嘌呤 ATP 的生成过程,参与细胞能量代谢,同时具有抗氧化作用。

3. 己酮可可碱(pentoxifyline)　己酮可可碱是非选择性磷酸二酯酶抑制剂,能阻断 cAMP 转变为腺苷一磷酸(adenosine monophosphate,AMP),从而增加 ATP 的产生,参与细胞能量代谢,同时具有抗氧化作用。

（三）改善微循环的治疗

通过改善全身和生殖系统(睾丸、附睾等)微循环,从而提高精液质量和男性生育力。主要有七叶皂苷类和胰激肽原酶。

1. 七叶皂苷类　对于精索静脉曲张患者,七叶皂苷类药物具有抗感染、抗渗出、保护静脉管壁的胶原纤维等作用,恢复静脉管壁的弹性,改善静脉功能,从而改善精索静脉曲张患者的精液质量。

2. 胰激肽原酶　胰激肽原酶可以刺激前列腺素 E_2(prostaglandin E_2,PGE_2)的生成,PGE_2 有血管扩张作用,可以改善微循环,从而增加睾丸与附睾血流量,从而有利于精子发生。

（四）其他非特异性药物治疗

除了抗氧化治疗、改善细胞能量代谢的治疗和改善微循环的治疗之外,非特异性治疗还有抗雌激素治疗等;其余非特异性治疗一般认为临床疗效不佳,不推荐使用。如雄激素大剂量反跳治疗和小剂量持续给药等。

抗雌激素药物通过阻断雌激素的负反馈抑制效应而促进垂体分泌促性腺激素,从而提高血清中 FSH 和 LH 水平。LH 能刺激睾丸间质细胞产生睾酮,生精微环境的睾酮是精子发生必需的。临床常用的抗雌激素药物为氯米芬和他莫昔芬,推荐他莫昔芬 20mg/天,此剂量在男性不育患者中检测不到雌激素的作用。目前多数研究认为氯米芬治疗特发性少精症无效,可能与其分子结构有关,氯米芬的分子结构使其有纯的抗雌激素作用。

二、男性不育特异性治疗

特异性治疗主要针对病因诊断明确的患者,如感染或者内分泌功能紊乱引起的男性不育等。通过针对病因的特异性治疗,多数治疗效果比较满意。

（一）生殖系统感染

生殖道感染不是男性不育的主要原因，因此只有在有临床感染表现时或发生感染时，才进行生殖道感染的评估。

可进行精液白细胞染色，还可进行精液培养，远端尿道污染会造成精液培养假阳性，因此建议取精送培养前应排空尿液并进行皮肤消毒；如果男性不育患者有膀胱炎或尿道炎临床表现，还应留取中段尿进行尿液细菌培养。

对因泌尿生殖系统感染而引起的男性不育，通过敏感药物控制感染，可显著改善精液质量，增加自然妊娠机会。膀胱炎、尿道炎或前列腺炎如果精液培养阳性的男性不育患者也应采取抗菌治疗。增加射精频率和前列腺按摩有助于感染（前列腺炎且精液培养阳性）的治疗。必要时，还可以利用实验室技术清除白细胞，进行宫腔内人工授精（intrauterine insemination，IUI）或采用 ICSI 达到生育目的。

（二）促性腺激素低下性性腺功能减退症

主要治疗药物为 HCG 和 HMG，适用于各种低促性腺激素型性腺功能障碍。促性腺激素替代治疗前应常规行性激素检测，排除高泌乳素血症。对于怀疑垂体肿瘤应行 MRI 检查，激素替代治疗可用外源性促性腺激素或 GnRH。20 世纪 60 年代就已开始应用 HCG 和 HMG 治疗特发性少精子症。但疗效不确切。

低促性腺激素型性腺分泌不足的治疗：HCG 2 000IU，肌肉注射，2～3 次/周。为了促进部分先天性低促性腺型性腺功能减退症（congenital idiopathic hypogonadotropic hypogonadism，CIHH）患者的睾丸发育，可以在上述治疗上加用 HMG 或纯的重组人 FSH。FSH 37.5～75IU，肌注，3 次/周，共 3 个月。当精子浓度接近正常时停用 FSH。

单独 LH 缺乏时，HCG 治疗可提高睾丸内和血清睾酮水平。

单独 FSH 缺乏时，可用 HMG 或纯的重组人 FSH 治疗，也可用氯米芬治疗。

值得注意的是，HCG/HMG 的长期大剂量应用由于不能模拟 GnRH 脉冲式分泌后出现的 LH/FSH 生理性脉冲，因而发挥不了最佳效果。加之所用剂量均为药理剂量，长期使用会使垂体和睾丸上的受体数目减少而变得对外源性促性腺激素不敏感。有研究报道，试用"人工下丘脑"技术，即 GnRH 脉冲治疗，可弥补促性腺激素治疗的不足。卡尔曼综合征和特发性低促性腺激素型性腺功能减退症，主要是由于不能形成 GnRH 脉冲，因而采用此法治疗最为合适。但该方法治疗价格昂贵，且需要一种特殊的输液泵将 GnRH 类似物脉冲式输入人体内，治疗时间往往要长达一年时间。

（三）高泌乳素血症

排除垂体肿瘤后采用多巴胺受体激动剂——溴隐亭治疗。剂量范围：2.5～7.5mg/d，2～4 次/d，要避免胃肠道不良反应。约需 3 个月疗程，效果较好。较新的药物卡麦角林（cabergoline）的疗效与溴隐亭相仿，但服药次数和不良反应较少。

（四）甲状腺功能减退症

甲状腺功能减退者补充甲状腺素可能改善生育力。

（五）糖皮质激素

继发于先天性肾上腺皮质增生的男性不育症可用糖皮质激素治疗。补充糖皮质激素可减少 ACTH 和外周血雄激素水平，进而促进促性腺激素释放、睾丸内雄激素合成与释放和精子生成。不推荐对 AsAb 患者使用皮质类固醇治疗，因为可能会导致严重的不良反应和其他未知后果。

【思考题】

1. 男性不育的基础治疗有哪些?
2. 简述促性腺激素低下性性腺功能减退症的治疗方案。

第四节　精索静脉曲张的诊断和治疗

一、精索静脉曲张对生育的影响

精索静脉曲张(varicocele,VC)是男科临床常见疾病之一(图 7-4-1),因其相关的阴囊疼痛不适、不育与睾丸萎缩等,尤其是对生育的影响,受到广泛关注。

目前认为,精索静脉曲张导致男性不育的机制与精子质量异常、睾丸体积缩小、睾丸灌注减少及睾丸功能障碍等方面有关。但引起不育的确切机制迄今尚未完全清楚,一般认为与下列因素有关。

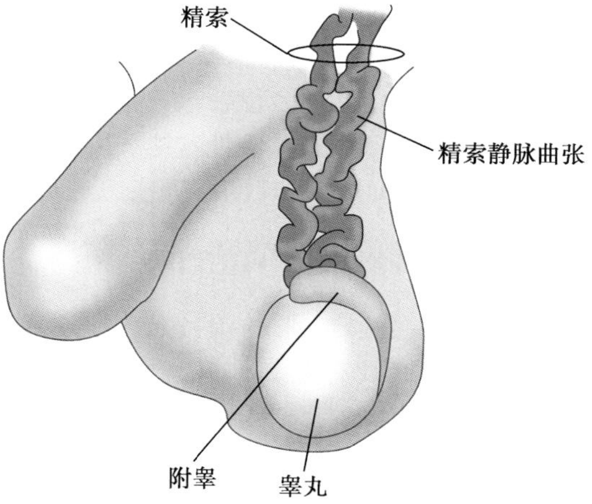

（一）高温

精索静脉曲张可使睾丸温度升高,睾丸动脉和静脉之间形成一种逆流热交换降温系统。精索静脉曲张时,血液淤滞,蔓状静脉丛热交换率下降,阴囊内温度升高,导致生精障碍,使睾丸间质细胞合成睾酮减少。

（二）缺氧

精索静脉曲张造成的静脉血回流不畅可导致睾丸淤血而缺氧,使静脉压增高,曲张加重,诱导生殖细胞凋亡。

（三）肾上腺代谢物逆流

精索静脉曲张患者其肾上腺回流的血液可沿精索静脉逆流,使肾上腺和肾脏分泌的代谢产物如类固醇、儿茶酚胺、5-羟色胺(5-hydroxytryptamine,5-HT)等影响睾丸血运,对睾丸的代谢造成不良影响。

（四）其他

如生殖毒素增加,抗氧化物水平增高,DNA 聚合酶活性降低,存在精子结合免疫球蛋白及睾丸生精细胞减少,生殖细胞凋亡等综合的病理生理学变化可能最终导致睾丸生长停滞、萎缩。

除此之外,精索静脉曲张还可能会对性激素造成影响。有研究发现,可显著降低患者血清总睾酮水平,术后血清总睾酮有显著升高,进而影响睾丸生精功能。

图 7-4-1　精索静脉曲张示意图

（图中标注：精索、精索静脉曲张、附睾、睾丸）

二、精索静脉曲张的诊断和鉴别诊断

（一）诊断

1. 病史询问(推荐)　精索静脉曲张患者可出现患侧阴囊部持续性或间歇性坠胀感、隐痛

和钝痛,站立及行走时明显,平卧休息后减轻。多数患者体检时发现阴囊内无痛性蚯蚓状团块,或因为不育就诊时被发现。对于阴囊疼痛的患者,可用视觉模拟评分表(visual analogue scale,VAS)或疼痛数字评分等评分量表来进行半定量评估。同时注意询问既往史及婚育史。

2. 体格检查(推荐) 重点对阴囊及其内容物进行检查,包括站立位和平卧位,并于站立位行 Valsalva 试验以了解患者是否存在迂曲、扩张的静脉团。检查内容包括睾丸大小与质地、附睾、输精管、精索及其血管等。睾丸变小变软是睾丸功能不全的征象。

3. 影像学检查

(1) 彩色多普勒超声检查(推荐):彩色多普勒超声检查对精索静脉曲张的诊断及分型具有重要价值,其诊断的敏感性及特异性均较高,还可以在不育患者中发现更多的亚临床型精索静脉曲张患者。

(2) CT、MRI(可选):一般不推荐,仅对于继发性精索静脉曲张寻找病因及鉴别诊断时可选。

(二) 鉴别诊断

通过体格检查、彩色多普勒超声检查基本上可以确诊精索静脉曲张,但应注意鉴别精索静脉曲张合并其他疾病,如慢性骨盆疼痛综合征所引起的阴囊不适、疼痛、生育等症状。应特别注意与躯体症状为主要表现的心理疾患进行鉴别。

三、精索静脉曲张的治疗

原发性精索静脉曲张的治疗应根据患者是否伴有不育或精液质量异常、有无临床症状、静脉曲张程度及有无其他并发症等情况区别对待。治疗方法包括一般治疗、药物治疗和手术治疗。对症状明显或已引起睾丸萎缩、精液质量下降及造成不育者则应积极手术治疗。

(一) 一般治疗

包括生活方式、饮食调节和物理疗法等,如戒烟限酒、饮食清淡、回避增加腹压的运动;降温疗法或阴囊托等。

(二) 药物治疗

1. 针对精索静脉曲张的药物

(1) 七叶皂苷类:抗感染、抗渗出、保护静脉壁的胶原纤维作用,可以逐步恢复静脉管壁的弹性和收缩功能,增加静脉血液回流速度,降低静脉压,从而改善有精索静脉曲张所引起的症状。

(2) 黄酮类:抗感染、抗氧化作用,可以提高静脉张力,降低毛细血管通透性,提高淋巴回流率,减轻水肿;改善临床型精索静脉曲张引起的疼痛症状。

2. 改善症状的药物 针对局部疼痛不适可以使用非甾体抗炎药,如布洛芬等。

3. 改善精液质量的药物 对于合并生殖功能损害且有生育要求的精索静脉曲张患者,可使用促进精子发生、改善精液质量的药物。

(三) 精索静脉曲张的手术治疗

精索静脉曲张的外科治疗方式包括手术治疗和介入治疗(顺行或逆行)。手术治疗包括传统经腹股沟途径、经腹膜后途经、经腹股沟下途径精索静脉结扎术、显微技术腹股沟途径或者腹股沟下途径精索静脉结扎术,腹腔镜精索静脉结扎术等。

【思考题】

1. 简述精索静脉曲张影响生育的机制。
2. 简述精索静脉曲张的诊断与鉴别诊断。

第五节　无精子症的诊断和分型

一、无精子症概述

无精子症是最严重的男性不育症,是指射出的精液内完全没有精子,约占男性不育症患者的 5%~20%。

无精子症的诊断必须有≥2 次精液标本,相隔 2 周以上,精液离心前后均未发现精子。无精子症并非指睾丸内一定没有精子产生,而是强调精液中没有精子。

根据病史、临床表现,结合精液分析、B 超检查及睾丸活检等辅助检查可明确诊断。

二、无精子症的分类和病因

（一）梗阻性和非梗阻性无精子症

根据精子发生的调控机制与输精管道的解剖生理特征,可以将无精子症分为梗阻性无精子症(obstructive azoospermia,OA)与非梗阻性无精子症(non-obstructive azoospermia,NOA)。

OA 的常见病因:

1. **医源性**　如输精管结扎术、疝修补术、阴囊或者下腹部手术。

2. **射精管梗阻**　占无精子症患者的 1%~5%,精液量少并果糖阴性,FSH 正常,经直肠超声精囊宽度超过 15mm 提示梗阻,中线处囊肿,射精管扩张及精阜钙化也可以间接提示。

3. **CBAVD**　最重要的体征是输精管缺如,患者一般精液量少,睾丸大小及激素水平正常,可行 *CFTR* 基因检测。

4. **炎症性或特发性附睾梗阻**　往往表现为梗阻以上部位附睾饱满,张力变大,梗阻部位可及硬结,附睾超声图像有附睾体尾部附睾管细网状扩张。

NOA 的先天性病因包括 Klinefelter 综合征、Y 染色体微缺失、隐睾、IHH 等,后天性病因包括肿瘤治疗后继发性无精子症、病毒感染对睾丸的直接或者通过自身免疫间接损害。

（二）睾丸前、睾丸性和睾丸后无精子症

根据男性不育的病因"三分法"将无精子症分为睾丸前无精子症、睾丸性无精子症和睾丸后无精子症三类。

1. **睾丸前无精子症**　即下丘脑-垂体病变导致的无精子症。常见的病因有卡尔曼综合征、垂体存在肿瘤或其他病变者,或既往有垂体手术史者,泌乳素腺瘤、下丘脑功能不全等。

2. **睾丸性无精子症**　睾丸体积偏小,或 FSH、LH 水平偏高,或既往睾丸穿刺、活检未见精子的患者,归入睾丸性无精子症。首先要查看有无 Y 染色体微缺失、Klinefelter 综合征或其他染色体核型异常等遗传因素,以及是否存在隐睾、重度精索静脉曲张等情况,根据其具体情况选择治疗方案。病因学治疗则是根据患者的病史、体检结果及辅助检查结果,寻找有无重度精索静脉曲张、隐睾、环境污染、不良生活习惯、生殖毒性药物等影响睾丸生精功能的因素,针对这些因素进行纠正,以协同治疗,并防止睾丸生精功能的进一步恶化。药物保守治疗半年后若仍未见精子,则可以考虑进行睾丸直接取精或者供精 ART 或领养等措施。

3. **睾丸后无精子症** 即睾丸生精功能正常,但因为睾丸网、附睾、输精管、射精管等输精管道缺失或梗阻而导致精子无法排出至精液中。此类患者睾丸体积、性激素水平正常,第二性征发育正常,体检或辅助检查可能发现输精管道梗阻或缺失征象。

睾丸后无精子症的原因可分为三类:①先天性梗阻:包括 CBAVD、射精管囊肿等;②获得性梗阻:因为炎症等后天因素导致输精管道梗阻,最常见的为附睾炎导致的附睾梗阻,这也是我国 OA 中最常见的类型,部分患者也可能因为精囊结石等原因导致射精管梗阻;③医源性梗阻:即因手术损伤输精管道导致无精子症,最常见包括输精管结扎术和腹股沟疝修补术导致的输精管损伤。

睾丸后无精子症患者因睾丸生精功能正常,因此通过睾丸、附睾穿刺或活检多可获得精子,通过 ICSI 生育亲生子代。然而,部分患者有自然生育的需求,需要通过手术重建输精管道,让精子能排出到精液中。

【思考题】

1. 简述无精症的诊断方法。
2. 简述无精症的分类。

第六节　梗阻性无精子症的定位诊断方法

梗阻性无精子症是指由于输精管道的梗阻使精子的运输发生障碍而导致的无精子症。梗阻性无精子症在男性不育患者中占 7%~10%,占无精子症的 40%,是男性不育的重要病因之一。

一、梗阻性无精子症的分类

输精管道依次包括睾丸内的输出小管、附睾管、输精管以及最后部位的射精管;而梗阻可能发生于输精管道的任何部位,不同的梗阻部位有不同的病因和临床特点,下面分类介绍。

1. **睾丸内输出小管梗阻** 睾丸内梗阻约占梗阻性无精子症的 15% 左右,包括先天性的发育异常以及后天性的炎症、外伤等因素导致睾丸网和睾丸输出管的功能障碍;该类患者目前很难通过外科手术的方式重建输精管道,建议直接行睾丸取精行 ICSI 辅助生育。

2. **附睾梗阻** 附睾梗阻是梗阻性无精子症的最常见原因,包括先天性发育异常以及后天性炎症等因素导致,还有约 1/3 患者找不见明确的病因,为特发性的附睾梗阻,患者可能存在囊性纤维基因突变等。

先天性附睾梗阻包括杨氏综合征,主要表现为慢性鼻窦炎、支气管扩张和梗阻性无精子症三联症,患者生精功能正常,但由于浓缩物质阻塞附睾而表现为无精子症,手术重建成功率较低。后天获得性附睾梗阻主要来自急性附睾炎(如淋球菌感染)和亚临床型附睾炎(如衣原体感染)。外伤也可能会损伤附睾导致附睾梗阻;也可能由外科手术导致梗阻,如附睾囊肿切除、附睾远端的手术操作等。

3. **输精管梗阻** 输精管梗阻常见的原因包括输精管结扎术后、医源性输精管损伤(如疝或阴囊手术以及盆腔手术等引起的输精管损伤)、炎症感染、先天发育异常、外伤等,其中最常见的原因是因节育而行输精管结扎术。研究报道美国每年大约有 500 000 例因节育行输精管结扎术,调查显示有 2%~6% 做过输精管结扎的男性会在今后要求复通。CBAVD 是最常见的先天性输精管梗阻因素,常为纤维囊性病的并发症。单侧输精管不发育或部分缺如常伴对侧精路异常者占 80%、肾发育不良者占 20%。

4. **射精管梗阻** 射精管梗阻在梗阻性无精子症中占 1%~3%,主要原因有囊性病变和炎症性病变两种。囊性病变通常是先天性的(米勒管或尿道生殖窦囊肿、射精管囊肿),米勒管囊肿时射精管由于被囊肿压迫而向侧面移位,尿道生殖窦囊肿与一侧或双侧的射精管相通。先天性或获得性射精管完全梗阻常伴精液量少、果糖缺乏和 pH 呈酸性,精囊通常有胀大(前后径大于 15mm)(图 7-6-1)。

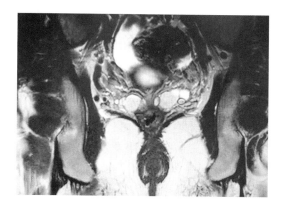

图 7-6-1 精囊 MRI,精囊明显增宽

二、梗阻性无精子症的检查和定位诊断

梗阻性无精子症的梗阻部位可能出现在从睾丸内的输出小管到射精管的任意部位,可以通过详细的病史和体格检查,以及相关的辅助检查帮助判断梗阻部位。

1. **病史采集** 详细的病史采集往往对判断输精管道的梗阻部位起着至关重要的作用,例如曾有会阴区外伤、幼时做过腹股沟区手术及盆腔手术的患者,提示可能存在医源性的输精管损伤,损伤的部位往往就是梗阻的部位。对于曾行输精管结扎术的患者,梗阻部位通过病史采集就可以得到明确诊断。而曾有附睾炎症的患者,提示可能存在附睾炎性梗阻。

2. **体格检查** 对梗阻性无精子症进行仔细而针对性的查体十分重要,不仅可以帮助我们判断是否存在梗阻,而且有助于判断梗阻的部位。如输精管结扎的患者,阴囊可见手术切口瘢痕,通常在阴囊内沿输精管还可触及结扎的瘢痕结节;既往有腹股沟疝修补术的患者,在腹股沟区有可见的手术瘢痕。在专科查体中,我们要特别关注睾丸、附睾和阴囊内输精管的情况。

睾丸大小、质地通常与生精功能相关。正常的睾丸容积在 12ml 以上,质地韧,略有弹性;如果睾丸质地软,往往提示存在生精功能异常。睾丸体积小于 10ml 可能存在生精功能下降,如果睾丸体积小于 6ml,通常生精功能可能存在严重问题。

对无精子症患者进行仔细的附睾查体很重要,但往往容易被忽视;对于怀疑附睾梗阻的患者,附睾通常是饱满的,如果查体仅见睾丸大小正常,但附睾不饱满,应该强烈怀疑为 NOA 或者睾丸内输出小管梗阻。

查体过程中还应仔细检查阴囊内输精管的情况,包括输精管是否存在、管径的粗细以及质地;先天性双侧输精管缺如可以通过体格检查明确诊断,如果输精管管径较粗、质地较硬,往往提示存在输精管梗阻的可能。

3. **精液常规分析及精浆生化检测** 无精子症诊断,至少要进行 2 次以上严格的精液采集和检查,且所有显微镜检查未见精子的精液标本都应离心确定沉渣中没有精子;精液检查结果的分析推荐参照《WHO 人类精液检查与处理实验室手册》第 5 版(或第 4 版)进行。当精液量小于 1.5ml、pH 呈酸性、果糖阴性者首先考虑射精管梗阻或先天性双侧输精管缺如。当精液量少时,还应作射精后尿液检查,以排除逆行射精情况。

精浆生化常用指标包括果糖、中性 α-葡糖苷酶、ACP、锌和弹性蛋白酶等,重点了解果糖、中性 α-葡糖苷酶的含量,对无精子症是否存在梗阻以及梗阻的部位有重要的提示意义。果糖浓度的测定可以反映精囊腺的分泌功能,果糖浓度降低时亦可见于射精管梗阻、双侧输精管先天性缺如、不完全逆行射精和雄激素缺乏等。中性 α-葡糖苷酶活性高低反映附睾分泌功能,附睾管梗阻时可出现降低。

4. 超声检查 生殖系统超声检查包括阴囊超声及经直肠超声。阴囊超声主要检查双侧睾丸、附睾、精索静脉及近端输精管。通过测量睾丸上下径、左右径、前后径,并使用公式校正后计算睾丸体积(体积 = 睾丸上下径×左右径×前后径×0.71)。阴囊超声对有些梗阻体征的发现有帮助(如睾丸网扩张、附睾囊肿、输精管缺如),同时能排除睾丸发育不良。

经直肠超声主要针对前列腺、精囊、输精管和射精管进行检查。对精液量少或怀疑远端梗阻的患者建议行 TRUS。精囊扩大(前后径大于 15mm)或呈圆形,精囊区域无回声提示射精管梗阻(特别当精液量小于 1.5ml 时)。经直肠超声还可以发现另外一些引起梗阻性无精子症的异常,如米勒管囊肿、尿道生殖窦囊肿、射精管囊肿和钙化。

5. 睾丸活检 睾丸活检是兼具诊断和治疗作用的有创手术操作;一方面通过活检来评估睾丸的生精情况,鉴别梗阻性无精子症和 NOA,另一方面睾丸活检也是无精子症的患者在进行辅助生育时提取精子的治疗性手术操作。

诊断性睾丸活检的适应证:理论上讲,对于无法确诊的无精子症患者均可以通过睾丸活检鉴别究竟是梗阻性或 NOA。但是对于有经验的医师,通过全面的诊断手段,包括详细的病史、体格检查、生殖激素以及精液检测等辅助检查,可以在术前判断是否存在梗阻以及梗阻的部位,以避免进行睾丸活检对患者造成的损伤。

根据我们的经验,有经验的男科医师通过全部辅助检查诊断为附睾梗阻的患者,有大约 5% 的患者在手术中发现是睾丸生精功能异常,即 NOA。所以对于典型的梗阻性无精子症且准备进行输精管-输精管吻合或者输精管-附睾吻合术的患者,多数无需术前再行睾丸活检,术中出现诊断偏差的可能性较小。睾丸活检的禁忌证为有出凝血疾患或手术局部急性感染的患者。

【思考题】

1. 梗阻性无精子症如何诊断?
2. 梗阻性无精子症的类型有哪些?

第七节 无精子症的外科治疗

理论上,对无精子症患者,仅需通过外科手术从睾丸/附睾取得极少量的精子,在 ICSI 的帮助下,便可以通过体外受精-胚胎移植的方式获得具有自己生物学遗传特征的后代。随着男性显微生殖外科技术的飞速发展,对大部分的梗阻性无精子症患者,可以通过外科手术的方式重建输精管道,将患者从"无精"变成"有精",从而获得经过自然性生活进行受孕生育的机会;而对存在睾丸生精功能障碍的非梗阻性无精子症患者,也可以在显微镜下进行睾丸切开取精术,一方面增加精子获得率,另一方面也降低了手术对睾丸功能的损伤。

下面对梗阻性和非梗阻性的外科治疗分开进行讲述。

一、梗阻性无精子症的外科治疗

梗阻性无精子症是指由于输精管道的梗阻使精子的运输发生障碍而导致的无精子症;在男性不育患者中占 7%~10%、占无精子症的 40%,是男性不育的重要病因之一。

输精管道依次包括睾丸内的输出小管、附睾管、输精管以及最后部位的射精管;而梗阻可能发生于输精管道的任何部位;目前对梗阻性无精子症的外科治疗,主要是通过外科手术重建输精管道,而不同的梗阻部位有不同的临床特点和手术方法,下面分类介绍。

1. 附睾梗阻

(1) 附睾梗阻的诊断:详细的病史和体格检查,以及相关的辅助检查不仅帮助我们判断是否存在梗阻,而且有助于判断梗阻的部位。

既往曾有附睾炎症的患者,提示存在附睾炎性梗阻可能性较大。在体格检查中,对怀疑附睾梗阻的患者,附睾通常是饱满的,如果查体仅见睾丸大小正常,但附睾不饱满,应该强烈怀疑为非梗阻性无精子症或者睾丸内输出小管梗阻。精浆生化中的中性 α-葡糖苷酶活性高低反映附睾分泌功能,附睾管梗阻时可出现降低。必要时可行阴囊超声,帮助判断睾丸、附睾情况;附睾梗阻的患者,超声常提示睾丸大小正常,附睾网状扩张。

(2) 附睾梗阻的外科治疗:输精管-附睾吻合术是解决附睾梗阻的有效手术方式,适用于附睾梗阻的梗阻性无精子症患者;由于附睾管管腔直径通常只有 0.2~0.3mm,输精管-附睾吻合术手术也成为了最具有挑战性的男性生殖显微手术。

从输精管附睾吻合术的发展历史看,手术演化经历了最早由 Siber 报道端端吻合术,到 Wagenknecht 和 Fogdestam 报道的端-侧吻合术,再到 Berger 首次报道端-侧套叠式吻合术。近 10 余年来,由美国康奈尔大学医学团队创建的纵向双针端-侧套叠缝合已经基本成为绝大多数男科医师首选的吻合术式,这一方法的效果与安全性也被多数学者认为是到目前为止的输精管附睾吻合术的金标准,文献报道的复通率为 50%~90%。显微镜下输精管-附睾吻合术是高难度的手术,建议拟开展手术的医师首先要接受男性生殖显微外科的专业培训,并且在有丰富经验的医师的示教和指导一定例数的手术后独立开展。

由于输精管附睾吻合术的成功率还无法达到输精管吻合那么高,即使有经验的医师成功率也多在 60%~80%,因此,如果条件允许,建议可以在术中从附睾液提取并冻存精子,这样可以在手术失败时,通过冻存的精子进行辅助生殖,而不需要再对患者进行睾丸穿刺取精。

患者术后 3~4 周不要性生活或射精,术后一个月后要求规律的性生活或手淫排精,建议频率为 2~3 次每周为宜,既有利于生精功能的恢复和吻合管道的通畅,又有利于受孕。多数患者在接受输精管-附睾吻合术术后 2~6 个月精液中逐渐出现精子并改善,甚至有的患者术后一年以后精液中才出现精子,一般的观察期以 10~12 个月为宜;当然,同时还要注意女方的年龄和生育力状况。

外科手术重建输精管道的最佳效果是术后夫妻双方可以通过性生活自然受孕并生育,因此在术前应该同期请生殖妇科专家评估女方的生育力状况。如果女方年龄较轻,生育力正常,建议首选手术复通,这样患者有很大的机会可以通过自然受孕得到生育;不仅减轻了体外受精-胚胎移植需要的较高昂的经济费用,同时降低了女方促排、取卵等对身体的创伤;即使手术复通后不能自然受孕,术后男方还可以从精液中提取到精子做辅助生殖,避免了睾丸/附睾取精手术对睾丸功能可能存在的损伤。

如果女方年龄较大,或女方生育力状况异常(如输卵管不通、卵巢功能欠佳)等情况,应该与妇科医师沟通,选择最佳的治疗策略。

2. **输精管梗阻** 输精管吻合术是治疗输精管梗阻的确切而有效的手术方法。输精管吻合术经过传统肉眼下吻合、输精管支架吻合,直到显微镜下输精管吻合术出现后,输精管吻合复通的成功率达到了前所未有的高度;采用显微手术方式的手术复通率和术后自然妊娠率均明显高于肉眼手术。目前为止,显微输精管吻合术已经成为输精管复通术的金标准;推荐在有条件的单位首选通过显微手术的方式进行输精管复通术。当然,显微手术难度较高,需要术者经过专业训练,并且需要有手术显微镜和相关的设备和器械。

康奈尔大学 Goldstein 教授团队创立的显微标记点输精管精准对位吻合方法是非常重要的技术改进;在显微标记点完成后,使用输精管固定架(Goldstein 夹)将两端的输精管断面拉近并固定,在黏膜-肌层进行 6 针的精准端端缝合,最后使用在外膜-肌层缝合 12~15 针。手术中需要注意的关键点在于游离输精管时保证吻合没有张力,术中注意保护输精管伴行的血管,保证输精管的供血。

输精管吻合成功与否最重要的是看手术吻合的技术,其中需要特别注意的技术要点包括:

1)张力问题:张力是整个吻合手术成功与否的关键点,围绕全部的操作步骤都需要注意吻合的张力,不仅仅是吻合时对位输精管没有张力,在缝合、打结等基本操作都需要注意做到无张力打结和缝合时没有牵拉。在吻合处如果有明显张力会由于张力继发吻合处的炎性和瘢痕形成,造成吻合处闭锁。

2)血供问题:游离输精管时注意保护输精管伴行的血管,游离段过长会引起缺血,游离的长度以不影响吻合为宜。

3)黏膜对位吻合:吻合时一定要注意黏膜的对位吻合,不同的层次一旦出现误缝合,一方面会出现瘢痕,另一方面会出现精液漏出。显微吻合区别于肉眼和头戴放大镜最大的优势正是通过手术显微镜放大 20 倍左右时的清晰视野确保精确的黏膜对黏膜的吻合。

在显微外科技术的输精管吻合术开展后,复通率和受孕率有明显提高。对经过显微外科培训操作熟练的医师一般复通率可以超过 80%,甚至超过 90%,如果除外女性因素,受孕率可以接近 40%~70%。结扎时间与复通率通常并不呈线性关系,但结扎时间超过 15 年的患者,受孕率要低一些。从我们的经验看,在熟练采用显微外科技术进行输精管吻合以来,再通成功率超过 95%。

对于无法通过手术复通的输精管梗阻(如先天性输精管缺如、输精管长段梗阻等)以及存在女方不孕因素的患者,可以考虑直接经睾丸/附睾取精行体外受精辅助生育。

3. **射精管梗阻** 射精管梗阻在梗阻性无精子症中占 1%~3%,主要原因有囊性病变和炎症性病变两种。囊性病变通常是先天性的(米勒管或尿道生殖窦囊肿、射精管囊肿),米勒管囊肿时射精管由于被囊肿压迫而向侧面移位,尿道生殖窦囊肿与一侧或双侧的射精管相通。先天性或获得性射精管完全梗阻常伴精液量少、果糖缺乏和 pH 呈酸性,精囊通常有胀大(前后径大于 15mm)。

TRUS 主要针对前列腺、精囊、输精管和射精管进行检查。对精液量少或怀疑远端梗阻的患者建议行 TRUS。精囊扩大(前后径大于 15mm)或呈圆形,精囊区域无回声提示射精管梗阻(特别当精液量小于 1.5ml 时)。TRUS 还可以发现另外一些引起梗阻性无精子症的异常,如米勒管囊肿、尿道生殖窦囊肿、射精管囊肿和钙化。

经尿道射精管开口切开术（transurethral resection of the ejaculatory duct，TURED）或者精囊镜手术是解决射精管开口处囊肿导致射精管梗阻的有效治疗方法；与此同时精囊镜手术的手术效果可靠、损伤更小、并发症更少，是推荐的首选手术方式。有条件的医疗单位建议可以采取术中行 TRUS 辅助，以帮助判断电切环到射精管囊肿的距离，避免损伤直肠；对位置很深的囊肿，术中 TRUS 引导切除更是尤其重要，保证了手术过程的准确和安全。

经尿道射精管电切术有一定的概率出现术后的并发症，常见有尿液反流、逆行射精、继发性附睾炎等。在手术切开开口时注意不要过大，以降低术后尿液反流的概率；术后常规使用抗生素预防感染，降低附睾炎的发生率。

二、非梗阻性无精子症的外科治疗

非梗阻性无精子症（NOA）主要是由各种已知不同的、已知或者未知的病因导致的睾丸生精功能障碍，其发病率占整个男性不育患者的 10%～15%。目前对 NOA 的治疗即在于通过外科手术从生精功能障碍的睾丸中获取成熟的精子结合 ICSI 辅助生育。

目前外科睾丸取精手术主要有四种方法，即经皮睾丸穿刺取精术、睾丸切开取精术、多点睾丸切开取精术和显微镜下睾丸切开取精术，下面分别进行介绍。

1. 经皮睾丸穿刺取精术　指在精索阻滞麻醉下，通过特制穿刺活检枪或者注射器负压吸引，经皮直至穿透睾丸白膜，获取较少量的睾丸组织送检寻查精子或明确睾丸的生精情况；其优点是操作简单，仅需要精索阻滞，且对设备仪器要求不高；缺点是通过经皮穿刺所能获取的睾丸组织有限，且经皮穿刺有损伤血管导致术后血肿的可能。

2. 睾丸切开取精术　即在精索阻滞及局部皮肤浸润麻醉的情况下，切开阴囊皮肤，并暴露部分睾丸白膜，切开睾丸白膜后切取部分睾丸组织；与经皮穿刺活检手术比较，能够获得较多量的睾丸组织用以寻找精子或者分析，操作亦较简单。

3. 多点睾丸切开取精术或地图式睾丸切开取精术　即充分暴露睾丸，并在睾丸的不同部位多点切开白膜并获取睾丸组织用以寻找精子。因为睾丸生精功能的不平衡，尤其是在 NOA 患者中，通过多点睾丸切开，可以在睾丸组织的不同部位获取较多量的睾丸组织用以检测是否存在精子，提高了 NOA 患者的精子获得率。

4. 显微镜下睾丸切开取精术　简称显微取精，即在赤道平面将睾丸白膜切开，充分暴露睾丸小叶内的曲细精管，在显微镜放大 10～20 倍的情况下，选取具有生精功能的粗壮、饱满的曲细精管，然后使用锐器撕碎曲细精管并寻找成熟的精子。

相较于传统的睾丸穿刺或者切开取精术，显微取精术的优点有三：①显微取精术中将睾丸白膜沿着赤道平面切开，最大限度地暴露睾丸组织，有利于发现局部生精灶，较传统外科手术更容易发现精子，明显提高了 NOA 患者的精子获得率；②在切开白膜和分离提取睾丸曲细精管的过程得益于显微镜的放大作用，能最大可能地避免损伤睾丸的供血系统，减少术后出现血肿及睾丸缺血萎缩情况的概率；③在探查睾丸曲细精管过程中，亦得益于显微镜的放大作用，仅需要有的放矢地选取较大可能具有生精作用的粗壮、饱满的曲细精管，既明显增加了找到成熟精子的概率和数量，同时避免了过多地切取睾丸组织，减少了对睾丸组织的损伤，降低了术后睾丸功能不全的发生率。

目前显微镜下睾丸切开取精术因为较高的精子获得率和较低的手术风险，已经成为了 NOA 外科手术取精的金标准，广泛应用于全国各大生殖医学中心。

【思考题】

1. 梗阻性无精子症的治疗方法有哪些?
2. 非梗阻性无精子症的治疗方法有哪些?

第八节　男性不育症患者配偶评估

在男性患者的不育症诊疗过程中,要时刻注意女方的情况,结合双方的情况进行治疗。女方的评估工作主要在妇科完成,男科大夫要随时与妇科大夫沟通,主要关注女方生育潜力和男科治疗所需要的时间与治疗结局对于生育的贡献。

对夫妻双方综合评估,尤其是女性年龄偏大或有明确不孕病史的女性建议尽快接受辅助生育治疗,以提高成功妊娠的概率。一般可以通过以下几方面初步了解女方病史:①年龄≥38岁妇女建议尽早接受辅助生育治疗;②女方有子宫内膜异位症建议直接试管婴儿;③女方有输卵管缺如或明确输卵管阻塞建议直接 IVF-ET;④女方月经周期不规则建议女方同时接受不孕相关检查及治疗;⑤不育年限长建议夫妻双方同时接受不孕、不育相关检查及治疗。

【思考题】

男性不育症诊疗中要评估女方哪些情况?

第九节　男性中辅助生殖技术的应用

辅助生殖技术(assisted reproductive technology,ART)指运用各种医疗措施,使患者受孕方法的统称,包括 IUI、IVF-ET、ICSI、植入前遗传学诊断(preimplantation genetic diagnosis,PGD)、胚胎植入前遗传学筛查(preimplantation genetic screening,PGS),供精人工授精(artificial insemination with donor sperm,AID)等。其不仅适用于女性因素导致的不育,也可用于男性因素导致的不育和不良孕产。尽管 ART 可以帮助不育患者获得子代,但这并不是男性不育治疗的首选,ART 面临着伦理、遗传学风险及 ART 并发症等诸多问题。男科医师应该对不育患者进行规范的检查和正确的诊断,进而制定合理的治疗方案,首选药物治疗或手术治疗等常规治疗,以期改善精液质量,增加自然妊娠率,必要时再运用 ART,并且遵循安全的原则,尽可能选择从创伤小、简单、经济到创伤大、复杂、昂贵的方法。男科医师在遵循原则的基础上,可根据临床经验建议患者选择合适的 ART 方案,提高 ART 的成功率,降低 ART 的风险。例如,对于自然生育 1 年以上不育夫妇,可以考虑 IUI;3 次 IUI 失败者,可以考虑试管婴儿;男方检查提示严重少精子症的患者可选择 ICSI;对于无精子症的患者可以通过显微取精或睾丸穿刺取精术获得精子后选择 ICSI;对于睾丸取精未找到精子的患者可以选择 AID;对于染色体病如平衡易位等可选择 PGD;对于不明原因的反复胎停流产者可选择第三代试管婴儿等。

不同类型辅助生殖技术的适应证如下。

（一）IUI 的适应证

因性功能障碍、生殖器畸形等因素导致性交不能引起的不孕不育、轻度弱精、女性因素不孕和特发性不孕。

（二）IVF-ET 的适应证

少精症、弱精症、少弱精症、女方因输卵管因素造成精子与卵子遇合困难、排卵障碍、子宫内膜异位症、女性免疫性不孕、不明原因不育。

（三）IVF-ET 衍生的辅助生殖技术的适应证

1. ICSI 适应证　无精症（睾丸取精术获得可用精子时），严重少、弱、畸精症，精子顶体异常，IVF-ET 受精失败，未成熟卵体外成熟培养（in vitro maturation，IVM）周期，PGD 周期。

2. PGD 适应证　诊断明确的单基因病如地中海贫血、多囊肾等；染色体异常如罗伯逊易位、相互易位、臂内臂间倒位、Y 染色体微缺失等；性连锁遗传病及可能生育异常患儿的高风险人群等。

【思考题】

1. 辅助生育有哪些？

2. 试管婴儿适应证有哪些？

推荐阅读文献：

[1] 中华医学会男科学分会.中国男科疾病诊断治疗指南与专家共识（2016 版）.北京：人民卫生出版社，2017：105-121.

[2] 张敏建，郭军，陈磊，等.男性不育症中西医结合诊疗指南（试行版）.中国中西医结合杂志，2015，35（9）：1034-1038.

[3] MONOSKI M A，SCHIFF J，LI P S，et al. Innovative single-armed suture technique for microsurgical vasoepididymostomy. Urology，2007，69（4）：800-804.

[4] KATHRINS M，NIEDERBERGER C. Diagnosis and treatment of infertility-related male hormonal dysfunction. Nature Reviews Urology，2016，13（6）：309-323.

[5] GARG H，KUMAR R. Empirical drug therapy for idiopathic male infertility：what is the new evidence？ Urology，2015，86（6）：1065-1075.

[6] CUI D，HAN G，SHANG Y，et al. Antisperm antibodies in infertile men and their effect on semen parameters：a systematic review and meta-analysis. Clinical Chimica Acta，2015，444：29-36.

[7] BUZADZIC B，VUCETIC M，JANKOVIC A，et al. New insights into male（in）fertility：the importance of NO. British Journal of Pharmacology，2015，172（6）：1455-1467.

[8] 中国左卡尼汀临床应用专家共识编写组.左卡尼汀在男性不育中临床应用专家共识（2014 版）.中华男科学杂志，2015，21（1）：82-85.

[9] MONGIOI L，CALOGERO A E，VICARI E，et al. The role of carnitine in male infertility. Andrology，2016，4（5）：800-807.

[10] SHOWELL M G，MACKENZIEPROCTOR R，BROWN J，et al. Antioxidants for male subfertility. Cochrane Database Syst Rev，2014，1（12）：CD007411.

[11] 姜辉，邓春华，商学军，等.维生素 E 在男性不育中临床应用专家共识（2014 版）.中华男科学杂志，2015，21（3）：277-279.

[12] NADJARZADEH A，SHIDFAR F，AMIRJANNATI N，et al. Effect of coenzyme Q10 supplementation on antioxidant enzymes activity and oxidative stress of seminal plasma：a double-blind randomised clinical trial. Andrologia，2014，46（2）：177-183.

[13] 李宏军，李汉忠.男科学：男性生殖健康与功能障碍.北京：北京大学医学出版社，2013：232-240.

[14] LI S H，GOLDSTEIN M，SCHLEGEL P N. 外科取精术，选择哪种方法？ 中华男科学，2001，7（2）：71-78.

[15] WILLETS A E,CORBO J M,BROWN J N. Clomiphene for the treatment of male infertility. Reproductive Sciences,2013,20(7):739-744.

[16] PHILIP S L,QIANG D,GOLDSTEIN M. 显微外科技术治疗梗阻性无精子症的新进展. 中华男科学杂志,2004,10(9),643-650.

[17] HONG K,ZHAO LM,XU S X,et al. Multiple factors affecting surgical outcomes and patency rates in use of single-armed two-suture microsurgical vasoepididymostomy:a single surgeon's experience with 81 patients. Asian J Androl,2016,18(1):129-133.

[18] 戴继灿. 男性不育的辅助生殖技术处理:潜在风险与思考. 中华男科学杂志,2011,17(5):387-390.

[19] 谭育红. 特发性男性不育症的药物治疗进展. 中国男科学杂志,2006,20(1):60-62.

[20] 王世锋,刘淑花,韩红伟,等. 精索静脉曲张并发不育症治疗方法的比较研究. 中国计划生育学杂志,2008,151(5):296-297.

[21] 郭应禄. 男科学. 北京:人民卫生出版社,2004:1624-1629.

[22] VICARI E,CALOGERO A E. Effects of treatment with camitines in infertile patients with prostatovesiculo epididymitis. Hum Rep rod,2001,16(11):2338-2342.

[23] RICCABONA M,OSWALD J,KOEN K,et al. Optimizing the operative treatment of boys with varicocele:sequential comparison of 4 techniques. J UROL,2003,169(2):666-668.

[24] AL-KANDARI A M,SHABAAN H,IBRAHIM H M,et al. Comparison of outcomes of different varicocelectomy techniques:open inguinal,laparoscopic,and subinguinal microscopic varicocelectomy:a randomized clinical trial. Urology,2007,69(3):417-420.

[25] WU CH,WU HF,LIANG DY,et al. The diagnose and therapy of 128 cases with varicocele. Journal of Ningxia Medical College,2005,27(3):204-206.

[26] 吴阶平. 吴阶平泌尿外科学. 济南:山东科技出版社,2005:1951-1953.

[27] AKBAY E,CAYAN S,DORUK E,et al. The prevalence of varicocele and varicocele-related testicular atrophy in Turkish children and adolescents. BJU Int,2000,86(4):490.

第八章

勃起功能障碍

第一节 阴茎勃起功能障碍的定义和分类

一、阴茎勃起功能障碍的定义和病因

（一）阴茎勃起功能障碍的定义

阴茎勃起功能障碍（erectile dysfunction，ED）是最常见的一种男性性功能障碍之一，是指阴茎持续不能达到或维持足够的勃起以完成满意的性生活，是一种影响男性身心健康的慢性疾病。既往将男子"性无能"泛称为"阳萎"，其科学界定不确切，并且带有歧视性。直到 1992 年，美国国立卫生院经有关专家讨论，决定用勃起功能障碍一词代替阳萎，并将阴茎勃起功能障碍定义为阴茎持续不能达到和/或维持足够的勃起以获得满意的性生活（性交）。既往病史以 3 个月或者 6 个月作为定义的时间限制，但是最新版（2016 年）国内男科指南已经淡化关于时间的概念。

ED 是成年男性的常见病和多发病。美国马萨诸塞州男性老龄化研究（Massachusetts male aging study，MMAS）发现，随机挑选的波士顿 11 个社区共 1 290 名 40~70 岁男性白人中，ED 总患病率为 52%，其中轻、中、重度 ED 患病率分别为 17.2%、25.2% 和 9.2%。

ED 在我国也有很高的患病率，采用《中国人勃起功能指数问卷》作为调查问卷，北京、重庆及广州 3 地城镇成年男性（20~86 岁）ED 总患病率为 26.1%，其中 40 岁及以上人群的患病率为 40.2%。

（二）阴茎勃起功能障碍的危险因素和病因

流行病学资料表明，ED 患病率随年龄而升高。MMAS 社区人群中，与 ED 相关的危险因素有健康状况、教育水平、性功能状况等。

1. 危险因素 年龄、躯体疾病、药物、生活习惯、生活状况都是 ED 的危险因素。

（1）年龄：目前研究认为年龄是 ED 相关危险因素中最强的独立因素。研究显示：年龄与 ED 的关联不仅仅表现在患病率的增加，还表现在严重程度上的改变，在 60 岁以上老年男性中中度以上 ED 更为多见。

一般认为，随着年龄增加，血清雄激素水平明显降低可能是其直接原因。但是还没有研究结果证明血清游离睾酮的降低与 ED 之间有明显的关系。另外，随着年龄的增加，阴茎白膜和海绵体的结构发生改变，可能导致阻止静脉血回流能力的下降；心脑血管疾病、高血压、糖尿病等患病率的增加，以及对这些疾病的治疗，都在不同程度上损害了阴茎的勃起功能，而且这种趋势也随着年龄增长而增加。

（2）躯体疾病：心血管疾病是与 ED 相关的主要躯体疾病，包括动脉粥样硬化、外周血管

病、高血压及心肌梗死等；心血管疾病通过影响流向海绵体的动脉血供而导致动脉性 ED。也有研究发现 ED 可能是心血管事件的预警信号。糖尿病可通过影响自主神经系统、外周血管系统和精神神经系统而影响勃起功能。在 MMAS 中，经过年龄修正后结果显示，糖尿病患者的完全性 ED 患病率是非糖尿病对照组的 3 倍（每 1 000 例糖尿病患者中的 ED 年患者数为 68 例）。血脂代谢异常，高胆固醇血症在性功能障碍中的作用存在争议。与 ED 相关的泌尿生殖系统疾病有慢性前列腺炎、阴茎硬结症、泌尿系结石等。

（3）药物：一般认为，许多药物都与 ED 相关。几乎所有降压药都可能与 ED 有关，降压药使血压降低，阴茎动脉血流量不足以产生或维持勃起。易引起 ED 的降压药包括 β-受体阻滞剂、噻嗪类利尿药、利血平等。

激素：用于治疗前列腺癌的雌激素和 LHRH 类似物等常导致 ED。外源性雌激素可抑制 GnRH 分泌，而使血液中的睾酮水平下降。而 LHRH 类似物的应用同样可使 92% 的患者性欲降低，86% 的患者出现 ED。

精神类药物：对可以产生中枢神经系统镇静或抑郁的大多数药物都可导致 ED。原因可能包括血清 PRL 的升高、镇静作用、抗胆碱能作用、多巴胺系统活性的降低及对边缘系统的中枢效应等。

（4）生活习惯：与 ED 有关的生活习惯包括：长期吸烟、酗酒及吸食毒品等。一些流行病学研究提示吸烟是动脉性 ED 的独立危险因素，且可能协同或增强其他危险因子作用。长期吸毒发生 ED 的可能性很高，国内报道吸食海洛因者 ED 患病率为 32.2%。运动情况与男性的性健康相关，MMAS 研究证明，在中年期开始锻炼的男性与静坐男性相比 ED 风险降低 70%。

（5）生活状况：离婚、独居者 ED 患病率比有配偶者要高。Johannes 认为教育程度对勃起功能起正面作用。经过年龄修正后，大学及以上学历者的 ED 患病率比高中及以下者低。高收入者的 ED 患病率要低于低收入者。Ansong 认为上述现象的原因可能是低教育水平和低收入者常伴随着对健康的不重视，以及居住条件差，同时吸烟及酗酒者也往往较多等。

（6）外伤及医源性因素：ED 与盆腔手术相关，尤其是根治性前列腺切除术、膀胱切除术以及直肠手术。在前列腺根治术中，使用神经保留术式可以明显改善术后勃起功能，但仍有超过 50% 的患者在术后需要寻求其他形式的治疗，以改善他们的勃起功能；有下尿路梗阻症状的患者也伴有较高的 ED 患病率；生殖器、骨盆和脊髓损伤可破坏分布在阴茎的神经及血管，这也是 ED 的危险因素；脊髓损伤导致 ED 的严重程度决定于损伤的节段、是否出现脊髓休克和创伤程度，脊髓损伤者的 ED 患病率为 64%～94%。接受放射治疗的前列腺癌患者的 ED 发生率要高于保留神经的根治性前列腺切除术患者。

2. ED 的病因　分为器质性和心理性两大类，前者包括血管、神经、内分泌及阴茎本身疾病等因素。ED 可以分为：

（1）精神心理性 ED：指紧张、压力、抑郁、焦虑和夫妻感情不和等精神心理因素所造成的 ED。如日常夫妻关系不协调、性知识缺乏、不良性经历、生活工作或经济压力、对媒体宣传的误读误解、对疾病和处方药不良反应的恐惧所致的焦虑和抑郁性心理障碍和环境因素等；精神性疾病也是诱发 ED 的常见病因之一，患者精神性疾病症状的严重程度与性功能障碍均呈正相关。

（2）器质性 ED

1）血管性原因：血管性病变是 ED 的主要原因，占 ED 病例的近 50%，包括任何可能导致阴茎海绵体动脉血流减少的疾病，如动脉粥样硬化、动脉损伤、动脉狭窄、阴部动脉分流及心功能异常等，或有碍静脉回流闭合机制的阴茎白膜过薄或缺损、阴茎海绵窦内平滑肌萎缩或纤维化所致的阴茎静脉漏。几乎所有能导致高血压的危险因素，如吸烟、高脂血症、肥胖等均能增加 ED 的发病率。

2）神经性原因：中枢、外周神经疾病或损伤均可以导致 ED，中枢性如脑卒中、肿瘤、Parkinson 病、脊髓病变、腰间盘疾病、多发性硬化、多发性萎缩；周围神经病变如糖尿病、酒精中毒、尿毒症、多发性神经病变等。大血管手术、盆腔或腹膜后手术、创伤，如前列腺癌根治术、腹会阴直肠癌根治术等手术及骨盆骨折、腰椎压缩性骨折或骑跨伤，可以引起阴茎勃起有关的血管和神经损伤，导致 ED。

3）内分泌疾患、慢性病和长期服用某些药物：如性腺功能减退症、甲状腺疾病、肢端肥大症等任何导致血睾酮水平降低、改变下丘脑-垂体-性腺轴功能的疾患；药物，如抗高血压药（利尿剂和 β-受体阻滞剂）、抗抑郁药、抗精神病药、抗雄激素药、抗组胺药、毒品（海洛因、可卡因及美沙酮等）均可以引起 ED。

4）阴茎本身疾病：阴茎解剖或结构异常，如 PD、小阴茎、阴茎弯曲畸形、严重包茎和包皮龟头炎。

（3）混合性 ED：指精神心理因素和器质性病因共同导致的 ED。此外，由于器质性 ED 未得到及时的治疗，患者心理压力加重，害怕性交失败，使 ED 治疗更加趋向复杂。ED 可由一种或多种疾病和其他因素引起。常见的如糖尿病、高血压、心脑血管疾病、外伤、手术损伤等原发疾病，以及精神、心理、药物、生活方式及社会环境因素等。各种疾病及致病因素通过各自不同的或共同的途径导致 ED 发生。

二、阴茎勃起功能障碍的发病机制

（一）阴茎勃起的生理学机制

阴茎的勃起是一个复杂的过程，它是以阴茎本身解剖结构、神经反射、血液循环为基础，受内分泌等生物学因素与心理、社会等非生物学因素影响的一个整体过程。阴茎主要由两条阴茎海绵体及一条尿道海绵体组成。包绕阴茎海绵体的组织由表及里依次为皮肤、阴茎浅筋膜、阴茎深筋膜及海绵体白膜。白膜是维持勃起硬度的重要结构，因为围绕尿道海绵体的筋膜较薄，所以尿道海绵体勃起后硬度较差。白膜由排列有序的胶原纤维与弹性纤维交织组成。尽管胶原纤维比弹性纤维伸缩性更强，但弹性较差。相反，弹性纤维能被伸长 150%。正是弹性纤维成分使白膜能够扩张，并决定阴茎伸展时的长度。

阴茎的外部支持来自于两条韧带结构：阴茎悬带状韧带和阴茎悬垂韧带。前者源自 Colles 筋膜，分布于外侧，较表浅，不附着于阴茎海绵体白膜。阴茎悬垂韧带源自 Buck 筋膜，主要功能是将阴茎海绵体白膜固定于耻骨上，对阴茎的悬垂活动部分提供支持。在有先天性缺陷和因阴茎伸长手术而切断该韧带的患者，阴茎勃起时可能不稳定或发生方向改变。

现今普遍认为阴茎的勃起机制之一是由于动脉血灌注量增加所致，供应阴茎的动脉主要是髂内动脉的分支——阴部内动脉，其穿过尿生殖膈，进而分成尿道球动脉、尿道动脉、阴茎背动脉及阴茎深动脉（海绵体动脉）4 个终末枝。其中阴茎背动脉在阴茎背两侧，在深筋膜和白膜间走行，不断分出环绕阴茎海绵体的小分枝称旋动脉，部分分枝穿入白膜进入海绵窦及阴茎深动脉，该动脉灌注量增加对阴茎勃起起次要作用，而起主要作用的是海绵体动脉，其位于海绵体中央部不断分出螺旋动脉，其终末枝直接开放于海绵窦内，而且两侧海绵体动脉有吻合枝可穿过中隔（图 8-1-1）。海绵体血窦是阴茎的勃起组织，由小梁交织成网状的腔隙组成。血窦与传入小动脉及传出小动脉相通。其体积随进入血窦的血流量增减而发生变化，使阴茎胀大或松软。海绵体平滑肌收缩使海绵体内的血管阻力升高，血流从动脉直接流入静脉系统（图 8-1-2）；平滑肌松弛时阻力下降，血液大量流入海绵体，阴茎胀大、勃起；勃起后内压升高，流入的动脉血明显减少，流出的静脉血也相应减少，保持平衡状态，维持勃起。流出的静脉血减少

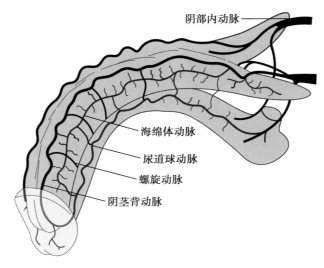

图 8-1-1　阴茎海绵体动脉系统

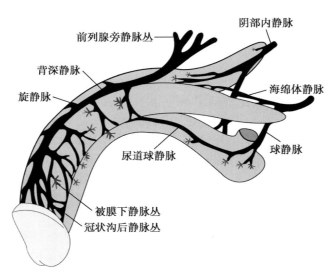

图 8-1-2　阴茎海绵体静脉系统

的机制是由于勃起后海绵窦迅速扩张,受到白膜限制,并使位于海绵窦壁和白膜间的输出小静脉及导静脉受压而被动关闭,阻止静脉回流,同时阴茎背深静脉有漏斗状静脉瓣,以及坐骨海绵体肌收缩也限制静脉回流,使阴茎维持勃起状态。

从解剖上来说,阴茎背静脉主要收集阴茎皮肤和皮下组织的表浅静脉;阴茎背深静脉主要收集从阴茎海绵体和尿道海绵体来源的导静脉向背部流入的静脉血液,在耻骨联合下方向上走行参与组成前列腺周围静脉丛;引流近端海绵体的导静脉参与形成海绵体和阴茎脚静脉,这些静脉在尿道球部加入尿道周围静脉形成阴部内静脉。阴茎的三条静脉起于引流白膜下周围海绵窦的细小静脉。这些小静脉走行于白膜和周围海绵窦间的小梁,形成发出导静脉前的白膜下静脉丛。三个部分的静脉之间有复杂的交通,其在数量、分布上的变异也很常见。

阴茎的勃起受激素、神经系统的调节作用,而且两者之间是相互影响、相互统一的。睾酮在体内主要是调节下丘脑-垂体-性腺轴维持副性腺器官的发育和分泌功能,使第二性征发育,维持性欲,是维持性功能中不可缺少的激素。睾酮是由下丘脑释放的促性腺释放激素使垂体释放 FSH 及 LH 作用于性腺而产生的,性腺产生睾酮与抑制素通过负反馈抑制下丘脑及垂体释放促性腺激素,维持体内性激素的平衡状态。阴茎勃起中枢位于胸腰部及骶部,来自大脑与性感器官的刺激都可以诱发勃起。性意念刺激通过胸腰部中枢产生的勃起称为心理性勃起,而由触摸、视、听、嗅等感官刺激通过阴部神经和骶髓中枢产生的勃起称为反射性勃起。两种刺激可以相互影响也可以独立作用。

随着对勃起机制的不断认识,已经表明,一氧化氮(NO)是介导阴茎勃起的主要神经递质,在阴茎勃起过程中起关键作用。性刺激时,海绵体非肾上腺素-非胆碱能(non adrenergic non cholinergic,NANC)神经末梢以及内皮细胞合成并释放 NO,NO 激活可溶性鸟苷酸环化酶,后者使三磷酸鸟苷(guanosine triphosphate,GTP)转变成 3,5-环磷酸鸟苷(cyclic guanosinc monophosphate,cGMP),cGMP 作为细胞内第二信使分子,可以激活蛋白激酶 G(protein kinases,PKG),PKG 可以使钙通道关闭和钾通道开放,导致细胞内钙离子浓度下降,从而诱导海绵体平滑肌舒张及阴茎勃起(图 8-1-3)。所以,任何影响前述过程的疾病、药物、精神心理等,均可

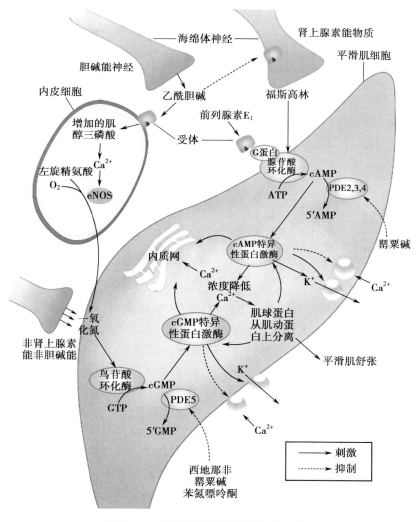

图 8-1-3　阴茎海绵体平滑肌舒张机制

对男性性功能的正常发挥产生不利影响,进而诱发 ED。

平滑肌的收缩和舒张是由肌浆中游离钙离子调控的(图 8-1-4)。来自神经末梢的去甲肾上腺素和来自内皮细胞的内皮素和前列腺素(prostaglandin,PG)F2α 激活平滑肌细胞的受体,三磷酸肌醇和二酰基甘油增加,导致钙离子从细胞内储存库如肌浆网释出,或平滑肌细胞膜的钙离子通道开放导致钙离子由细胞外内流,或两者都有,使胞浆内游离钙离子短暂增加。在钙离子水平增加后,能与钙调蛋白结合使之构象发生改变,暴露了与肌球蛋白轻链激酶相互作用的位点。激活的结果是催化肌球蛋白轻链的磷酸化,最后起肌球蛋白间桥沿肌动蛋白丝环化,从而产生收缩力。

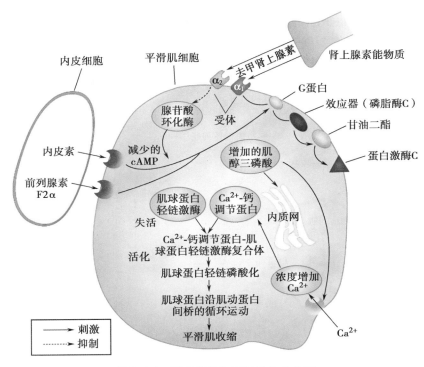

图 8-1-4　阴茎海绵体平滑肌收缩机制

阴茎海绵体平滑肌的收缩信号来自于神经元和内皮细胞,神经元的末梢释放去甲肾上腺素,去甲肾上腺素与阴茎海绵体平滑肌细胞膜上的 α₁ 和 α₂ 受体结合,α₁ 受体激活腺苷酸环化酶使 cAMP 降解;α₂ 受体、内皮素和 PGE_2,激活蛋白激酶 C(protein kinase C,PKC)等,增加磷酸肌醇的浓度,后者可以直接作用于细胞膜钙离子通道或作用于细胞内质网,提高细胞内钙离子的浓度,进而导致阴茎动脉血管壁收缩和海绵体窦小梁平滑肌收缩,分别导致阴茎动脉灌注减少和海绵体窦隙瘪缩,小梁平滑肌收缩,使阴茎海绵体引流静脉减压,允许海绵体窦隙静脉回流从而抑制阴茎勃起或维持阴茎疲软状态。

（二）阴茎勃起的病理生理机制

ED 的主要病理学表现是阴茎海绵体平滑肌发育不全和萎缩,表现为代偿性的小梁平滑肌减少和胶原含量增加(如结缔组织),细胞外基质沉积成分主要由胶原纤维构成。ED 患者平滑肌细胞超微结构有明显的病理改变,以线粒体退变、微丝减少或消失、内质网损害及扩张、糖原缺乏等为主,也可见到微血管闭塞的现象,提示局部存在微循环障碍。

ED 病理生理机制分类主要包括心理性、内分泌性、神经性、动脉性、静脉性和医源性。根据 ED 的不同类型,对其病理生理学机制分别介绍如下:

1. 心理性 ED 以前心理性 ED 被认为最常见,占 ED 患者的 90%,但目前的观念已经认识到 ED 的原因通常是混合性的,可以是心理性为主也可以是器质性原因为主。如果配偶日常关系不协调、性知识缺乏,以往有不良的性经历,存在减弱性刺激和性兴奋反应的抑制或分散性因素,则可能破坏正常的性活动反应,导致 ED。

2. 内分泌性 ED 引起内分泌性 ED 的常见病因包括性腺功能减退症、糖尿病、高泌乳素血症、甲状腺疾病等。

(1) 性腺功能减退症:睾丸分泌的睾酮是阴茎正常生理性勃起的一个重要因素。睾丸功能受下丘脑-垂体-性腺轴的调节,下丘脑脉冲性释放 GnRH,刺激垂体前叶脉冲性释放 LH 和 FSH,LH 刺激睾丸的间质细胞分泌睾酮,睾酮可反馈作用于下丘脑和垂体而抑制 LH 释放,故该轴系的任何异常,都可引起睾丸功能障碍并导致 ED。临床上将性腺功能减退症分为原发性和继发性两类,前者病变部位在睾丸,血清睾酮降低,伴有血清 LH 和 FSH 升高,故以称高促性腺素性性腺功能减退症,这类患者大多有严重的不可逆转的睾丸功能损害;后者病变在下丘脑或垂体,血清睾酮降低,LH 和 FSH 也降低,故称为低促性腺素性性腺功能减退症。

(2) 糖尿病:多数糖尿病患者在发病过程中逐渐形成 ED,少数患者早先就存在 ED。许多不同病理生理过程参与糖尿病性 ED 的形成,不同个体有不同的机制。糖尿病性 ED 的病理生理过程与多种因素有关,糖尿病可以使自主神经病变而致 ED,并且加速动脉粥样硬化的发生进程。传统观点认为,糖尿病在某种程度上导致性腺功能低下并引起内分泌紊乱,ED 发生的原因归咎于此。但现在人们将注意力主要集中于阴茎海绵体血管内皮细胞的作用及平滑肌张力的控制方面。大量证据表明糖尿病可导致全身内皮细胞及平滑肌功能障碍,对于阴茎而言导致 ED。

3. 神经性 ED 勃起是一种神经血管活动,勃起无力可由大脑、脊髓、海绵体神经、阴部神经以及神经末梢、小动脉及海绵体上的感受器病变引起,由于损伤的部位不同,其病理生理学机制不同。脊髓和中枢神经系统病理学机制不同,脊髓和中枢神经系统许多疾病常常并发 ED。在一些病例中,ED 仅是中枢神经系统广泛病变所致的多种功能障碍之一,这些功能异常通过多种途径对性功能产生影响。

脊髓水平的疾病,如脊髓裂、椎间盘突出、脊髓肿瘤等。大脑水平的疾病,如脑血管意外、帕金森、癫痫、外伤等,可能引起下丘脑中枢功能紊乱,或脊髓中枢过度抑制,引起 ED。

周围神经病变,如糖尿病、慢性酒精中毒、维生素 C 缺乏等引起的神经病变,可能影响海绵体神经末梢,前列腺手术、膀胱手术等可能损伤海绵体神经或阴部神经,破坏神经通路,以上均可导致 ED。

躯体感觉神经损害造成的感觉障碍性 ED,尽管可以有正常的夜间勃起,且开始时对性刺激反应正常,但不能维持坚硬勃起。副交感神经损害引起的自主性 ED 则所有类型的勃起均受损。不过当单侧海绵体神经损伤时,部分患者勃起功能可恢复。

4. 动脉性 ED 阴茎处于疲软状态时,只需要小量血液进入阴茎就可满足代谢需要,海绵体血气分析与静脉血相同。性刺激触发勃起后,海绵体动脉的血流量则急剧增加。最常见的动脉病变是动脉粥样硬化。从主动脉到阴茎动脉的任何血管均发生粥样硬化,并且是 40 岁以上继发性 ED 的主要病因之一。粥样硬化最常见的方式是弥漫性病变,大多数动脉性 ED 是全身性粥样硬化的表现之一,但有时表现为区域性节段性病变。粥样硬化的危险因素包括高胆固醇血症、吸烟、高血压及糖尿病。

除此之外,继发于骨盆骨折和会阴部闭合伤的阴茎动脉损伤也可致 ED。许多外科手术可使阴茎动脉血供减少,最常见的是主动脉-髂动脉手术。放疗对勃起功能的影响主要可以用对动脉的损害来解释。

5. **静脉性 ED** 静脉闭合是阴茎勃起的基本过程,其功能正常发挥需要充足的动脉充血、海绵体平滑肌正常舒张以及白膜功能正常。上述任何一个环节发生功能异常,静脉闭合机制将失效,大量的血液将从未关闭的静脉漏出。静脉性 ED 实际是静脉闭合机制障碍,反映了阴茎海绵体平滑肌或白膜发生病变。因此,除少数确有异常静脉者外,静脉手术不可能恢复静脉闭合障碍者的勃起功能。偶尔有先天性静脉异常导致所谓的原发性静脉性 ED,这些患者有导致血液漏出阴茎的异常静脉通道。多数情况下,静脉性 ED 原发于平滑肌或白膜异常,但 Peyronie 病的静脉漏常与组织板样纤维化有关,而且这些患者可能是白膜弹性相对下降导致静脉闭合机制障碍。静脉性 ED 患者的阴茎背深静脉常见病理改变,包括管壁增厚或厚薄平均、中层平滑肌或纤维组织结节状和/或弥漫性增生与变性,外膜纤维组织增生。

6. **其他原因**

(1) 年龄与 ED:许多病理生理学因素与年龄有关。例如 45 岁后血浆游离睾酮水平逐渐下降。另外,由于垂体分泌 LH 下降及 PRL 增加,血液睾酮水平也下降。

(2) 慢性肾功能不全与 ED:许多病理生理过程参与慢性肾功能不全并发 ED,包括高催乳素血症、性腺功能减退症,继发于循环毒素所致的平滑肌功能障碍、神经病变及动脉硬化。

(3) 海绵体勃起组织异常:支配海绵体平滑肌张力的正常细胞内或细胞间状况的复杂改变,可部分解释 ED 的病因;包括海绵体实质性组织(平滑肌细胞和胞外胶原基质)发生的改变,海绵体神经组织发生的结构和功能的改变,海绵体平滑肌张力的改变。

(4) 医源性 ED:许多手术、药物及其他治疗均有可能导致 ED。

【思考题】

1. 阴茎勃起功能障碍的定义。
2. 阴茎勃起功能障碍的病理生理机制。
3. 阴茎勃起功能障碍的危险因素。

第二节 勃起功能障碍的诊断

一、病史及体格检查

(一) 病史和临床问卷

ED 诊断的主要依据是主诉。客观准确的病史是诊断的关键,同时鼓励患者的配偶参与 ED 的诊断。现病史包括起病时间、病情的发展与演变、婚姻情况、性生活情况、伴随症状、伴随疾病、个人情况、有无相应的手术及创伤史、精神心理及家庭情况、国际勃起功能指数-5 量表评分(表 8-2-1)等。

表 8-2-1 国际勃起功能指数-5 量表评分

项目	0	1	2	3	4	5	得分
1. 对阴茎勃起及维持勃起有多少信心		很低	低	中等	高	很高	
2. 受到性刺激后有多少次阴茎能够坚挺地插入阴道	无性活动	几乎没有或完全没有	只有几次	有时或大约一半时候	大多数时候	几乎每次或每次	
3. 性交时有多少次能在进入阴道后维持阴茎勃起	没有尝试性交	几乎没有或完全没有	只有几次	有时或大约一半时候	大多数时候	几乎每次或每次	
4. 性交时保持勃起至性交完毕有多大的困难	没有尝试性交	非常困难	很困难	有困难	有点困难	不困难	
5. 尝试性交时是否感到满足	没有尝试性交	几乎没有或完全没有	只有几次	有时或大约一半时候	大多数时候	几乎每次或每次	

注:IIEF-5 评分小于 7 分为重度 ED,8~11 分为中度 ED,12~21 分为轻度 ED。

在医生指导下对患者进行问卷调查,以达到客观评估患者性功能状况的目的。目前国际上比较常用的问卷为性功能指数问卷(sexual functioning index,SFI)和国际勃起功能指数(international index of erectile function,IIEF)问卷。SFI 问卷共 9 个问题,包含了性欲、勃起、射精三个方面的评价及总体满意度;IIEF 问卷共 15 个问题,囊括了性欲、勃起、性高潮、性交满意度、总体满意度评价。二者均基于详细的统计学分析而设计,具有高度可靠性和可重复性。为了便利临床应用和记忆,目前一般使用常见的 5 个问题来代替 IIEF 的 15 个问题,简称 IIEF-5 评分。

（二）体格检查

一般检查包括体型、毛发及皮下脂肪分布、肌肉力量、第二性征及有无男性乳房女性化等,必要时评估心血管系统、神经系统,老年男性应常规进行直肠指检等。专科检查重点评估外生殖器,包括阴茎的大小、外形(如阴茎是否弯曲),包皮有无异常(如包茎)、包皮阴茎头炎、包皮粘连或包皮系带过短等;仔细触摸阴茎海绵体,特别需要注意阴茎硬结症(Peyronie 病);局部神经反射:会阴部感觉、提睾肌反射等。为了排除血管及神经系统因素,可以进行外周血管和神经系统的检查。

二、实验室及辅助检查

（一）实验室检查

1. 雄激素 根据患者情况进行个体化检查,推荐检查项目为雄激素水平测定,必要时可选择血糖、血脂、LH、PRL、FSH、E_2 等;正常睾酮分泌具有昼夜节律,凌晨最高,傍晚最低,因此抽血检查应该在早晨 8~11 点。作为筛查,总睾酮测定通常就足够了,最相关的生物活性睾酮应该是睾酮的游离部分,但游离睾酮的商业分析方法不稳定,有些研究者认为没有意义,雄激素缺乏的最好指标应该是计算生物活性睾酮。然而,维持性功能所需的睾酮阈值较低,ED 通常是重度性腺功能减退症病例的一个症状,当睾酮水平>8nmol/L 时,循环睾酮与性功能之间的关系非常小。

2. PRL 高 PRL 可以抑制睾酮分泌,因此睾酮明显减低伴性欲减退时推荐检测 PRL。高泌乳素血症的患者性欲可能正常或可疑正常,检查时应慎重,应避免因应激、膳食、摄入某些类型的药物导致假阳性诊断。当 PRL 20ng/ml 时就怀疑泌乳素瘤可能,需要进行下丘脑-垂体的检查。但真正发现垂体微腺瘤者仅占 0.3%。

3. 其他激素 有些乳腺发育或者怀疑雄激素抵抗(睾酮和 LH 水平高而雄性化水平低下)的男性应该测定血清 E2 和生殖器皮肤上的雄激素受体。第二性征快速缺失的患者可能同时有睾丸和肾上腺功能的衰竭,也应该检测肾上腺的功能。其他的内分泌异常,如甲状腺功能亢进和低下,如果怀疑也应进行相应检查。

(二) 辅助检查

1. 夜间阴茎胀大和硬度试验(nocturnal penile tumescence and rigidity,NPTR) Kara-can 在 1996 年第一次证实 80% 的夜间阴茎胀大(nocturnal penile tumescence,NPT)发生在快速眼动睡眠期。最初 NPT 用于研究睡眠和梦,一直到 10 年后,才将 NPT 用于鉴别心理性和器质性 ED。正常男性夜间阴茎勃起前提是处于深睡眠时期,次数 3~6 次,需连续观察 2~3 个夜晚,阴茎头硬度大于 60%,且持续 10min 为有效的功能性勃起。目前尚无中国人的正常参考值,目前 NPTR 主要用于鉴别心理性和器质性 ED。目前判断标准为:在两个晚上检测中,单次阴茎头部勃起硬度超过 60% 的时间 ≥10min,即认为是正常勃起(EAU,2017)。

2. 视听刺激下阴茎硬度测试(audiovisual sexual stimulation,AVSS) AVSS 是一种清醒状态下,结合视听刺激进行的无创性功能检查,其判断标准参考 NPTR 的标准,AVSS 仅适合初步筛查,适用于对门诊患者进行快速初步诊断及评价患者对药物治疗的反应情况,也可用于观察患者口服 5 型磷酸二酯酶抑制剂(phosphodiesterase-5 inhibitor,PDE5i)后阴茎勃起情况。如出现不正常结果,应进一步行夜间功能检测。

3. 阴茎海绵体血管功能检测

(1) 阴茎海绵体注射血管活性药物(intra-cavernous injection,ICI)试验:ICI 主要用于鉴别血管性、心理性和神经性 ED,一般为 PGE_1(10~20μg),或罂粟碱(15~60mg)加酚妥拉明(1~2mg)。临床上一般用 27~29 号注射器针头插入海绵体内注射,注药 10min 后测量阴茎的长度、硬度和周径,阳性结果为注药 10min 后阴茎出现 Ⅲ 级以上的勃起,持续时间超过 30min,如反应阳性则提示海绵体动脉充血和静脉闭塞机制正常。如出现异常反应,则需要进一步行阴茎血管多普勒超声检查。

(2) 阴茎彩色多普勒超声检查(color doppler duplex ultrasonography,CDDU):CDDU 是目前用于诊断血管性 ED 最有价值的方法之一。评价阴茎内血管功能的常用参数有:海绵体动脉内径、PSV,舒张末期流速(end-diastolic velocity,EDV)和 RI。目前该方法还没有统一的正常值。一般认为,注射血管活性药物后阴茎海绵体动脉阴茎内径>0.7mm 或增大 75% 以上,PSV ≥30cm/s,EDV ≤5cm/s,RI>0.8 为正常。PSV<30cm/s 提示动脉供血不足;EDV>5cm/s、RI<0.8 提示阴茎静脉闭塞功能不全。

4. 海绵体血管造影

(1) 选择性阴部内动脉造影:CDDU 检查结果 90% 能够与选择性血管造影相吻合。由于超声技术的进步,并具有非侵入性、价格低、费时少的特点,目前只在怀疑患者是由先天性血管畸形导致原发性 ED 时才采用阴茎血管造影技术。阴茎动脉血管重建手术前了解阴部内动脉和下腹壁动脉的状况仍然是选择检查的指征。选择性阴茎动脉造影可以明确动脉病变部位和程度,同时可行扩张或介入治疗(图 8-2-1)。因该技术并非绝对安全,可造成动脉内膜剥脱及

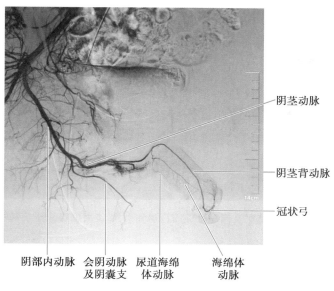

图 8-2-1　阴部内动脉造影

出血等并发症,故需慎重选择。

（2）阴茎海绵体造影:对勃起维持功能障碍患者如果 CDDU 检查结果 EDV>5cm/s,RI<0.8 可以考虑静脉关闭功能障碍,需要进一步采取阴茎海绵体造影术明确诊断。该检查需要在血管舒张剂诱导勃起后向阴茎海绵体内注射 X 线检查造影剂,从而显示静脉泄漏的部位,许多技术因素会影响造影结果。目前我们推荐动态灌注的海绵体造影及测压(dynamic infusion cavernosometry and cavernosography,DICC)同步进行。这需要在阴茎内插入两根针用于注入生理盐水和记录海绵体压力。DICC 应该在平滑肌完全松弛的状态下进行。为了达到完全松弛的目标,需要多次给药或者使用性刺激视频帮助患者达到这一目标。接着我们需要记录诱发勃起速度,维持勃起速度和勃起的阴茎海绵体内压,压力下降速度。在海绵体平滑肌完全松弛的情况下,要保持勃起并且海绵体内压力(intercaverous pressure,ICP)大于 100mmHg 需要的灌注速度据报道要小于 3~5ml/min。

南京鼓楼医院戴玉田教授及其团队近年开展了阴茎海绵体造影及测压联合诊断静脉型 ED,取得了不错的成果,并已在临床得到应用和推广。他们使用维持灌注速度(flow to maintain,FTM)+海绵体内压+海绵体造影来诊断静脉型 ED。其针对不同患者分别以不同的速度(一般起始速度为 2.5ml/s)持续灌注阴茎海绵体并促使阴茎明显勃起达Ⅳ度,此时患者诉阴茎涨痛(ICP 应达 150mmHg 以上),即刻停止灌注,并依次不断降低灌注速度进行维持灌注(保持阴茎处于勃起良好状态,此时控制 ICP 值在 150mmHg),此时最低灌注速度记为 FTM——即能够维持 ICP 在 150mmHg 的最低灌注速度,观察阴茎勃起状态及患者主诉;另外,在每一速度维持灌注时配合摄片(正位及左右斜位),如发现海绵体静脉的回流静脉显影,则可诊断静脉漏(图 8-2-2、图 8-2-3)。

5. **神经系统检查**　生理学上的勃起有三种类型:夜间性,心因性和反射性。在更广泛的意义上,神经学测试应该评定会阴、脊髓,还有与三种勃起类型和性唤醒相联系的肉体的及自律性的通路。目前 ED 患者的神经检查主要包括阴茎感觉阈值测定、球海绵体反射潜伏时间、阴茎海绵体肌电图、躯体感觉诱发电位及括约肌肌电图等。球海绵体反射潜伏时间(bulbocav-

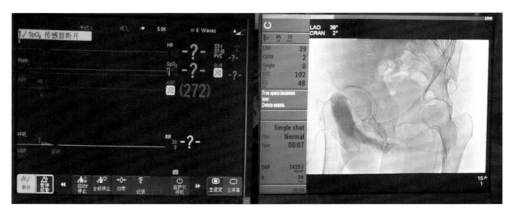

图 8-2-2　阴茎海绵体造影及测压（ICP 272mmHg，X 线未见静脉漏，FTM 0.2ml/s）

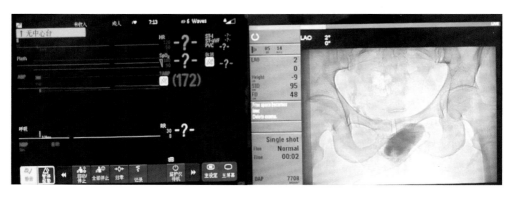

图 8-2-3　阴茎海绵体造影及测压（ICP 172mmHg，X 线可见静脉漏，FTM 2.0ml/s）

ernous reflex，BCR）超过 45ms 提示有神经性病变的可能。阴茎躯体感觉诱发电位（somatosensory evoked potential，SEP）也在探索中。阴茎海绵体肌电图（corpus cavernosum，electromyogram，CC-EMG）可以直接检测阴茎自主神经功能和海绵体平滑肌功能，但对于 ED 的诊断价值目前仍缺乏定论，阴茎感觉阈值目前仍缺乏统一标准。

【思考题】

1. 阴茎勃起功能障碍的血管功能检查有哪些？简述其临床意义。
2. 夜间阴茎胀大和硬度试验与视听刺激下阴茎硬度测试的区别是什么？
3. 睾酮检查的注意事项有哪些？

第三节　勃起功能障碍的治疗

一、勃起功能障碍的非手术治疗

非手术治疗包括特异性和非特异性治疗。前者包括生活方式的改变，性心理治疗，基础疾病的控制（糖尿病、高血压等），对勃起功能有影响的药物治疗的替代，激素治疗；后者包括口服 5 型磷酸二酯酶抑制剂,真空负压吸引装置和海绵体内注射。

（一）非特异性治疗

1. **生活方式的改变** 肥胖是 ED 的诱发因素之一。运动也被认为与 ED 有关,不运动的人群发病率最高,经常运动的人群发病率较低。心血管疾病、高血压和使用药物的患者同时吸烟会增加 ED 的发病率。

长时间的自行车运动也是个危险因素,因为这项运动能够导致外生殖器麻木和 ED。ED 和外生殖器麻木与每个星期在自行车鞍座上的时间有关,在鞍座上连续 60min 的人有 83% 有阴茎麻木的感觉。

2. **用药的改变** 很多情况下改变用药方案是治疗有效的第一步选择,抗高血压药物能够降低血压,但被认为对阴茎勃起有不良反应。非特异性 α-受体阻滞剂对阴茎勃起功能有严重影响。一般认为噻嗪类利尿剂与 ED 有关,螺内酯会影响睾酮的合成。钙离子通道阻滞剂和血管紧张素转化酶抑制剂在某些患者中可能逆转 ED 的发生。

3. **盆底肌的锻炼** 类似于尿失禁的盆底肌训练运动是目前比较有效的盆底肌锻炼方式,不仅适用于女性,男性 ED 患者同样可以从中获益。在一个包括 55 例 ED 患者改变生活方式的随机交叉试验中,试验组中的 28 例为了获得反馈进行了盆底肌的锻炼,对照组中 27 例只是单纯的改变生活习惯。分别做了 3 个月和 6 个月的试验。在 3 个月的实验中,与对照组相比,实验组性功能明显提高,其中 IIEF 评分、肛门压力、肛门测压数字级等都得到了改善。

4. **激素治疗** 目前主要局限在性腺分泌功能障碍和高催乳素血症相关的 ED。睾酮制剂,包括口服、经皮、注射等剂型。睾酮替代疗法对年轻性功能低下男性有明确的治疗指征。然而,在某些患者中可能弊大于利。长期的激素替代治疗需要得到患者的同意且需要长期的随访。睾酮及其代谢产物 DHT 是生长因子,长时间治疗后最常见的症状就是红细胞增多。在某些患者,红细胞增多可能增加心血管事件的概率。睾酮激素还可导致血栓素 A_2 的升高和血小板的聚集。关于前列腺的安全性,许多论著中都提到激素替代治疗不会引起前列腺癌发病。安慰剂对照试验表明,与对照组比较在前列腺大小、前列腺特异性抗原和症状方面都没有明显的差异。

在高催乳素血症伴或不伴功能低下患者中,睾酮激素治疗不能改善性功能。治疗前首先要排除刺激性药物,如雌激素、吗啡、镇静剂和精神类抑制药物。溴隐亭是一种多巴胺激动剂,它可以降低 PRL 的血浆深度和维持睾酮激素的正常水平。

5. **其他药物**

（1）阿朴吗啡:它是一种多巴胺 D_2 受体激动剂,其机制是刺激脑室旁核的多巴胺受体,从而激活下丘脑-海马-缩宫素能通道,经脊髓传入阴茎,使阴茎的动脉扩张,从而勃起。

（2）育亨宾:它能选择性阻断突触前的 $α_2$ 受体,促进去甲肾上腺素的释放,减少阴茎静脉回流,利于充血勃起。在 PDE5i 应用治疗 ED 之前,曾被广泛应用于治疗 ED。

（3）曲唑酮:其是 5-HT 2C 受体的激动剂,也是 5-HT1A 受体的阻滞剂。该药除作用于中枢神经系统外,还能阻断受体。其发挥作用的机制可能是阻断受体,松弛血管及海绵体平滑肌,从而导致勃起。

6. **中药治疗** 中药治疗阳痿有着几千年的历史,也是中华民族治疗阳痿的主要药物。目前市场上治疗阳痿的中成药种类繁多,需要在中医辨病辨证论治的基础上应用,主要针对心理性及轻、中度器质性 ED 患者。

中医治疗根据不同的辨病辨证。①肾气不足:补益肾气;②命门火衰:温肾壮阳;③肝郁气滞:疏肝解郁,通络兴阳;④肾阴亏虚:滋阴补肾;⑤脾肾两虚:健脾益肾,补气壮阳;⑥肝郁肾虚:疏肝解郁,补肾兴阳;⑦心脾两虚:益气健脾,补血养心;⑧湿热瘀滞:清热利湿,活血祛瘀。

中西医的结合思路:在治疗前需应注意全面询问病史,仔细检查患者的第二性征、生殖器发育情况、生殖激素水平。发育情况和生殖激素水平无异常者,以中医药治疗为主,注重性生活教育、规律房事;在具体治疗时,必要时加用PDE5i;如雄激素水平低下者,可配合睾酮治疗。如精神症状较重,可适当选用抗抑郁药物配合治疗。

针灸治疗:针灸治疗 ED 具有操作简单、经济安全、无不良反应等优点。临床观察显示针灸对功能性 ED 有较好的疗效,IIEF-5 评分有明显提高,其机制可能与调整生殖激素水平及调节局部神经兴奋性有关。

7. 其他基础疾病的治疗 在医生的指导下应进一步诊治高血压、糖尿病等基础疾病。即使不能治愈,也应该稳定在允许的范围,这会有利于改善勃起功能的治疗。

(二) 特异性治疗

1. PDE5i 该类药物使用方便、安全、有效,易被多数患者接受,目前作为治疗 ED 的首选疗法。5 型磷酸二酯酶(5-phosphodiesterases,PDE5)主要分布在阴茎海绵体平滑肌中,能够特异性降解阴茎海绵体平滑肌细胞内 NO 诱导下合成的第二信使 cGMP,使其浓度降低,抑制阴茎海绵体平滑肌松弛,使阴茎保持疲软状态。性刺激促使阴茎海绵体神经末梢和内皮细胞释放 NO,增加 cGMP 的生物合成。口服 PDE5i 后,抑制 cGMP 的降解而提高其浓度,促使海绵体平滑肌松弛,引起阴茎海绵体动脉扩张,海绵体窦膨胀而血液充盈,强化阴茎勃起。

目前常用的 PDE5i 包括西地那非、伐地那非和他达拉非 3 种。PDE5i 药理作用机制相同,口服后有足够性刺激才能增强勃起功能,对 ED 患者总体有效率在 80% 左右。近年有研究表明,长程治疗(chronic administration)也称为规律治疗,可改善血管内皮功能,提高血管弹性,有助于促进患者勃起功能"正常化"。

西地那非,1998 年上市,市场上第一个 PDE5i。西地那非的剂量分别为 50mg 和 100mg。西地那非推荐起始足量,根据疗效与不良反应调整剂量。西地那非 50mg 和 100mg 的有效率分别为 77% 和 84%,安慰剂有效率为 25%;西地那非对于糖尿病患者勃起功能改善率为66.6%,性交的成功率为 63%;而安慰剂对照组分别为 28.6% 和 33%。西地那非在口服后 30~60min 起效,高脂饮食后可能影响吸收,饮食对药效影响不大,酒精对其药代动力学无明显影响。

他达拉非,2003 年 2 月批准用于临床。他达拉非的结构与西地那非和伐地那非有明显差别,具有半衰期长(17.5h)的特点。他达拉非的有效浓度可维持 36h。饮食对其药效影响不大,酒精对药代动力学无明显影响。他达拉非推荐起始足量,应根据疗效与不良反应调整剂量。他达拉非可使 64% 的糖尿病性 ED 患者勃起功能得到改善。

伐地那非(vardenafil,商品名:艾力达)伐地那非,2003 年 3 月上市。伐地那非的结构与西地那非结构轻微差异,临床总体疗效和西地那非类似,脂肪餐可影响其吸收,酒精对其疗效无明显影响。伐地那非推荐起始足量,应根据疗效与不良反应调整剂量。伐地那非可使 72% 的糖尿病患者勃起功能得到改善,安慰剂为 13%。

试验表明,长期使用 PED5i 可明显改善或阻止由于年龄、糖尿病,或手术所造成的海绵体结构的改变。迄今为止,还没有多中心双盲或三盲的比较三种药的研究。应让患者了解各种药的效果(短效或长效)和可能出现的不良反应。以患者性交的频率和医生个人的经验来决定使用哪种药。

2. PDE5i 的安全性

（1）心血管安全性：临床试验和上市后的资料证实，接受 PED5i 治疗的患者没有增加心肌梗死的发生率。在稳定性心绞痛患者，PDE5i 在运动试验中不影响总的运动时间和缺血时间。根据目前证据，西地那非不影响心肌收缩、心肌耗氧量、心排血量。

伐地那非可引起轻度 QT 间期延长，禁忌与 Ⅰ a 类（奎尼丁、普鲁卡因胺）或 Ⅲ 类（胺碘酮）抗心律失常药合用。对有 QT 间期延长病史患者慎用。

（2）PDE5i 与硝酸盐类合用是绝对禁忌：有机硝酸盐（如硝酸甘油、单硝酸异山梨酯、硝酸异山梨酯等）与 PDE5i 合用可导致 cGMP 蓄积，引起顽固性低血压。

（3）抗高血压药物：PDE5i 与抗高血压药物（血管紧张素转换酶抑制剂、血管紧张素受体阻滞剂、钙通道阻滞剂、β-受体阻滞剂、利尿剂）合用可产生轻微的协同作用。一般而言，即使服用几种抗高血压药物，PDE5i 也不会增加不良反应。

（4）α-受体阻滞剂：所有 PDE5i 与 α-受体阻滞剂有一定相互作用，在某些情况下可能导致直立性低血压。如需联合使用，西地那非和伐地那非建议间隔 4h。

（5）视觉障碍：除他达拉非外，西地那非、伐地那非对 6 型磷酸二酯酶（6-phosphodiesterases，PDE6）有选择性抑制作用，可致视觉异常，主要表现为眩光、蓝视。前述不良反应通常是轻微、短暂的。PDE5i 有非动脉性前部缺血性视神经病变（nonarteritic anterior ischemic optic neuropathy，NAION）的报道，但 NAION 与 PDE5i 的确切关系仍不明确。发生任何视觉障碍时，首先建议患者停药，并去眼科就诊。

（6）生殖安全：多项随机对照研究证实，PED5i 对健康男性的精液量、精液黏稠度、精子密度、精子活动力及精子正常形态无明显影响。

（7）肌痛、背痛：服用他达拉非后，少数患者可能出现肌痛、背痛，其病理生理机制不详。有关 PDE5i 更多的安全性信息，详见各药物说明书。

3. 海绵体活性药物注射治疗

（1）海绵体内注射的药物

1）前列腺素 E_1（prostaglandin E_1，PGE_1）：是国外第一个也是唯一一个获得批准海绵体内注射治疗 ED 的药物。目前也是单独应用于海绵体注射治疗最多的药物。其作用机制是通过平滑肌细胞表面受体刺激产生腺苷酸环化酶，该酶使 ATP 转化为 cAMP，从而使阴茎海绵体平滑肌细胞内钙离子浓度下降，导致平滑肌松弛。有效治疗剂量为 $5\sim20\mu g$，开始勃起的时间为 $5\sim15min$，维持时间根据注射量的多少而定。主要不良反应是在注射时或注射后数分钟可引起疼痛。

2）罂粟碱（papaverine）：罂粟碱是非特异性磷酸二酯酶抑制剂，通过阻断 cGMP 和 cAMP 降解，使细胞内钙离子浓度下降，导致海绵体平滑肌松弛。罂粟碱注射剂量为 $15\sim60mg$，其不良反应主要有阴茎异常勃起和海绵体纤维化等。

3）酚妥拉明（phentolamine）：单独应用无明显改善阴茎勃起功能的效果，常与罂粟碱和 PGE_1 联合使用。

（2）联合疗法：利用药物不同的作用机制，减少每种药的使用剂量以减轻不良反应。罂粟碱（$7.5\sim45mg$）加酚妥拉明（$0.25\sim1.5mg$）和罂粟碱（$8\sim16mg$）加酚妥拉明（$0.2\sim0.4mg$）加 PGE_1（$10\sim20\mu g$）组合，已被广泛使用，并且提高了有效率。罂粟碱、酚妥拉明、PGE_1 组合有效率最高，达到 92%。该组合与 PGE_1 单药治疗有类似的不良反应，但由于 PGE_1 的用量减少使阴茎疼痛的发病率降低。

（3）注射方法：注射时可采用皮试针头，与皮肤成 45° 进针，在海绵体侧方，避开表皮血管。注射后应局部压迫止血 2min，全部操作过程应无菌。改良的注射笔可以降低操作难度，也可以防止患者看到针刺过程产生恐惧。

患者自我注射：海绵体注射治疗 ED 一旦有效，也无持续性勃起等不良反应，应教会患者或其配偶如何进行阴茎海绵体注射治疗。医师应指导患者自我注射一次后，才能让其回家进行自我注射治疗。

药物注射剂量因个体而定，力求用最小剂量达到满意性生活。应告知患者每周海绵体注射治疗不宜超过 3 次，若注射后阴茎勃起时间超过 1h 应立即就医处理。应定期与患者交流，了解其注射治疗情况并根据情况做相应调整和指导，尽可能减少不良反应的发生。

4. 器械治疗

（1）真空勃起装置（vacuum erection device，VED）按需治疗：VED 通过负压将血液吸入阴茎海绵体中，然后在阴茎根部套入缩窄环阻止血液回流以维持勃起。其作用机制主要是改善供氧，抗纤维化，抗凋亡，保护内皮及提高一氧化氮合酶（nitric oxide synthase，NOS）合成的作用。该方法适用于 PDE5i 治疗无效，或不能耐受药物治疗的患者，尤其适用于偶尔有性生活的老年患者。VED 不良反应包括阴茎疼痛、麻木、射精延迟等。使用时应告知患者，负压助勃时间不宜超过 30min。禁忌证包括自发性异常勃起、间歇性异常勃起和阴茎严重畸形患者。使用真空装置时，凝血障碍或接受抗凝治疗的患者出现淤点、淤斑和血肿的风险较高。单独应用 PDE5i 或真空装置治疗无效的患者，可以联合治疗。

（2）手术或创伤后勃起功能的真空装置康复治疗：ED 是前列腺癌根治术后常见并发症。术后由于海绵体神经损伤和动脉灌注减少，导致海绵体组织缺氧、凋亡和胶原沉积，并最终导致静脉漏。VED 可通过扩张海绵体动脉，改善缺氧，预防阴茎海绵体组织的凋亡和纤维化。术后早期应用 VED 可促进勃起功能的恢复，保持阴茎长度。VED 通常在术后 1 个月内开始使用，每日 1 次，每次 10min，或连续两次负压吸引，每次 5min，间隔短暂的吸引释放，连续 3~12 个月。与前列腺癌根治术后单独应用 PDE5i 相比，联合应用 PDE5i 和 VED 对勃起功能的康复效果更好。在术后 5 年仍然获得自然插入硬度的患者中，60% 患者将 VED 作为阴茎勃起早期康复疗法。

（3）低能量体外冲击波治疗（low-intensity extra-corpreal shock wave therapy，LESWT）：EAU 已将 LESWT 作为治疗血管性 ED 的一线治疗。国外学者对 LESWT 的研究发现，使用 LESWT 治疗血管性 ED 患者，患者勃起功能、阴茎血流动力学、IIEF-5 评分等得到明显改善，对依赖 PDE5i 的血管性 ED 患者有良好的临床疗效，其中约 50% 参与试验患者无须再用 PDE5i。另外，LESWT 对 PDE5i 无效的严重血管性 ED 患者具有治疗作用，能提高其 IIEF-5 评分及改善阴茎血流动力学。该治疗具有良好的可行性及可能的康复性，未来可能成为血管性 ED 治疗的重要方法。ED1000 在国内已经上市并在欧洲及美国开展了多项长期临床研究。Rosen 等报道 ED1000 对 PDE5i 有反应 ED 患者治疗有效率为 70%。而 Kitrey 等研究发现，其对 PED5i 治疗无反应 ED 患者也有一定帮助，经过治疗 60.8% 的患者对 PDE5i 从无反应变成有反应。

（4）低强度脉冲式超声波（low-intensity pulsed ultrasound，LIPUS）：LIPUS 治疗 ED 作为我国具有原创独立知识产权的国家级高科技创新奖技术，在世界上首先报道和开展，国产 LIPUS 在国内已经成功上市。超声波既是一种波动形式又是一种能量形式（声能），作为能量，它可以改变媒介的结构和性状。具有低强度、固定声波频率和避免高强度超声波热效应等特点的低强度脉冲式超声波已成功应用于多个医疗领域。最近的研究表明,LIPUS 有激活组织原位干细胞、促进血管和神经再生的生物学效用。LIPUS 具有恢复循环血管生成细胞的新血管形成相关能力以及神经轴突再生和施万细胞再生的显著疗效,从而使该技术成功应用到 ED 的治疗中。临床研究报道 LIPUS 治疗轻中度 ED 患者时,勃起功能得到明显改善,IIEF-5 评分等也有明显提高。目前,LIPUS 对重症 ED 患者的治疗效果尚不明确,临床试验正在开展中。

（三）阴茎勃起功能障碍的康复治疗

随着骨盆骨折、脊髓损伤、前列腺癌根治术、直肠癌术后等原因会出现相应的 ED,这些病因多半是与海绵体神经损伤,海绵体纤维化,动脉灌注减少,心因性因素有关,这类患者首选治疗是 PDE5i,该药可以阻止海绵体纤维化并可改善勃起功能。有学者报道,给予口服西地那非 100mg,每周 3 次治疗骨盆骨折尿道损伤后 ED 患者 41 例,观察 3 个月,性交成功率 81%;每日口服他达拉非 5mg 治疗 3 个月,可促进尿道损伤合并 ED 患者勃起功能的恢复。药物效果不佳的患者可能使用 VED 和 ICI 方法。心理治疗能恢复患者信心,占有重要地位。

VED 治疗可单独或联合使用,其治疗机制包括改善海绵体氧含量和阴茎长度等。VED 治疗前列腺癌术后 ED 患者,70% 能够进行性生活,而对照组仅有 29%,并且 VED 治疗能够较好地维持疲软状态阴茎长度,避免阴茎缩短。有报道前列腺癌术后联用 PDE5i 和 VED 能够更好地改善 ED 患者的勃起功能和阴茎长度。

约 70% 直肠癌术后 ED 患者可因规律服用西地那非得到性功能上的改善。脊髓损伤的患者使用 PDE5i 疗效较好,特别对于上运动神经元病变者口服药剂量较小。VED 和 ICI 治疗脊髓损伤患者 ED 的疗效相当,ICI 主要用于 PDE5i 无效的患者,尤其是脊髓低位如圆锥及马尾损伤的患者,总有效率为 88%,应注意阴茎异常勃起等并发症。

二、勃起功能障碍的手术治疗

（一）阴茎勃起功能障碍的血管手术治疗

1. 阴茎静脉漏的手术治疗　静脉闭塞功能障碍(静脉漏)性 ED 的血流动力学基本明确,但是较难鉴别功能性异常(平滑肌功能障碍)和解剖结构缺陷(白膜异常)。目前,对于静脉闭塞功能障碍性 ED,没有明确的标准化诊断程序,随机对照的临床研究结果并不充分,其手术的有效性尚待验证。

尽管手术式式有多种(阴茎背浅静脉结扎术、阴茎背深静脉结扎术、阴茎背深静脉白膜下包埋术、阴茎脚静脉结扎术、选择性海绵体静脉栓塞术),这些手术具有适期内的治疗效果,但远期治疗效果不明确。美国泌尿外科协会对静脉型 ED 的手术仅做略述但不予推荐,而欧洲泌尿外科协会的指南已经不予任何描述。

2. 动脉性 ED 的手术治疗　阴茎动脉重建手术血管性 ED 的手术治疗已经有 30 多年的历史,手术方式多种多样,但是由于选择标准、疗效评价并未统一,其效果尚存争议。而显微外科技术的应用也未实现标准化,仅作为可选择的方法之一。常用术式:①腹壁下动脉-阴茎背动脉吻合术(血管成形);②腹壁下动脉-阴茎背深静脉吻合术(静脉动脉化);③腹壁下动脉-阴茎背深静脉吻合术。

（二）假体植入治疗

适应证:①口服药物及其他治疗无效的患者;②不能接受或不能耐受已有治疗方法的患

者。绝对禁忌证:存在全身、皮肤或尿道感染者。相对禁忌证:①存在阴茎严重畸形、阴茎发育不良、阴茎血管瘤的患者;②未有效治疗的精神心理障碍患者。

拟接受阴茎假体植入手术的患者,术前准备的主要目的是降低感染风险。患者手术区域应无皮炎、伤口或其他表皮损伤。对于糖尿病患者,术前应严格控制血糖。患者及其配偶应该充分了解阴茎假体植入手术的相关信息,包括:①阴茎假体植入术是 ED 治疗的最后选择,海绵体组织的破坏将使其他治疗(药物、注射、真空装置等)的基础丧失;②术后阴茎勃起与疲软感觉差异,包括阴茎短缩等;③假体类型的选择及其优缺点;④术后并发症,如感染、糜烂及机械故障的发生及处理后果;⑤二次手术可能性。

阴茎假体通常可分为 2 种类型,非膨胀性和可膨胀性。非膨胀性假体通常也指半硬棒状柱体。非膨胀性阴茎假体适合于严重肥胖或不能灵活操作者,或难以负担可膨胀性假体费用者,以及性交频率较低的老年人。可膨胀性假体适合于年龄较轻、社交活动多、性生活频繁的患者,或阴茎硬结症患者,二次假体植入者,以及合并神经病变的患者(图 8-3-1)。可膨胀性假体包括水泵、储水囊和圆柱体三部分组分,每一部分可以通过管路相通,分别放置于阴囊、膀胱前间隙(耻骨后)、阴茎海绵体内(图 8-3-2)。

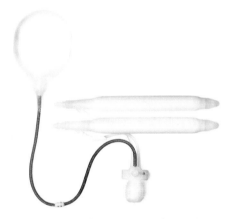

图 8-3-1　膨胀性阴茎假体三件套

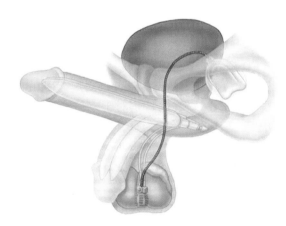

图 8-3-2　膨胀性阴茎假体三件套的置放位置

非膨胀性假体和可膨胀性假体植入手术可在区域麻醉或全麻下进行。阴茎假体通常通过三种路径植入:冠状沟下、耻骨下和阴茎阴囊交界部,路径的选择通常由假体类型、患者解剖条件、手术史和术者习惯决定。

阴茎假体手术的并发症包括:感染、机械故障、三件套假体自发膨胀、龟头膨胀感差、勃起短缩、泵体或水囊移位、柱体糜烂穿入尿道等,其中最主要的两种并发症为感染和机械故障。术中精细操作联合使用合适抗生素预防革兰氏阴性菌和阳性菌感染,可使感染率降到 2%~3%。抗菌涂层技术和亲水涂层技术的应用,感染率可降至 1%。糖尿病是感染的高危因素。在脊髓损伤患者,假体感染和糜烂发生率可达 9%。较常用的抗生素包括氨基糖苷类、万古霉素、头孢菌素和喹诺酮类,通常于术前 0.5~1h 预防性使用,并维持到术前后 48~72h。感染一旦发生,应该取出阴茎假体并使用抗生素,并于 6~12 个月后再行假体植入。

随着设计的不断改进,最常用的三件套阴茎假体 5 年机械故障率低于 5%。尽管阴茎假体有金属配件,但患者术后是可以接受 MRI 的检查以评价假体状况(如囊液泄露、位置偏移等)。

【思考题】

1. PDE5i 治疗勃起功能障碍的机制有哪些？
2. 勃起功能障碍的器械治疗有哪些？
3. 勃起功能障碍的手术治疗方案有哪些？

推荐阅读文献：

[1] 中华医学会男科学分会. 中国男科疾病诊断治疗指南与专家共识(2016 版). 北京：人民卫生出版社，2017：1-22.

[2] 坎贝尔-沃尔什. 坎贝尔-沃尔什泌尿外科学. 9 版. 第 1 卷. 郭应禄，周利群，译. 北京：北京大学医学出版社，2009：741-840.

[3] 宋涛，陈赞，韩友峰，等. 阴茎海绵体动态测压及造影的检查流程和临床应用. 中华男科学杂志，2015，21(6)：504-509.

[4] 陈建国，姜睿. 平滑肌收缩机制及其与勃起功能障碍的关系. 中华男科学杂志. 2018,24(2)：172-175.

[5] 中国中西医结合学会男科专业委员会. 勃起功能障碍中西医结合诊疗指南(2016 版). 中华男科学杂志. 2016,22(8)：751-757.

[6] 林浩成，WANG G，WANG R. 真空勃起装置在前列腺癌根治术后阴茎康复治疗中的应用. 中华男科学杂志，2015,21(3)：195-199.

[7] HATZIMOURATIDIS K，AMAR E，EARDLEY I，et al. Guidelines on male sexual dysfunction：erectile dysfunction and premature ejaculation. Eur Urol，2010,57(5)：804-814.

[8] SOHN M，HATZINGER M，GOLDSTEIN I，et al. Standard operating procedures for vascular surgery in erectile dysfunction：revascularization and venous procedures. The Journal of Sexual Medicine，2013,10(1)：172-179.

[9] MARTINEZA D R，TERLECKI R，BRANT W O. The evolution and utility of the small-carrion prosthesis，its impact，and progression to the modern-day malleable penile prosthesis. J Sex Med，2015,12 Suppl 7：423-430.

[10] KENNETH W. ANGERMEIER M D. Penile prosthesis impantation. Urologic Clinics of North America，2001,28(20)：355-362.

[11] CARSON C. Efficacy of antibiotic impregnation of inflatable penile prostheses in decreasing infection in original implants. J Urol，2004,171(4)：1611-1614.

[12] GIULIANO F，ROWLAND D L. Standard operating procedures for neurophysiologic assessment of male sexual dysfunction. Journal of Sexual Medicine，2013,10(5)：1205-1211.

[13] KITREY N D，GRUENWALD I，APPEL B，et al. penile low intensity shock wave treatment is able to shift PDE5i nonresponders to responders：a double-blind，sham controlled study. J Urol，2016,195(5)：1550-1555.

第九章

射精功能障碍

随着社会的发展,性生活已经不仅仅是繁衍后代的需要,更是夫妻双方情感交流的重要方式,其中射精是男性性反应过程中尤其重要的环节。射精功能障碍是性功能障碍中常见的疾病,可分为早泄、射精困难、不射精症、逆向射精和射精痛等,其中早泄是射精功能障碍中最常见的疾病,约占90%。本章重点讨论射精的神经生理机制以及早泄的诊断与治疗。

第一节 射精的神经生理机制

一、射精的神经调节

(一) 周围神经调节

射精是自主神经和躯体神经共同参与调节下的一种生理反射,其中交感神经的兴奋性起着主导作用。

1. 交感神经 交感神经节前纤维起自 $T_{11} \sim L_2$ 的中间外侧灰质,通过白交通支到交感神经链,发出节后纤维到阴茎的交感链神经节位于骶尾部神经节,其中部分纤维与躯体感觉神经形成阴茎背神经。另一些神经纤维经肠系膜间丛、上腹下丛、腹下神经走到盆丛,发出肾上腺素能神经纤维支配膀胱、前列腺、附睾、输精管、精囊的活动,其中部分纤维与副交感神经纤维形成海绵体神经,进入阴茎海绵体和尿道海绵体。

2. 副交感神经 副交感神经节前纤维起自 $S_2 \sim S_4$ 的中间外侧柱的神经元细胞,节后纤维通过盆神经到达盆丛,在这里与来自腹下丛的交感神经纤维汇合,支配阴茎海绵体和尿道海绵体的海绵体神经即来自盆丛的分支。盆丛的其余分支支配直肠、膀胱、前列腺和括约肌。海绵体神经由交感、副交感神经纤维形成,其中的副交感神经纤维兴奋可以释放 NO 和乙酰胆碱,使阴茎充血膨胀并引发勃起,而交感神经纤维兴奋则引起疲软,因此海绵体神经对于阴茎的勃起功能至关重要,在直肠、膀胱和前列腺的手术中需尽量予以保护。

3. 躯体感觉神经 躯体感觉神经的初级感受器位于阴茎皮肤、阴茎头、尿道及阴茎海绵体内,其中阴茎头部有丰富的传入神经末梢和小体感受器,以上这些神经纤维与部分交感神经纤维汇合形成阴茎背神经束,再汇入阴部神经。阴部神经通过 $S_2 \sim S_4$ 的神经根进入脊髓,将阴茎区域的疼痛、温度和触觉信息通过脊髓丘脑束传入下丘脑、大脑皮层,产生感觉。

4. 躯体运动神经 躯体运动神经起自 $S_2 \sim S_4$ 节段前角的 Onuf 核,这里是阴茎躯体运动神经中枢。其发出的纤维通过骶神经汇入阴部神经,主要支配坐骨海绵体肌和球海绵体肌,前者收缩使阴茎达到 IV 度勃起,后者的节律性收缩在性高潮时使精液排入尿道,引起射精。

（二）中枢神经调节

阴茎区域所感受到的性刺激,通过传入神经传递至脊髓精液分泌中枢($T_{11} \sim L_2$)和低位射精中枢($S_2 \sim S_4$),一方面可通过传出神经直接支配效应器引起精液的分泌或射精,另一方面可将信号上传,接受大脑对射精功能的调控。男性射精行为与中间脑转换区、脑岛、扣带回、下丘脑、杏仁核、枕颞叶和额叶的激活有关,其中,中脑转换区发挥了关键启动作用。既往影像学研究认为,参与射精活动的脑区主要包括皮层的前额叶、颞叶、顶叶和枕叶,皮层下的扣带回、杏仁核、海马、脑岛、下丘脑、壳核、纹状体、苍白球、伏隔核。但射精过程的详细脑机制目前还不是很清晰。大脑射精中枢的兴奋性与许多神经递质和神经性激素的代谢有关,其中多巴胺对于射精起促进作用,5-HT 起抑制作用。

二、射精的生理学

性反应周期一般经过兴奋期、持续期、高潮期和消退期四个阶段。射精是性兴奋勃起后,在性交时伴随性高潮而激发精液射出的过程,主要包括泌精、排精和性高潮三个部分。

（一）泌精

在性兴奋期,起源于 $S_2 \sim S_4$ 的副交感神经兴奋,使前列腺、精囊等附属性腺分泌增加。起源于 $T_{11} \sim L_2$ 的交感神经兴奋,使精道平滑肌收缩,精液从附属性腺分泌至尿道前列腺部。在性持续期,交感神经兴奋使尿道括约肌收缩,膀胱颈关闭形成尿道前列腺部压力室,诱发射精急迫感。

（二）排精

性反应周期由持续期进入高潮期时,交感神经紧张性升高,引起外尿道括约肌舒张,尿道前部开放,而尿道内括约肌继续保持收缩状态,防止精液逆流入膀胱。当交感神经进一步兴奋,前列腺节律性收缩,起源于 $S_2 \sim S_4$ 脊髓前角 Onuf 核的躯体运动神经通过阴部神经运动支传至盆底坐骨海绵体肌及球海绵体肌,前者的收缩引起阴茎Ⅳ度勃起,后者节律性收缩同其他盆底肌肉协同参与精液射出的过程,射精收缩常有 10~15 次,一次间隔约 0.8s,精液排空后,射精收缩仍会持续数次。

（三）性高潮

性高潮是积累的性张力突然释放,是大脑皮质的功能反应,伴随交感反应以及盆底肌肉的节律性收缩,以及强烈的欣快感。性高潮常与射精相伴,随即进入不应期。性高潮的强度差异与生理及心理因素相关。

─────────────────【思考题】─────────────────

1. 交感神经在射精过程中的作用有哪些?
2. 简述射精的生理过程。

第二节　早　　泄

一、早泄的定义

早泄的定义尚有争议。1970 年,Masters 和 Johnson 将早泄定义为在阴道性交过程中,有超过一半的情况不能控制射精过程而获得充足的性交时间,以使性伴侣得到满意。由于缺乏临床证据和特异性的可操作标准,并受限于病因学方面的研究,早泄在很长时间内都没有统一的定义和诊断标准,其诊断和治疗主要依靠临床医生的主观判断和临床经验。2013 年,国际性医学学会(International Society of Sexual Medicine,ISSM)基于临床证据对原发性早泄和继发性早泄作出以下定义:射精往往或总是在插入阴道前或插入阴道后大约 1min 以内发生,这种情况从初次性交开始或者继发于某个不良事件;总是或几乎总是在插入阴道后不能延迟射精;并伴有消极的身心影响,如苦恼、忧虑、沮丧和/或躲避性生活等。当然,这个定义并不包括非阴道内的性活动。不论早泄的定义如何演变(表 9-2-1),以下三个要点是大家所认可的:①短暂的阴道内射精潜伏期(intravaginal ejaculation latency time,IELT);②缺乏对于射精的控制;③由上述两方面对患者和/或性伴侣造成困扰和人际交往障碍。

表 9-2-1　早泄定义的变迁

定义	来源
射精往往或总是在插入阴道前或插入阴道后大约 1min 以内发生,这种情况从初次性交开始或者继发于某个不良事件;总是或几乎总是在插入阴道后不能延迟射精;并伴有消极的身心影响,如苦恼、忧虑、沮丧和/或躲避性生活等	ISSM,2013
射精往往或总是在插入阴道前或插入阴道大约 1min 以内发生;对大多数或每次插入阴道后,没有延迟射精的能力;并伴有消极的身心影响,如苦恼、忧虑、沮丧和/或躲避性生活等	ISSM,2008
在插入阴道之前,或刚刚插入阴道,在极小的性刺激下总是或经常早于患者的期望而发生射精;并且会导致非其他因素引起的明显困扰及人际交往障碍	DSM-Ⅳ-TR,2000
无法控制射精而不能使双方充分享受性生活,表现为在性交开始之前或之后很短的时间发生的射精(时间限定在性交开始前或之后的 15s 内),或者阴茎尚未充分勃起,还不能够进行性交就已经射精,并且这种情况并非由于长期缺乏性生活导致的	ICD-10,1994
在插入阴道之前,插入阴道时或刚刚插入阴道后,在极小的性刺激下总是或经常早于患者的期望而发生射精;患者对于这种情况缺少控制力,并且会导致患者/性伴侣困扰	ICUD,2004
在插入阴道前或刚插入阴道而很快非本人意愿发生射精,并导致患者或者双方的苦恼	AUA,2004
在大多数性生活中,男性没有自愿地、随意地控制射精的能力	Metz and McCarthy
在阴道性交过程中,有超过一半的情况不能控制射精过程而获得充足的性交时间来使他的性伴侣得到满意	Masters and Johnson
IELT 小于 1min 即可定义为早泄(占 0.5%);而 IELT 在 1~1.5min 为可疑早泄(占 0.5%~2.5%)。另外,在早泄严重程度的分级方面需要考虑是否有心理问题	Waldingger

注:IELT,阴道内射精潜伏期。

二、早泄的病因和发病机制

对于早泄的病因始终存在争论,传统的观点多认为是精神心理因素所致,后续的研究发现早泄可能与以下因素相关:①焦虑、紧张的精神状态;②性生活次数过少;③勃起功能障碍;

④前列腺炎;⑤某些药物的使用或停用;⑥慢性骨盆疼痛综合征;⑦精索静脉曲张;⑧甲状腺疾病;⑨具有易感性基因;⑩配偶的不良心理状态。近20年来的研究提示,早泄可能存在某些器质性病变,其中对于神经生物学假说研究较多,比如:中枢5-HT神经递质的失调、阴茎传入感觉通路的异常、自主神经功能的失调等被报道与早泄的病因相关。

（一）中枢神经递质 5-HT 的失调

基于丰富的动物和人类模型研究数据,中枢神经系统的神经递质5-HT被认为在射精过程中发挥着重要调控作用。5-HT经突触前膜释放后作用于相应受体,同时也可通过突触前膜上的5-HT转运体重新被摄取,使得其生物作用终止,而突触间隙5-HT浓度升高可延长射精潜伏期。5-HT在发挥生物学效应时须与相应受体结合,其受体有多种类型,基于目前的动物实验和临床研究,Waldinger等提出:低敏感性的5-HT1B/5-HT2C受体,高敏感状态的5-HT1A或者表达增加的5-HT转运体均可导致早泄的发生。

（二）阴茎传入感觉通路的异常

基于局部麻醉药物治疗早泄的有效性以及现有的神经电生理检查结果,目前认为早泄患者具有潜在的传入感觉通路的高敏感性。射精是一系列神经反射过程,其中外周感受器和传入神经通路的功能对整个射精过程有着重要的影响。我们的研究发现,早泄患者阴茎感觉阈值明显低于正常人,同时阴茎传入感觉通路敏感性也明显升高,这可能是早泄的器质性原因。张春影等研究38例尸体和314例原发性早泄患者的阴茎背神经分布情况,发现前者的平均阴茎背神经数目是(3.6±1.2)支,后者是(7.0±1.9)支,据此推断阴茎背神经数目异常增多可能是原发性早泄的病理学基础。

（三）自主神经功能的失调

射精过程中,精道平滑肌收缩使精液分泌至尿道前列腺部,同时尿道括约肌收缩,膀胱颈关闭形成压力室。精液射出过程中,前列腺节律性收缩,协同完成射精,以上过程都离不开交感神经的调节。Francomano等比较20例原发性早泄患者和10例正常人的手指末梢血管扩张变化情况,发现前者的反应性充血指数变异率更高。几乎在同一时间,我们的研究也发现,原发性早泄患者阴茎皮肤交感反应的潜伏期较正常人明显缩短,波幅较正常人明显增大,提示原发性早泄患者交感神经存在高敏感性。

三、早泄的分类

早泄通常被简单地分为原发性早泄和继发性早泄两类,前者主要指自初次性生活开始就出现早泄,而后者指发病前射精正常,自某个时期出现早泄。2007年,Waldinger提出的自然变异性早泄及早泄样射精功能障碍也普遍被大家接受,以上两种类型于2013年被Waldinger重新定义:①变异性早泄,指较短的IELT不规律出现,并伴有射精控制能力下降的主观感受。②主观性早泄,具有以下一个或多个特征:主观感觉持续性或非持续性出现较短的IELT;偏执地认为IELT短或延长IELT的能力差;实际IELT在正常范围或高于正常;射精控制力缺乏或降低;这种偏执感不能归因于其他精神障碍。

以上分类方法虽然在临床上广泛使用,但对于早泄的治疗并不能起到很好的指导作用。阴茎局部使用局麻药物是临床上广泛使用的治疗方法,常用药物如复方利多卡因乳膏。另外,阴茎背神经切断术在国内也是使用较多的治疗方式,既往的研究发现,以上两种治疗方式都可明显地延长阴茎体感诱发电位的潜伏期,降低其波幅。当然,两种治疗方式并非对所有早泄患者都有效,局麻药物和阴茎背神经切断术的有效率分别为 80% 和 73.2%。我们的研究发现,并不是每个早泄患者的阴茎敏感性都增高,在原发性早泄患者中,约 60% 的患者表现为阴茎敏感性增高。在后续的研究中,我们应用阴茎体感诱发电位检查,筛选出阴茎敏感性增高的患者,行选择性阴茎背神经阻断术治疗,有效率达到 90% 左右。选择性 5-HT 再摄取抑制剂(selective serotonin reuptake inhibitors,SSRIs)能通过阻断轴突对 5-HT 的再摄取,提高中枢神经系统内 5-HT 的浓度而产生延长射精潜伏期的作用。自盐酸达泊西汀在国内上市以来,也成为临床上广泛使用的治疗方法。我们的研究发现,应用阴茎交感皮肤反应检查,筛选出交感神经兴奋性增高的原发性早泄患者,使用 SSRIs(舍曲林)治疗 8 周后,患者的 IELT 及自我结果评价均有明显改善。以上研究提示,应用阴茎体感诱发电位和阴茎交感皮肤反应检查可区分出阴茎高敏感性早泄患者和交感神经高兴奋性早泄患者,这种基于神经电生理检查的早泄新分类体系,可以使患者有针对性地选择局麻药物/阴茎背神经切断术或 SSRIs 药物来治疗,可能会获得更好的治疗效果。

四、早泄的诊断

(一)病史和体检

以往由于缺乏特异性的检查手段,对于早泄的诊断主要基于患者的主观描述,在问诊的过程中以下三点最为重要:①主观评估 IELT 的长短;②对射精的控制能力;③是否造成患者本人及配偶的不良情绪。通过询问病史和性生活史可将早泄初步分为原发性早泄、继发性早泄、变异性早泄和主观性早泄。详细地询问病史还可以了解既往的诊疗过程及发现勃起功能障碍、泌尿生殖道炎症、甲状腺疾病和其他一些可能对早泄产生影响的因素。体格检查主要针对男性外生殖器,检查是否存在包皮过长、包茎、包皮龟头炎、阴茎弯曲畸形、PD 等生殖器异常。

(二)IELT

IELT 即阴茎插入阴道到射精开始的时间。使用秒表记录 IELT 能够客观地评价射精时间,因此在科学研究中被广泛应用,但由于存在无意识的破坏性快感的缺点,这种方法在日常的诊疗过程中很少被用到,通常使用自我评估的 IELT 来替代。

(三)早泄评估量表

目前常用的量表有以下三种:①早泄简表(the premature ejaculation profile,PEP)(表 9-2-2);②早泄指数(the index of premature ejaculation,IPE)(表 9-2-3);③早泄诊断工具(premature ejaculation diagnostic tool,PEDT)(表 9-2-4)。其中 PEDT 是使用最为广泛的量表。

表 9-2-2　早泄简表

问题	0	1	2	3	4
你对性交时射精的控制力如何	很差	差	一般	好	很好
你对性生活的满意度如何	很差	差	一般	好	很好
你对性生活中过早射精的烦恼程度如何	很差	差	一般	好	很好
性生活中过早射精影响你和伴侣的关系吗	很差	差	一般	好	很好

表 9-2-3　早泄指数

定义	1	2	3	4	5
你的性欲或兴趣如何	非常低	低	一般	高	非常高
你能勃起足够的硬度插入阴道吗	几乎没有	很少	半数	多数	总是
你能维持勃起完成性交吗	几乎没有	很少	半数	多数	总是
从插入到射精的时间	极短(<30s)	非常短(<1min)	短(<2min)	一般短(<3min)	不短(>3min)
你能延长性交时间吗	非常困难	比较困难	困难	很少困难	不困难
你对性生活满意吗	非常不满意	比较不满意	一般满意	比较满意	非常满意
你的伴侣对性生活满意吗	非常不满意	比较不满意	一般满意	比较满意	非常满意
你的伴侣能达到高潮吗	几乎没有	很少	半数	多数	总是
你对完成性生活的信心如何	非常低	低	一般	高	非常高
你在性交时是否感到焦虑、压抑或苦恼	几乎没有	很少	半数	多数	总是

表 9-2-4　早泄诊断工具

定义	0	1	2	3	4
性交时想推迟射精有多大困难	没有困难	有点困难	中等困难	非常困难	完全无法延迟
射精发生在想射精之前的概率	(几乎)没有	不经常	约一半时间	多数时候	几乎/总是
是否受到很小的性刺激就会射精	(几乎)没有	不经常	约一半时间	多数时候	几乎/总是
是否对过早射精感到沮丧	完全没有	有点	一般	很	非常
射精时间造成伴侣不满意,你对此担心吗	完全没有	有点	一般	很	非常

(四) 阴茎神经电生理检查

神经电生理检查是用电生理仪器、微电极、电压钳及膜片钳技术等记录或测定整体动物或离体器官组织、神经和细胞离子通道等的膜电位改变、传导速度和离子通道活动的方法。该检查较为客观准确,可以用来评价患者躯体神经功能和自主神经功能的异常。

1. 阴茎躯体感觉诱发电位检测　躯体感觉诱发电位(somatosensory evoked potential,SEP)是由多种感觉刺激,如机械、触摸、疼痛或针对特定感觉接收器的震动刺激等诱发的专一感觉体的诱发电位,通过对阴茎体部和阴茎龟头部位进行电刺激可以在头皮测得阴茎背神经躯体感觉诱发电位(dorsal nerve SEP,DNSEP)和阴茎头躯体感觉诱发电位(SEP of glans penis,GPSEP),能够用来评价阴茎背神经传入至中枢整个通路的变化。

(1) DNSEP 检测方法:室温保持在 22～25℃,受试者仰卧在检查床上,采用肌电图/诱发电位仪检测。将两个环状电极置于阴茎体两端提供电刺激,间隔约 2cm。将矩形电流脉冲持续时间调整为 1.00ms,频率调整为 3Hz,从 0mA 逐渐增加电流强度,直至患者诉可感知阴茎体部轻微针刺样刺激,初次刺激强度调整为此时刺激量的 3 倍左右,检查过程中可适当加大刺激强度,以不引起患者不适为前提。在右手腕处安置接地电极。头皮部记录电极及参考电极使用针电极,分别置于 Cz(国际 10—20 系统电极放置法,中央头顶)向后 2cm 和 FPz,电极阻抗<5 000Ω,行 200 次叠加,电刺激引发的第一个向上波峰的时间为 DNSEP 的 P40 潜伏期,波幅变化按照波峰、波谷的电压差计算。

(2) GPSEP 检测方法:室温保持在 22~25℃,受试者仰卧在检查床上,采用肌电图/诱发电位仪检测。将两个表面电极置于阴茎龟头两侧提供电刺激。将矩形电流脉冲持续时间调整为 1.00ms,频率调整为 3Hz,从 0mA 逐渐增加电流强度,直至患者诉可感知龟头部轻微麻木感,初次刺激强度调整为此时刺激量的 3 倍左右,检查过程中可适当加大刺激强度,以不引起患者不适为前提。接地电极、头皮部记录电极、参考电极放置方法同 DNSEP,电极阻抗<5 000Ω,行 200 次叠加,电刺激引发的第一个向上波峰的时间为 GPSEP 的 P40 潜伏期,波幅变化按照波峰、波谷的电压差计算。

研究发现,不管是原发性早泄患者还是继发性早泄患者,他们 DNSEP 的潜伏期都明显短于正常人,而在随后更大样本的研究中(82 例原发性早泄患者,34 例正常人),同样发现原发性早泄患者 DNSEP 和 GPSEP 的潜伏期都较正常人缩短(图 9-2-1)。

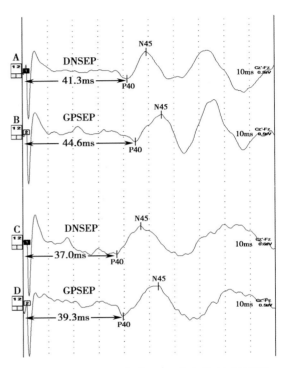

图 9-2-1　A、B 分别代表了正常人典型 DNSEP、GPSEP 波形,C、D 分别代表了原发性早泄患者典型 DNSEP、GPSEP 波形

DNSEP,阴茎背神经躯体感觉诱发电位;GPSEP,阴茎头躯体感觉诱发电位。

2. **阴茎交感皮肤反应检测**　交感皮肤反应是检测自主神经病变的一种电生理方法,是由内源或外源性刺激所诱发的皮肤瞬时电位变化。它来源于交感神经传出纤维释放的冲动,诱发汗腺的同步活动,属于催汗运动。阴茎交感神经皮肤反应(sympathetic skin response located in the penis,PSSR)是交感皮肤反应的一种,不同于在掌心、足心记录的交感皮肤反应(sympathetic skin response,SSR),PSSR 可以反映出阴茎区域特异性交感神经活动的变化。

检测方法:室温保持在 22~25℃,阴茎皮肤温度 30℃以上,受试者仰卧在检查床上,保持平静、清醒,采用肌电图/诱发电位仪行 PSSR 检测。连接阴极的环状电极置于阴茎根部,连接阳极的环状电极置于阴茎冠状沟,间隔 2cm 以上,在右手腕处安置接地电极,刺激电极置于右手正中神经处。调整电极阻抗<5 000Ω,持续时间 1ms,刺激强度 30mA,两次测试间隔在 30s 以上。电刺激引发的第一个向上波峰的时间为 PSSR 的潜伏期,波幅变化按照波峰、波谷的电压差计算。

研究发现,对 52 例原发性早泄患者和 46 例正常人行 PSSR 检查,原发性早泄患者 PSSR 的潜伏期明显短于正常人,波幅明显高于正常人(图 9-2-2)。

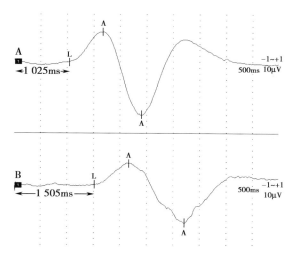

图 9-2-2 A、B 分别代表了原发性早泄患者和正常人典型的 PSSR 波形

（五）阴茎生物感觉阈值测定

阴茎生物阈值测定试验是一种简单的阴茎背神经传入通路筛选方法。该检查是利用阴茎（定量）生物感觉阈值测定仪，（定量）测定阴茎感知震动的阈值以及对冷、热、痛等刺激的感觉阈值。由于检查过程中主观因素影响较大，其临床意义尚有争议。

五、早泄的治疗

（一）心理治疗

心理治疗始于 20 世纪 50 年代，主要是指行为疗法，包括性感集中训练和阴茎挤压训练，前者在治疗过程中不准性交，通过夫妻双方相互爱抚来享受性的快感，从而克服对于性行为的恐惧心理，恢复正常射精功能；后者通过刺激阴茎至将要射精时停止刺激，待射精感消退后再予刺激，反复多次后再射精，以此使患者熟悉中等程度的兴奋感并加以控制。由于这些方法对于患者的依从性要求很高，并且需要其伴侣的配合治疗，因此在临床上并没有得到广泛的应用。

（二）局部麻醉药治疗

局部麻醉药的使用可能是最古老的治疗早泄的方法，其局部用药的方式减少了用药量，降低了全身的不良反应。目前临床上使用的药物包括利多卡因和/或丙胺卡因制成的乳膏、凝胶或喷雾剂等。其中恩纳乳膏（阿斯利康制药公司生产）是美国泌尿外科学会推荐用于治疗早泄的外用药物，主要成分为利多卡因与丙胺卡因，目前国内广泛使用的复方利多卡因乳膏成分与其相似。

参考使用方法：性生活前 10~20min，将局部麻醉药涂抹于阴茎龟头上，性交前洗净，以免药物进入伴侣阴道内而引起麻木不适。具体的药物敷留时间、涂抹范围和用量，因患者存在个体差异不能一概而论，可做适当的调整，以避免因使用过量出现 ED 或性高潮障碍等，或用量过少、作用时间过短导致疗效不佳。

（三）作用于中枢的药物治疗

SSRIs 能通过阻断轴突对 5-HT 的再摄取，提高中枢神经系统内 5-HT 的浓度而产生延长射精潜伏期的作用。以往多使用规律服用 SSRIs 治疗早泄，常用药物包括舍曲林、氟西汀、帕罗西汀和氟伏沙明等,但此类药物为超适应证用药,起效慢,且长期全身用药因药物蓄积引起的不良反应不容忽视。近年来,以早泄为适应证的按需服用 SSRIs 药物达泊西汀经中华人民共和国国家食品药品监督管理总局(China Food and Drug Administration,CFDA)批准上市,其口服可快速达到有效血药浓度,且半衰期短,不易出现药物蓄积,适合按需治疗。在欧洲和其他多个国家进行的Ⅲ期临床研究结果显示,用药 12 周时,早泄患者平均 IELT 增加 2.5~3.0倍,性交满意度增加 22.9%~27.8%。主要不良反应包括恶心、腹泻、头疼和眩晕等。

（四）手术治疗

以往针对早泄的手术治疗方案有包皮环切术、包皮成形术、阴茎头填充增粗术、阴茎系带内羊肠线植入术、阴茎起勃器植入术,但这些手术方式的疗效并不确切。Tullii 等于 1993 年提出阴茎背神经切断术。张春影等于 2001 年首次在国内开展该项手术,其在后续的研究中证实阴茎背神经切断术对于原发性早泄患者具有一定的作用。目前认为,阴茎背神经切断术可以有效减少患者阴茎背神经分支的数量,延长诱发电位的潜伏期,说明该手术可降低阴茎感觉传入通路的敏感性,从而延缓射精反射,达到治疗早泄的目的。虽然此种手术方式是治疗早泄的一种选择,但由于早泄的病因尚不明确,其手术适应证缺乏明确而客观的评价指标,手术方式缺乏规范的标准,作为一类不可逆转的有创侵袭性治疗,目前未被 ISSM、EAU 指南推荐。

【思考题】

1. 简述早泄定义的要点。
2. 早泄的病因有哪些?
3. 简述阴茎神经电生理检查对于早泄诊断的意义。
4. 早泄的治疗有哪些方案?

第三节　射精迟缓、不射精症

一、射精迟缓、不射精症的定义

射精迟缓、不射精症是指患者有正常性欲和勃起功能,但性生活时需要通过长时间性交和努力才能射精,或仍然无法射精,不易达到性高潮或达不到性高潮。射精迟缓、不射精症可分为原发性和继发性,前者指从第一次性生活开始就存在射精困难或无法射精,后者指既往射精功能正常,后来才出现射精困难或无法射精的情况。对于通过阴道性交无法射精,但可以通过其他非阴道性交方式射精(如手淫)的情况,也称为相对性不射精症或特发性不射精症。有学者提出 IELT>25min 可以作为射精迟缓、不射精症的诊断标准,但尚未得到广泛认可。射精迟缓、不射精症尽管会给患者带来很大的困扰,但在性功能障碍患者中较少受到关注。

二、射精迟缓、不射精症的病因

（一）精神心理因素

主要是由于对性生活的焦虑和恐惧,担心被抛弃、被拒绝,担心精子流失,害怕女方怀孕等,缺乏自信感,或是既往接受不正确的性教育或自身有过不正当的性意识或性行为,儿童时受到性虐待、性创伤,或是和配偶之间的关系紧张等。

（二）药物影响

某些特定类型的药物可能会引起射精迟缓、不射精症。①抗抑郁药，包括单胺氧化酶抑制剂、三环类抗抑郁药和 SSRI 等；②治疗高血压药物，主要是肾上腺素能神经 α-受体阻滞剂；③抗精神病药物；④阿片类药物。

（三）糖尿病

糖尿病患者出现神经病变，包括躯体神经和自主神经病变，均会对性功能造成影响，因此糖尿病患者中，射精功能障碍（包括射精迟缓、不射精症和逆向射精）和 ED 均有较高的发病率。类似的，其他神经系统疾病如帕金森病、多发性硬化症等，或是慢性酒精中毒也可引起射精功能障碍和 ED。

（四）医源性神经损伤

交感神经在射精过程中起着举足轻重的作用，因手术损伤上腹下丛或腹下神经可造成射精障碍。如睾丸肿瘤行根治性睾丸切除术+腹膜后淋巴结清扫术，或直肠肿瘤行经腹会阴联合直肠癌根治术（Miles 手术）。近年来，由于手术方法改善，术后射精功能障碍发生率已明显减少。

（五）脊髓损伤

脊髓损伤因神经传导通路受损，会使射精功能和勃起功能受到显著影响甚至完全失去功能。

三、射精迟缓、不射精症的诊断

（一）病史

详细了解患者的性生活史，包括：①患者是否有射精而没有高潮。②患者是否能够达到高潮但没有精液射出。③患者在中止性交前的插入持续时间是多久。④患者中止性交的原因是什么？如疲劳、疲软、认为无法射精、伴侣要求等。⑤患者是否在任何情况下都不能正常射精。⑥患者是否表现出对人际关系的困扰，对性生活的不满及对自身的焦虑。另外，需了解有无服用药物、糖尿病或其他神经系统疾病、饮酒、手术外伤史。

（二）查体

检查基础性别特征：阴茎、睾丸大小，生殖器官是否异常。检查精道：双侧附睾和输精管。通过直肠指检检查前列腺大小、肛门括约肌功能。检查球海绵体肌反射、提睾肌反射和会阴反射。

（三）辅助检查

通过精神心理学分析了解有无心理障碍。如怀疑逆行射精，在手淫达到高潮后，留取首次排出的尿液寻找精子，测定果糖含量以确诊。检测血液中的葡萄糖、睾酮、促甲状腺素、PRL 含量，以排除内分泌紊乱。还可通过阴茎神经电生理检查了解神经系统的功能变化，后者包括会阴部感觉阈值测定、体感诱发电位和阴茎交感皮肤反应等。

（四）鉴别诊断

应当包括逆行射精、不射精、精道梗阻、ED、无高潮、性欲下降、发育迟缓、女性性功能障碍、射精痛、性取向或性倾向异常等。

四、射精迟缓、不射精症的治疗

射精迟缓、不射精症的治疗方案应当因人而异，对于病因明确的继发性射精迟缓或不射精症应积极治疗原发病,但神经病变往往是不可逆的。其他治疗方案包括以下几种。

(一) 心理疏导及性教育

由于心理压力过大或性知识缺乏引起的射精迟缓、不射精症,可以通过心理疏导及性教育治疗。治疗过程中夫妻双方同时参与,共同了解性器官的生理常识和性反应知识,消除错误的思想观念,使夫妻双方能够相互配合,在充分放松的状态下性交,并注意选择合适的性交姿势,使阴茎接受更多的刺激,从而达到治疗的目的。

(二) 性感集中训练

始于 20 世纪 50 年代,由 Master 和 Johnson 等首次提出,属于行为疗法,在治疗初期不准性交,通过夫妻双方相互爱抚来享受性的快感,从而克服对于性行为的恐惧心理,恢复正常射精功能。研究发现,通过性感集中训练,不射精症治愈率达到 74.1%,但由于需要患者较高的依从性及其伴侣的配合治疗,因此在临床上并没有得到广泛的应用。

(三) 药物治疗

临床上对于药物治疗仍有争议,目前报道可能有效的药物见表 9-3-1。

表 9-3-1 射精迟缓、不射精症治疗药物

药品	机制	参考剂量	参考用法
卡麦角林	激动多巴胺受体 D2	0.5mg	每周 2 次,睡前
安非他酮	多巴胺/去甲肾上腺素再摄取抑制剂	150~300mg	每日 1 次,清晨
金刚烷胺	促进突触前膜多巴胺释放,抑制突触后膜多巴胺重吸收	100~400mg	性生活前连用 2 日
赛庚啶	拮抗 5-HT	2~16mg	每日 1 次,睡前
米多君	α_1 肾上腺素能受体激动剂	7.5~30mg	每日分 3 次使用
丙咪嗪	α_1 肾上腺素能受体激动剂	25~75mg	每日 1 次,睡前
麻黄碱	α_1 肾上腺素能受体激动剂	15~60mg	性生活前 1h
伪麻黄碱	α_1 肾上腺素能受体激动剂	60~120mg	性生活前 2~3h
育亨宾	α_2 肾上腺素能拮抗剂/5-HT1A 激动剂	20~50mg	每日 3 次
氯贝胆碱	毒蕈碱性受体兴奋剂	10~20mg	每日 2 次
二甲磺酸赖右苯丙胺	促进突触前膜释放多巴胺和去甲肾上腺素,阻断儿茶酚胺再吸收	60mg	性生活前 2h
洛克西丁	去甲肾上腺素再摄取抑制剂	4~8mg	每日 1 次
垂体后叶素	激动抗利尿激素受体	16~24IU	性生活前滴鼻或舌下
丁螺环酮	α_2 肾上腺素能拮抗剂/5-HT1A 激动剂	20~60mg	每日 2 次

另外,中医中药对于延迟射精、不射精症的治疗也有不少报道,均有一定的疗效,但是缺乏大量的临床证据支持。

(四) 辅助生育治疗

对于仅有生育需求的难治性不射精症患者,可以通过辅助生育解决生育问题。如果是相对性不射精患者,可以通过手淫取精的方式进行 ART 治疗。对于手淫也无法射精的患者,

可以尝试通过以下方式取精:①前列腺精囊按摩液,获得的精子可用于体外受精-胚胎移植;②睾丸穿刺取精,获得的精子可用于体外受精-胚胎移植;③睾丸切开取精,获得的精子可用于体外受精-胚胎移植;④震动刺激诱导射精,获得的精子可用于 ART;⑤电刺激诱导射精,需麻醉,获得的精子可用于 ART。其中,睾丸穿刺取精和睾丸切开取精虽为有创操作,但获精率高,临床应用较多。

―――――【思考题】―――――

射精迟缓、不射精症的治疗方法有哪些?

第四节 逆行射精

一、逆行射精的定义

逆向射精是指患者在性生活时随着性高潮而出现射精动作,但精液未射出尿道口外,却逆射入膀胱。临床上前列腺电切术后出现逆行射精是较为多见的。

二、逆行射精的诊断

详细了解患者的性生活史,另外,需了解患者有无服用抗精神病药物或抗高血压药物,了解是否有糖尿病或其他神经系统疾病,是否有特殊的手术外伤史,如前列腺电切术、直肠癌切除术、盆腔淋巴结清扫术、腹膜后淋巴结切除术、交感神经切除术、脊髓损伤等。实验室检查主要是通过手淫达到高潮后,留取首次排出的尿液寻找精子以及测定果糖含量以确诊。

三、逆行射精的治疗

对于病因明确的逆行射精应积极治疗原发病,如糖尿病等,但神经病变往往是不可逆的。其他治疗方案包括:药物治疗,如麻黄碱、丙咪嗪、左旋多巴等。对于药物治疗效果不佳而又有生育要求者,可通过碱化膀胱尿液收集精子的方式行辅助生育治疗;对于收集的精子质量不佳时,也可通过睾丸穿刺/切开的方式取精,获精率高。对于由膀胱颈部的解剖异常引起的逆行射精,可采用如膀胱颈重建等手术治疗。

―――――【思考题】―――――

逆行射精如何诊断?

推荐阅读文献:

[1] 袁亦铭,辛钟成.射精功能神经调节机制研究进展.中国男科学杂志,2004,18(6):54-57.
[2] 陈赟,陈建淮.男性射精的中枢性神经机制研究进展.中华男科学杂志,2018,24(11):963-966.
[3] POEPPL T B,LANGGUTH B,LAIRD A R,et al. The functional neuroanatomy of male psychosexual and physio-sexual arousal:A quantitative meta-analysis. Hum Brain Map,2014,35(4):1404-1421.
[4] ALTHOF S E,ABDO C H,DEEAN J,et al. International society for sexual medicine's guidelines for the diagnosis and treatment of premature ejaculation. J Sex Med,2010,7(9):2947-2969.

［5］ ALTHOF S E,MCMAHON C G,WALDINGER M D,et al. An update of the International Society of Sexual Medicine's guidelines for the diagnosis and treatment of premature ejaculation（PE）. J Sex Med,2014,11（6）: 1392-1422.

［6］ WALDINGER M D. The neurobiological approach to premature ejaculation. J Urol,2002,168（6）:2359-2367.

［7］ 夏佳东,韩友峰,龚曹科,等. 阴茎背神经体感诱发电位对早泄的诊断价值. 中国男科学杂志,2012,26（12）:17-21.

［8］ 张春影,李兴华,袁谭,等. 阴茎背神经局部解剖学研究及其临床意义. 中华男科学杂志,2009,15（2）: 130-133.

［9］ FRANCOMANO D,DONINI L M,LENZI A,et al. Peripheral arterial tonometry to measure the effects of vardenafil on sympathetic tone in men with lifelong premature ejaculation. Int J Endocrinol,2013:394934.

［10］ XIA J D,HAN Y F,ZHOU L H,et al. Sympathetic skin response in patients with primary premature ejaculation. Int J Impot Res,2014,26（1）:31-34.

［11］ XIA J D,ZHOU L H,HAN Y F,et al. A reassessment of penile sensory pathways and effects of prilocaine-lidocaine cream in primary premature ejaculation. Int J Impot Res,2014,26（5）:186-190.

［12］ XIA J D,HAN Y F,ZHOU L H,et al. Efficacy and safety of local anaesthetics for premature ejaculation:A systematic review and meta-analysis. Asian J Androl,2013,15（4）:497-502.

［13］ 陈涛伟,夏佳东,潘峰,等. 阴茎体感诱发电位在阴茎背神经切断术治疗早泄中的应用价值. 中国男科学杂志,2013,27（9）:17-20.

［14］ MCMAHON C G,PORST H. Oral agents for the treatment of premature ejaculation:review of efficacy and safety in the context of the recent International Society for Sexual Medicine criteria for lifelong premature ejaculation. J Sex Med,2011,8（10）:2707-2725.

第十章

男科急症及外伤的处理

第一节　阴茎异常勃起

一、概述

阴茎异常勃起（priapism）是指在无性欲或性刺激下，阴茎持续勃起超过 4h。勃起时间长短不一，可为数小时、数天或数周；有时可射精，但射精后仍勃起。多因勃起疼痛而急诊入院。"priapism"一词来自古希腊及古罗马掌管生育及园艺之神"Priapus"的名字。Priapus 虽然四肢残疾，但却有着巨大的外生殖器。1845 年，Tripe 首先把阴茎异常勃起作为一种病理状态进行了描述。阴茎异常勃起可发生于包括新生儿在内的各个年龄组的男性，但有两个发病高峰：5~10 岁和 20~50 岁。阴茎异常勃起是一种少见疾病，其发病率为 $(0.5~1)/10$ 万。儿童或年轻患者多由肿瘤转移或血液系统疾病引起，成年人因为 ED 而进行药物或局部治疗导致阴茎勃起时间延长是阴茎异常勃起的重要危险因素。根据病因不同可分为两类：缺血性和非缺血性。前者占绝大多数，为男科急症，伴有勃起疼痛，若不及时治疗，可以造成海绵体纤维化，引起永久性 ED，亦可造成阴茎组织部分坏死。后者少见，多见于会阴部创伤，一般不引起 ED 等后遗症。阴茎异常勃起可表现为急性、间歇性（复发性）或慢性病程，其中慢性发病多为非缺血性。

二、分类

传统上，将阴茎异常勃起根据病因分为两类：缺血性阴茎异常勃起，也称为低流量性或静脉性阴茎异常勃起；非缺血性阴茎异常勃起，也称高流量性或动脉性阴茎异常勃起。彩色多普勒检查及海绵体内血气分析可对二者做出鉴别。近年来，AUA 在阴茎异常勃起诊治指南中将阴茎异常勃起分为 3 类，除上述两类外，第 3 类为间歇性或称为复发性阴茎异常勃起（recurrent/stuttering priapism），为缺血性阴茎异常勃起的一种特殊类型，但由于有其特殊的病理生理机制，故作为一类单独介绍。

（一）缺血性阴茎异常勃起

主要由持续血管外或血管内白膜下小静脉（导静脉）阻塞，海绵窦内血液不能正常回流到体循环而动脉继续灌注所致。较常见，后果也较严重。海绵体内血液呈现酸中毒及低氧血症，海绵体组织处于缺血缺氧状态，导致持续勃起疼痛；此种状态下，阴茎疲软机制障碍有多种原因，包括海绵体平滑肌持续松弛、内在的松弛机制失调及阴茎引流静脉阻塞。如处理不及时，阴茎缺血及酸中毒的持续存在最终会导致海绵体坏死、纤维化，引起永久性 ED。对不同时期阴茎异常勃起的病理研究发现，发病早期（12h 以内），海绵体主要以间质水肿和增厚为主；

12~24h 时血小板开始在内皮聚集,而到 48h 则出现平滑肌细胞坏死及纤维细胞增生,最终勃起组织内平滑肌成分减少、海绵窦塌陷、海绵体纤维化。

（二）非缺血性阴茎异常勃起

与缺血性阴茎异常勃起不同,非缺血性阴茎异常勃起为阴茎内动脉血灌注异常增多所致,多为海绵体动脉破裂,动脉血入海绵窦内所致。阴茎勃起的程度不一,多为半勃起状态。非缺血性阴茎异常勃起多为会阴部或阴茎外伤引起,不引起酸中毒和阴茎勃起组织缺血,不伴或伴有轻微的勃起疼痛,常不为患者重视。

三、病因

缺血性和非缺血性阴茎异常勃起的发病原因不同。

（一）缺血性阴茎异常勃起常见的原因

1. 血管外白膜下小静脉阻塞 一些因素可引起海绵体平滑肌持续性舒张,致使小静脉持续阻塞。

（1）药物:抗精神病药、镇静药、抗高血压药及海绵体内注射治疗 ED 的血管活性药物;其中,海绵体内血管活性药物注射(intracavernosal injection,ICI)是成人阴茎异常勃起的最常见原因。最常见的用于海绵体内注射的药物包括罂粟碱、酚妥拉明及前列地尔。有报道表明,前列地尔 20μg 发生阴茎异常勃起者为 1.3%,而罂粟碱(30mg)与酚妥拉明(0.5mg)合用发生阴茎异常勃起者为 7%。前列地尔尿道内给药可使阴茎异常勃起的发生率降到 0.1% 以下。

（2）神经性:脊神经或生殖器周围神经病变所引起,如脊髓外伤等。其他神经系统疾病,如脑出血、脑干病变、脊髓病变、癫痫病等均可能对脑、脊髓的勃起中枢长期病理性刺激而引起阴茎异常勃起。

（3）机械性:盆腔晚期肿瘤,浸润压迫,外力(如金属环)持续压迫阴茎根部、阴茎局部外伤等导致组织水肿可压迫白膜下小静脉。

2. 血管内白膜下小静脉阻滞 主要为引起血液黏稠度增高的因素引起。

（1）血液病:血液病在阴茎异常勃起发病中占有重要地位,其中镰刀状细胞贫血是最常见的原因,据统计,29%~42% 的镰刀状细胞贫血患者会发生阴茎异常勃起。其发生可能是当红细胞变成镰刀状后容易在海绵体的血管窦状隙内聚集淤滞所致。这种病在我国很少见。白血病患者的血细胞可以通过直接浸润到阴茎海绵体内,细胞碎片可能引起静脉回流受阻而引起阴茎异常勃起,约占 5%。其他能引起此病的血液病包括地中海贫血、红细胞增多症、原发性血小板增多、多发性骨髓瘤等。

（2）肿瘤:当浸润范围广的局部肿瘤浸润海绵体或引起静脉回流受阻时,则阴茎可出现持续性勃起。

（3）炎症和变态反应:如流行性腮腺炎、睾丸炎、破伤风抗毒素等可引起血管周围淋巴细胞反应,阻碍静脉回流。

（4）肠外高营养:长期静脉输入浓度大于 10% 的脂肪乳剂可能产生阴茎异常勃起。

（二）非缺血性阴茎异常勃起的常见原因

1. 海绵体动脉撕裂 血液直接汇入海绵窦;阴茎血管造影、海绵体造影及选择性动脉栓塞等证实,海绵体动脉破裂,形成海绵体动脉海绵窦漏,使血液绕过正常情况下高压力的螺旋动脉床直接进入海绵窦是非缺血性阴茎异常勃起的关键原因。

2. 阴茎海绵体内血管活性药物注射　可引起长时间的动脉平滑肌舒张,海绵窦内的血流量持续增加。超过一定时间可转化成静脉阻滞性异常勃起。

3. 手术　治疗动脉性 ED 的一些术式如动脉-海绵体直接吻合,动脉血可经异常通道直接进入海绵窦。非缺血性阴茎异常勃起的发病机制有以下因素:①阴茎海绵体动脉分支破裂后,动脉血从裂口不经螺旋动脉直接流入海绵体窦状隙,造成海绵体充血扩张;②窦状隙内皮细胞受到充盈压力及高氧分压的刺激,释放 NO,使平滑肌松弛、动脉扩张,并抑制血小板凝聚,致使阴茎长期处于勃起状态;③因无诱发勃起的神经刺激,平滑肌松弛不完全,故勃起硬度不够;④延迟发病可能为海绵体动脉破裂后,初期血管痉挛或凝血块阻止了血流通路,凝血块脱落或性交、夜间勃起可促使动脉瘘口形成;也可能因初期血管损伤导致迟发性血管壁缺血坏死,从而形成动脉瘘。

四、病理生理机制

早期的研究认为,阴茎血管内血液淤积、静脉回流减少或闭塞是缺血性阴茎异常勃起的主要病理生理特征。临床上发现海绵体内血液呈暗黑色的去氧合状态,也提示缺血的存在。然而,这种认识仅停留在血流动力学异常的层面。近期研究发现,阴茎异常勃起涉及与阴茎勃起调控有关的分子调控异常。阴茎海绵体及血管平滑肌是分子调控的主要靶点。正常情况下,导致平滑肌收缩的成分如内皮素、RhoA、去甲肾上腺素、血管紧张素 II 等与平滑肌舒张成分如 NO、VIP、前列腺素类等处于动态平衡。阴茎勃起时以 NO 为主的平滑肌舒张因子占优势,但当平滑肌舒张因子调控异常,持续维持高水平,则导致阴茎异常勃起。近来研究发现,腺苷增多可能是阴茎异常勃起的分子机制之一。阴茎海绵体内含有腺苷及其受体,腺苷在腺苷脱氨酶(adenosine deaminase,ADA)的作用下降解。动物实验表明,阴茎内腺苷异常增多可致阴茎异常勃起。

间歇性阴茎异常勃起患者阴茎异常勃起可反复发作。目前研究认为,此类患者存在阴茎海绵体平滑肌张力调控失常,由于阴茎海绵体内调控平滑肌收缩的成分如 Rho/Rho 激酶、PDE5 等表达下调,使平滑肌舒张的调控平衡点下移,易于对性刺激做出过度反应,导致阴茎勃起时间延长而发生异常勃起。虽然经治疗异常勃起可消退,但平滑肌的调控平衡点下移仍存在,因此会反复发作。

五、诊断

详细询问有关病史非常重要。除询问常见相关的病史外,还应重点了解既往有无反复发作及发作、消退的环境和勃起持续的时间。阴茎异常勃起可发生于任何年龄,也可见于 ED 患者。患者阴茎头、尿道海绵体一般柔软。动脉性阴茎异常勃起多数无疼痛,阴茎海绵体坚硬无弹性,可触及动脉搏动;静脉阻滞性阴茎异常勃起常伴有疼痛,阴茎海绵体高度膨胀,有弹性,压痛明显,难以触及动脉搏动。阴茎异常勃起的患者常有排尿困难,甚至尿潴留,但导尿常不能缓解异常勃起。海绵体动脉血流超声多普勒检查和海绵体内血气分析有助于判断异常勃起的类型及预后。

阴茎异常勃起的评估首先是尽早明确缺血性和非缺血性的鉴别,评估的方法包括病史、查体和实验室检查,要点见表 10-1-1。

表 10-1-1 阴茎异常勃起评价的要点

临床表现	缺血性	非缺血性
勃起硬度	坚硬	半勃起状态
阴茎疼痛	有	无
异常血气分析	有	无
海绵体内血液颜色	暗黑	红色
血压异常或血液系统恶性疾病	可有	无
会阴部或者阴茎创伤	无	有
对勃起的忍受程度	难于忍受	能忍受
是否需要紧急处理	是	否

（一）病史

病史应包括勃起持续的时间；疼痛的程度（缺血性通常疼痛而非缺血性不疼痛）；以前异常勃起的病史和治疗；是否服用可能诱发勃起的药物如抗高血压药、抗凝药、抗抑郁药，海绵体注射血管活性药物如前列地尔、罂粟碱、PGE$_1$、酚妥拉明；骨盆、生殖器或会阴创伤，尤其是会阴骑跨伤；镰状细胞病或其他血液疾病。

（二）查体

应对生殖器、会阴和腹部进行详细体检。异常勃起患者阴茎海绵体通常受影响而尿道海绵体和阴茎头不受影响。在非缺血性患者，海绵体通常胀大但是不完全坚硬，上述体检还可能揭示外伤和恶性疾患的证据。

（三）实验室检查

实验室评估应包括全血细胞检查（尤其应注意白细胞总数、分类和血小板计数）、网织红细胞计数、血红蛋白电泳、出凝血功能检查、尿液毒物检查、血气分析、彩色多普勒和阴茎动脉造影。

1. **血气分析** 非缺血性阴茎异常勃起血气与动脉血相近，正常痿软阴茎海绵体血气与正常混合静脉血相近，而缺血性阴茎异常勃起则呈现典型的低氧血症及酸中毒表现（表 10-1-2）。

表 10-1-2 典型血气分析结果

类型	PO$_2$/mmHg	PCO$_2$/mmHg	pH
缺血性	<30	>60	<7.25
非缺血性	>90	<40	7.40
正常混合静脉血	40	50	7.35

注：PO$_2$ 为氧分压；PCO$_2$ 为二氧化碳分压。

2. **彩色多普勒超声** 彩色多普勒超声可作为鉴别缺血性与非缺血性的另一种方法。缺血性患者海绵体动脉血流很少或无血流，而非缺血性动脉血流正常或高血流。同时，还可以筛选解剖异常，如海绵体动脉瘘或假性动脉瘤。检查时应采用截石位胸膝位，探头应首先扫描会阴，然后是整个阴茎体。

3. **阴茎动脉造影** 可用来确定海绵体动脉瘘（破裂的螺旋动脉）的存在和位置，造影通常作为栓塞治疗的一部分。

六、治疗

(一) 低血流量性阴茎异常勃起的治疗

如果病因明确,应积极治疗原发病。治疗的目的是缓解疼痛、消除勃起、防止并发症。首先行保守治疗,保守治疗无效,则积极行分流手术治疗。

1. **保守治疗**　现场急救时可用冰袋冷敷阴茎,一般根据异常勃起时间,先进行 12h 非手术保守治疗,若仍不消肿,即应做分流手术。

非手术治疗的方法较多,包括止痛、镇静、冷敷、大量输液。因海绵体注射罂粟碱而诱发的阴茎异常勃起,可用快速蹬骑自行车运动疗法,即让患者进行快速强有力的踏车运动,充血的阴茎在数分钟内可消失,这实际上是一种简便、无创伤的下肢"分流术"。对缺血性阴茎异常勃起,常采用逐步递进的方法以便尽快地达到治疗效果,最初的干预措施应包括海绵体抽吸和/或灌注,或海绵体注射拟交感类药物。

(1) 阴茎海绵体穿刺抽吸冲洗术:将 19~21 号粗针或穿刺针穿刺阴茎海绵体,抽吸出黏稠血液,既有治疗作用,又有助于诊断。也可用肝素生理盐水(肝素 12 500IU+生理盐水 500ml)反复冲洗,必要时间隔 8~12h 重复,可重复 3 次,但肝素本身亦可导致异常勃起,有学者主张仅用生理盐水冲洗,不用肝素。单用该法效果不佳,多在抽吸后即注入 α 肾上腺素能受体激动剂,因为该法可发生出血、血肿、感染、尿道损伤等。也可在硬膜外麻醉下行海绵体冲洗,方法是:将两个 12 号针头分别于阴茎冠状沟部和根部插入一侧海绵体,先用肝素盐水冲洗出紫色的淤血,继之用去甲肾上腺素盐水(去甲肾上腺素 1mg+生理盐水 1 000ml)冲洗,至冲洗液为鲜红色。两侧阴茎海绵体分别冲洗后,阴茎逐渐软缩并再次注入阿拉明 2.5mg,然后拔针加压包扎并冷敷阴茎,留置硬膜外麻醉导管并用微量泵持续给予麻醉药物。阴茎海绵体穿刺抽吸冲洗术对阴茎异常勃起的缓解率约为 30%。

(2) 海绵体内药物注射

1) α 受体激动剂:包括去氧肾上腺素(新福林)、肾上腺素、麻黄碱、间羟胺、依替福林等,均采用海绵体内注射给药。推荐使用去氧肾上腺素,与其他同类药物相比,该药发生心血管不良反应的风险最低。拟交感类药物通过 α 受体调节的海绵体血管收缩而发挥作用,该类药物心血管的不良反应包括药物对外周血管床的作用(α 受体调节的高血压作用)和对心脏的作用(β 受体调节的正性变力和变时作用)。去氧肾上腺素是选择性 α_1 受体激动剂,没有间接的神经递质释放作用,其有效率 65%,而治疗后 ED 的发生率尚无报道。对于成年人海绵体内注射,去氧肾上腺素用生理盐水稀释到 100~500μg/ml,每次注射 1ml,5~10min 注射 1 次,重复注射,直至消退,总量不超过 1 000μg。对于儿童和严重的心血管疾患患者应采用低浓度、小剂量治疗。肾上腺素和麻黄碱每次用量分别为 10~20μg 和 50~100mg,每 5min 1 次;间羟胺每次用量为 2mg,每小时 1 次,直至消退。依替福林每次用量为 1~10mg,可重复使用至消退。目前多主张在海绵体抽吸后向海绵体内注射去氧肾上腺素。如在发病 12h 内用药,其疗效可达 100%;超过 36h,则基本无效。主要是因为在持续缺氧情况下,海绵体窦平滑肌细胞对 α 受体激动剂反应微弱,甚至无反应。治疗时应注意患者是否有心脑血管疾病,并严密监测血压、心电图等变化。有报道指出,因向海绵体注射未稀释的间羟胺导致死亡和阴茎坏死。

2) 抗雄激素药物:抗雄激素药物常用于预防复发,可肌内注射亮丙瑞林(抑那通)7.5mg,每月 1 次,或口服氟他胺,250mg,每日 3 次口服。

3）亚甲蓝：亚甲蓝是腺苷酸环化酶的抑制剂，能抑制环磷鸟苷，从而抑制内皮源性海绵窦平滑肌松弛。方法：海绵体抽吸后，注入 50mg 亚甲蓝，5min 后抽吸出亚甲蓝，阴茎加压 5min。不良反应为短期阴茎烧灼感和染色。

4）组织纤维蛋白溶酶原激活物：可溶解血栓，主要用于血栓形成的顽固性阴茎异常勃起，海绵体内注射，疗效有待于进一步观察。

2. **外科分流手术治疗** 外科分流不应作为一线治疗手段。当非手术治疗失败后应在发病 36h 内及早开始手术治疗。然而，何时开始手术治疗取决于异常勃起持续的时间。对于缺血性患者，异常勃起持续的时间越长，去氧肾上腺素的效果越差，当勃起持续 48h 以上时，由于缺血和酸中毒损伤了海绵体平滑肌对拟交感类药物的反应，去氧肾上腺素的效果减弱或无效。尤其是勃起持续 72h 后，拟交感类药物治疗成功的概率会更低，通常需要外科手术来重新建立海绵体的循环。外科分流按部位不同，分为两类：远端分流和近端分流。

（1）远端分流术：阴茎头-阴茎海绵体分流术。这种分流术可以采用大的活检针（Winter 术式）或刀片（Ebbehoj 术式）经皮插入阴茎头，也可以采用切除阴茎海绵体顶端白膜的方法（Al. Ghorab 术式）。在 3 种远端分流术中，阴茎海绵体白膜尖端切开（A. Choral 术式）最有效，而且在其他两种方法无效时也可以使用。对于大多数患者，分流通路会随着时间推移而关闭，但是长期分流会导致 ED，由于资料有限且患者接受多种治疗方法，很难说明一种分流术的效果优于另一种术式。目前资料表明，各种术式的成功率为 Al. Ghorab 术式 74%，Ebbehoj 术式 3%，Winter 术式 66%。而近端分流 ED 的发生率为 50%，远端分流为 25% 或更低。Al. Ghorab 手术方法为：在直视下切开背侧阴茎头直达阴茎海绵体末端，剜去左、右海绵体末端白膜各约 5cm，挤出积血，生理盐水反复冲洗，缝合阴茎头切口，其疗效更为可靠，目前此法作为治疗本病的首选术式。当远端分流无效时，可采用近端分流术。

（2）近端分流术：

1）阴茎海绵体-尿道海绵体分流术：即 Quackel 术式，该法在"阴茎头-阴茎海绵体分流术"无效时使用。采用经会阴切口，在中线阴茎海绵体和尿道海绵体汇合处，切除阴茎海绵体白膜直径 0.5~1.0cm，在相应尿道海绵体上做类似切口，对缝白膜创缘形成内瘘；做多个内瘘时注意吻合口应在不同平面，以免压迫尿道。

2）大隐静脉阴茎海绵体分流术：即 Grayhack 术。该法先结扎大隐静脉属支，游离大隐静脉长约 10cm，经皮下引至阴茎根部，切除部分阴茎海绵体白膜，与大隐静脉吻合。如吻合口过大，易发生 ED，一旦发生，结扎吻合的大隐静脉，可望恢复阴茎勃起功能。

（二）高流量性阴茎异常勃起的治疗

1. **保守治疗** 冰袋压迫会阴或阴茎部，使损伤的动脉血栓形成，阻止异常动脉血流灌注，少数病例有效。

2. **药物治疗** 向阴茎海绵体注入 α 受体激动剂，使阴茎血管平滑肌收缩、血管腔变小，血流量减少，但因海绵体内血流较快，药物不易停留，疗效有限。亦有向海绵体内注射亚甲蓝的报道，但效果短暂，数小时后又重新勃起。

3. **介入治疗** 行阴部动脉或海绵体动脉造影诊断，做选择或超选择性海绵体动脉栓塞术。常用栓塞物有自体血凝块、明胶海绵。近年来以金属微线圈作为栓塞物，有助于进行精确的超选择性栓塞。栓塞成功后，阴茎肿胀多迅速消退；有的需要重复栓塞 2~3 次才能治愈；单侧栓塞不成功的，可以栓塞两侧。栓塞可能引起阴茎 ED，多数经数月后侧支循环建立而恢复性功能；对部分阴茎 ED 者，可采用栓塞血管再通术，重新获得性功能。超选择性动脉栓塞术安全、有效,目前已作为治疗该类型阴茎异常勃起的首选方法。

此外,还可采用彩色多普勒血管成像引导下进行栓塞治疗。该法可单独使用,或与阴部内动脉或海绵体动脉造影合用,以减少造影时 X 线摄入量。在检查时向阴部内动脉或海绵体动脉内注入盐水和超声介质,栓塞物同上。

4. 手术治疗　一般栓塞无效或无法定位时使用,包括海绵体动脉-窦状隙瘘切除术、海绵体动脉结扎术、阴部内动脉结扎术,效果可靠,但损伤较大,可使血管完全闭塞,如侧支循环不能建立,海绵体组织将发生一系列病理改变,最终导致阴茎 ED。

（三）镰状细胞病性阴茎异常勃起的治疗

镰状细胞病性阴茎异常勃起绝大多数为低流量性,极少数为高流量性。亦有混合性的报道。此类型阴茎异常勃起常反复或间歇发作,治疗有其疾病特异性。首先应针对原发病进行治疗,防止红细胞进一步镰变,包括给氧,以提高血氧饱和度;静脉快速输注低渗盐液以达到有效的水化作用,输注碱性液体改善酸性环境。海绵体穿刺抽吸冲洗和海绵体注射 α 受体激动剂亦是重要的治疗手段,必要时采取手术分流。羟基脲、肼屈嗪、依替福林等药物可作为预防复发的选择。对反复阴茎异常勃起、经药物治疗和分流术无效者,应尽早采取可膨胀性阴茎假体植入术,以免日后海绵体纤维化后导致假体植入困难。

（四）间歇性阴茎异常勃起的治疗及预防

对间歇性阴茎异常勃起而言,可按缺血性阴茎异常勃起急诊处理。由于此类患者病情容易反复发作,需给予针对性治疗以预防复发。目前常用的措施如下:

1. 激素治疗　激素治疗的目的在于通过抑制下丘脑的功能、拮抗 AR 等降低睾丸及肾上腺来源的雄激素水平。对于预防间歇性阴茎异常勃起的复发有确切的效果。常用药物有

（1）GnRH 类似物:如亮丙瑞林(抑那通),7.5mg,肌内注射,每月 1 次,疗程 2 个月至 1 年。

（2）雌激素类:如己烯雌酚,每天 5mg 口服,治疗 2 周。

（3）抗雄激素治疗:如氟他胺 125~250mg,2 次/d;或比卡鲁胺(康士得),50mg,隔日 1 次口服,疗程 1~2.5 年。

2. 其他口服药物

（1）巴氯芬(baclofen):为 γ 氨基丁酸受体拮抗剂,可在脊髓水平抑制突触及非突触反射,治疗阴茎异常勃起的机制不清。用法:10mg,3 次/d,治疗 5~12 个月。

（2）加巴喷丁(gabapentin):一种抗癫痫药,作用机制不明。400mg,4 次/d,24~48h 后改为 300mg,3 次/d 维持 1~2 年。

（3）羟基脲(hydroxyurea):为一种小分子物质,可干扰 DNA 的合成,主要用于镰状细胞贫血反复发作异常勃起的预防。

（4）PDE5i:研究表明,小剂量长期应用 PDE5i 如西地那非可诱导阴茎内 PDE5 的合成,从而有助于阴茎异常勃起的控制。常用西地那非 25mg,1 次/d,以后可改为他达拉菲 5mg,每周 3 次,连用 5~14 个月;主要用于镰状红细胞性贫血所致异常勃起。

七、预后

低流量性阴茎异常勃起,ED 的发生率与异常勃起持续时间和所采取侵袭性治疗直接相关。ED 总发生率高达 50%,但儿童预后好于成人,如在 12~24h 通过药物治疗而愈,几乎都能恢复性功能;如果勃起超过 36h,则药物治疗基本无效,并出现不同程度纤维化。高流量性阴茎异常勃起预后较好,其 ED 总发生率为 11%~20%。

【思考题】

1. 什么是阴茎异常勃起?
2. 诊断阴茎异常勃起的主要辅助检查包括什么?
3. 阴茎异常勃起常见的手术方式有哪些?

第二节 男性生殖系统损伤

一、后尿道损伤

后尿道损伤是下尿路最严重的一种损伤,80%~90%的患者由骨盆骨折引起,多发生于尿道膜部。

（一）病因

1. 尿道外暴力闭合性损伤 此类损伤最多见,主要是骨盆骨折。4%~14%骨盆骨折伴有后尿道损伤,80%~90%后尿道损伤伴有骨盆骨折。后尿道损伤中65%是完全断裂,另外10%~17%后尿道损伤患者同时有膀胱损伤。

骨盆骨折的常见原因是交通事故、高处坠落和挤压伤,损伤部位在后尿道,常伴其他脏器的严重创伤。尿道有两处较为固定,一是膜部尿道通过尿生殖膈固定于坐骨耻骨支,另一处是前列腺部尿道通过耻骨前列腺韧带固定于耻骨联合。骨盆骨折时,骨盆变形,前列腺移位,前列腺从尿生殖膈处被撕离时,膜部尿道被牵拉伸长,耻骨前列腺韧带撕裂时更甚,最终使尿道前列腺部和膜部交界处部分或全部撕断,全部撕断后前列腺向上后方移位。

膀胱颈部、前列腺部尿道损伤通常仅发生于儿童。女性尿道短,活动度大,无耻骨韧带的固定,所以骨盆骨折损伤女性尿道极少见,约占骨盆骨折的1%以下。女性尿道损伤机制通常由骨盆骨折碎片刺伤引起,而非男性那样的牵拉撕裂伤。

2. 尿道内暴力损伤 多为医源性损伤,特别是尿道内有病变尤其是尿道狭窄梗阻时,更易发生。由于经尿道手术或操作的增多,近年此类损伤有增加的趋势。大部分是尿道内的器械操作损伤,损伤程度和范围不一,可仅为黏膜挫伤,亦可穿破尿道甚至穿入直肠。有的尿道损伤当时未发现,过一段时间后直接表现为尿道狭窄,尿道内异物也会引起尿道黏膜损伤。

3. 尿道外暴力开放性损伤 由枪伤和刺伤等穿透性损伤引起,但少见,偶可见于牲畜咬伤、牛角刺伤,往往伤情重,合并伤多,治疗较为困难。

4. 非暴力性尿道损伤 较为少见,常见原因有化学药物烧伤、热灼伤、射线损伤等。体外循环的心脏手术患者有出现尿道缺血和发生尿道狭窄的可能,胰腺或胰肾联合移植胰液从尿液引流者,由于胰酶的作用有出现尿道黏膜损伤甚至尿道断裂的报道。

（二）病理

1. 按损伤部位分类 包括膜部尿道损伤和前列腺部尿道损伤。

2. 按损伤程度分类

（1）尿道挫伤:仅为尿道黏膜损伤或尿道海绵体部分损伤,而阴茎海绵体完整,局部肿胀和淤血。

（2）尿道裂伤:尿道部分全层裂伤,尚有部分尿道连续性未完全破坏。

（3）尿道断裂：尿道伤处完全断离,连续性丧失,其发生率为全部尿道损伤的 40%～70%。

3. 病理分期

（1）损伤期：损伤后 72h 之内。此期的病理生理改变是出血和创伤性休克,尿道组织破坏和缺损,尿道失去完整性和连续性,引起排尿困难和尿潴留,血液和尿液经损伤处外渗到耻骨后间隙和膀胱周围,此期行尿道修补术或恢复尿道连续性的手术效果较为满意。

（2）炎症期：闭合性尿道损伤后 72h 到 3 周,开放性尿道损伤有时虽未达 72h,有明显感染迹象者也称炎症期。全身病理生理变化以中毒和感染为主,可出现高热和血白细胞升高。此期以控制感染为主,尿外渗引流和膀胱造瘘使尿液改道,不宜进行尿道有关的手术或尿道内操作。

（3）狭窄期：尿道损伤 3 周后损伤部位炎症逐渐消退,纤维组织增生,瘢痕形成,导致尿道狭窄,称为创伤性尿道狭窄。尿道破裂或断裂未经适当早期处理,均出现不同程度的尿道狭窄,引起尿道梗阻。时间久者出现上尿路积水、尿路感染和结石形成,一般在 3 个月后局部炎症反应基本消退,可进行恢复尿道连续性的尿道修复成形手术。

（三）临床表现

1. 休克 骨盆骨折所致后尿道损伤常合并其他内脏损伤,一般较严重。骨盆骨折、后尿道损伤、前列腺静脉丛撕裂及盆腔内血管损伤等,均可导致大量出血,引起创伤性、失血性休克。

2. 尿道滴血及血尿 为后尿道损伤最常见症状,多表现为尿初及终末血尿或小便终末滴血。尿道滴血及血尿程度与后尿道损伤严重程度不相一致,有时尿道部分断裂时血尿比完全断裂还要严重。尿道滴血或血尿常因导尿失败或用力排尿而加重。

3. 疼痛 后尿道损伤疼痛可放射至肛门周围、耻骨区及下腹部,直肠指检有明显压痛,骨盆骨折者骨盆有叩压痛及牵引痛,站立或抬举下肢时疼痛加重,耻骨联合骨折者耻骨联合处变软,有明显压痛、肿胀。

4. 排尿困难及尿潴留 轻度挫伤可无排尿困难,严重挫伤或尿道破裂者,因局部水肿或外括约肌痉挛而发生排尿困难,有时在数次排尿后出现完全尿潴留。尿道断裂者因尿道已完全失去连续性而完全不能排尿,膀胱充盈,有强烈尿意,下腹部膨隆。

5. 血肿及淤斑 伤处皮下见淤斑。后尿道损伤血肿一般位于耻骨后膀胱及前列腺周围,严重者引起下腹部腹膜外血肿而隆起,有尿生殖膈破裂者血肿可蔓延至会阴、阴囊部。

6. 尿外渗 尿外渗的程度取决于尿道损伤的程度及伤后是否频繁排尿。伤前膀胱充盈者尿道破裂或断裂且伤后频繁排尿者尿外渗出现较早且较广泛。一般伤后尿道外括约肌痉挛,数小时内不发生尿外渗,多在 12h 后仍未解除尿潴留者才出现尿外渗。盆腔内尿外渗可出现直肠刺激症状和下腹部腹膜刺激症状。尿外渗未及时处理或继发感染,导致局部组织坏死、化脓,出现全身中毒症状甚至全身感染,局部坏死后可能出现尿瘘。

（四）诊断

后尿道损伤的诊断应根据外伤史、临床表现、直肠指检、导尿检查、尿道造影或其他 X 线检查等明确诊断,确定尿道损伤的部位、程度和其他合并伤等。

1. 外伤史和临床表现 尿道内操作或检查后出现尿道出血、排尿困难、尿潴留等首先要想到尿道损伤。骨盆骨折患者都应怀疑有后尿道损伤,有下列情况者更要高度怀疑有后尿道损伤：尿道外口滴血,排尿困难或不能排尿,膀胱区充盈,血尿外渗部位常在耻骨膀胱周围,体表青紫肿胀可不明显,有时见会阴部典型的螺形肿胀。

2. **直肠指诊** 在尿道损伤的诊断中具有重要意义,可以判断后尿道损伤的程度以及是否合并直肠肛门损伤。后尿道损伤时前列腺位置升高,有浮动感。指套有血迹或有血性液体溢出,提示直肠有损伤或膀胱尿道直肠间有贯通伤。骨折导致耻骨或坐骨支移位,有时在直肠指诊时可触及。

3. **尿道造影** 怀疑后尿道损伤时逆行尿道造影是首选的诊断方法。逆行尿道造影可以清晰和确切地显示后尿道损伤部位、程度和各种可能的并发症,是一种最为可靠的诊断方法。摄片时应首先摄取骨盆平片,了解是否有骨盆骨折及是否为稳定骨折,有无骨折碎片和异物残留,12~14 号 Foley 尿管气囊置于舟状窝并注水 1~3ml,然后患者取 25°~35° 斜位,应用水溶性造影剂,在荧光透视下用 60% 碘剂 20~30ml 注入尿道,在尿道充盈状态下行连续动态摄片,无法进行实时动态摄片时应进行分次摄片,每次注入 60% 碘剂 10ml,在急诊抢救室也能进行。同时行耻骨上膀胱造影和逆行尿道造影可精确了解尿道损伤的位置、严重性和长度,若进行延迟修补术,应在伤后 1 周内进行,若进行晚期修复手术应在伤后 3 个月以上进行。

4. **导尿检查** 后尿道挫伤或较小的破裂患者有可能置入导尿管,但要有经验的泌尿男科专科医师进行,仔细轻柔地试放导尿管,如果置入尿管较为困难,应该马上终止,在确定已放入膀胱前不能充盈气囊,一旦置入不可轻易拔出,导尿管应至少留置 7~14 天,拔除导尿管后常规做一次膀胱尿道造影。能顺利置入导尿管者,拔管后仍有出现尿道狭窄的可能,要密切随访,轻度的狭窄可以通过定期尿道扩张达到治疗目的。另有许多学者认为诊断性导尿有可能使部分尿道裂伤成为完全裂伤,加重出血并诱发感染,还有可能使导尿管从断裂处穿出,而误认为放入膀胱并充盈气囊导致进一步加重损伤,因此,在诊断不明时不宜采用。

5. **超声检查** 超声在尿道损伤的急症诊治工作中不是常规检查方法,仅用于评价盆腔内血肿范围、膀胱的位置高低和膀胱是否充盈等情况。特别在进行耻骨上膀胱穿刺造瘘前,了解膀胱充盈度和位置有较大价值。近年报道超声在了解尿道周围和尿道海绵体纤维化方面有潜在优势。

6. **膀胱尿道镜检查** 是诊断后尿道损伤最为直观的方法,单纯的急症诊断性膀胱尿道镜检查尽量不做,应由经验丰富的泌尿男科医师进行,同时做好内镜下尿道会师术的准备,用比膀胱镜细的输尿管镜检查尿道更有优势。后期进行后尿道修复性成形手术前怀疑有膀胱颈部功能异常可通过膀胱造瘘口检查膀胱颈部和尿道有很大的价值,通过膀胱造瘘口仔细观察膀胱颈部的完整性和功能,但有时膀胱颈部的外形完整性与功能不一定完全一致。

7. **CT 和 MRI 检查** 在诊断尿道损伤本身的意义不大,但可详细了解骨盆骨折、阴茎海绵体、膀胱、肾及其他腹内脏器的损伤。

（五）治疗

后尿道损伤的治疗应根据患者的全身情况,受伤时间,尿道损伤的部位,严重程度以及合并伤的情况等,综合考虑制订治疗方案,应优先处理威胁生命的严重出血和其他脏器损伤。

1. **全身治疗**

（1）防治休克:及时建立输液通道,纠正低血容量,补充全血和其他血液代用品,受伤早期休克主要是严重创伤出血或其他内脏损伤所致。

（2）防治感染:全身应用抗菌药物,时间长者根据尿及分泌物培养结果选用最有效的抗菌药物。

（3）预防创伤后并发症:预防肺部感染、肺不张,保持大便通畅,避免腹压升高引起继发性出血,对于骨盆骨折或其他肢体骨折卧床较久的患者,注意改变体位,避免发生压疮和泌尿系结石。

2. 损伤尿道的局部治疗 原则是恢复尿道的连续性,引流膀胱尿液,引流尿外渗。在损伤期内的患者应设法积极恢复尿道连续性。后尿道破裂或断裂应根据伤情及医疗条件,有可能时争取解剖复位。炎症期(闭合性尿道损伤72h后和开放性尿道损伤48h后)的患者仅行耻骨上膀胱造瘘和尿渗切开引流,待炎症消退后再行尿道手术。

(1) 后尿道挫伤的治疗:轻微挫伤、出血不多、排尿通畅者仅需以抗生素预防感染。出血较多者,局部加压与冷敷,排尿困难或尿潴留者保留导尿3~7天。试插导尿管失败者,可行单纯耻骨上膀胱造瘘,1周左右即可痊愈。

(2) 后尿道裂伤的治疗:试插导尿管成功者留置2~4周,不能插入导尿管者行耻骨上膀胱造瘘,2~3周后试排尿和行排泄性膀胱尿道造影,若排尿通畅无尿外渗可拔除膀胱造瘘管。尿道会师术也可以用于治疗后尿道破裂,尿道会师法为置入18~20号气囊导尿管,气囊充水25~30ml,稍加牵引,使前列腺向尿生殖膈靠拢,一般牵引5~7天。导尿管留置3~4周。以后根据排尿情况进行尿道扩张。

(3) 后尿道断裂的治疗:这类患者多系骨盆骨折引起,一般伤情重,休克发生率高,且尿道完全断离,有分离和移位,使其处理比其他尿道损伤复杂得多。目前对后尿道断裂伤的局部治疗有3种观点。

急诊开放性吻合手术:20世纪20年代至60年代、70年代,急诊手术行尿道修补、端端吻合术是国外治疗后尿道断裂最流行的方式,但这种手术的术后狭窄、再缩窄、尿失禁和ED发生率高,损伤时尿道周围组织血肿和水肿,组织结构层次不清,判别困难,尿道断端游离困难影响两断端的正确对位。目前认为,急诊后尿道吻合术仅在下列情况下进行:①有开放性伤口;②合并有骨盆内血管损伤需要开放手术;③合并的骨折或骨折引起的出血等情况需手术处理者;④合并有膀胱破裂;⑤合并直肠损伤。

膀胱造瘘,二期尿道修复:20世纪60年代以后,耻骨上膀胱穿刺或开放造瘘,3~6个月后再行后尿道修复成形术成为国外后尿道断裂治疗较为流行的治疗方法。

耻骨上膀胱穿刺造瘘是尿液改道引流简单易行的方法,若耻骨上膀胱是否充盈不能扪清,膀胱穿刺造瘘术可在B超引导下进行。开放性耻骨上膀胱造瘘术只在膀胱空虚、合并有膀胱破裂或膀胱颈部损伤时进行,开放手术时应避免进入耻骨后膀胱前间隙,从膀胱顶部切开膀胱,在膀胱腔内探查有无膀胱或膀胱颈部裂伤,若有也应从膀胱内部用可吸收线加以修补,4周后先行排尿性膀胱尿道顺行造影,若尿道通畅可试夹管,排尿正常可安全拔除造瘘管,否则3个月后行后尿道瘢痕切除成形术。患者伤后3~6个月后拟行二期手术时尿道狭窄长度可以通过静脉尿路造影、逆行性尿路造影及MRI、超声检查作出诊断。后尿道瘢痕切除再吻合手术采用经会阴的倒"人"字形切口。后尿道修复成形手术的原则是瘢痕切除彻底;黏膜对黏膜缝合;吻合口血供良好;缝合处组织健康不被缝线切割;熟练的手术技巧。

这种手术的主要优点是避免了急诊手术带来的进一步打击以及手术所致的外源性感染和可能造成的尿道及血管神经的进一步损伤,尿失禁、ED等其他并发症也明显低于一期吻合,但其缺点依然显著,包括需要长期的膀胱造瘘并进一步导致尿道感染;几乎所有的患者都会发生尿道狭窄;许多伤者尿道畸形严重,二期手术困难。因此,一期手术端端吻合仍被推荐用于治疗存在有后尿道完全断裂并与前列腺部分离、严重的膀胱颈裂伤和合并有盆腔内大血管破裂等情况。

内镜窥视下尿道内会师术:随着内镜技术的进步,运用导丝引导置入导尿管治疗后尿道断裂成为一种新的手术方式,后尿道断裂甚至前尿道断裂都可试用。内镜下会师可能会减少缺损的距离,一般用输尿管镜可以直接在断裂处找到近端,先放入导丝或输尿管导管,然后沿着导丝或输尿管导管置入 F18~F20 号三腔导尿管;如在断裂处找不到尿道近端,行耻骨上膀胱穿刺造瘘置入软性膀胱镜或输尿管镜从后尿道插入导丝或输尿管导管,引导尿道内置入的膀胱镜或输尿管镜进入膀胱或直接拉出导丝或输尿管导管引导置入导尿管。内镜窥视下尿道内会师术须由经验丰富的泌尿男科专科医师进行,否则有潜在的并发症,远期通畅率比急症膀胱造瘘 3 个月以后再行后尿道成形修复手术低,尿道会师术后总的术后 ED、再狭窄和尿失禁发生率分别为 35%、60% 和 5%。目前耻骨上膀胱造瘘,待 3 个月后再行后尿道修复成形术仍是大部分泌尿男科医师治疗后尿道断裂的首选方法。

二、前尿道损伤

(一) 病因

1. 尿道外暴力闭合性损伤 此类损伤最多见,主要原因是会阴部骑跨伤,损伤前尿道的尿道球部。典型的会阴部骑跨伤多发生于高处跌落或摔倒时,会阴部骑跨于硬物上或会阴部踢伤、会阴部直接钝性打击伤,球部尿道被挤压在硬物与耻骨下缘之间,造成球部尿道损伤,少数伤及球膜部尿道。阴茎折断伤者有 10%~20% 合并有尿道损伤,阴茎折断伤发生在勃起状态时,在性生活时突发阴茎海绵体破裂,可能同时有前尿道损伤。

2. 尿道内暴力损伤 多为医源性损伤,类似后尿道损伤。

3. 尿道外暴力开放性损伤 由枪伤和刺伤等穿透性损伤引起,但少见,偶可见于牲畜咬伤、牛角刺伤,往往伤情重,合并伤多,治疗较为困难。包皮环切术后有少数出现尿瘘和尿道外口损伤。阴茎部没有感觉的截瘫患者使用阴茎夹的时间过长可能引起阴茎和尿道的缺血坏死性损伤。

4. 非暴力性尿道损伤 较为少见,类似后尿道损伤。

(二) 病理

1. 按损伤部位分类 包括球部尿道损伤、阴茎部尿道损伤和尿道外口损伤。球部尿道起于尿生殖膈,止于阴茎悬韧带,位于会阴部比较固定,是前尿道易损伤的部位,损伤常由骑跨伤引起。阴茎部尿道是全尿道最为活动的部分,较不易发生损伤,尿道外口损伤常由于尿道外口附近的手术引起。

2. 损伤程度分类 此类损伤分尿道挫伤、尿道裂伤、尿道断裂,病理特点类似后尿道损伤。

3. 病理分期 分为损伤期、炎症期和狭窄期。

4. 病理特点 尿道球部损伤时,血液及尿液渗入会阴浅筋膜包绕的会阴浅袋,使会阴、阴囊、阴茎肿胀,有时向上扩展至下腹壁。因为会阴浅筋膜的远侧附着于尿生殖膈,尿液不会外渗到两侧股部。尿道阴茎部损伤时,如阴茎筋膜完整,血液及尿液渗入局限于阴茎筋膜内,表现为阴茎肿胀;如阴茎筋膜亦破裂,尿外渗范围扩大,与尿道球部损伤相同,尿道损伤合并尿外渗,若不及时处理或处理不当,会发生广泛皮肤、皮下组织坏死,感染和脓毒症。

(三) 临床表现

阴茎或会阴部的损伤都要怀疑有前尿道损伤的可能,如果阴茎或会阴部没有淤斑或青肿,尿道外口也无滴血,插入导尿管保留导尿作为进一步排除前尿道损伤的方法,常是诊治急症患者的重要措施。

1. 尿道滴血及血尿　为前尿道损伤最常见症状，75%以上的前尿道损伤有尿道外口滴血，即使不排尿时也可有尿道外口滴血，特别是伤后第一次排尿时见初始血尿强烈提示有前尿道损伤的可能。尿道黏膜的挫裂伤可出现较大量的血尿，尿道完全断裂有时反而可仅见到少量血尿。

2. 疼痛　受损伤处局部有疼痛及压痛，排尿时疼痛加重，向阴茎头及会阴部放射。

3. 排尿困难及尿潴留　轻度挫伤可无排尿困难，严重挫伤或尿道破裂者，因局部水肿或外括约肌痉挛而发生排尿困难，有时在数次排尿后出现完全尿潴留，尿道断裂者因尿道已完全失去连续性而完全不能排尿，膀胱充盈，有强烈尿意，下腹部膨隆。

4. 血肿及淤斑　会阴部骑跨伤患者常发生会阴部、阴囊处肿胀、淤斑及蝶形血肿。阴茎折断伤引起的前尿道损伤患者出现袖套状阴茎肿胀说明 Buck 筋膜完整，若出现会阴部蝶形肿胀说明 Buck 筋膜已破裂，血肿被 Colles 筋膜所局限。

5. 尿外渗　尿道断裂后，用力排尿时，尿液可从裂口处渗入周围组织，形成尿外渗。尿外渗未及时处理或继发感染，导致局部组织坏死，化脓，出现全身中毒症状甚至全身感染；局部坏死后可能出现尿瘘。

6. 休克　前尿道损伤一般不出现休克，合并有其他内脏损伤或尿道口滴血和血尿重而时间长者也应观察患者血压、脉搏、呼吸和尿量等，密切注意有无休克发生。

（四）诊断

前尿道损伤的诊断应根据外伤史、受伤时的体位、暴力性质等病史；结合尿道造影或其他X 线检查等明确诊断。

1. 外伤史和临床表现　会阴部骑跨伤、尿道内操作或检查后出现尿道外口滴血、血尿，局部疼痛和排尿困难等症状；阴茎和会阴部尿外渗及血肿等体征，首先要想到前尿道损伤。

2. 尿道造影　怀疑前尿道损伤时逆行尿道造影是首选的诊断方法。逆行尿道造影可以清晰和确切地显示尿道损伤的部位、程度、长度和各种可能的并发症，是一种最为可靠的诊断方法。尿道断裂可有造影剂外渗，尿道挫伤则无外渗征象。

3. 导尿检查　导尿可以检查尿道是否连续、完整。在严格无菌操作下，如能顺利插入导尿管，则说明尿道连续而完整。一旦插入导尿管，应留置导尿 1 周以引流尿液并支撑尿道。如一次插入困难，不应勉强反复试插，以免加重创伤和导致感染。

4. 超声检查　超声可评价会阴及阴囊血肿范围，是否伴有阴囊内容物的损伤、膀胱的位置高低和膀胱是否充盈等情况。

5. 膀胱尿道镜检查　诊断尿道损伤最为直观的方法。单纯的急症诊断性膀胱尿道镜检查尽量不做，应由经验丰富的泌尿男科医师进行，同时做好镜下尿道会师术的准备，用比膀胱镜细的输尿管镜检查尿道更有优势。

（五）治疗

前尿道损伤的治疗目标是提供恰当的尿液引流，恢复尿道的连续性，有可能时争取解剖复位，把形成尿道狭窄、感染和尿瘘的可能性降到最低。

1. 紧急处理　尿道球海绵体严重出血可导致休克，应立即压迫会阴部止血，采取抗休克措施，尽早施行手术治疗。

2. 前尿道挫伤　轻微挫伤，尿道连续性存在一般不需特殊处理，可自愈。用抗生素预防感染，并鼓励患者多饮水稀释尿液，减少刺激。出血较多者，局部加压与冷敷；排尿困难或尿潴留者保留导尿管 7~14 天。

3. **前尿道裂伤** 插入导尿管引流 1 周。如导尿失败,应即行经会阴尿道修补,并留置导尿管 2~3 周。病情严重者,应施行耻骨上膀胱造瘘术。

4. **前尿道断裂** 应即时施行经会阴尿道修补术或断端吻合术,留置导尿管 2~3 周,同时使用足量抗生素预防感染。尿道断裂严重者,会阴或阴囊形成大血肿,可做膀胱造瘘术。也有经会阴切口清除血肿,再做尿道断端吻合术,但是必须慎重而仔细止血。

(六) 尿道损伤的远期并发症

尿道损伤的远期并发症主要有外伤性尿道狭窄、ED 和尿失禁等。

1. **外伤性尿道狭窄** 外伤性尿道狭窄是尿道损伤后最常见、影响最为严重的并发症,其发生率及严重程度与尿道受损情况、初期处理及个人体质有关。尿道损伤患者数周后出现排尿困难、尿线变细、尿频、尿急、尿不尽、尿潴留等症状即要考虑出现外伤性尿道狭窄。尿道狭窄根据临床治疗的难易和局部病变的复杂程度可分为单纯性和复杂性两类。以下情况者属于复杂性尿道狭窄:①狭窄长度后尿道超过 2cm,前尿道超过 3cm;②有结石、炎症性息肉、憩室、尿道直肠瘘、尿道皮肤瘘或尿道周围炎等并发症;③尿道括约肌功能障碍;④有假道存在;⑤有严重骨盆畸形;⑥并发耻骨骨髓炎;⑦接近膀胱颈的高位狭窄;⑧有两个以上狭窄。尿道狭窄的治疗有多种方法,包括尿道扩张术、内镜直视下狭窄切开术、狭窄段切除端端吻合术、尿道补片成形术、尿道二期成形术等。各种方法的选择主要是根据尿道狭窄的部位、程度、狭窄长度、并发症、尿道断端错位以及各地的具体技术等条件而定。

2. **ED** 前尿道损伤一般不会出现 ED,但阴茎折断伤同时有阴茎海绵体和前尿道损伤的患者可能会出现 ED。后尿道损伤后发生 ED 的概率是 20%~60%,后尿道损伤后 ED 的原因主要是由骨盆骨折等原发损伤损害勃起神经引起,双侧耻骨支骨折最易引起 ED。随着尿道损伤和尿道断裂后前列腺位置上移,ED 发生率也随之增高。骨盆骨折后 ED 患者行阴茎海绵体内罂粟碱注射研究显示,骨盆骨折后 89% 的 ED 患者由神经因素引起,血管性因素引起的只占少数,仅 5% 由尿道损伤后相关手术操作引起。前列腺远侧膜部尿道侧后方与勃起神经紧贴,并与会阴中心腱有些粘连,后尿道断裂后前列腺上浮移位总会不同程度损伤勃起神经机制,部分会出现临床上的 ED。因此,在前列腺尖部后方的血肿或纤维化区域的任何部位进行即刻或延迟性手术操作,都有一定危险加重或扩大损伤当时引起的局部勃起神经的原发损害,特别是需要解剖或分离前列腺尖部后方的组织平面时,所以这些部位的尿道损伤有关的手术操作应尽量避免前列腺尖部后方的操作。

3. **尿失禁** 前尿道损伤不会发生尿失禁,后尿道损伤后发生尿失禁的概率是 5%。膜部后尿道断裂时,尿道的外括约肌可能受损,只要膀胱颈部的尿道内括约肌功能完整,一般不会出现尿失禁,只有当膜部尿道的外括约肌和膀胱颈部的内括约肌两处的功能同时受损时才会出现尿失禁。后尿道损伤时骨盆骨折可能直接损伤膀胱颈部,这时可以通过手术修补膀胱颈部。少数情况下骨盆底的广泛血肿纤维化压迫或血肿吸收后形成的牵拉作用都可能损害膀胱颈部功能出现尿失禁。这种情况可通过仔细游离,去除致密的血肿纤维化组织将膀胱颈前方与侧方从耻骨后方游离开来。前列腺周围间隙充填以大网膜组织来预防继发性纤维粘连,保护膀胱颈部自由括约肌的功能灵活性。

尿道损伤的预后与损伤性质和尿道损伤治疗效果都有关,并受到手术操作技术和外科修复时机选择的影响。治疗的目标是恢复无症状的储尿和排尿功能。评价治疗效果的方法包括症状、尿流率、尿道造影和尿道镜检查,后二者敏感性最高。

三、阴茎损伤

（一）病因与分类

单纯的阴茎损伤较少见，这与其位置隐蔽且具有较大活动性有关。阴茎损伤常伴有尿道损伤，阴茎损伤多发于青壮年，男性性行为损伤是阴茎损伤的主要原因。按有无皮肤损伤，阴茎损伤可以分为闭合性损伤和开放性损伤两大类。

1. 闭合性损伤

（1）阴茎挫伤：阴茎勃起时受外力打击、挤压或坠落时，阴茎被挤压于外界物体与耻骨弓之间，引起皮下组织或海绵体损伤，皮下组织淤血、皮肤水肿，严重时出现纺锤形血肿等，但多不伴尿道损伤。

（2）阴茎折断：又称阴茎海绵体破裂，是严重的阴茎闭合性损伤。阴茎勃起时，受到直接外力作用，造成阴茎海绵体周围白膜甚至阴茎海绵体破裂，最常见的损伤部位是阴茎远端1/3，10%～20%的患者可同时伴发尿道损伤。多见于20～40岁的青壮年，在手淫、粗暴性交（以女性上位性交时多见）等情况易发生。

（3）阴茎绞窄伤：常因精神失常、性欲异常或恶作剧等，将金属环、大号螺丝帽、线圈、橡皮筋等环状物套扎在阴茎上没有及时取下或阴茎包皮上翻后没有及时复位，引起阴茎缩窄部末梢血液循环障碍，致组织水肿、缺血，甚至坏死。

（4）阴茎脱位伤：较大暴力作用于阴茎根部，造成阴茎、尿道海绵体在冠状沟外与包皮发生环形撕裂，阴茎离开原来位置，移至腹股沟、下腹壁、大腿根部、阴囊和会阴等处，多伴有尿道损伤。

2. 开放性损伤　开放性阴茎损伤多数发生于刀割伤、刺伤、枪弹伤、卷入机器、牲畜咬伤及其他意外损伤，精神病患者的自伤或他伤亦偶有发生。

（1）阴茎离断伤：临床少见，较常见的原因是受到性伴侣的报复或牲畜咬伤，致使阴茎远端缺损，可分成阴茎部分离断伤和阴茎完全离断伤。

（2）阴茎皮肤损伤：阴茎皮肤被暴力拉扯时从 Buck 筋膜外分离撕裂甚至撕脱，常发生于阴茎根部，止于冠状沟，又称之为筒状撕脱伤。常伴有阴囊皮肤撕脱，由于阴茎深筋膜的保护，阴茎海绵体及尿道多不易受伤。利器切割或弹片可造成阴茎皮肤切割伤或阴茎贯穿伤。

（3）包皮系带撕裂伤：主要原因是阴茎皮肤受力超负荷，如粗暴性交、剧烈手淫等，由于阻力的关系造成包皮牵拉包皮系带而引起包皮系带撕裂、包皮裂口和出血。多见于包皮系带过短或包皮过长者。

（二）临床表现

阴茎损伤因其受伤方式和损伤类型不同而各有特点，主要的临床表现包括疼痛、肿胀、局部出血、尿血、排尿障碍等，甚至有休克表现。

1. 阴茎挫伤　患者感觉阴茎明显触痛，能自行排尿。轻者皮下组织淤血形成青紫色淤斑、阴茎肿胀，重者海绵体白膜破裂，形成皮下、海绵体或龟头肿胀，皮下出血及大小不等的血肿，使阴茎肿大呈纺锤形，疼痛难忍。若合并尿道损伤，则可见尿道流血或排尿障碍。

2. 阴茎折断　多发生于阴茎根部，可为一侧或双侧阴茎海绵体破裂（图10-2-1）。阴茎折断时有特殊响声，剧痛，随即阴茎变软，继而阴茎因出血而迅速肿胀，皮肤呈青紫色，若为一侧海绵体破裂，阴茎弯曲变形偏向健侧。出血一般限于阴茎部，若有 Buck 筋膜破裂，出血沿阴囊和会阴延伸；伴有尿道损伤者，可有尿道滴血，甚至排尿困难。

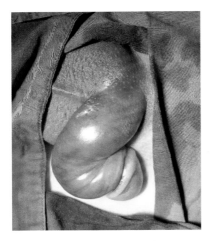

图 10-2-1　阴茎折断

3. 阴茎绞窄伤　可见阴茎上有套扎物,轻症者仅出现套扎物远端阴茎水肿、胀痛;如不解除病因,远端阴茎肿胀加重,继而发生缺血、坏死改变,表现为远端阴茎皮肤色泽变化、冰冷、疼痛加剧、感觉迟钝;当感觉神经坏死后,痛觉减弱;嵌顿处皮肤糜烂,同时伴有排尿障碍。

4. 阴茎脱位伤　一般表现为阴茎疼痛,周围软组织肿胀。局部特异体征有阴茎、尿道海绵体在冠状沟外与包皮发生环形撕裂,阴茎脱离其皮肤,于腹股沟、下腹壁、大腿根部、阴囊和会阴等处的皮下可发现或触及脱位的阴茎,存留原位的包皮空虚无物,伤后可出现尿失禁。阴茎脱位伤多伴有尿道外伤及尿外渗。

5. 阴茎离断伤　阴茎离断后,因失血较多,患者面色苍白、四肢冰凉、血压下降,出现休克现象。离断阴茎残端出血明显,且不易止血。离断远端如为外伤或动物咬伤则创面不整齐,挫伤明显。如为刀剪切割伤,则创面整齐,切割伤患者皮肤及皮下组织受伤不会出现大出血,仅局限血肿;若深达海绵体组织可导致严重出血甚至休克。

6. 阴茎皮肤损伤　阴茎皮肤撕裂伤可见撕裂的皮肤或撕脱后皮肤缺损区。阴茎皮肤切割伤患者表现为局部皮肤、皮下组织或海绵体裂开或断裂,切口呈多种形态。包皮系带撕裂伤最常见的部位在靠近龟头前端处,这是由于系带前端固定在龟头,后端连于阴茎皮肤,可移动。包皮系带撕裂伤可导致痛性勃起、性快感下降等严重后果,同时出现包皮裂口。

（三）诊断

阴茎损伤的诊断以患者的临床表现和症状主诉为主。根据外伤史和临床表现及查体发现,阴茎损伤的诊断并不困难。要对阴茎损伤的部位和程度在术前作出精确判断比较困难,B 超等辅助检查手段可提供一定的参考,最重要的是急诊手术治疗。

1. 病史　有明确直接暴力史或锐器切割伤史,可出现阴茎局部疼痛、出血、肿胀、畸形、缺损,严重者可出现休克。阴茎受到暴力打击以及骑跨伤时,阴茎被挤压于硬物和耻骨之间,常引起不同程度的阴茎损伤,特别是在阴茎勃起时受暴力打击或粗暴性交,闻及明显响声,为白膜破裂所致,且有剧痛感,阴茎随之软缩,继而出现肿胀,此即发生阴茎折断。阴茎折断常合并排尿困难,尿道海绵体损伤时可于排尿时发现尿瘘。阴茎脱位伤时根据受伤情况及阴茎形状,即可判断。阴茎绞窄伤应根据阴茎上的环状物及皮肤缺血、肿胀、坏死即可判断。开放性阴茎损伤时,阴茎可见创面。

2. 辅助检查

（1）B 超:可确定阴茎白膜缺损处及阴茎折断者的破裂位置。B 超检查亦可显示白膜破裂的位置和大小,以及血肿范围,而且可以反复追踪血肿的动态变化,为临床治疗方案的确定提供客观的指标。

（2）阴茎海绵体造影:可帮助明确破口的部位、大小,还可以帮助判断是否有尿道海绵体或尿道的损伤。阴茎海绵体造影是一种有创性检查,由于存在造影剂外渗,可引起严重的阴茎纤维化,影响以后阴茎外观和性功能,并有造成患者感染的危险及一定假阴性率和假阳性率,目前已较少应用。对于有明确病史和体征,即使 B 超不能够明确诊断,也不可轻易行海绵体造影,而应手术探查。

（四）治疗

阴茎损伤的治疗，应尽量保存有活力的组织，特别是海绵体，以利再植或再造，考虑性功能的恢复和排尿功能。术后应加强抗感染治疗，给予适量的雌激素，防止术后阴茎勃起。

1. **阴茎挫伤** 轻度阴茎挫伤仅需适当休息、止痛、阴茎局部抬高，如用丁字带兜起阴囊和阴茎、预防感染，辅以理疗；急性期仍有渗血时，可冷敷，出血停止后，用热敷；较严重的挫伤，如皮下继续出血，血肿增大，应穿刺或切开引流，必要时结扎出血点，并轻轻挤压阴茎海绵体，以防止血肿机化；如就诊较晚，血肿液化或合并感染形成脓肿或气肿时，可切开引流或穿刺放脓。

2. **阴茎折断** 治疗原则是恢复阴茎海绵体的连续性、彻底清创、控制出血、防止海绵体内小梁间血栓形成。治疗方法包括手术和非手术治疗，目前多主张早期手术，以免血肿扩大，继发感染，形成纤维瘢痕，导致疼痛和阴茎成角畸形而影响性生活。

（1）非手术治疗：包括口服雌激素、镇静止痛、抗感染、留置导尿管、加压包扎以及局部先冷敷，24h后改热敷等。然而，这些治疗方法的效果难以评价，而且并发症发生率较高，主要包括血肿扩大继发感染形成脓肿、阴茎成角畸形、阴茎纤维化、局部遗留有瘢痕硬结及阴茎勃起不坚、阴茎勃起疼痛、性交困难、ED等。所以，目前只对部分不愿接受手术治疗、阴茎弯曲不明显、血肿轻微的患者或只有尿道海绵体损伤的患者，可以采取非手术治疗。

（2）手术治疗：阴茎折断是男科急症，大多数患者应尽早手术治疗促进病变治愈，避免并发症发生。手术有传统的修复术和改良的修复术。

1）传统的修复术：采用冠状沟近侧1cm处包皮环切切口，并使其翻转至阴茎根部，清除血肿，术中可充分探查3条海绵体情况，显露损伤部位，有效清除血肿，结扎出血点，以免血肿机化形成纤维瘢痕导致阴茎ED、尿道成角畸形而影响性生活。白膜破裂处用可吸收线间断内翻缝合。该手术方法具有暴露充分，利于寻找白膜破口，同时修补双侧阴茎海绵体及尿道等优点，故对不能确诊的、合并尿道损伤的患者采用此种方法较好（图10-2-2、图10-2-3）。

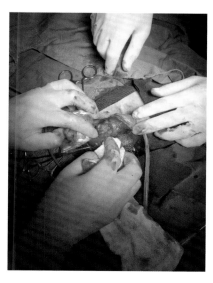

图10-2-2 传统的修复术暴露充分

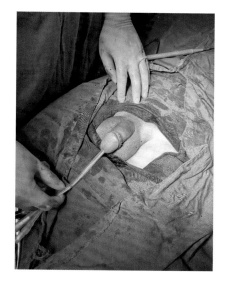

图10-2-3 传统的修复术完成

2）改良的修复术：在阴茎根部用橡皮筋结扎阻断血流后，在折断部位行半环形切开阴茎皮肤，挤出积血，清除血肿，找到白膜及海绵体破裂处，应用3-0可吸收线间断缝合修补。手术的关键是确定海绵体破裂的具体部位,方法包括阴茎血肿最明显处;阴茎弯曲变形的凸出处;触诊阴茎有明确、孤立包块或硬结处;术前彩超检查结果。术后往往会形成阴茎向折断缝合处背侧的弯曲。手术处理时间越晚,越难恢复阴茎原状,甚至导致阴茎 ED。改良修复术克服了传统术式创伤大、时间长的缺点,值得推广应用。

3. 阴茎绞窄伤 治疗原则是尽快去除绞窄物而不附加损伤,改善局部循环。

(1)软性绞窄物:比如丝线、橡皮筋、塑料环等可直接剪断去除,如被皮肤包埋,可在局麻下从正常皮肤开始到水肿区作一纵行切口,即可切断之。

(2)硬性绞窄物:比如钢圈、螺丝帽等硬性环圈。金属环阴茎绞窄伤是常见的一种。根据金属材料和形状特征以及嵌顿的严重程度,所选方法有所不同。

1)断环取出法:对薄而较软的金属环,可以采用专门剪刀将环切断两处。但是,金属越硬越不易切断。常有的工具有线锯、牙科砂轮等。操作时,由于金属切割金属要产生高温,故必须同时给予生理盐水降温,避免局部烧伤。

2)减压取环法:消毒阴茎包皮,用一次性针头多处刺入包皮,再用纱布包好阴茎握在手中轻轻按摩,使包皮内积液经小孔渗出,包皮萎缩。然后,用粗针头直刺阴茎海绵体内,抽吸出阴茎海绵体内的积血 50~80ml,阴茎体积明显缩小。最后,涂上液状石蜡,一手固定金属环,一手在环上方,牵拉阴茎包皮向上移,即可取下完整的金属环。

3)带子缠绷取环法:适用于阴茎水肿不严重者。首先在水肿处切许多小切口,使组织中液体排出;然后取长而窄的布条,紧贴环之远端向龟头方向缠绕 2~3cm,将布条近端从环和阴茎皮肤间送至环的近侧。此时,在缠好的布带表面涂润滑剂,术者边向远端缠绕,边向远端滑动金属环,并边松开近端之布条,直至环由远端脱下为止。

4)手术法:对已有嵌顿远端阴茎皮肤坏死者或金属环既不能摘除也不能切断,则应将金属环至冠状沟之间 Buck 筋膜表面的阴茎皮肤和皮下组织切除,这样金属环即可滑出。行耻骨上膀胱造瘘引流尿液,局部彻底清洁,创面用带蒂阴囊皮瓣移植或游离中厚皮片移植。对已造成阴茎坏疽者,则考虑择期行阴茎再造术。

4. 阴茎脱位伤 应及早清创,止血,去除血肿,将阴茎复位,并固定于正常位置。有尿道损伤者按尿道损伤处理。如阴茎复位困难或支持组织撕裂严重时,可进行手术复位,缝合支持韧带。预后取决于早期发现和及时处理,对于严重挤压伤患者应仔细体检,防止延误治疗。

5. 阴茎离断伤 阴茎离断伤的治疗包括阴茎的修复、恢复排尿功能及性功能等。其治疗效果因受伤部位、程度、缺血时间和治疗方法而异,但均强调吻合血管的再植术。

(1)阴茎再植术:对所有阴茎离断伤都应考虑行阴茎再植术。应用显微外科技术吻合阴茎动脉及阴茎浅深静脉、白膜和尿道,效果确切。阴茎离断后距再植的时间以 6h 为"临界点",但国内已有许多超过 6h 再植成功的报道,故目前认为对阴茎离断伤,只要不是外伤严重或远端丢失,都应争取再植。对于不能实施再植术的患者,如牲畜咬伤所致阴茎损伤,远端往往缺失,应尽量保留残端尚有生机的组织,尤其是保存海绵体,以备做阴茎再造术。

对离体部分阴茎应妥善处理,入院途中将离体部分保存于抗生素冰盐水中,入院后用盐水或林格液加抗生素肝素将远端用冲洗液灌洗,不健康皮肤尽量清除,尽量用近侧皮肤或皮瓣行皮肤修复。手术首先用 3-0 肠线间断吻合尿道海绵体,其次缝合阴茎海绵体,然后用 10-0 尼龙线吻合海绵体动脉,再吻合白膜,继而吻合阴茎背动脉、静脉及神经、浅筋膜、皮肤。可不必结扎或吻合阴茎深动脉,手术成功的关键是要保证一支海绵体动脉及阴茎背静脉吻合成功。术后常规行耻骨上膀胱造瘘,阴茎背伸位宽松包扎并把吻合好的阴茎固定在身体的适当位置,术中及术后需广谱抗生素和抗凝血治疗。口服雌激素防止阴茎勃起。

如伤口血管遭到进一步的破坏,无法进行动静脉吻合,单纯行清创缝合阴茎海绵体和尿道海绵体、Buck 筋膜和皮肤。如阴茎远端皮肤缺损较多,而海绵体能得到再植,可于吻合后将阴茎包埋在阴囊皮下或行中厚皮片植皮。如阴茎缺失,创口应清创,一期缝合创面或用断层皮肤封闭创面,在伤后 1~3 个月再实施带蒂管形皮瓣阴茎再造手术,以使患者站立排尿,如安装软骨或假体,还可性交。阴茎再植术后可能发生一些并发症,其发生率由高到低依次为皮肤坏死、尿道狭窄、阴茎远端感觉不良、尿瘘、尿道坏死、ED 等。采用显微外科技术行血管吻合,可减少并发症的发生。对于手术失败者,只能进行阴茎再造术。

（2）清创缝合术:由于阴茎损伤严重,损伤时间太长,就诊医院的医疗技术力量确实不能实施阴茎再植术,则应先行清创缝合术,待以后择期行阴茎再造术。

（3）阴茎再造术:阴茎再造术可分为传统阴茎再造术和现代阴茎再造术两类。

传统阴茎再造术包括利用腹部皮管阴茎再造、腹中部皮瓣阴茎再造、大腿内侧皮管阴茎再造等。传统阴茎再造术技术复杂,需分期完成,其中某次手术的失败都可能前功尽弃,因此,这类手术需要由有经验的整形外科医生来完成。

现代阴茎再造术是应用显微外科进行阴茎再造,体表许多游离皮瓣的供区都可以进行游离皮瓣移植阴茎再造或岛状皮瓣移植阴茎再造,如前臂游离移植阴茎再造、下腹部岛状皮瓣移植阴茎再造,脐旁岛状皮瓣移植阴茎再造及髂腹股沟皮瓣移植阴茎再造等。

6. **阴茎皮肤损伤**　治疗方法根据阴茎皮肤损伤的范围、损伤程度和邻近皮肤状况而定。原则上伤后应立即修补,因延期修补会导致瘢痕形成、挛缩和生殖器畸形。处理前需仔细检查损伤范围、深度、阴茎海绵体、尿道海绵体是否完整,阴囊及阴囊内容物是否受累等。

首先应彻底清创,剪除无活力的组织。对阴茎皮肤缺损近侧有活力的组织要尽量保留,但远侧皮肤及包皮则须切除,即使有活力也要剪除至距阴茎头 2~3cm 处,以防术后淋巴水肿。若皮肤缺损较多,可采用其他部位皮肤植皮,如大腿内侧、腹股沟区或下腹部带蒂皮瓣植皮,其中,以下腹部皮瓣较好。

四、阴囊损伤

阴囊损伤是指外界暴力或锐器等造成阴囊的各种损伤。多见于青壮年,犬咬伤多发生在小孩。有开放性损伤和闭合性损伤之分,前者包括阴囊皮肤切割伤和撕脱伤,后者包括阴囊血肿和皮肤挫伤。根据外伤史和临床表现即可诊断。由于阴囊皮肤血供丰富,只要及时处理,损伤短期内可痊愈。

（一）病因与分类

阴囊损伤可以是单纯性皮肤损伤,也可能是复合伤的一部分,根据不同的损伤原因,可分为:

1. **闭合性损伤**　比较多见,主要是阴囊皮肤挫伤和阴囊血肿。阴囊壁组织疏松,血供丰富,受外界暴力打击,易发生皮下出血及血肿。

2. **开放性损伤**

（1）切割伤:创缘整齐,如仅累及阴囊皮肤,一般不造成严重后果。

（2）撕脱伤:多为机械性撕扯或动物咬伤,创缘不整齐,常伴有伤口感染。

（二）临床表现

阴囊闭合性损伤表现为阴囊明显肿胀,皮肤呈暗红色或暗紫色。阴囊开放性损伤则有皮肤裂开、撕裂出血及局部感染等。

（三）诊断

1. 外伤史 阴囊被人踢打、挤压以及机械撕扯伤等。伤后患者多诉阴囊疼痛,触痛明显,行走时感阴囊坠胀。

2. 体格检查

（1）皮肤淤斑:阴囊皮肤伤后常呈现不同程度的淤斑,有时累及整个阴囊皮肤。

（2）肿块:阴囊伤后迅速肿大,形成肿块,有触痛,触之有柔韧感。出血较多时,肿块张力往往较高,血肿机化后可遗留硬结。

（3）阴囊皮肤缺损:机械撕扯或兽类撕咬所致的阴囊损伤可见不同程度的阴囊皮肤缺损,睾丸及精索裸露。由利器所致的阴囊损伤,阴囊皮肤常有各种形状的伤口,并有活动性出血。

（4）透光试验:有助于鉴别鞘膜积液和阴囊血肿,但应排除睾丸肿瘤。

3. 影像学检查

（1）B超:阴囊B超检查应作为首选辅助检查方法。睾丸鞘膜积液表现为睾丸周围的液性暗区,阴囊血肿为边界不整齐的低回声或组织内的高回声,而睾丸肿瘤则显示回声增强。

（2）MRI及CT:由于价格昂贵,临床应用较少。

（四）治疗

1. 非手术治疗 适用于阴囊闭合性损伤。损伤轻者卧床休息,抬高阴囊,局部冷敷、止痛等。合并血肿可局部压迫,预防感染,理疗促进血肿吸收。血肿过大应切开止血,清除血肿,减压引流。血肿并发感染形成脓肿应切开引流。

2. 手术治疗

（1）清创缝合术:早期可局部严格消毒清创,清除异物,切除失活的组织;回纳睾丸及精索时要固定于阴囊底部,防止睾丸扭转,缝合伤口。如污染严重已出现明显感染,应延期缝合或不予缝合,应用抗生素和破伤风抗毒素(tatanus antitoxin,TAT)。

（2）阴囊皮肤缺损的治疗:阴囊皮肤缺损大,不能直接缝合者,可以应用残存尚有活力的阴囊皮肤或大腿内侧及会阴部的带蒂皮瓣覆盖睾丸。如条件限制,也可以将睾丸转移到大腿内侧浅表的皮下小袋内,以后再做阴囊成形术。对于阴囊皮肤完全脱离且不能修复者,必须重建阴囊。可以利用游离全层植皮,也可以利用股部或阴部的中厚转移皮瓣。重建的阴囊可以是一个单独的阴囊,也可以是两个分开的阴囊。

五、睾丸损伤

睾丸损伤是男科急诊,多发生于青少年,单纯睾丸损伤较少危及生命,但容易因合并其他脏器损伤而被忽视或延误诊治,以致睾丸萎缩或睾丸切除而影响男性性功能。因此,应重视对睾丸损伤的认识。超声检查是判断睾丸损伤程度及病情变化的重要方法,积极早期手术探查可最大限度保留睾丸组织,减少并发症发生。

（一）病因和分类

由于阴囊皮肤弹性好,活动度大,睾丸白膜坚韧,因而单纯睾丸损伤的机会较少,往往伴有附睾、精索及鞘膜组织损伤。直接暴力损伤是常见原因,如踢伤、撞伤、挤压伤、骑跨伤、交通伤、刀刺伤等。按有无皮肤损伤,睾丸损伤可以分为闭合性损伤和开放性损伤两大类。按损伤程度可分为睾丸挫伤、睾丸血肿、睾丸破裂(包括粉碎伤)、外伤性睾丸脱位、外伤性睾丸扭转等。下面主要叙述常见的睾丸挫伤、睾丸破裂和外伤性睾丸脱位。

（二）临床表现

睾丸损伤因其受伤方式和损伤类型不同而各有特点，主要的临床表现包括阴囊剧烈疼痛、肿胀淤斑，伴恶心、呕吐，甚至休克。

1. 睾丸挫伤

（1）症状：受伤后患者感到阴囊局部疼痛，疼痛可放射到大腿根部、下腹、腰部或上腹部，可发生痛性休克。偶尔疼痛并不严重，而以局部肿胀或阴囊胀痛为主，伴有恶心或剧烈呕吐。

（2）体征：阴囊肿大，阴囊皮肤有淤斑。睾丸肿胀明显，触之有剧烈疼痛，疼痛向下腹部和腹部放射。因睾丸白膜的限制，触诊时睾丸质硬。

2. 睾丸破裂

（1）症状：受伤后睾丸疼痛剧烈，疼痛向同侧大腿根部、下腹部等处放射，可伴有恶心、呕吐，甚至发生昏厥或休克。若阴囊皮肤肉膜裂伤，则睾丸白膜破裂，睾丸组织外露、出血。

（2）体征：阴囊局部肿胀，压痛明显，睾丸界限不清，常伴有阴囊皮肤淤斑、阴囊血肿、阴囊穿刺可抽出不凝血液。睾丸破裂应与睾丸扭转、睾丸挫伤和阴囊血肿相鉴别。

3. 外伤性睾丸脱位

（1）症状：一般是在会阴部钝性损伤后出现会阴部剧痛，伴恶心、呕吐。

（2）体征：检查发现阴囊空虚，常在腹股沟区、下腹部、耻骨前、阴茎根部、大腿内侧、会阴部等处触及脱位睾丸，触之疼痛。此时应与隐睾鉴别，后者往往有明确病史。偶尔伤处血肿误认为是睾丸脱位，但阴囊内有睾丸存在。

（三）诊断

通过病史询问，详细体格检查，单纯睾丸损伤诊断并不困难，但睾丸损伤常合并有阴囊血肿、阴囊损伤，致使物理检查有时难以奏效，有时即使受伤后立即就诊，虽有睾丸白膜的破裂而睾丸内容物未突出，睾丸触诊仅有疼痛反应而外形正常，此时单靠物理检查对病情往往不能作出正确判断，需借助一定的辅助检查。彩色超声检查是最常用、最重要的辅助检查，有些复杂的睾丸损伤还需借助 CT 确诊。

1. 彩色超声检查
在睾丸损伤的诊断中具有重要的地位，超声检查可准确判断是否为单纯阴囊血肿，睾丸破裂，睾丸白膜是否完整，有无睾丸组织突出白膜外，并且能够准确鉴别睾丸破裂与睾丸挫伤以及睾丸内血肿的存在，因而可为手术探查提供客观的检查依据。彩色超声检查主要有以下表现。

（1）睾丸挫伤：睾丸外伤后，由于受伤血管痉挛，组织水肿，特别是坚韧白膜的压迫等因素，彩色多普勒超声检查提示睾丸血供减少是本病的特征性表现。

（2）睾丸破裂：受损睾丸无固定形态，内部回声不均，睾丸白膜线连续性中断，其裂口深入睾丸实质深部，部分睾丸完全断离。残存睾丸实质内部彩色血流分布稀少，走行紊乱，阻力指数明显高于健侧。

（3）外伤性睾丸脱位：患侧阴囊内空虚，于腹股沟管外环口外上方软组织内探及脱位睾丸回声。其轮廓清晰完整，但内部回声不均匀，血流分布稀少。

超声诊断睾丸损伤的准确率为 90%，对睾丸破裂诊断的准确率可达 95% 以上。但是超声检查也有一定的局限性，比如难以准确判断精索和附睾是否损伤；有时睾丸挫伤与睾丸破裂区别困难，可能将睾丸血肿误诊为睾丸破裂；有较大血肿，特别是睾丸周围有血凝块形成时，会干扰超声图像，增加诊断上的难度，因而应特别强调伤后早期超声检查的重要性。另外，因超声检查无创、安全、经济,对单纯阴囊血肿、睾丸实质小血肿、睾丸挫伤等,在超声监测(反复动态观察)下进行非手术治疗也更为安全可靠。

2. CT 检查　对于超声检查不能明确诊断的睾丸损伤,或怀疑合并有其他脏器损伤,或晚期(3 个月后)睾丸血肿与睾丸肿瘤难以鉴别时,可行 CT 薄层扫描明确诊断,但 CT 属放射线检查,可造成生精功能受损,应尽量避免使用。CT 检查的特点主要有以下几点。

(1) 睾丸挫伤:睾丸白膜完整,睾丸实质因受到打击或挤压而挫伤,CT 上显示睾丸增大,密度增高,睾丸实质内血肿表现为类圆形低密度影,常伴有鞘膜积血或鞘膜积液。

(2) 睾丸破裂:睾丸失去正常的卵圆形结构,白膜连续性中断,睾丸组织突出或睾丸断片分离,睾丸实质中散在分布不规则的低密度影。如为睾丸广泛裂伤,形成多发断片,则漂浮于大量阴囊血肿中。

(3) 外伤性睾丸脱位:患侧阴囊内空虚,于阴茎根部、腹股沟管、下腹部等处的软组织中可探及脱位睾丸。其轮廓清晰完整,但内部密度不均匀。

(四) 治疗

睾丸损伤的治疗原则首先是镇静止痛,减轻睾丸张力和控制出血。积极早期手术探查可最大限度地保留睾丸组织,甚至保留睾丸白膜可能也有内分泌功能。避免出现睾丸慢性疼痛、睾丸萎缩、睾丸血肿继发感染等导致睾丸切除,甚至影响健侧睾丸,出现精液异常和性功能障碍。

1. 非手术治疗　对于睾丸轻度挫伤或血肿 1/3 者,可在超声动态检测下进行非手术治疗。包括卧床休息,抬高阴囊,早期冷敷,48h 后热敷,抗生素预防感染等。非手术治疗过程中,一旦病情加重时则应立即手术探查。

2. 手术治疗

(1) 早期手术探查的指征:①阴囊内血肿>6cm 者;②鞘膜腔中等量以上积血;③睾丸破裂;④睾丸有大于其容积 1/3 的血肿;⑤睾丸体积大、张力高、血流下降;⑥外伤性睾丸扭转;⑦外伤性睾丸脱位;⑧临床和影像学检查不能明确睾丸损伤者;⑨开放性睾丸损伤;⑩非手术治疗超声监测睾丸内血肿持续增大者。

(2) 手术治疗方法:应根据不同的损伤类型采取相应的手术处理,包括睾丸白膜切开血肿清除术、睾丸白膜裂口修补术、睾丸白膜切开减压术、阴囊鞘膜切开引流术、睾丸复位术、睾丸部分切除术、睾丸切除术等。

(3) 睾丸破裂治疗:睾丸破裂诊断明确后应立即手术治疗。手术效果取决于是否尽早进行手术。72h 内手术探查可以提高睾丸的保存率,时间拖得愈长,手术后感染机会就愈大,睾丸功能的恢复就愈差。在睾丸破裂诊断可疑时,亦应尽早进行手术探查,即使术中未发现睾丸破裂,也可同时进行血肿清除及时引流,预防感染。术后托起阴囊,继续应用抗生素治疗。手术时可取阴囊切口,清除血肿,对破裂的睾丸用可吸收缝线间断缝合睾丸白膜。对突出白膜外的睾丸组织应切除后再缝合。在睾丸肿胀严重时,可在睾丸其他部位切开减张后缝合裂口。缝合张力过大时可引起睾丸缺血而致睾丸萎缩。睾丸鞘膜内放置引流皮片。

(4) 外伤性睾丸脱位的治疗:睾丸脱位应尽早行睾丸复位,恢复睾丸的血液循环。对浅部脱位者可采取闭合手法复位;对深部脱位者,则手术复位,复位时应注意精索的位置,并做睾丸固定。对受伤当时未做出睾丸脱位诊断的晚期就诊者,外环达阴囊的通道已闭合消失,则需游离精索,使精索达到足够长度,重新建立到达阴囊底部的通道,并做睾丸固定。术后应定期随访,了解患者的睾丸情况。睾丸脱位的同时可发生睾丸扭转或睾丸破裂,伤后常致睾丸萎缩,甚至有恶变的报道,必须引起重视。

临床上创伤性睾丸脱位常漏诊、误诊,主要有以下原因:①本病少见,临床医生对其认识不足,尤其非男科医生只注意了其他严重复合伤,往往不会仔细检查阴囊、睾丸情况;②伤后阴囊血肿致睾丸触诊不清。因此,对于有会阴部损伤或骨盆骨折者,尤其伴有会阴部剧烈疼痛、恶心、阴囊淤血肿胀而无尿道损伤时,应考虑创伤性睾丸脱位的可能,仔细检查阴囊。不能明确诊断者,可借助 B 超检查确诊,必要时 CT、放射性核素扫描检查。

六、附睾、输精管损伤

(一) 病因

附睾及输精管位于腹股沟管和阴囊内,位置隐蔽且位于皮下环至睾丸后缘。附睾损伤常合并睾丸损伤,而输精管活动度大,极少发生闭合性损伤,临床上常见为医源性输精管损伤。医源性输精管损伤主要是外科手术引起的输精管意外损伤,最常见的是腹股沟手术,如疝气修补术、隐睾固定术、精索静脉高位结扎术等引起。输精管损伤占斜疝修补术的 1%~5%,隐睾固定术的 0.8%。此外,输尿管下端切开取石、阑尾切除、肾移植、睾丸鞘膜积液手术、精液囊肿摘除也可引起这种损伤。外科手术引起的医源性输精管损伤包括横行切断、部分切除、缝扎、钳压、手术引起的血液循环障碍,不论哪种损伤都会引起输精管梗阻、不全梗阻或生精障碍,同时损伤双侧输精管者,会引起不育。

(二) 诊断

输精管损伤的诊断应根据患者的病史、体格检查、彩色多普勒声像进行综合分析。一旦怀疑这种损伤存在,可行输精管探查,如得到证实,即应根据具体情况选用合适的途径行重建术,做到确诊和治疗一期完成。

1. **病史** 单纯附睾损伤临床少见,主要见于合并睾丸损伤者,所以,睾丸损伤患者应注意检查附睾的情况。输精管损伤一般无特殊表现,通常只有在婚后无精子、不育时才有可能被诊断,并且因睾丸及精道的对称性,手术及其损伤大多为单侧而不影响生育,所以,损伤的发生率远高于诊断率。因此,对睾丸发育正常,儿时施行过腹股沟或盆腔手术,成年后无精子症或少精子症者,应当考虑有输精管损伤的可能。

2. **体格检查** 对输精管损伤体格检查时发现,伤侧睾丸正常,附睾增大、肥厚,近睾丸端输精管增粗,部分患者可在外环附近触及输精管残端或结节。

3. **辅助检查**

(1) 经皮的输精管造影:可清楚地显示造影剂中断,远端输精管不显影。但造影剂为高渗性并有可能漏出对输精管产生一定的损害,影响输尿管再通,不应作为常规检查。

(2) 彩色超声检查:超声检查无创、安全、经济,无输精管造影的并发症,为输精管损伤检查的重要辅助检查方法。超声显示伤侧附睾增大,近端输精管增粗,管腔充盈,睾丸输出小管扩张,提示为精道梗阻声像。

(三) 治疗

医源性输精管损伤的治疗主要是输精管再通手术。若输精管丢失段不长,可将睾丸上提精索缩短行同侧输精管-输精管吻合或输精管附睾管吻合。由于输精管损伤多发生在幼年,远端输精管发育滞后并有回缩倾向,因而断端通常在内环处。从外环到内环输精管走向固定、无伸缩性,采用同侧吻合十分困难,勉强吻合会冒很大的失败危险或根本无法吻合,此时可通过改变输精管行程予以修复,使输精管不经内环直接从外环引出,截弯取直,节省了长段输精管,从而达到吻合目的。一般说来输精管缺失 5~8cm,均可采用此法再通。

关于医源性输精管损伤再通术的预后,文献报道再通率为 65%~89%,妊娠率为 33.3%~39%。尽管再通术后的复精、复妊娠率较男性输精管结扎再通低,但大多数学者仍主张外科重建以提高生活质量,对于不能手术复通的患者可采用人工 ART。

七、前列腺、精囊损伤

(一) 前列腺损伤

1. 病因 前列腺由于解剖位置隐蔽,单独损伤极为罕见。可见于刺伤和枪弹通过会阴或直肠引起的穿透伤,工伤及交通事故所致严重的骨盆骨折时骨碎片偶尔引起前列腺撕裂伤,且多伴有后尿道或其他脏器的损伤。除外来暴力创伤外,在常规的膀胱镜、尿道镜或插入尿道探子等经尿道器械检查或手术时,因操作不熟练或用暴力而引起前列腺损伤,有时亦伤及直肠。当器械操作非常困难时,手指插入直肠是最好的和最直接的引导。近年来由于大量前列腺增生的病例采用经尿道前列腺切除或深低温冷冻的治疗方法,常会损伤前列腺外科包膜。

2. 临床表现

(1)疼痛:在膀胱出口有局限性疼痛,表现为耻骨联合部或会阴部的疼痛,因合并损伤,疼痛往往十分剧烈,甚至在严重时可出现休克。

(2)出血:多为持续性尿道口滴血,与排尿无关或与后者伴随。穿透伤可能在会阴伤口处持续流血。容易忽略的出血为前列腺周围静脉丛撕裂,血液流入膀胱前和膀胱周围间隙导致局部血液积聚出现血肿。大出血有时不易控制,重者危及生命。

(3)排尿障碍:损伤局部的血凝块或软组织水肿,因尿道部分损伤或完全损伤,可阻塞尿道发生尿潴留。

(4)尿外渗:如果伴随尿道或膀胱颈损伤,可发生尿道周围和膀胱周围尿外渗,尿液沿盆腔筋膜向膀胱后间隙外渗。最初尿外渗引起局部的刺激性疼痛,继而易发生肛门、会阴部、坐骨直肠窝等处蜂窝织炎,严重者可致全身感染。

3. 并发症

(1)尿瘘:继发于前列腺部尿道损伤、尿道周围炎或蜂窝织炎。

(2)尿失禁:多为尿道内括约肌和外括约肌损伤所致。

(3)前列腺部尿道狭窄:前列腺损伤时常伴有该段尿道损伤,当损伤修复后出现纤维结缔组织增生,可以发生前列腺部尿道狭窄,有时引起排尿困难。

4. 诊断 在外来暴力损伤会阴部、骨盆骨折时,或经尿道使用器械操作后出现上述症状结合检查所得:

(1)尿道口滴血。

(2)局部尿外渗及血肿。因盆膈与尿生殖膈的特殊连接关系多出现于阴囊和会阴部,视诊时可发现。

(3)直肠指诊时,前列腺有浮动或碎裂的感觉,前列腺完整外形可以消失。

(4)手术探查时发现前列腺破裂。

5. 治疗

(1)一般治疗:首先注意有无休克及休克前期现象,及时发现和处理。给予静脉输液,必要时给予输血,应用止血药物,疼痛严重者给予止痛剂。

（2）止血：因前列腺有丰富的血液供应,损伤时可能引起大量出血,因此处理前列腺损伤必须尽可能控制出血。轻度损伤,可留置气囊导尿管压迫止血,重者需手术止血,手术入路以经会阴较合适。髂内动脉结扎术常能有效地控制出血。

（3）尿道引流：在一般手术止血不能控制出血时,采用双侧髂内动脉结扎术,骨盆碎裂引起前列腺损伤合并后尿道损伤时,应尽快引流尿液。持续导尿,前列腺损伤时可置入导尿管引流尿液。手术转流尿液,前列腺损伤发生尿潴留,放置导尿管失败时,应行耻骨上膀胱造瘘转流尿液,在解除尿潴留的同时,应使用手术方法,尽可能早地恢复尿道的连续性。

（4）清除血肿：清除会阴和阴囊的血肿,引流尿外渗,是预防和控制感染的重要措施。

（5）处理合并损伤：当前列腺损伤合并直肠、会阴损伤时,后者常常掩盖附属腺体的损伤,在治疗前列腺损伤的同时应积极处理合并伤。直肠损伤时应及时进行结肠造口,转流粪便,并积极应用广谱抗生素,防止严重感染发生。会阴损伤的创口应引流通畅。

（二）精囊损伤

精囊由于其解剖位置深在盆腔,周围有众多器官和丰富的结缔组织包围,因而在临床上极少出现损伤,大多是骨盆、尿道、前列腺、膀胱和直肠损伤的一部分。损伤的原因可为开放性、闭合性和医源性。开放性损伤常合并膀胱、直肠等周围脏器损伤,多见于战时枪伤、刺伤、炸弹伤。闭合性损伤可能为骨盆骨折等复合伤的一部分,常合并膀胱、尿道的损伤,虽不与外界相通,但因其邻近有静脉丛,出血较多,一般较严重。医源性损伤多见于盆腔手术,尤其近年来经尿道电切镜的广泛开展,也有其造成精囊损伤的报道。

单独精囊损伤极少见,常合并其他器官损伤,因而临床表现常为综合性,而且多为盆腔器官损伤的表现,如局部疼痛、血尿、尿外渗、排尿困难和尿潴留等,不易引起人们注意。精囊损伤往往需要在手术中诊断,如为术前追求诊断,可行精囊造影检查,但临床一般不需要。

精囊损伤的治疗一般常与其他器官合并伤同时进行。轻度损伤可采取保守治疗,包括卧床休息、镇痛、止血、预防感染、对症支持等。开放性损伤应及早进行清创、止血、修补。合并脓肿形成者应切开引流。

【思考题】

1. 后尿道损伤常见的病因有哪些?
2. 什么是包皮系带撕裂伤?
3. 睾丸损伤的治疗原则是什么?
4. 简述阴囊损伤常见分类。

第三节　男性生殖系统其他疾病

一、睾丸扭转

（一）病因与分类

1. 病因

（1）睾丸发育不良以及睾丸系膜过长,远端精索完全包绕在鞘膜之内,睾丸悬挂在其中,活动度过大。

（2）正常情况下,睾丸呈垂直状位于阴囊内,当睾丸呈水平状时则容易发生扭转。睾丸下降不全或腹腔内睾丸也较易发生扭转。

（3）睾丸和其附属物的先天性畸形,包括睾丸活动度过大,睾丸和其附属物之间的联系过松或异常是睾丸扭转的原因。阴囊腔过大也是睾丸扭转的原因。

（4）鞘膜异常是睾丸扭转的常见原因,包括鞘膜过度包绕睾丸的铃舌状睾丸、鞘膜囊过大等。

（5）睾丸扭转多发生在睡眠中或者睡眠后刚起床时,约占睾丸扭转的40%。这是由于在睡眠中迷走神经兴奋,提睾肌随阴茎勃起而收缩增加使其发生扭转。另外,可能由于睡眠中姿势不断的变换,两腿经常挤压睾丸,使睾丸位置被迫改变,这是扭转的诱发原因之一。

（6）运动、外伤使体位突然改变等外力影响时,引起睾丸过度活动也易发生睾丸扭转。

2. 分类 睾丸扭转根据扭转的部位分为鞘膜内和鞘膜外两型。

（1）鞘膜内型:较为多见,好发于青春期。与睾丸引带过长或缺如、隐睾等有关。在正常情况下睾丸引带应与睾丸鞘膜相连,即睾丸及附睾后面有一部分与睾丸鞘膜壁层相连,使睾丸固定。而在异常时,睾丸鞘膜包绕了整个睾丸,使睾丸无固定而游离,在这种情况下睾丸极易发生扭转,且这种异常多为双侧性。

（2）鞘膜外型:较为罕见。扭转发生在睾丸鞘膜之上,有人称之为精索扭转。此型均发生在胎儿期和新生儿期,不易早期诊断。

（二）病理

由于提睾肌肌纤维呈螺旋状由近到达睾丸,扭转多由外侧向中线扭转,即右侧顺时针方向,左侧逆时针方向扭转。扭转程度大多为180°～360°,程度大者为720°。扭转程度与睾丸的血循环呈正相关,扭转90°,7天发生睾丸坏死;扭转360°,12～24h发生睾丸坏死;而扭转720°,2h就可发生睾丸坏死。

睾丸扭转后首先发生静脉回流障碍,如扭转未能及时解除,静脉和组织肿胀不断加剧,并引起动脉供血障碍,最终导致睾丸坏死。

睾丸扭转的病理改变及预后除了与扭转的程度有关外,与扭转后引起睾丸缺血的时间有着重要关系。当睾丸扭转时间超过4h,睾丸已发生小部分萎缩;扭转超过10h,大部分睾丸发生明显萎缩,除非扭转度数<360°;扭转超过24h,睾丸将发生严重萎缩。临床资料表明,睾丸扭转后4～6h手术复位者,睾丸挽救率为90%;10h以内挽救率降至70%;超过10h者则只有20%的睾丸挽救率;超过24h,睾丸基本上缺血、坏死。

睾丸扭转会影响生精功能,生精受损有下列3个因素:①患侧睾丸缺血、坏死、萎缩,单侧睾丸不可能产生2个睾丸所产生的精子,也不能抑制2个睾丸所能抑制的FSH;②扭转睾丸释放的一些蛋白而产生的抗体可导致对侧睾丸受损而影响其功能;③2个睾丸均有异常。

（三）临床表现

睾丸疼痛是本病的主要症状,为突然发作,可在睡眠中突然痛醒。起初为隐痛,继之加剧并变为持续性剧烈疼痛。疼痛有时向同侧腹股沟及下腹部放射,可伴有恶心、呕吐。腹内隐睾扭转,疼痛发生在下腹部。

（四）诊断与鉴别诊断

检查患侧睾丸明显肿胀,并提高呈横位,有时甚至睾丸可提到腹股沟外环口处。发病早期阴囊可无红肿,扭转时间超过12h可见阴囊皮肤红肿。睾丸与附睾的界限触不清楚。阴囊抬高试验(Pre-hn征)阳性,即抬高阴囊时,睾丸疼痛加剧。隐睾扭转时,下腹部可有压痛。如扭转发生在精索部,可发现精索增粗,有明显压痛。

1. **辅助检查**

(1) 多普勒超声检查:可灵敏检测出血管内血流,音量大小与血流量大小呈正比。在睾丸扭转时,血流量减少或消失,对睾丸扭转的诊断率可达80%。但在扭转早期,静脉淤滞而动脉搏动仍存在时,可造成假阴性,与健侧睾丸进行对比可提高诊断的准确率。

(2) 核素扫描:^{99m}Tc睾丸扫描,扫描显示患侧睾丸血流量减少,呈放射性集聚的"冷结节"。两侧睾丸扫描情况对比,不难作出睾丸本身疾病的准确诊断。这一检查已成为睾丸扭转术前诊断的"金标准",诊断的准确性达80%~100%。

(3) 磁共振:主要特征是精索鞘膜水平出现螺旋形扭曲。

2. **鉴别诊断**

(1) 急性附睾、睾丸炎:睾丸扭转多发于青少年,而急性附睾、睾丸炎多发生在成年人。睾丸扭转大多起病急,局部症状较重,全身症状较轻。而急性附睾、睾丸炎起病较缓,常伴有发热,外周血白细胞较高。附睾炎时能比较清楚地触及肿大的附睾轮廓。而睾丸扭转时,附睾的轮廓往往触不清。睾丸扭转时睾丸往往上缩,而附睾、睾丸炎时睾丸常下垂。阴囊抬高试验(Prehn征),附睾、睾丸炎者抬高患侧阴囊时疼痛缓解。

(2) 绞窄性腹内疝:注意与腹腔内睾丸扭转鉴别。腹内疝具有典型的肠梗阻症状和体征。腹腔内型睾丸扭转,非但不具有肠梗阻的体征,而且疼痛点比较固定,甚至在轻柔手法下可触及腹腔内肿大的睾丸。

(3) 睾丸附件扭转:睾丸附件一般指苗勒管残余。睾丸附件包括旁睾、迷管、哈勒器官,这些都是副中肾管和中肾管的残余。睾丸附件扭转起病急,好发于青少年,但其睾丸本身无变化,仅于睾丸的上方或侧方扪及豌豆大的痛性肿块。

(4) 其他:需与睾丸脓肿、腹股沟斜疝、外伤和肿瘤相鉴别。

（五）治疗

睾丸扭转治疗的目的是挽救睾丸,保护生育功能。早期诊断、及时治疗是救活睾丸的关键,扭转睾丸抢救存活率与发病时间、扭转程度成反比。更重要的是医生在对于睾丸疼痛者就诊时要想到睾丸扭转这一病,才能提高睾丸的挽救率。

1. **手术复位及睾丸精索固定**　作出诊断后要争取时间尽早手术探查,力争在出现症状6h内完成手术(图10-3-1)。在手术探查中,一旦明确睾丸扭转,应立即将睾丸复位,利多卡因封闭精索,并用温热盐水纱布湿敷睾丸。根据Arda等的3级评分法判断睾丸血供情况,即在睾丸上切一深达髓质的小口,观察动脉血渗出的时间:1级,立即出现;2级,10min内出现;3级,10min没有出现渗血。通常1级和2级睾丸应予以保留,并将睾丸、精索与阴囊内层鞘膜间断缝合固定,以防术后再次扭转,3级则最好选择切除睾丸。

若对睾丸扭转在诊断上有怀疑时,应及时进行手术探查,这是一个重要的治疗原则。即使是急性

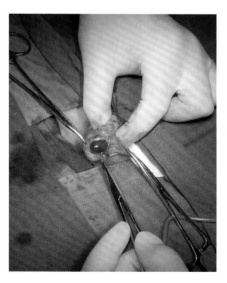

图10-3-1　睾丸顺时针旋转540°,睾丸至附睾尾部坏死,色泽发黑

附睾炎、睾丸炎,行附睾白膜或睾丸白膜切开降压,亦可缓解症状,缩短治疗周期。睾丸扭转的解剖缺陷可能为双侧性,因此,对侧睾丸亦可能具有扭转的因素,对于患侧睾丸已切除者和认知度差的患者(儿)建议行对侧睾丸固定。

2. 手法复位 在发病初期(6h 以内)囊内无渗液,皮肤无水肿,可试行手法复位。使用镇痛药后,将处于横位并上提的睾丸进行轻柔的手法复位。由于睾丸扭转的方向多由外侧向中线扭转,如果是右侧睾丸扭转则将患睾呈逆时针方向旋转。若睾丸于旋转复位后,位置下降,疼痛减轻,且不转回到原来的位置,则说明复位成功。同样,左侧复位时则应呈顺时针方向旋转。

但要注意,手法复位盲目性大,如复位方向不对会加重睾丸缺血坏死,不能防止以后再次发生扭转。可靠的治疗方法仍是手术探查,行睾丸精索固定。

(六) 随访

睾丸固定术后应该长期随访。

1. 观察睾丸大小 一般术后随访 3~6 个月。有随访资料表明,术后有 17%~23%发生睾丸萎缩。有报道获救睾丸 68%发生继发性萎缩、精子生成不正常。

2. 性功能和生精功能 儿童要随访到青春期,单侧睾丸扭转一般不会有性功能下降,约有 50%手术后患者可出现精液异常。成年患者术后 3 个月应常规行精液分析了解睾丸的生精功能。

二、阴囊坏疽

阴囊坏疽是一种较罕见且严重的阴囊皮下组织急性坏死性筋膜炎。可分为原发性(特发性)和继发性两类。特发性阴囊坏疽又称 Fournier 坏疽或突发性阴囊坏疽。在 1885 年 Fournier 首先描述本病。本病起病急骤,常因感染致休克而死亡,文献报道其死亡率高达 13%~45%。

(一) 病因

本病是由球菌(金黄色葡萄球菌、溶血性链球菌等)、杆菌(大肠埃希菌、变形杆菌等)、厌氧菌(各种拟杆菌)等多种细菌混合感染所引起的一种阴囊皮下组织急性感染。各类细菌迅速在阴囊浅筋膜层增殖,感染沿筋膜迅速传播并产生皮下组织的闭塞性动脉内膜炎而导致组织坏死。

(二) 病理

阴囊坏疽是阴囊感染坏死性筋膜炎,炎症可扩散至阴茎部、肛周、腹股沟管、腹部。多病菌感染及炎症致血管内血栓和闭塞性动脉内膜炎形成,组织缺血缺氧、坏死。坏死组织细菌及细菌毒素可引起毒血症、败血症、感染性休克、急性肾衰竭、全身多脏器衰竭。

(三) 临床表现

本病可发于任何年龄,以中老年人多见。患者多于夜间睡眠时因阴囊剧痛而惊醒。阴囊坏疽起病急骤,数小时内出现阴囊水肿、紧张,皮色发红及发亮。继而阴囊皮肤潮湿,并变为紫黑色及坏死,有浆液性渗出物或有一层脓苔形成。病变组织中有气体积聚,触之有捻发音。皮下坏死后疼痛常可稍缓解,这与末梢神经被破坏有关。体检早期可见局部红肿及强烈触痛。病变多局限于阴囊、阴茎的皮肤及皮下组织,严重者可蔓延到会阴、双侧腹股沟及下腹部,深度可达阴囊全层。全身症状主要表现为高热、寒战、恶心、呕吐等感染性中毒症状,体温高达 40℃以上。严重者发生感染性休克,如抢救不及时可导致死亡。

（四）诊断与鉴别诊断

本病根据病史及临床表现、体检可明确诊断,无需借助特殊检查手段。B超、尿路平片（kidney-ureter-bladder,KUB）、CT及MRI有助于诊断及确定清创范围。坏死面渗出物细菌培养及药敏试验有助于明确诊断及指导治疗。阴囊坏疽应与以下阴囊疾病相鉴别,如阴囊急性蜂窝织炎、阴囊丹毒和阴囊炭疽。阴囊炭疽常由炭疽杆菌感染所致,与病畜接触的人易患此病,多见于牧民及制革工人。典型表现为阴囊溃疡基底中心呈黑色坏死,涂片检查见芽孢或革兰氏阳性长链杆菌即可明确诊断。

（五）治疗

治疗原则为以早期局部治疗为主,全身支持疗法为辅,并合理应用抗生素。

1. 全身治疗

（1）抗感染:由于感染性休克是本症的主要死因,应诊断本病后立即给予大剂量、广谱抗生素静脉滴注（如拜复乐400mg静脉滴注,每日1次）。待创面细菌培养结果出来后再根据药物敏感试验选择有效抗生素。

（2）支持疗法及纠正休克:及时纠正和保持水、电解质及酸碱平衡。高热时采取适当降温措施,有谵妄等精神症状者可给予适量镇静药。

（3）高压氧治疗。

（4）可少量应用皮质激素:降低炎症反应及组织自溶。

2. 局部处理

（1）立即及早做阴囊皮肤多处切开引流,缓解疼痛和减少毒素吸收,局部以3%过氧化氢溶液湿敷,增加氧含量,降低局部代谢。

（2）当坏死组织分界清楚时,充分切除坏死组织,并以1∶5 000高锰酸钾溶液湿敷或坐浴促进创面愈合。

（3）阴囊皮肤修复能力强,一般无需植皮,常可自行修复。若皮肤缺损较大,待感染控制,创面清洁后可行二期缝合或植皮。如阴囊切除面过大,常使睾丸裸露而坏死,此时可以两大腿内侧的转移皮瓣包裹睾丸及精索,重建阴囊。

三、尿道和膀胱异物

（一）膀胱异物

膀胱异物在临床上并不少见,以青少年为多,偶见壮年及儿童。绝大多数膀胱异物是通过尿道外口进入的,且多为患者自行放入。异物进入膀胱的途径:①经尿道进入,这是最常见的方式,任何小的物体均可从尿道进入膀胱,塞入的物品种类繁多,包括有发夹、胶管、石蜡、药丸、竹签、圆珠笔、头发丝、眉笔、沥青、体温计、电线等;②手术进入,属医源性异物,如手术缝线、射频头端电极、膀胱造瘘管断裂等;③外伤创口,如外伤时弹片或碎木屑刺入膀胱;④从邻近脏器进入,如宫内节育环移位进入膀胱。异物可成为结石的核心,诱发晶体物质在其表面沉积而逐渐形成膀胱结石。异物也容易诱发尿路感染,继而出现鸟粪石。

1. 病因　造成膀胱异物的原因,主要与精神心理因素,特别是好奇、手淫、性变态有关,少数由医源性、外伤等引起。

（1）好奇:青少年时期,生殖系统发育很快,出于好奇心理,玩弄外生殖器时置入异物,不慎自尿道口滑进膀胱。

（2）手淫:青壮年患者,大多有手淫习惯,性欲强烈,多因性冲动时,出于对生理需要的满足而置入异物刺激尿道。

（3）性变态：出于某种性欲怪癖，为寻求刺激自行将异物放入尿道，以达到获取性兴奋、甚至达到性快感与性满足的目的。这是一种变态心理驱使下进行的变相手淫行为。

（4）自我治疗：因尿道或阴道瘙痒不适，患者用各种细条状物刺激尿道，想缓解痛苦。或因排尿困难用各种细管状物自行导尿造成。

（5）医源性：多因盆腔或疝手术时误将丝线缝入膀胱；也有因膀胱造瘘管久置老化，拔管时断入膀胱；或治疗用的导尿管头端金属电极片脱入膀胱；或留置导尿管因固定欠佳而脱入膀胱；或宫内节育环穿透子宫壁而进入膀胱等。

（6）避孕：为了达到避孕目的，错误地认为异物塞入尿道有避孕作用，男性可阻止精液射出，女性阻止精子进入，结果在性交过程中异物被推入膀胱。

（7）精神异常：患者因精神异常或酒醉后意识模糊，自行将异物塞入膀胱。

（8）外伤：子弹或弹片、骨折碎片经腹壁或后尿道进入膀胱。

（9）其他：化脓性髋关节炎坏死的股骨头骺经内瘘进入膀胱，水蛭进入膀胱。

2. 临床表现 膀胱异物引起的症状基本上与膀胱结石类似。异物可损伤膀胱，并发感染、结石及梗阻，其症状可由异物直接引起，也可由异物所致的并发症而产生。患者常常表现为尿频、尿急、尿痛、血尿、排尿困难等，且因异物的种类、膀胱尿道黏膜有无损伤以及是否合并感染而有所不同。临床上曾有膀胱异物引发破伤风的报道。

3. 诊断 大多数膀胱异物是因变态心理下的性行为而发生，患者大多有手淫习惯或不同程度的性心理障碍，就诊时往往羞于启齿甚至隐瞒事实或伪造病史，使主诉含糊，给诊断带来一定的困难。对形状怪异的膀胱结石，要考虑到膀胱异物的可能。获得真实的病史对膀胱异物的诊断和治疗非常重要，尤其是异物存留于膀胱内时间过长形成结石，合并感染者。因此，必须仔细询问，耐心诱导，以了解真相，明确诊断。对疑有膀胱异物者，重要的是充分利用影像学（X 线、B 超）等检查手段，查明异物的性质、形状及大小。X 线可显示金属等不透 X 线的物体，异物形成的结石也能显示。B 超可见膀胱内异常回声漂浮，并可随患者的体位变化而移动，声像图所见与异物的质地、形状相符。膀胱镜检查是最可靠的诊断方法，可发现各种类型的异物并明确膀胱尿道有无损伤，同时还可进行相应的治疗。

4. 治疗 异物在膀胱内长期存留必然会导致膀胱损害，并发尿路梗阻、结石或泌尿系感染，甚至可能诱发癌变，因此要积极处理，且对于不同的情况应区别对待。

（1）经尿道膀胱镜取异物：多数膀胱异物能用内镜取出，操作前要先根据术前检查判断异物能否取出，并且肯定不会伤及膀胱及尿道。手术除需要准备膀胱尿道镜及异物钳外，必要时还需高频电刀、剪刀、碎石机等。膀胱异物以长条形或条索状物多见，术中可以先将膀胱灌满水，调整异物位置后，用异物钳夹住异物的一端，顺势将其从操作通道内取出或连同镜鞘一同拔出。已形成结石者，碎石后再取出异物；对外科手术留下的缝线结石，可直接用异物钳将其取出，有时需剪断缝线才能拔除；对异物造成膀胱内损伤出血者可以进行电凝止血；对于异物造成膀胱轻度穿孔者可以保留导尿管，1 周后穿孔多基本愈合。术后常规使用抗生素。

（2）膀胱切开取异物：主要适用于下列情况：①异物穿破膀胱或造成周围脏器损伤者；②异物过大、过长、打结或形状特殊，无法经尿道取出者；③异物圆滑，异物钳难于抓牢又无法粉碎者；④异物并发结石，尤其是因缝线缝入膀胱引起结石者；⑤异物在膀胱内难以改变方向者；⑥合并严重的膀胱尿道炎者；⑦内镜钳取失败者。

（二）尿道异物

尿道异物（urethral foreign body）的发生仅次于膀胱异物，在泌尿器官内异物中居第二位。尿道异物男性较女性多见，男性尿道较长且有自然弯曲，异物易于停留，特别是表面粗糙的或带钩的异物。女性尿道短直，经尿道插入的异物，很易进入膀胱内而成为膀胱异物。

1. **病因**　尿道异物多由尿道外口插入，或为开放性尿道损伤时进入尿道，亦可因尿道、膀胱镜检查操作等医源性原因而遗留于尿道，有时是自膀胱排出后停留于尿道。

尿道异物种类繁多，有塑料线或塑料管、电线、草茎、木签或竹签、发夹、发针；其他如笔杆、体温计、折断的导尿管、丝状探杆铁钉或螺丝钉、烛芯、豆类、纸捻、结扎线头、别针、牙刷等。条形异物可部分位于尿道内，部分位于膀胱内。患者插入尿道异物的动机很多，如对生殖器构造的好奇、手淫和性欲怪癖、精神错乱、寻求快感、企图流产、避孕、解除排尿困难、阻止遗尿和阻止遗精，或恶作剧、犯罪等。韩曙光总结了 158 例尿道和膀胱异物患者的插入动机，其中 54 例患者因为好奇（34.2%），其他原因有手淫、性变态、排尿困难、避孕、精神异常等。

2. **临床表现**　尿道异物直接引起的早期症状有疼痛和排尿困难。损伤尿道黏膜者可出现尿道出血。异物引起尿道和膀胱炎症者可出现尿频、尿急、尿道灼痛，终末血尿。尿道受异物阻塞可致尿线变细或完全性尿潴留。尿道可出现脓性或血性分泌物。如并发尿道周围炎或尿道周围脓肿，则有发冷发热，全身不适等症状。男性患者可出现阴茎勃起痛和性交痛，异物在局部长期停留可因感染、梗阻、创伤等因素导致尿道憩室和尿瘘的发生。

3. **诊断**　患者若能提供准确的病史，常能迅速明确诊断。但大多数患者常由于某些原因没能提供确切病史，所以此类患者询问病史时要严肃认真，不可有讽刺嘲笑之表现，讲清危害性，减轻患者思想负担。尿道触诊及直肠指检多可触到异物。尿道 X 线平片及造影检查能看清异物的大小及形态，对金属性异物及异物形成的结石有特殊的诊断价值。尿道镜检查能直接看到较小的异物或较长较大异物的尾端。尿道有异物时行尿道镜检查有加重尿道损伤的可能性，应慎重操作。

4. **治疗**　尿道异物的治疗取决于异物的大小、形状、部位及其活动性。

（1）前尿道异物：尿道外口可以看见的异物，用镊子和止血钳夹取较容易，但动作要轻柔、缓慢拉取，以防损伤尿道，位于前尿道内的表面光滑的异物，可用捏紧尿道外口，在用力排尿时突然放松尿道外口的方法，将异物冲出，或用手法捏挤尿道异物，使其排出，但多难以奏效。手法取出困难者多需注入润滑剂用血管钳或镊子将其取出。粗糙的、带钩的或已嵌入尿道壁内的异物，则应选择尿道适当部位切开取出，因会阴的球部尿道切开后不容易形成尿道狭窄，若有可能，多选择经会阴球部尿道切开。

（2）后尿道异物：可经尿道镜取出。若能将异物推入膀胱内，则可经膀胱镜钳取。以上方法失败或不适用者，特别是出现尿道周围脓肿或蜂窝织炎者，则应切开膀胱或经会阴切开尿道取出，并根据病情选择膀胱造瘘和多处切开引流。

（3）内镜治疗：尿道镜或输尿管镜下异物取出术，成功率较高，主要并发症为黏膜损伤和假道形成。Nadeem 报道了 17 例男性尿道异物的患者，其中 16 例经内镜成功取出。

（4）由于患者多有精神异常，因此可推荐患者进行专业的精神评估，异物取出后对患者的生理、心理及性知识教育同样重要。

【思考题】

1. 什么是睾丸扭转？
2. 睾丸扭转的治疗目的是什么？
3. 阴囊坏疽的治疗原则有哪些？
4. 尿道异物的治疗原则是什么？

推荐阅读文献:

[1] 李宏军,黄宇烽.实用男科学.2版.北京:科学出版社,2015:279-281.

[2] 那彦群,李鸣.泌尿外科学高级教程.北京:人民军医出版社,2014:448-459.

[3] 余建华.阴茎疾病.北京:科学出版社,2007:57-62.

[4] 雷宝玉.尿道异物的临床特征及病因分析.中国实用医药,2015,10(12):136-137.

[5] 廖有刚,龙建华,申凯,等.睾丸扭转诊治的研究现状.临床泌尿外科杂志,2019,34(7):578-581.

[6] 彭有荣.高频彩超对睾丸扭转的诊断价值.影像研究与医学应用,2018,2(2):162-163.

[7] PALMER C J,HOULIHAN M,PSUTKA S P,et al. Urethral foreign bodies:clinical presentation and management. Urology,2016,97:257-260.

[8] PATEL D N,FOK C S,WEBSTER G D,et al. Female urethral injuries associated with pelvic fracture:a systematic review of the literature. BJU International,2017,120(6):766-773.

[9] SALONIA A,EARDLEY I,GIULIANO F,et al. European Association of Urology guidelines on priapism. European Urology,2013,65(2):480-489.

[10] HORIGUCHI A. Management of male pelvic fracture urethral injuries:Review and current topics. International Journal of Urology,2019,26(6):596-607.

[11] FLYNN B J,MYERS S M,CERA P J,et al. Testicular torsion in an adolescent with Fragile X Syndrome. Pediatrics,2002,109(1):E16.

[12] Pehlivanl F,AYDIN O. Factors affecting mortality in Fournier gangrene:A Single Center Experience. Surgical Infections,2019,20(1):78-82.

[13] LAM K O,HUANG J. Malignant priapism and germ cell tumour. Lancet Oncology,2019,20(4):e224.

[14] OKATAN E,KEIJZER R. Testicular torsion in a hydrocele. The New England Journal of Medicine,2009,361(7):698.

[15] KODAMA H,HATAKEYAMA S,YAMAMOTO H,et al. Clinical usefulness of diagnostic tool to distinguish testicular torsion from torsion of the appendix testis. European Urology Supplements,2019,18(1):e1088.

[16] MACDONALD C,KRONFLI R,CARACHI R,et al. A systematic review and meta-analysis revealing realistic outcomes following paediatric torsion of testes. J Pediatr Urol,2018,14(6):503-509.

第十一章

阴茎与包皮疾病

阴茎及包皮疾病是男科常见病,主要为与阴茎发育异常有关的疾病,也有与后期炎症、损伤、肿瘤等有关的病变。本章节主要介绍包皮过长与包茎、埋藏阴茎、小阴茎、先天性阴茎弯曲畸形、PD。

第一节　包皮过长与包茎

一、定义与分类

包皮过长(redundant prepuce)是指阴茎皮肤覆盖阴茎头及尿道外口,但可外翻显露整个阴茎头者。包茎(phimosis)则是因阴茎皮肤与阴茎头粘连、包皮外口狭窄等原因,致阴茎头不能外翻显露。包茎按照成因可分为先天性包茎及后天性包茎两种。

先天性包茎几乎见于每一个正常新生儿及婴幼儿,系阴茎皮肤与阴茎头在胚胎分化时的生理粘连;随着阴茎及阴茎头发育生长,该粘连可逐渐吸收甚至消失;至 3~4 岁时,部分幼儿包皮可外翻;至 16~17 岁时,包茎者仅不足 5%。

后天性包茎继发于阴茎头包皮炎症或包皮损伤,急性的阴茎头包皮炎可刺激皮肤瘢痕纤维化,包皮外口挛缩、狭窄不能外翻,可伴有尿道狭窄。

二、临床表现

大多数包皮过长患者无明显临床症状。包茎患者的包皮外口较小,严重者排尿时可因尿液积留在包皮腔内而出现包皮膨大,尿线细小,甚至排尿困难。聚积的包皮垢无法清理排出,可堆积龟头、冠状沟处形成白色小肿块,儿童者常被家属误认为阴茎肿物而就诊。

部分包皮过长的患者虽可外翻露出阴茎头,但存在明显狭窄环,不但影响性生活,还可能出现包皮皲裂、包皮嵌顿、慢性包皮炎性增厚,甚至出现包皮红、肿、疼痛、流脓等急性炎症表现。包茎患者更易出现上述状况。包皮外口狭窄至青春期未解除者,可影响阴茎体和阴茎头的发育。

三、治疗

包皮环切术有益于人类的性与生殖健康。有学者认为,学龄前期是施行该手术的适宜时期,可消除包茎的危害;对于成年男性,施行包皮环切术可以改善阴茎局部卫生,减少包皮、阴茎头炎的发生,降低阴茎癌的发生率,降低梅毒、人类乳头状病毒、艾滋病等性传播疾病的风险,亦可降低配偶或性伴侣阴道感染、人乳头状病毒所致宫颈癌的发生率。

（一）手术适应证及禁忌证

1. 适应证

（1）包皮过长：单纯的包皮过长可不用手术，注意局部清洁即可；对于存在明显狭窄环、反复诱发阴茎头包皮炎、慢性包皮炎性增厚、包皮皲裂、有包皮嵌顿倾向的包皮过长患者，或合并尖锐湿疣等良性新生物者，主张积极手术治疗。

（2）包茎：先天性包茎存在粘连自然松解的概率，故可观察至学龄前（5～6岁），若仍未能自然外翻者或者反复包皮感染者，则建议手术治疗。后天性包茎应尽早手术。

2. 禁忌证

（1）急性包皮炎、尿道炎、阴茎头炎等。

（2）凝血功能异常，有明显出血倾向者。

（3）因包皮炎、阴茎头炎导致的继发性包茎或包皮阴茎头无法分离者，不适合行器械辅助包皮环切术。

（4）可疑包皮恶性肿瘤、无法同期行局部切除者。

（二）手术方法

1. 术前准备及麻醉 手术前需完善相关实验室检查，如血常规、尿常规、凝血功能等，必要时可筛查性传播疾病和传染病。

术前排空尿液，备皮。

可选用阴茎根部环形浸润麻醉、神经阻滞麻醉；儿童可局部涂抹复方利多卡因乳膏麻醉；因心理畏惧、不配合的患儿，也可选择基础麻醉。

2. 传统包皮环切术及其改良术式 传统包皮环切术指的是阴茎背侧包皮正中剪开法，是运用最广泛的基础术式。基本手术操作如下：背侧正中剪开包皮，在距离冠状沟 0.5～0.8cm 处环形切除多余包皮，止血，间断缝合包皮内、外板。术后包皮水肿、切口愈合不太美观是其不足之处。

在传统包皮环切术基础上，演变出多种改良术式，如袖套法、血管钳引导法、镊子提捏法等，其中以冠状沟下袖套法应用最多，该术式不损伤阴茎皮下浅层血管及淋巴管网结构，具有术后水肿轻微、恢复快等优点。

3. 器械辅助类包皮环切术 随着科技的发展和医学转化的进步，一系列的包皮环切手术辅助器械应运而生，主要有套扎器类和缝合器类。

（1）套扎器类：一次性使用包皮环切套扎器（以下简称套扎器）由内环、外环（或丝线）组成，其原理是利用内外环套住并压榨包皮，阻断套扎远端包皮血液、淋巴循环，促使过长包皮缺血坏死的过程。"商环（shang ring）"做了改进，在套扎器的内环上加硅胶垫圈，外环内侧增加 8 个点状突起，改善了包皮切缘的血液及淋巴循环，更有利于切口愈合。

根据套扎器械的发展历程，套扎器类包皮环切术有 3 种操作方法。

1）传统套扎术：将相应型号的套扎器置入包皮腔，调整至合适位置后，用 1-0 丝线将包皮外板与套扎器包皮切缘凹槽用力系紧，减去多余包皮。该术式有结扎丝线滑脱、出血等风险。

2）外翻式套扎器包皮环切术：将相应型号的套扎器内环套在阴茎干上，钳夹包皮口，翻转包皮覆盖内环上，套上外环，扣上第一齿扣，适度调整内外板至匀称，保留包皮内板 0.5～0.8cm 及系带，确保阴茎头伸直时系带无张力，再扣上第二齿扣，减去多余包皮。

3）内翻式套扎器包皮环切术：这是目前主流的套扎器包皮环切术式。与外翻式比较，该方法可减轻套扎术后包皮水肿和疼痛。钳夹包皮外口,将相应型号的套扎器内环置入包皮腔并推至冠状沟处,将外环卡在内环外的包皮上,扣上第一齿扣,适度调整内外板至匀称,保留包皮内板 0.5~0.8cm,使环与阴茎体轴呈约 45°(腹侧系带处多保留),满意后扣上第二齿扣,剪除多余包皮,注意不能剪除过多,以防滑脱(图 11-1-1)。

与传统手术相比较,套扎器包皮环切术具有安全可靠、操作简单、疼痛轻微、不需要缝合、系带保留适中、手术时间短、术后护理方便等优点,但仍需注意以下几点:①慢性包皮炎症致包皮增厚者,行套扎类包皮环切术时可能出现包皮内外环滑脱,不建议使用;②系带过短者需补行横切纵缝法延长系带,避免夜间阴茎勃起时过短系带过度牵拉致疼痛、断裂;③包茎做背侧包皮剪开后,用血管钳钳夹切口最低位包皮内外板,以防置内环时引起内板撕开;④套扎的环套在术后 2 周可自行脱落,亦可在术后 7~10 天辅助撤除;⑤术后存在包皮水肿、带环期间夜间阴茎勃起疼痛、切口裂开以及愈合时间延长的风险。

(2)缝合器类:一次性使用包皮环切缝合器原理与胃肠吻合器类似,主要器械包括阴茎头钟座与中空的缝合器。手术操作要点:钳夹包皮外口,将钟座置入包皮腔内,用"绳扎法"或"荷包法"将包皮口固定,调节钟座与阴茎体角度,套入缝合器旋紧调节旋钮,取下保险扣,术者均匀用力闭合缝合器手柄 8~10s,同时保持切割部位无张力,然后缓慢松开,旋松调节旋钮,按下拉杆并将拉杆及其相连钟座顶出,分离包皮切缘钉槽,用弹力胶布适度加压包扎。若为包茎或包皮外口狭窄者,需要先行包皮背侧切开,再放入钟座(图 11-1-2)。

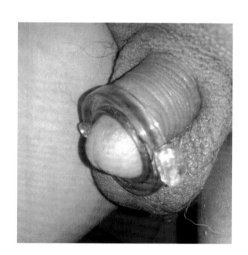

图 11-1-1 内翻式套扎器包皮环切术

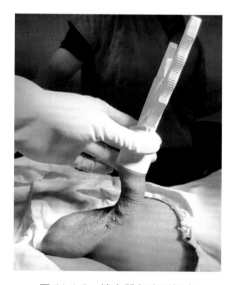

图 11-1-2 缝合器包皮环切术

术后注意事项:①术后半小时应观察切口敷料干洁和阴茎头血运情况,调节弹力绷带松紧度,避免阴茎头缺血;②术后禁止局部理疗、热疗,避免切割皮缘金属钉所致的热损伤;③术后及时换药并再次调节弹力绷带松紧度;④术后超过 1 个月未脱钉者,建议手工拆除缝合钉。

(三)特殊类型包皮环切术

男童包皮薄、重塑性强,阴茎勃起次数少,包皮环切术后疼痛轻、愈合能力强、切口分离、裂开的概率小。

老年男性包皮松弛,包茎或者包皮过长常被忽视,加上自我保健意识差,易反复出现包皮阴茎头炎,继发包皮口狭窄、包茎,甚至阴茎肿瘤,延误诊治;此外,老年人免疫功能低下,易感染梅毒、尖锐湿疣、艾滋病等性传播疾病。施行包皮环切术前,应该详细询问病史,全面检查如血压、血糖、生化、心电图、心脏彩超等,对合并严重包皮阴茎头炎、糖尿病、高血压者需积极控制炎症,调整血压、血糖至稳定后,择期再行包皮环切术。对于包茎或者合并包皮肿物,更应慎重,做好知情告知,切除的包皮肿物建议行病理检查,若为恶性肿瘤则需进一步治疗。

四、包皮嵌顿及其处理

(一) 病因及临床表现

包茎嵌顿(paraphimosis)是指阴茎包皮内板外翻后,包皮缩窄环卡于阴茎冠状沟等处不能恢复原位,多见于患有包茎或包皮过长且包皮口较紧的患者。由于包皮口狭窄,强行翻转包皮后,没有或不能及时复位,狭小的包皮缩窄环紧箍在阴茎冠状沟下方,致包皮和阴茎头部的血液和淋巴液回流障碍,进而发生局部肿胀;如果嵌顿时间过长,包皮和阴茎头肿胀渐加重,出现淤血、疼痛,甚至发生溃疡、广泛坏死,后果严重。此外,此类患者在初次性生活时,也较容易发生包皮嵌顿,影响性体验,造成心理负担。

包皮过长继发包皮嵌顿者,多因阴茎头及包皮慢性炎症、手淫、性交频繁或性交过于粗暴等因素,使外翻的包皮出现水肿并逐渐加剧,加上未能及时复位而引发。由于起病缓慢、症状呈慢性进展,易被拖延就医,贻误病情。

亦可见于包皮手术时未将包皮缩窄环完全切开的患者,嵌顿程度一般较轻。

(二) 治疗

包皮嵌顿的治疗原则是及时去除包皮狭窄环,复位嵌顿的包皮,恢复局部血运。一旦确诊,应先行手法复位,待水肿及炎症消退后,再行包皮环切术。对水肿严重、不能手法复位者,试行穿刺减压后再行手法复位。如失败,可行包皮背侧切开复位。包皮复位后,积极治疗感染创面,消除水肿,后择期行包皮环切术。嵌顿时间较长的包皮甚至形成象皮肿,应予切除。

五、包皮环切术后处理

(一) 一般处理

耐心告知患者术前、术后注意事项,消除患者紧张情绪。术后当天宜卧床休息,术后1周内避免剧烈运动、局部摩擦等,1个月内禁止性生活及手淫。保持会阴部清洁,防止感染。术后可正常饮食,鼓励多饮水,保证排尿畅通。

(二) 切口处理

术后建议留院观察半小时,注意伤口有无渗血、渗液,阴茎头有无淤血、水肿。术后24h内如出现伤口渗血较多,甚至湿透外层敷料者,应立即打开敷料,视情况止血,再次包扎。套扎器包皮环切术后很少出血,一旦发生,应怀疑套扎器过早脱落,视术后时间采取缝合或包扎处理。一般情况下,术后2天内建议换药1次,视切口情况决定再次复诊、换药时间。术后禁忌行局部高频红外线、微波、光波等理疗。

(三) 疼痛处理

疼痛常与手术创伤或并发症有关。术后早期疼痛,可适当使用止痛药或镇静剂,减少阴茎勃起;应注意敷料是否包扎过紧,如发现阴茎头水肿、变紫,应及时松绑并重新包扎。术后2天仍持续疼痛者,需注意有无出血、感染等,视不同情况对症处理。

六、包皮环切术后并发症及其处理

常见并发症有切口出血、感染、包皮水肿;少见并发症有阴茎坏死、包皮切除过多或过少、切口裂开、阴茎头嵌顿、尿道口狭窄等。

（一）切口出血

常见原因有出血点处理不当或结扎线脱落、护理不当、阴茎过度勃起、切缘及系带处渗血、凝血功能障碍等。较小的切缘渗血可用纱布加压包扎；出血较多或血肿形成者需打开切口、清除血肿、止血等。

（二）切口感染

多因术前包皮阴茎头的炎症未控制、术中消毒不彻底、术后包扎不当、尿液浸渍敷料等致切口被污染、继发感染。治疗上，宜去除病因、清创、选择敏感抗生素治疗等。

（三）包皮水肿

术后患者多有不同程度的包皮水肿。近期水肿多因静脉与淋巴回流障碍、系带保留过多、包扎过紧、勃起过频、过早活动或长时间站立等原因所致。远期水肿多见于瘢痕体质、缝线异物反应以及早期水肿处理不及时等。早期水肿的处理包括保持阴茎于上位，弹力绷带加压包扎、局部热敷、适当服用消肿药物等；远期顽固水肿可考虑水肿包皮切除。

（四）阴茎坏死

少见但严重，近年多见于术后高频红外线、微波或光波理疗等。少见的原因如术后敷料包扎过紧、过久而未及时复诊换药者，罕见的原因有手术损伤阴茎、局麻药中加用肾上腺素以及坏死性筋膜炎。一旦怀疑阴茎坏死，应高度重视。在有效抗菌治疗下，及时清创，勤换药，必要时植皮、整复。

（五）包皮切除过多或过少

包皮切除过多或过少但不影响性生活者，可予观察。包皮切除过多，如有阴茎勃起疼痛或牵扯感、阴茎弯曲等影响性生活者，可考虑行手术矫正。

（六）包皮切口裂开

包皮切口局部裂开多见于切口血肿、感染、缝合过紧、缝线或吻合钉过早脱落；全层环形裂开多见于过早性生活或手淫。治疗上应先去除病因，局部裂口长度小于 2cm、无感染者可自行愈合；局部裂口较大者，感染控制后行清创缝合；全层环形裂开者应立即清创缝合。

（七）阴茎头嵌顿

多见于包皮皮下狭窄环未完全切开或术后形成新的狭窄环、套扎器或缝合器型号选择过小者。嵌顿一旦发生，应立即将狭窄环切开或纵切横缝，使用缝合器者应剪开吻合钉环、橡皮垫圈等。

（八）尿道口狭窄

多见于包茎反复感染、术中包皮粘连重又不慎损伤尿道外口者，罕见消毒液过敏、闭塞性干燥性阴茎头炎。轻症患者可定期尿道扩张，狭窄严重者应行尿道外口切开或成形术，注意术中取活检。术后可局部应用皮质类固醇软膏预防复发。

其他罕见的并发症有皮桥、包皮囊肿、尿道损伤、阴茎下弯、阴茎皮下硬结、阴茎痛性勃起、尿潴留、包皮粘连等，一旦发生按相关疾病诊疗原则处理。

【思考题】

1. 包皮环切术的适应证、禁忌证有哪些？
2. 包皮环切术的手术方式、并发症、术后注意事项有哪些？

第二节 埋藏阴茎(隐匿阴茎)

一、定义

目前,国外文献使用阴茎显露不良(inconspicuous penis)作为总称,用来描述阴茎体积正常而外显不足的一大类疾病。而小阴茎(micropenis)多认为由内分泌异常或尿道下裂、两性畸形所引起,不属于阴茎显露不良的范畴。根据第 11 版 *Campbell-Walsh Urology*,阴茎显露不良是指阴茎看似短小,但从耻骨联合到龟头顶端测量的阴茎拉伸长度(stretched penile length, SPL)正常、阴茎干直径正常的一类疾病,包括埋藏阴茎(buried penis)(图 11-2-1、图 11-2-2)、束缚阴茎(trapped penis)(图 11-2-3)、蹼状阴茎(webbed penis)(图 11-2-4)。该书中明确指出:埋藏阴茎也称为隐藏阴茎(hidden penis)或隐匿阴茎(concealed penis),都是正常发育的阴茎隐藏在耻骨上脂肪垫中,并根据隐匿的病因分为三类:①阴茎根部的皮肤在阴茎耻骨处固定不良(先天性);②肥胖(先天性,而后天性通常见于年龄较大的儿童和青少年);③阴茎手术(通常是包皮环切术)后瘢痕形成(束缚阴茎)。也就是说,国外文献认为埋藏阴茎与隐匿阴茎是一回事,还包括束缚阴茎,目前多用"阴茎显露不良(inconspicuous penis)"或者"埋藏阴茎(buried penis)"作为专业术语,较少使用"隐匿阴茎(concealed penis)"作为专业术语。

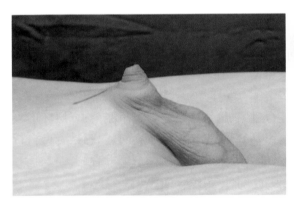

图 11-2-1 男童(5 岁)的埋藏阴茎

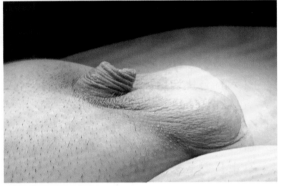

图 11-2-2 成人(24 岁)肥胖相关的埋藏阴茎

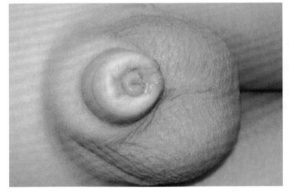

图 11-2-3 包皮环切术后瘢痕束缚导致的埋藏阴茎

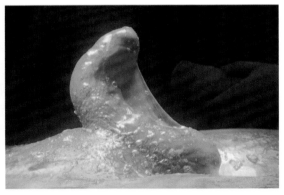

图 11-2-4 蹼状阴茎,合并包茎致阴茎勃起向下弯曲

国外文献早期使用的"隐匿阴茎(concealed penis)"这一专业术语传入国内后,被广泛使用至今。在国内文献中,有认为隐匿阴茎与埋藏阴茎是同一个疾病,并多用"隐匿阴茎"作为专业术语;也有认为是两个不同疾病,隐匿阴茎是先天性的筋膜发育异常、阴茎皮肤没有正常附着于阴茎体,埋藏阴茎与先天和/或后天耻骨上较多的脂肪垫或巨大疝、鞘膜积液相关,分别使用"隐匿阴茎"与"埋藏阴茎"这两个专业术语。此外,国内文献也将"束缚阴茎"单列,认为其不属于隐匿阴茎范畴。

本节认为隐匿阴茎与埋藏阴茎是同一个疾病,并采用目前国际通用的"埋藏阴茎"作为专业术语,定义表述为:埋藏阴茎,又称隐匿阴茎,指阴茎发育良好,但阴茎体埋藏于耻骨上脂肪垫的一种疾病。

二、流行病学

埋藏阴茎是小儿泌尿男科常见病,成年男性也不少见。国内文献报道,合肥地区 5 172 名青少年的发病率为 0.68%(1997 年),仅次于包茎和包皮过长。酒泉市 4~18 岁共计 4 834 名男生的检出率为 2.39%(2012 年);上海市 6~19 岁中小学男生的总检出率为 2.5%(2012 年),尤以 11.0~15.9 岁年龄组和性发育早期组的检出率较高,并指出埋藏阴茎与肥胖的多种指标有关,尤其是中心性肥胖。

三、病因

埋藏阴茎的发病原因至今尚未完全阐明。目前,先天的阴茎皮肤浅筋膜发育异常学说受到学者普遍认可:正常有弹性结构的肉膜发育成异常增厚的条索状纤维,从下腹部浅筋膜深层(Scarpa 筋膜)延伸,附着在阴茎体背侧中间或远端,束缚阴茎体的外露,其远端附着点离冠状沟越近,阴茎隐匿越严重。故手术的目的是切除发育不良肉膜,使阴茎体外露同时行阴茎体固定及包皮整复,即 Devine 术。后续有许多改良术式,进一步改善了术后的阴茎显露效果。

先天的埋藏阴茎多因阴茎肉膜发育异常,常合并包茎,多见于新生儿和小儿;而年长儿童、青少年甚至成人的埋藏阴茎,除了先天因素外,也与后天的肥胖、耻骨上局部脂肪组织过多有关,可能合并包茎,大多数为多种病因共存。包皮环切术后瘢痕形成所致的束缚阴茎,往往与多种因素有关,如对合并巨大疝、鞘膜积液或蹼状阴茎的新生儿行常规包皮环切,阴茎头因包皮术后瘢痕无法外露,致阴茎体陷入耻骨前脂肪中。

四、临床表现及诊断

(一)诊断标准

因命名及分类不一,故无统一的诊断标准。通常,新生儿和小儿的埋藏阴茎具以下特点:阴茎疲软时,阴茎外观短小,有包茎则呈鸟嘴样(图 11-2-1);年长儿童、青少年甚至成人的埋藏阴茎多与肥胖、耻骨上局部脂肪组织过多有关(图 11-2-2);二者如用手将阴茎皮肤推向阴茎根部,均可见发育正常阴茎体,松手后迅速恢复原外观。

术前体检对诊断埋藏阴茎具有较高的准确度,但也存在较高的误诊率,肥胖是造成高误诊率的主因,术前减肥能显著提高术前体检的诊断效能,降低假阳性率。部分肥胖儿童,随着青春期发育,先前诊断的埋藏阴茎自然改善或消失,有人称之为"假性隐匿阴茎"。

(二)临床分型

根据不同的病理改变,有国内学者将小儿隐匿(埋藏)阴茎分为:包茎型、索带型、小皮套型和肥胖型四种类型。

（三）临床分度

埋藏阴茎的严重程度与纤维索带远端附着点距冠状沟的距离有关，纤维索远端附着点越靠近冠状沟，阴茎埋藏的程度越严重。Spinoit 等根据严重程度分为：

轻度：阴茎少部分埋藏于皮下，但较正常阴茎显露少，排除包茎、小阴茎者。

中度：阴茎大部分埋藏于皮下，牵拉阴茎头，阴茎体大部分能外露，但放开后很快回缩者。

重度：阴茎完全埋藏于皮下，腹壁皮肤平面仅能扪及包皮者。

五、治疗

（一）目前对于埋藏阴茎是否需要尽早手术治疗存在争议

1. 保守方认为 埋藏阴茎是处于发育期的阴茎，手术矫正对幼儿来说是不必要的。青春期睾酮释放增加，肉膜受其影响由厚变薄，耻骨前的脂肪减少或重新分布，再加上阴茎自然生长，埋藏阴茎会随年龄增长而自愈，即使手术也最好在 13 岁以后进行。继发于肥胖的隐匿（埋藏）阴茎，体重减轻和锻炼计划至关重要，可能不需要手术。若合并包茎，可予皮质激素外用扩张包皮口。必要时，可配合包皮环切术。

2. 手术方认为 成人埋藏阴茎也有较多文献报道，说明部分埋藏阴茎患儿未接受治疗并未自愈。埋藏阴茎随年龄增大而自愈的可能性不存在，其严重程度与年龄没有相关性；肥胖并非是埋藏阴茎的原因，其与埋藏阴茎的严重程度仅有微弱负相关，但无统计学意义；埋藏阴茎的严重程度与激素水平有相关性，但也是在埋藏阴茎解剖异常的情况下才有统计学意义。因此，埋藏阴茎需及早治疗，最好在学龄期前后手术矫正，有利于患儿的身心健康及阴茎发育等。

（二）手术治疗时机

由于婴幼儿体型的关系，耻骨前脂肪层较厚，阴茎外显较差，国外建议手术的最早时间为患儿 3~6 月龄。

国内有学者总结出我国男性出生后正常阴茎生长发育规律：1 岁以前阴茎有较快增长（0~6 个月为小青春期），1~10 岁阴茎增长缓慢，11~15 岁阴茎进入快速增长期（即进入青春期），16 岁以后虽也有增长，但组间差异已无统计学意义。因此，国内较多学者掌握学龄前矫治，也有利于患儿的身心健康及阴茎发育等。

国内有学者根据临床类型，认为索带型、包茎型、小皮套型埋藏阴茎限制阴茎的正常发育，也是建议在学龄前完成手术；肥胖型患者建议先减肥后手术。

对于成年人，一经诊断，建议尽早手术，尤其是合并包茎者。在大多数严重病例，切开阴茎悬韧带、切除耻骨上脂肪垫或抽脂。耻骨上脂肪垫的切除或抽脂适用于青春期后成人，因为青春期前的男孩可能会因青春期生长而失去脂肪。

（三）手术治疗原则

埋藏阴茎一经诊断，禁忌行单纯包皮环切术，因包皮环切术不但不能纠正埋藏的阴茎，甚至因瘢痕而加重埋藏阴茎的表现，还可导致后期矫正时包皮皮肤缺损较多等问题。根据其不同的病因、主要临床病理特征及严重程度来设计。

1. 解除异常筋膜附着关系 这是基本共识。

2. 将阴茎皮肤在阴茎根部固定或不固定 目前还存有争议。因在阴茎根部切开、皮下分离，会不同程度影响阴茎皮肤的淋巴回流，术后出现阴茎皮肤广泛水肿，并且可能在固定处由于皮下空虚积血形成感染。另外，如果在固定时操作不当，有损伤精索及阴茎神经血管的风险,导致阴茎勃起疼痛,甚至阴茎血供不足以及阴茎皮肤感觉障碍,因此有学者不强调阴茎固定。多数学者主张固定阴茎背侧包皮甚至阴茎腹侧包皮。固定方式及位置也有争议,背侧:阴茎真皮是与阴茎白膜还是与耻骨骨膜固定?多数是将阴茎真皮是与阴茎白膜固定,但也有三者固定在一起的报道;腹侧:阴茎白膜与阴囊肉膜固定,有的不固定。固定线可用不可吸收线、可吸收线,Prolene 线、PDS 线。

3. 重建阴茎耻骨角和阴茎阴囊角　利用阴茎腹侧、阴茎阴囊交界处的皮肤覆盖创面,使阴茎体充分前伸,这已经成为基本共识。

（四）手术方法演变

1958 年,Schloss 首次尝试修复隐匿性阴茎;1968 年,Glanz 在一位 57 岁老人身上成功完成了隐匿性阴茎的 Z 形整形术;1975 年,Shiraki 式(包皮内板展开术);1986 年,Maizeles 式;1990 年,Johnstons 式;1992 年,Devine 式,现已成为一种较成熟且应用较多的式式;2001年,Brisson 的阴茎脱套术;2007 年,Borsellino 式;2009 年,Sugita 式;2016 年,国内苏新军等提出新术式:经阴茎阴囊交界部入路阴茎逆行脱套+阴茎脚、阴茎浅悬韧带固定术。

以上术式各有优缺点,临床较为常用的术式有 Devine 术式、Brisson 术式、Borsellino 术式以及它们的改良术式。

（五）束缚阴茎的治疗

对于包皮环切术后瘢痕导致的束缚阴茎,可在止痛后用止血钳强力扩张瘢痕;或外涂糖皮质激素(如倍他米松、莫米松等)乳膏配合手法翻开包皮狭窄环,大多数获得完全解决或仅需对狭窄环进行简单的切开,使需要做正式手术修复的病例减少了 79%。如果局部应用皮质类固醇无效,国外建议儿童至少 6 个月大时进行选择性修复,手术方法类似于先天性埋藏阴茎。

六、手术并发症及远期疗效

隐匿(埋藏)阴茎患者术后并发症的发生率为 13.6%,其中早期最常见并发症为伤口渗血及皮下血肿(25.4%),远期最常见并发症为包皮内板赘生(22.2%);几乎每个患者都有术后阴茎淋巴水肿,在 6 周后可自发消退;没有发生如皮肤坏死,组织挛缩或伤口感染等其他并发症;患者父母对患者的阴茎尺寸、形态、排尿状态和卫生状况的满意度在术后均有显著改善。

—— 【思考题】 ——

1. 埋藏阴茎的病因、主要临床表现是哪些?
2. 埋藏阴茎手术治疗的时机、原则是什么?

第三节　小　阴　茎

小阴茎(micropenis)是指具有正常内外男性生殖器的情况下,阴茎拉伸长度(stretched penile length,SPL)低于相同年龄或相同性发育状态人群平均值 2.5 个标准差以上者,是基于正确阴茎测量长度基础上的一种医学诊断。

一、阴茎的分化与发育过程

从妊娠 8 周开始,母体胎盘 HCG 开始刺激胎儿睾丸间质细胞分泌睾酮。睾酮在 5α-还原酶的作用下转化为 DHT,DHT 与靶器官 AR 结合发挥作用,促进生殖结节分化生长后形成阴茎,于妊娠 12 周完成阴茎分化。妊娠 12 周后,胎儿的下丘脑、垂体发育成熟,由下丘脑产生的 GnRH 刺激垂体前叶分泌 LH 和 FSH,LH、FSH 与 HCG 共同作用,刺激胎儿睾丸间质细胞分泌睾酮,睾酮转化为 DHT,DHT 刺激阴茎发育成熟。国外研究发现,胚胎发育至 10 周时,阴茎长度约为 0.3cm,以后每周约增长 0.7mm,到出生时约为 3.5cm。

出生后 6 个月内,男孩的下丘脑-垂体-性腺轴(hypothalamic-pituitary-gonadal axis,HPG)处于活跃状态,FSH 和 LH 促进睾酮分泌,称为小青春期(mini-puberty),阴茎、睾丸进一步生长发育。6 个月至青春期前,睾丸处于静默状态,阴茎依赖 GH 缓慢生长。据此,有学者认为出生后 6 个月内是诊断男孩促性腺激素缺乏的窗口时间及最佳时机,可为早期治疗提供客观依据。青春期前 1~2 年,肾上腺分泌雄激素增多,下丘脑 GnRH 神经元活化,垂体分泌 LH 和 FSH 增加,睾丸间质细胞分泌睾酮增加,睾酮与 GH 协同作用,促进男性第二性征发育,阴茎加速增长。青春期后,阴茎海绵体和白膜 AR 逐渐减少,直至消失,阴茎停止生长。

国内付超等采用直接测量法测量 0~18 岁各年龄段及成人共 2 197 位男性在阴茎静息状态下的阴茎长度,总结出我国男性出生后正常阴茎生长发育规律(表 11-3-1):1 岁以前阴茎有较快增长,1~10 岁阴茎增长缓慢,11~15 岁阴茎进入快速增长期,16 岁以后虽也有增长,但组间差异已无统计学意义。阴茎直径 10 岁前增长缓慢,与年龄并无明显相关性,10 岁以后阴茎直径有较快速增长且与阴茎长度增长同步,睾丸的增长较阴茎提前一年左右。

表 11-3-1　新生儿到成人各年龄段各 100 余例健康男性阴茎长度正常值($\bar{x} \pm s$)

年龄	阴茎长度/cm	年龄	阴茎长度/cm
新生儿	3.18±0.43	10 岁	4.42±0.60
1~12 个月	3.35±0.35 *	11 岁	4.48±0.67
1 岁	3.45±0.35	12 岁	5.13±1.07 *
2 岁	3.54±0.34	13 岁	5.54±1.23 *
3 岁	3.71±0.33	14 岁	6.03±1.40 *
4 岁	3.82±0.41	15 岁	6.90±1.21 *
5 岁	3.96±0.36	16 岁	7.12±1.22
6 岁	4.14±0.43	17 岁	7.26±1.16
7 岁	4.21±0.42	18 岁	7.33±1.06
8 岁	4.23±0.48	成人	8.17±0.97
9 岁	4.30±0.49		

注:* 指每一组与上一组比较,$P < 0.01$。

二、病因

阴茎分化于妊娠 12 周完成;阴茎的生长是在妊娠中晚期到青春期,是雄激素作用的结果。因此,真正的小阴茎是在妊娠 12 周后,由于胎儿或男孩自身下丘脑-垂体-性腺轴(HPG)及雄激素合成和转化过程中任何一个环节出现异常,激素受体及其后信号传导系统的异常,影响了阴茎的发育,导致小阴茎的形成。根据 HPG 轴功能和作用异常,小阴茎的病因分类如下:

（一）低促性腺激素型性腺功能减退

病变原发于下丘脑和/或垂体。包括下丘脑 GnRH 缺乏和垂体促性腺激素缺乏。前者有 Kallman 综合征、特发性及继发性 GnRH 缺乏等，后者包括多种垂体激素缺乏症（multiple pituitary hormone deficiency，MPHD）、单纯性 FSH 或 LH 缺乏。

（二）高促性腺激素型性腺功能减退

最常见的是原发于睾丸的原发性性腺发育不全；但还包括促性腺激素 LH、FSH 受体缺陷；雄激素合成或代谢障碍，如 AR 缺乏症及 5α-还原酶缺乏症。

（三）性染色体或常染色体异常

小阴茎患者可有性染色体异常，如 46,XX 性发育疾病（disorders of sex development，DSD）中的睾丸性 DSD（*SRY* 阳性，重复 *SOX9*），其外生殖器为男性外观。常染色体异常的如 Prader-Wille 综合征、Laurence-Moon-Biedl 综合征等。

（四）先天性肾上腺皮质增生症

主要指睾酮合成减少的这一类型，如 3β-羟类固醇脱氢酶（3β-HSD）缺陷症、17α-羟化酶（17α-OHD）缺陷症等。

（五）特发性小阴茎

常见于体质性青春期发育延迟患者，其下丘脑-垂体-睾丸轴激素分泌正常，但在青春期前存在小阴茎畸形，到了青春期又多能迅速增长，推测其病因可能是胚胎后期促性腺激素刺激延迟、一过性睾酮分泌下降或为 AR 异常所致。

（六）基因突变

近年来的研究表明，相关基因突变是小阴茎发生的重要分子生物学基础。GnRH、LH、FSH、睾酮的受体均属 G 蛋白受体家族，基因突变导致遗传性受体功能异常。如 GnRH 及其受体突变、*KAL* 基因突变、*GP54* 基因突变，可引起低促性腺激素性性腺功能减退症。*CYP17A1* 基因突变致 17α-羟化酶缺陷症（17alpha-hydroxylase deficiency，17α-OHD），*HSD17B3* 基因突变致 17β-类固醇脱氢酶缺乏，都可导致睾酮的合成障碍。*SRD5A1* 和 *SRD5A2* 基因突变致 5α-还原酶缺乏症，DHT 减少。AR 突变导致雄激素作用障碍，出现雄激素不敏感。*AMH* 基因缺陷导致睾丸支持细胞分泌 AMH 不足，但 InhB 正常，发生苗勒管永存综合征。

三、诊断

小阴茎在临床上并不罕见，是一些内分泌（图 11-3-1）、遗传性疾病的外在表现，是男性化不全的最常见体征，由雄激素产生不足或靶器官不敏感引起，常伴有小睾丸、隐睾、小阴囊等其他外生殖器发育不良。

（一）小阴茎的诊断标准

1. 阴茎长度测量 阴茎拉伸长度即 SPL，最早由 Schonfeid 等提出确定阴茎长度的方法，现已被广泛接受。标准的 SPL 测量方法是在室温、静息状态下，无张力牵直阴茎使其处在伸展状态，沿着阴茎背部，测量从耻骨联合阴茎根部至阴茎头顶端的距离即为阴茎长度（不包括包皮长度）。测

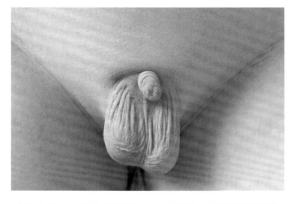

图 11-3-1　垂体柄阻断综合征男孩 16 岁时的阴茎

量肥胖或埋藏阴茎患儿时,须尽量推开耻骨联合前脂肪垫及周围组织,以使其测量准确。

2. 小阴茎的诊断标准 小阴茎的诊断是指 SPL 低于相同年龄或相同性发育状态人群平均值 2.5 个标准差以上者,且无女性化特征及尿道下裂表现。诊断小阴茎需要正常阴茎长度的参考值。不同种族、地区、时期儿童阴茎长度的正常值不同。

目前国外通常采用 Custer 等的研究数据,但国外阴茎数据正常值并不适合中国人。国内目前尚无统一的正常值标准,付超等检测了从新生儿到成人各年龄段各 100 余例健康男性阴茎生长正常值,样本量达 2 197 例,有一定的参考价值(表 11-3-1)。亦有文献指出,新生足月儿 SPL≤1.9cm,就可诊断为小阴茎。

(二)小阴茎的相关检查

1. 病史询问 注意患者的家族史、生长发育史、智力水平、腮腺炎性睾丸炎史、用药史、嗅觉等。另外要询问母亲孕期的情况。

2. 体格检查 注意患者的身高、体重、年龄、骨龄、SPL、第二性征发育情况,后者包括患者的胡须、腋毛、阴毛、睾丸、阴囊、阴茎及乳房发育情况等。

3. 实验室检查

(1)染色体检查:染色体核型检查有助于发现遗传性疾病,如 46,XX 性发育疾病及 Klinefelter 综合征等。必要时行 *SRY* 基因检测。

(2)激素检查:

1)下丘脑-垂体-性腺轴功能的检查:包括 FSH、LH、睾酮,必要时加查 PRL、DHT。青春期启动前的儿童,FSH、LH、睾酮均较低。如年龄已达青春期,但 FSH、LH 高而睾酮低,应怀疑睾丸病变,可做 HCG 兴奋试验(见第六章第二节中"性腺功能试验")来验证;如 FSH、LH、睾酮均低,应怀疑病变部位在下丘脑/垂体,可做 GnRH 兴奋试验(见第六章第二节中"性腺功能试验")来鉴定,必要时需进行 GnRH 兴奋试验序贯 HCG 兴奋试验;如以上试验均正常,考虑小阴茎的原因在下丘脑。如果各项检查发现激素分泌均正常,应考虑是否为阴茎的 AR 不敏感。

2)AMH 及 InhB 的测定:均为男性睾丸支持细胞的产物,低下提示一定程度的睾丸发育不全。

3)先天性肾上腺皮质增生症中,3β-羟类固醇脱氢酶(3β-HSD)缺陷症、17α-羟化酶(17α-OHD)缺陷症等可导致睾酮合成减少,需要进行 ACTH、皮质醇、肾素-血管紧张素-醛固酮、电解质、脱氢表雄酮、δ4-雄烯二酮等检测。

4)疑有肾上腺皮质功能不全,需行 ACTH 兴奋试验。

5)对多种垂体激素缺乏症(multiple pituitary hormone deficiency,MPHD)的患者,除了检测性激素外,还需检测 ACTH、促甲状腺素、GH、PRL。

4. 影像学检查 怀疑病变部位在下丘脑、垂体者,行垂体 MR 或 CT 检查。怀疑病变部位在睾丸者,行睾丸 B 超检查。此外,盆腔 B 超可了解内生殖器官结构;肾上腺 CT 检查可了解有无肾上腺皮质增生、肿瘤等。

5. 雄激素诊断性治疗 该方法用于检测有无雄激素抵抗。口服十一酸睾酮每日 40mg,共 3~4 个月。如阴茎能增大,则可除外雄激素抵抗。治疗后有效者,阴茎至少应比治疗前增长 2.5cm。

四、治疗

治疗小阴茎的目的,一是要改善患者外生殖器的发育,以期获得正常的阴茎外观;二是要改善患者将来的性能力和生育能力。治疗时，遵循个体化原则，模拟青春期发育，减少器官干预。

（一）治疗时机

既往是到青春期或青春期后，小阴茎及小睾丸才被重视而获得诊断，治疗也往往在青春期或青春期后才开始。有研究显示，62.7%的小阴茎患者在儿童时期就感到焦虑，剩余37.3%的患者也会在青春期开始焦虑，严重影响患儿的身心发育。因此，应尽早明确诊断，早期临床干预。现认为，小阴茎（包括小睾丸）应在小青春期就应该获得早期诊断，并进行早期治疗，使小阴茎（包括小睾丸）在青春期前或青春期得到纠正，这可减少成长过程中及成年后的心理障碍、性功能障碍等，最大限度改善成年后的生育能力。

（二）治疗方法

内分泌治疗是治疗小阴茎的主要方法，不同病因的治疗方法不同，应在准确诊断的基础上进行治疗。内分泌治疗包括 GnRH 微量泵脉冲治疗、促性腺激素（如 FSH、LH、HCG）治疗、雄激素（如睾酮及其衍生物）的替代治疗 3 种。

1. 内分泌治疗

（1）GnRH 微量泵：对下丘脑病变患者，如垂体功能正常，可用 GnRH 微量泵，全模拟青春期时下丘脑脉冲分泌模式，每 90min 脉冲 1 次，每次 5~20μg，可改善垂体分泌促性腺激素的功能。提高睾酮水平并改善精子活力，长期规律治疗效果肯定。

（2）促性腺激素治疗：应用促性腺激素，可部分模拟青春期，适用于下丘脑或垂体异常者。如对低促性腺激素型性腺功能减退患者，在小青春期内可用重组 FSH 和重组 LH 治疗，治疗剂量需根据患者血清 FSH、LH 水平调整，使血清 FSH、LH 保持在 3 个月龄时的正常值。在青春期，使用 HCG 1 000~2 000IU 每周 2 次肌内注射，可提高内源性睾酮水平，促进阴茎等第二性征发育；适时联合 FSH 或人绝经期促性腺激素（human menopausal gonadotropin，HMG）75~150IU 肌内注射，每周 1~2 次，促进生精小管发育和精子发生与成熟。

（3）雄激素（如睾酮及其衍生物）的替代治疗：主要药物包括庚酸睾酮、十一酸睾酮和 DHT 等，给药方式包括针剂、口服制剂、外用软膏和贴剂等。无论是低促，还是高促性腺激素型性腺功能减退的患儿，均可应用雄激素治疗，属终端模拟。年龄<11 岁的婴儿、青春期前儿童，给予外源性庚酸睾酮 25mg，每月 1 次，共 3 个月。有国外文献报道，婴儿的阴茎长度通常增加 100%以上，可重复治疗。在 DHT 的小阴茎患者，使用高剂量睾酮能有效增大阴茎；5α-还原酶缺乏症的小阴茎患者，可使用 DHT 软膏，3~4 个月有效且血清 DHT 可达到正常范围。在我国，睾酮制剂主要是十一酸睾酮，有口服和针剂两种，口服十一酸睾酮胶丸（40~80mg）2 次/d，或肌注十一酸睾酮注射液 250mg 1 次/月。

2. 手术治疗　适用于内分泌治疗失败的青春期后的小阴茎患者，目前大多数学者认为成年后小阴茎（SPL<7cm）可选择手术方案。在充分告知下，可选择阴茎延长术或阴茎增粗成形术。不主张应用于婴幼儿。

五、随访及预后

小阴茎患儿用药期间应每月复诊，观察第二性征发育情况，测量 SPL 和睾丸体积，监测生殖激素水平，适时调整用药剂量或治疗方案，待阴茎达到满意长度时停药观察，但睾丸可能达不到预期的效果。还需注意到，睾酮使用时间过长、剂量过大会抑制下丘脑-垂体-性腺轴，并可促使骨骼过早闭合，影响患者终身高水平，并可能通过诱导生精小管纤维化等直接影响生精过程。

此外,青春期小阴茎患儿临床干预前,务必关注就诊时患儿身高水平,如小阴茎患儿合并矮小症(身高低于同龄、同性别儿童 2 个标准差以上者),明确矮小症病因,首选补充 GH 纠正矮小症,待患儿身高欠缺纠正后再治疗小阴茎。

总之,对小阴茎患者应长期随访至成年,了解患者的阴茎睾丸发育、身高、性行为及生育能力。如能早期诊断、采取正确的内分泌治疗,辅以心理治疗,成年后虽然大部分患者的阴茎长度仍低于正常,但性行为正常,部分能正常生育;反之,延迟诊断、内分泌治疗不规律或延迟,患者成年后的阴茎发育较差,性行为及性心理异常,有的甚至要求变性。

【思考题】

1. 小阴茎的病因及诊断标准?
2. 小阴茎的治疗原则与方法主要有哪些?

第四节 阴茎弯曲畸形

阴茎弯曲(penile curvature)畸形是指阴茎在勃起状态下呈轴向(腹侧或背侧)、侧向或者复合型的弯曲畸形,可分为先天性阴茎弯曲畸形与获得性阴茎弯曲畸形。先天性阴茎弯曲畸形常与阴茎及尿道的胚胎发育异常有关,随着病因的不同,可有多种不同类型,对其处理方式亦有所不同。获得性阴茎弯曲常与阴茎损伤有关。

根据阴茎头与阴茎体纵轴的夹角来评估弯曲角度。轻度的阴茎弯曲对性交无明显影响,中重度的阴茎弯曲则可影响阴茎的插入,并可造成女方的不适。此外,阴茎弯曲对男性的性心理也会产生不良影响,甚至导致 ED。

一、先天性阴茎弯曲畸形

(一) 病因及分类

先天性阴茎弯曲畸形的病因尚不清楚,主要与下列因素有关:①尿道发育不良、尿道海绵体缺乏;②阴茎深筋膜和肉膜发育不良。此外,临床上亦发现某些先天性的阴茎弯曲系由于阴茎海绵体白膜发育不对称,或者先天性短尿道,导致Ⅳ型或Ⅴ型的先天性阴茎弯曲畸形。

随着对阴茎及尿道的胚胎发育过程研究的深入,人们对临床各类型阴茎弯曲畸形也有了新的认识。有或无尿道下裂的"阴茎下弯畸形"通常伴有阴茎海绵体发育不良及阴茎短小,而真正的先天性阴茎弯曲患者的阴茎一般发育正常,勃起时阴茎大小在正常范围内。

(二) 无尿道下裂的阴茎下弯畸形

阴茎弯曲和尿道外口位置异常是先天性尿道下裂畸形的两个重要病理表现形式。阴茎在勃起时向腹侧不同程度地下弯,此类阴茎弯曲往往归属于尿道下裂;而较为少见的先天性尿道上裂,阴茎勃起时可向背侧弯曲。

临床上亦可见到没有尿道下裂、尿道口开口于阴茎头端的、阴茎勃起时向腹侧下弯的先天性阴茎弯曲,其实质是位于阴茎腹侧的尿道周围组织结构在胎儿时发育不良所致,表现为"无尿道下裂的阴茎下弯畸形(chordee without hypospadias)",也称之为"原发性阴茎下弯"。

有关无尿道下裂的阴茎下弯畸形的流行病学研究较少,发病率为 4%~10%。

1. 临床特征

（1）尿道周围组织存在不同程度的缺损：正常尿道的周围有尿道海绵体及阴茎筋膜等。Devine 和 Horton 根据尿道周围组织的缺损程度，将"无尿道下裂的阴茎下弯畸形"分为 3 型。

1）Ⅰ型的尿道外口位于阴茎头端，尿道上皮发育正常且仅由一层薄的黏膜管组成，但尿道周围组织（包括尿道海绵体、Buck 筋膜及肉膜）没有正常形成，表现为缺失或发育不良，尿道直接位于皮下。在尿道腹侧及两侧形成纤维条索，阴茎被尿道下及两侧的纤维组织牵拉并向腹侧弯曲，病情最严重。

2）Ⅱ型的尿道被包含在正常发育和融合的尿道海绵体中，但源自间充质的 Buck 筋膜及肉膜发育异常，在尿道下方和两侧形成纤维组织索带，导致勃起时阴茎向腹侧弯曲。

3）Ⅲ型的尿道、尿道海绵体和 Buck 筋膜均正常发育并在腹侧融合，但阴茎肉膜发育异常，被无弹性纤维索带取代，可导致较为严重阴茎弯曲。肉膜的发育不良常与阴茎的复杂弯曲有关。如果发育不良的肉膜范围较广，无弹性的肉膜会限制阴茎伸出，使阴茎体埋藏于耻骨上的脂肪垫中。多数该型患者的耻骨上脂肪垫异常突出，该特征可能与胎儿发育过程中固有的雄性化进程异常有关。

（2）阴茎多短小，勃起时向腹侧弯曲：多数为年轻或儿童患者，其阴茎较正常同龄人短小。阴茎勃起时，通常表现为腹侧弯曲或与扭转相关的腹侧弯曲（复杂性弯曲）。在青春期前，阴茎就有明显的勃起弯曲；如果是青春期就诊，患者可能会有青春期过程中阴茎弯曲度逐渐增大的病史。

（3）阴茎腹侧皮肤多有异常：阴茎包皮可呈现出经典的"头巾状"，或者是阴茎阴囊交界处的位置偏高。另外，在许多情况下，牵拉阴茎时，阴茎腹侧可触及无弹性的纤维条索状组织。

2. 诊断 病史询问、体格检查可明确诊断，但应注意与阴茎头型及冠状沟型尿道下裂相鉴别。同时还要注意与先天性阴茎弯曲加以鉴别，在无尿道下裂的阴茎下弯畸形患者，其勃起阴茎的大小与阴茎疲软的基本一致，而先天性阴茎弯曲患者的勃起阴茎明显较疲软时增大。

3. 治疗 轻度阴茎弯曲者可观察；中重度阴茎弯曲者，建议尽早治疗，甚至在青春期前即可手术矫正。

（1）术前评估：包括阴茎弯曲程度评估、勃起功能评估和心理评估。阴茎弯曲程度的评估，可在体检时诱发阴茎勃起来测量，也可用患者提交的阴茎勃起时的不同角度的照片来测量。同时，勃起功能正常是手术的前提，但儿童的勃起功能评估存在一定困难。此外，解决患者的心理问题是疾病治疗的一个重要组成部分，建议患者术前开始接受心理咨询或治疗。

（2）手术治疗：针对无尿道下裂的阴茎下弯畸形的矫正，目前一般不主张切断尿道。因尿道及尿道海绵体通常不是导致阴茎腹侧弯曲的原因，即使尿道海绵体有明显异常，甚至尿道仅是一个上皮性管道，尿道及尿道海绵体也都可广泛游离动员至足够长度。①可先使用人工勃起判断弯曲程度，后沿冠状沟下方行阴茎皮肤脱套，通过切除阴茎腹侧所有的异常组织和广泛动员从阴茎头到会阴的尿道海绵体，可使约 70% 患者的阴茎变直，最后将阴茎头背侧的包皮转移到腹侧，覆盖尿道。脱套时，注意避免损伤尿道，否则，可能需行尿道修补或成形术。②残余的阴茎弯曲，往往是由于阴茎海绵体腹侧面白膜缺乏弹性，或者阴茎海绵体背侧白膜长于腹侧白膜所致，此时可行背侧中线折叠术（如改良的 Nesbit 法），注意保护背侧的神经血管束。

少数病例的阴茎弯曲是由于尿道偏短造成，造成阴茎弯曲严重（>45°），前述方法常无法完全伸直阴茎,需要切断尿道行尿道成形术,同时建议行腹侧阴茎延长以防止阴茎缩短。可在阴茎海绵体腹侧白膜 3 点到 9 点位置做横切口,游离白膜以伸直阴茎,其缺损区用睾丸鞘膜或移植物等修补;腹侧延长后,有时需在背侧中线增加一较短的折叠。

(三) 单纯先天性阴茎弯曲

单纯先天性阴茎弯曲(congenital penile curvature)(图 11-4-1),即传统分型的 Ⅳ 型,是由于阴茎海绵体发育不对称、弹性不平衡,导致勃起时阴茎不对称,但尿道开口于阴茎头正常位置,没有尿道畸形。在 Kelâmi 等报道的单纯先天性阴茎弯曲中,其中向腹侧偏斜最多(48%),还有的为侧向偏斜(24%)、背侧偏斜(5%)以及腹侧和侧向复合偏斜(23%)。

流行病学研究显示,单纯先天性阴茎弯曲在出生时的人群患病率为 0.04% ~ 0.60%。

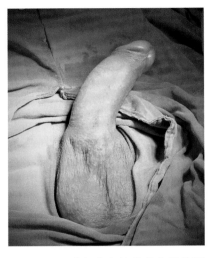

图 11-4-1　成年患者的单纯先天性阴茎弯曲畸形

1. 临床特征

(1) 阴茎海绵体发育不成比例:在单纯先天性阴茎弯曲中,尿道、尿道海绵体和筋膜层发育正常,但是阴茎海绵体发育不成比例。某一部位阴茎海绵体白膜相对短缩或缺乏弹性,使白膜顺应性出现不对称,导致阴茎勃起时发生弯曲。

(2) 阴茎大小正常,勃起时的弯曲方向多变:阴茎在疲软时大小正常,但勃起后会变大,并可向腹侧、侧向(最常见的是左侧)或是少见的背侧方向弯曲,部分表现为复合型弯曲。弯曲为平滑的弯曲,通常涉及阴茎体的整个悬垂部。

(3) 多在青春期后就诊,就诊时间偏晚:许多患者在青春期前就已经注意到了弯曲,但认为这是正常的。青春期时阴茎快速发育,阴茎弯曲度增加。患者通常是 18 ~ 30 岁健康的年轻男性,常因阴茎美学和/或性方面的原因就诊,有时候会等到 30 岁以后才就诊。

2. 诊断

病史询问、体格检查可明确诊断,但应注意与无尿道下裂的阴茎下弯畸形、获得性阴茎弯曲相鉴别,前者的尿道周围组织存在发育异常,后者常因损伤导致阴茎弯曲。

3. 治疗

并非所有阴茎弯曲都需要手术矫正,接受手术治疗的大多数患者的弯曲角度为 30° ~ 90°。在 Kelâmi 的病例队列中,16% 的患者弯曲偏差超过 60%,44% 的患者偏差在 30% ~ 60%,40% 的患者偏差小于 30%。术中人工勃起可明确弯曲程度。

(1) 术前评估:手术应在青春期后进行。术前评估包括阴茎弯曲程度评估、勃起功能评估和心理评估。阴茎勃起的照片应包括在术前评估中,因有研究表明,根据弯曲程度和使用的修复类型,可以预估阴茎长度平均损失约 2.5cm。同时,术前勃起功能正常是手术的前提,术前了解患者的勃起功能,可减少术后不必要的纠纷。此外,解决患者的心理问题是疾病治疗的一个重要组成部分。

(2) 手术方法:针对单纯先天性阴茎弯曲的矫正手术,首先阴茎脱套,完全切除尿道海绵体及阴茎海绵体周围组织尤其是纤维组织,必要时可把尿道海绵体从阴茎头到阴茎阴囊交界处阴茎海绵体中分离出来。再根据弯曲情况,选择弯曲对侧白膜缩短术或弯曲侧白膜补片移植延长术。弯曲对侧白膜缩短术包括弯曲对侧白膜切除折叠术(Nesbit 术及改良 Nesbit 术)、弯曲对侧白膜纵切横缝术(Yachia 术)、弯曲对侧单纯白膜折叠术(tunica albuginea plication,

TAP），缝线多采用强度较大的尼龙线，线结埋藏于折叠处内部。

术中特别注意保护背侧神经血管束，以免阴茎头感觉丧失和缺血。每一次矫正后，均应行人工勃起以鉴证阴茎是否完全伸直。术中一般用生理盐水行人工勃起，不推荐常规使用止血带，因其可能限制弯曲近端的显露，尤其是在阴茎腹侧弯曲。可向骨盆方向压迫阴茎脚完成人工勃起。阴茎人工勃起后能够显示出阴茎弯曲的特征和弯曲度最大处。

在某些情况下，可以在阴茎最弯处作小切口进行阴茎侧弯的修复，但阴茎体上横向切口欠美观，多建议行冠状沟下的脱套切口。此外，包皮过长者，建议同期行包皮环切术，以预防术后包皮水肿。

（四）先天性短尿道

先天性短尿道（congenital short urethra）极少见，即传统分型的 V 型，诊断应慎重。其特点是阴茎的所有部件都得到了正确融合（如白膜、尿道、尿道海绵体、阴茎筋膜、肉膜和腹侧皮肤），但阴茎勃起时，尿道及尿道海绵体过短或弹性差，与腹侧弹性正常 Buck 筋膜及肉膜不平衡，牵拉阴茎，导致阴茎向腹侧弯曲。

先天性短尿道亦可导致阴茎下弯畸形，矫正类似于无尿道下裂的阴茎下弯畸形。如果尿道口开口于阴茎头端，矫正阴茎的腹侧弯曲时，尽量不切断尿道。如修复过程中确需切断尿道，注意选择"切断尿道"的最佳位置。

二、获得性阴茎弯曲畸形

获得性阴茎弯曲（acquired penile curvature）是指因某种或多种原因，导致患者的勃起时阴茎由正常的直立状态变为病理的弯曲状态，可伴有勃起疼痛。弯曲可以是腹侧、背侧、侧向或复合型弯曲。

流行病学调查显示，其总体患病率为 0.5%～13%。

（一）病因

获得性阴茎弯曲大多数与阴茎硬结病（见本章第五节）有关，阴茎弯曲是阴茎硬结病的一个典型的临床表现。

部分获得性阴茎弯曲主要与性交时阴茎损伤尤其是阴茎折断后的纤维化瘢痕形成有关，往往在青春期后发病。临床上亦可见到由剧烈手淫致阴茎外伤而出现阴茎弯曲者，但少见。

此外，因尿道器械操作、尿道炎症、尿道外伤以及长期留置导尿护理不当等，损伤涉及尿道外以及尿道海绵体，甚至阴茎海绵体白膜，产生瘢痕，导致获得性阴茎弯曲。

（二）临床表现

1. **临床型阴茎折断后阴茎弯曲** 通过仔细病史询问，这些患者有不同程度的阴茎损伤史经历，并清楚地记得性交时出现阴茎弯曲；在某些情况下，患者会记得听到"啪"的声音，并注意到即刻出现的阴茎疲软和明显的阴茎淤斑。这种阴茎弯曲为阴茎折断后的继发性阴茎弯曲。

2. **亚临床型阴茎折断后阴茎弯曲** 多数患者有亚临床型阴茎折断史。阴茎侧面可有线性瘢痕和凹陷，多向侧向弯曲。损伤时阴茎海绵体血液的连续性存在，后期鲜有 ED 和阴茎缩短。如出现 ED，常与外伤后海绵体静脉闭塞功能障碍有关，与阴茎缩短无关。

3. **尿道及尿道海绵体损伤后阴茎弯曲** 临床上，导致此类损伤的不可忽略的因素往往是尿道器械操作导致的医源性损伤，如尿道内切开术、尿道狭窄扩张术操作不当，或者经尿道电切镜时，电切镜过于粗大而损伤尿道等，导致尿道、尿道外组织及尿道海绵体损伤，甚至累及阴茎海绵体白膜,后期因瘢痕产生,导致获得性阴茎向下弯曲,还可能合并尿道狭窄。还有少部分患者可能因长期留置导尿管时,护理不当导致阴茎悬垂部受压,分泌物积聚继发感染等因素有关。亦可能由其他形式的阴茎损伤造成。

（三）诊断

病史询问、体格检查有助于明确诊断,但应注意与阴茎硬结病相鉴别。在大多数情况下,亚临床型阴茎折断患者缺乏 ED 和阴茎缩短表现,有助于区别阴茎硬结病患者。

（四）治疗

1. 临床型阴茎折断后阴茎弯曲　由于阴茎折断后果较严重,大多数患者会到医院急诊,接受手术矫正,治疗效果良好。

2. 亚临床型阴茎折断后的阴茎弯曲　此类患者一般在青春期后就诊。如阴茎弯曲角度较轻,阴茎侧面的线性瘢痕和凹陷没有对患者产生心理影响,不影响患者性交,可以观察。

如需手术,术前评估也包括阴茎弯曲程度评估、勃起功能评估和心理评估,尤其是术前阴茎勃起功能的检测。

手术方法:虽然此类患者鲜有阴茎短缩,导致阴茎弯曲的瘢痕亦不明显,但仍不建议行弯曲对侧白膜缩短术,因为该术式是通过对瘢痕对侧的白膜做切除、切开或折叠,术后会出现阴茎两侧瘢痕,致使阴茎两侧面都凹陷。虽然阴茎会因矫正而变直,但大多数患者会因为阴茎凹陷处周围的美观和勃起结果而感到不安。取而代之的是瘢痕弯曲侧白膜补片移植延长术,切除瘢痕并放置移植物来代替瘢痕切除导致的阴茎体缺损。由于这些瘢痕多位于阴茎的侧面,所以仅需要最小限度地游离 Buck 筋膜、阴茎海绵体及背侧神经血管。该术式矫正效果非常好,一般仅单次手术即可成功矫正。

3. 尿道及尿道海绵体损伤后阴茎弯曲　治疗上,一般同期治疗阴茎弯曲和尿道狭窄。如尿道狭窄段较短,可行尿道狭窄段切除、尿道端端吻合术;如尿道狭窄段较长,可行尿道成形术。阴茎弯曲的矫正,则建议行瘢痕弯曲侧白膜补片移植延长术,即切除弯曲侧瘢痕,放置移植物来修补切除瘢痕导致的白膜缺损。

【思考题】

1. 阴茎弯曲畸形的分类有哪些?
2. 阴茎弯曲畸形的治疗原则及方法有哪些?

第五节　阴茎硬结症

阴茎硬结症(Peyronie's disease,PD)是一种结缔组织疾病,其特征是在阴茎白膜上形成纤维病变或斑块,导致勃起疼痛、阴茎畸形。因 18 世纪法国著名外科医生 La Peyronie 首次具体描述该疾病,故又称 Peyronie 病。3%~13%PD 患者可自行缓解,大多数患者出现阴茎畸形和 ED,给患者及其配偶带来生理和心理上的双重打击。

一、流行病学

PD 的流行病学资料有限,欧美已公布的患病率为 0.4%~9%。患病率因被筛查人群的不同而有很大差异,而且很可能远高于以前的预期,目前估计在 3%~9%。我国缺乏这方面资料。

PD 好发于 50 岁以上中年男性。30～49 岁的患病率呈线性增长,40 岁以下的患病率约 10%;≥50 岁的患病率呈指数增长,发病高峰年龄为 55～60 岁。

PD 患者的糖尿病患病率高达 33.2%,远高于普通人群;相反,糖尿病患者中 PD 患病率也比普通人群高,不同人群报道的患病率在 8.1%～20.3%。

PD 中的 ED 患病率为 37%～58%。根治性前列腺切除术易导致术后阴茎纤维化,有报道术后 15.9% 患者出现 PD。

二、病因与发病机制

(一) 病因与危险因素

PD 的确切病因不明。目前普遍接受的假说是,对阴茎白膜反复的微血管损伤或创伤,长期的炎症反应导致白膜结缔组织重塑,形成纤维斑块,继而导致阴茎弯曲等畸形,严重者可阻碍插入性性交。

PD 最常见的相关合并症和危险因素是糖尿病、高血压、血脂异常、缺血性心脏病、ED、吸烟和过量饮酒。

PD 发生可能有遗传易感因素。研究发现 PD 患者中约 2% 有家族史。9%～39% 的 PD 患者患有常染色体显性遗传疾病——Dupuytren 挛缩症(掌腱膜挛缩症),而 4% 的 Dupuytren 挛缩症患者报道有 PD。此外,Ledderhose 病(跖部纤维瘤病)也报道常与 PD 伴发。

(二) 发病机制

阴茎海绵体白膜分外纵、内环两层。外纵层在海绵体的 3 点和 9 点处变薄,5 点到 7 点之间无外纵层。这种腹侧外纵层的缺失可能更有助于背屈,也使阴茎背侧折叠损伤的可能性增大,故 PD 患者的硬结多见于背侧并表现为背屈。

在勃起状态下,尤其是在性交过程中,当外力作用于阴茎时,阴茎内的压力会变得相当高,而且会急剧升高。这些压力可能超过白膜组织的弹性和强度,导致白膜微破裂。此外,疲软阴茎也可能受到如外伤、手术导致的创伤。重复性的阴茎微损伤会导致反复的白膜间隙微出血,引发反复的创伤-愈合级联反应。如促发异常的而反复的炎性改变及创伤-愈合过程,阴茎白膜上过量胶原沉积、纤维化,终致纤维斑块或硬结形成。

但创伤并不能解释为什么有些人会发展成 PD,而另一些人则不会。一些潜在因素如遗传易感性、自身免疫因素、局部伤口愈合异常甚至感染被认为是导致 PD 的可能原因。氧自由基、氧化应激、NO、肌成纤维细胞、转化生长因子(transforming growth factor,TGF)-β_1 和纤维化基因表达在 PD 的发生发展中起关键作用。

三、临床表现

最常见的症状包括阴茎疼痛、阴茎结节或斑块、阴茎勃起畸形、性交困难与 ED。根据临床症状,PD 病程可分为两个阶段。

(一) 急性炎症期

1. 主要特点是阴茎疼痛,疼痛在阴茎疲软状态或勃起时均可出现,勃起时更明显,但并非所有患者都会有疼痛。在发病后的 12～18 个月,90% 的疼痛会逐渐缓解消失,进入慢性纤维化期。

2. 阴茎上可能触及"软"的结节或斑块。

3. 开始出现阴茎勃起弯曲等畸形。

（二）慢性纤维化期

主要表现为纤维化，形成钙化的"硬"斑块时，病情趋于稳定。

1. **阴茎疼痛多缓解** 对于某些男性，疼痛会持续存在，即所谓的"扭力"疼痛，这种疼痛与勃起时发生的斑块上的拉扯感有关，有别于急性期的炎性疼痛。

2. **阴茎白膜上结节变硬，形成钙化斑块** 结节或斑块可表现为多种形态，包括条索状、单一结节状、铸币状、不规则哑铃状或"工"字状等，但界限往往不清晰，质地硬。

3. **阴茎勃起畸形渐稳定，背侧弯曲畸形多见（图11-5-1）** 在本阶段，随着时间的推移，预计 30%~50% 患者的阴茎弯曲畸形会加重、47%~67% 患者的阴茎弯曲畸形会稳定，而仅有 3%~13% 的患者报道有自发性改

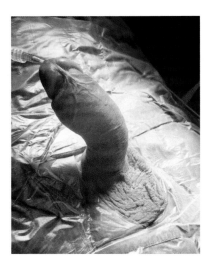

图 11-5-1　阴茎硬结症，阴茎向背侧偏右弯曲

善。硬结的部位通常决定了阴茎弯曲的方向，单纯的阴茎背侧斑块多见，最容易出现背侧弯曲；如果存在横向或螺旋形的瘢痕（可能是局部的或围绕一周的），则可能导致不同程度的压痕，形成沙漏样畸形。此外，纤维化斑块还常导致阴茎短缩。

4. **性交困难与 ED** 勃起疼痛、性交痛及阴茎严重畸形可导致性交困难。一些背侧弯曲、弯曲比较平缓的患者，即使弯曲角度已达 60°，仍能完成性生活；而腹侧弯曲和侧向弯曲患者，性生活时除了插入困难外，还会导致女方不适甚至疼痛。有时候是因为插入障碍、勃起疼痛而导致性交困难，而不是 ED，应注意区别。

ED 在 PD 患者（>50%）中很常见，但要确定 ED 是在 PD 发作之前还是之后，是否有共同的危险因素如糖尿病、高血压、血脂异常、吸烟等。发生于 PD 之后的 ED，主要因阴茎血管病变（静脉漏为主）所致，局部海绵体纤维化也参与其中。

5. **轻度或中度抑郁症状** 除了阴茎的生理和功能改变外，受影响的男性还遭受严重的困扰。经验证的心理健康调查问卷显示，48% 的 PD 患者有轻度或中度抑郁，足以进行医学评估。

四、诊断评估

（一）主观评估

1. **病史采集**

（1）是否有阴茎创伤等诱因和有关 ED 和 PD 的潜在危险因素。

（2）症状的起病形式（突发或慢性起病）和持续的时间、治疗的情况。症状持续时间短、勃起时疼痛、近期阴茎弯曲有改变，提示患者仍可能处在急性期；疼痛和畸形稳定至少 3 个月是疾病稳定和进行手术干预的公认标准。

（3）发病前和发病后的勃起功能状态及治疗情况，注意区别阴茎疼痛、畸形后插入障碍导致的性交困难。

（4）有关症状引起的精神心理症状，如困扰等。ED 和心理因素的存在可能影响治疗策略。

（5）是否有 Dupuytren 挛缩症和 Ledderhose 疾病等纤维变性疾病的个人或家族史。

可以使用已经验证的 PD 问卷调查表（Peyronie's disease questionnaire，PDQ）来获取相关信息，了解与 PD 相关问题的影响程度。

2. 勃起功能状况　是否存在 ED 的血管危险因素。患者用药清单提示还可能易患 ED 的潜在疾病。勃起功能需要通过有效的问卷调查进行评估，如国际勃起功能指数-5（international index of erectile function-5，IIEF-5）。问题"如果您的阴茎笔直且具有与现在相同的硬度，您是否认为它足以进行插入性性生活？"被证明是术后勃起功能的有效预测指标。

（二）客观评估

1. 体格检查

（1）阴茎长度：牵拉阴茎，测量阴茎牵拉长度（stretched penile length，SPL）。

（2）阴茎硬结情况：牵拉阴茎有助于硬结的辨别，如硬结部位、形状、大致范围、质地、是否有触痛等；如触及石块一样的硬结，则提示硬结钙化可能。

（3）阴茎弯曲畸形程度：患者提供勃起状态下阴茎正上方及侧面照片，合并 ED 患者需海绵体内注射血管活性药物使其勃起，可观察或使用角度测量仪了解阴茎弯曲方向及程度。

（4）手足检查：掌部多发实性结节致指关节屈曲挛缩的，常为收缩性 Dupuytren 挛缩典型表现；足底中央跖肌筋膜处出现多发交错性结节，提示 Ledderhose 病（跖部纤维瘤病）可能。

2. 辅助检查

（1）Rigiscan 检查：了解患者的勃起功能。

（2）阴茎多普勒超声检查：对硬结大小测定不准确，但可以了解阴茎海绵体纤维化及斑块钙化情况。该超声检查常与阴茎海绵体药物注射同时进行，可同期观察阴茎海绵体注射血管活性药物后的勃起反应，评估阴茎海绵体血流动力学参数，并可了解阴茎弯曲及畸形的严重程度，对治疗方案的选择起非常重要的作用。

（3）CT 和磁共振在 PD 评估中的意义不是很大。

五、治疗

（一）非手术治疗

PD 的非手术治疗方法包括口服药物、病灶内药物注射、药物电离透入治疗、体外冲击波治疗等，仅限于治疗不适合手术的早期 PD 患者或拒绝手术治疗的患者。

1. 口服药物治疗　EAU 指南推荐口服对氨基苯甲酸钾（POTABA）治疗（每日口服 12g、连用 12 个月），可缩小阴茎斑块、减轻阴茎疼痛、稳定阴茎弯曲（证据级别为 1b）。不推荐如维生素 E、他莫昔芬、秋水仙碱、肉碱乙酰酯类、己酮可可碱、5 型磷酸二酯酶抑制剂等药物，因疗效不确切。

2. 病灶内药物注射治疗　在 EAU 指南中，推荐病灶内直接注射药物如维拉帕米、溶组织梭菌胶原酶、干扰素等，可以使得药物在硬结内获得较高浓度，但当硬结较为致密或出现钙化时，药物弥散则比较困难。不推荐使用类固醇病灶内注射。

（1）维拉帕米病灶内注射可改善阴茎弯曲和减小斑块体积（证据级别 1b）。

（2）溶组织梭菌胶原酶（clostridium collagenase，CCH）是 FDA 和 EMA 批准的唯一治疗 PD 的药物，可以选择性地作用于胶原组织。病灶内注射可明显减少阴茎偏斜角度、斑块宽度和长度（证据级别 1b），治疗 PD 患者的总有效率为 60.8%，已被 FDA 批准用于可触及硬结、阴茎弯曲至少 30°的成年男性 PD 患者。常见与治疗相关的不良事件包括阴茎血肿（50.2%），阴茎痛（33.5%），阴茎肿胀（28.9%）和注射部位疼痛（24.1%）。

（3）干扰素 α-2b（500 万单位溶于 10ml 盐水，每周两次，共 12 周）病灶内注射可改善阴茎弯曲、斑块大小和质地、疼痛（证据级别 1b）。注射前，应用非甾体抗炎药可有效控制肌肉痛、关节痛、发热和流感样症状等不良反应。

3. 局部治疗 局部 15%维拉帕米凝胶可改善阴茎弯曲和斑块大小（EAU 指南证据级别 1b）。

4. 药物电离透入治疗 经离子电渗疗法使用维拉帕米 5mg 和地塞米松 8mg 可改善阴茎弯曲和斑块大小（EAU 指南证据级别 1b）。

5. 体外冲击波治疗 体外冲击波仅能改善 PD 患者的疼痛症状（EAU 指南证据级别 1b），对阴茎硬结无明显效果，不推荐为了改善阴茎弯曲和斑块大小而使用体外冲击波治疗。

6. 牵引疗法 牵引疗法可采用阴茎牵拉器（penile extender）或真空助勃装置（vacuum erectile device，VED），在改善一部分患者的阴茎弯曲、保持阴茎长度方面有一定效果（EAU 指南证据级别 2b）。有研究报道，术前利用阴茎牵引装置连续牵引 3~4 个月，每天牵引 3h 以上，较牵引前获得延长 0.5~2.0cm 的效果，也可预防术后阴茎长度的损失。

7. 中医中药治疗 中医称本病为阴茎痰核，采用丹参散结汤等治疗可能有一定效果。

（二）手术治疗

1. 手术适应证 经保守治疗或由于疾病自限性特点，大多数 PD 患者的勃起疼痛逐渐消失，但部分患者因出现较为严重的阴茎弯曲、沙漏样畸形等，无法进行满意的性交，以及由此产生负面情绪，需要手术矫正。

手术的目的是矫正阴茎畸形，使患者能够进行满意的性交。大部分观点认为，手术需在病变稳定至少 3 个月后进行，但也有观点认为至少需要稳定 6~12 个月后再手术。病变稳定的标准为疼痛缓解、弯曲或其他畸形不再进行性加重等。

2. 术前知情同意 术前评估中不仅要充分了解患者的期望值，还要详细告知手术目的、每种手术方式的优缺点和潜在风险。此外，还需告知患者术后可能出现阴茎缩短、ED、阴茎感觉减退或异常、弯曲复发、阴茎皮下触及缝线及线结、同时行包皮环切术的必要性等。总之，术前通过充分的沟通，使患者理解目前治疗方法的局限性、术后可能出现的并发症，使患者选择合适的手术方式，设立恰当的期望值，提高术后满意率。

3. 手术方式 目前主要手术方式有，以 Nesbit 术式及其改良术式、海绵体白膜折叠缝合术为代表的白膜缩短手术，以斑块切开或切除同时补片移植术为代表的白膜延长手术。尚未发现理想的补片，目前的补片组织来源有自体、同种异体、异种、合成 4 大类，各有优缺点。

根据术前对阴茎长度、弯曲程度和勃起功能状态的评估，决定矫正阴茎弯曲的最合适手术方式。如果弯曲度小于 60°，阴茎缩短是可以接受的，通常选择白膜缩短手术。如果弯曲度超过 60°或是复杂的弯曲，或者勃起功能良好的患者（有或没有药物治疗）阴茎有明显缩短，可行白膜延长手术。如果有对药物治疗无反应的 ED，最好的选择是在阴茎植入可膨胀的阴茎假体，如有必要则同期行阴茎畸形矫正；在某些选择性 ED 合并阴茎缩短的末期 PD 病例，可以考虑采用"滑动"技术延长阴茎，但仅限于经验丰富的专科医生。

4. 术后康复治疗 术后康复治疗对降低术后 ED 和阴茎长度丢失、促进痊愈方面至关重要。如术后 2 周，建议患者或配偶进行阴茎牵拉配合按摩阴茎体，每天 2 次，每次 5min，持续 2~4 周；夜间口服 5 型磷酸二酯酶抑制剂，可改善阴茎血流，减少瘢痕收缩，保留海绵体组织；术后 3~4 周后，采用阴茎牵拉器牵拉阴茎，每天 8~12h，可减少阴茎长度丢失等。

六、预后

PD 的保守治疗主要集中在疾病早期的患者身上,但结果常常相互矛盾,唯一被 FDA 和 EMA 批准的 PD 治疗药物——溶组织梭菌胶原酶的总有效率为 60.8%。EAU 结合大量的不同文献,总结了手术治疗的效果和并发症,总体效果良好(表 11-5-1)。

表 11-5-1　PD 外科手术效果(数据来源于不同的、非对比性研究)

类型	白膜缩短术		白膜延长术
	Nesbit 术式	折叠术式	补片
阴茎缩短	4.7%~30.8%	41%~90%	0~40%
阴茎伸直	79%~100%	58%~100%	74%~100%
弯曲持续或复发	4%~26.9%	7.7%~10.6%	0~16.7%
术后勃起功能障碍	0~13%	0~22.9%	0~15%
阴茎感觉减退	2%~21%	0~21.4%	0~16.7%

【思考题】

1. 阴茎硬结症的病因、病理生理及临床表现?
2. 阴茎硬结症的治疗目的、时机、方法有哪些?

推荐阅读文献:

[1] 姜辉,邓春华.中国男科疾病诊断治疗指南与专家共识(2016 版).北京:人民卫生出版社,2017:191-199.
[2] WEIN A J,KAVOUSSL L R,PARTIN A W,et al. Campbell-Walsh Urology. 11th editon. Philadephia:Elsevier,2016:722-748.
[3] 吕年青,李石华,David Sokal,等.中国商环(Shang Ring)男性包皮环切技术临床应用研究进展.中华男科学杂志,2011,17(3):195-202.
[4] YUAN Y,ZHANG Z,CUI W. Clinical Investigation of a novel surgical device for circumcision. J Urol,2014,191(5):1411-1415.
[5] 梁朝朝,王克孝,陈家应,等.合肥地区 5 172 名男性青少年外生殖器疾病的流行病学调查.中华医学杂志,1997,77(1):15-17.
[6] 陈于明.隐匿阴茎问题的再认识.中华小儿外科杂志,2000,21(6):379-380.
[7] 张国强,陈卫华,孙旭,等.隐匿阴茎的分型与手术治疗(附 77 例报告).中国男科学杂志,2009,23(10):45-47.
[8] 殷毓琪,范连伟,石军,等.酒泉市 4 834 名男性学生外生殖器发育与相关疾病流行病学调查研究.中国初级卫生保健,2012,26(9):74-76.
[9] 王文,史慧静,李丹,等.上海市中小学男生隐匿阴茎流行现状及其与肥胖的关系.中国儿童保健杂志,2012,20(9):797-799.
[10] 唐达星,吴德华,陶畅,等.隐匿性阴茎矫治术后常见并发症及处理.中华男科学杂志,2012,18(5):450-454.
[11] 张兆祺,黄婉秋.隐匿性阴茎的诊治进展.临床小儿外科杂志,2014,13(4):331-333.
[12] 王国耀,吴科荣,殷玮琪,等.环 T 切口 3 点固定法隐匿性阴茎成形术.中华男科学杂志,2018,244(4):

335-339.

［13］ LEI J,LUO C,WANG X,et al. A novel "six stitches" procedures for pediatric and adult buried penis. Int Braz J Urol,2019,45(1):190-191.

［14］ GE W,ZHU X,XU Y,et al. Therapeutic effects of modified Devine surgery for concealed penis in children. Asian J Surg,2019,42(1):356-361.

［15］ SCHONFELD W A,BEEBE G W. Normal growth and variation in the male genitalia from birth to maturity. J Urol,1942,48(6):759-777.

［16］ 付超,李旭良. 正常男性阴茎生长发育调查. 中华小儿外科杂志,2010,31(6):432-434.

［17］ 董治亚. 小阴茎、小睾丸的诊断与治疗. 实用儿科临床杂志,2012,27(18):561-563.

［18］ HATIPOĞLU N,KURTOĞLU S. Micropenis:etiology,diagnosis and treatment approaches. J Clin Res Pediatr Endocrinol,2013,5(4):217-223.

［19］ CIMADOR M,CATALANO P,ORTOLANO R,et al. The inconspicuous penis in children. Nat Rev Urol,2015,12(4):205-215.

［20］ KELAMI A. Classification of congenital and acquired penile deviation. Urologia internationalis,1983,38(4):229-233.

［21］ BRANT W O,BELLA A J,LUE T F. 16-dot procedure for penile curvature. J Sex Med,2007,4(2):277-280.

［22］ SASSO F,VITTORI M,D'ADDESSI A,et al. Penile curvature:an update for management from 20 years experience in a high volume centre. Urologia,2016,83(3):130-138.

［23］ NEHRA A,ALTEROWITZl R,CULKIN D J,et al. Peyronie's Disease:AUA Guideline. J Urol,2015,194(3):745-753.

［24］ LANGSTON J P,CARSON C C 3rd. Peyronie's disease:review and recent advances. Maturitas,2014,78(4):341-343.

［25］ AL-THAKAFI S,AL-HATHAL N. Peyronie's disease:a literature review on epidemiology,genetics,pathophysiology,diagnosis and work-up. Transl Androl Urol,2016,5(3):280-289.

［26］ ANAISSIE J,YAFI F A. A review of surgical strategies for penile prosthesis implantation in patients with Peyronie's disease. Transl Androl Urol,2016,5(3):342-350.

［27］ CHUNG E,RALPH D,KAGIOGLU A,et al. Evidence-Based Management Guidelines on Peyronie's Disease. J Sex Med,2016,13(6):905-923.

［28］ SEGAL R L,CABRINI M R,BIVALACQUA T J,et al. Penile straightening maneuvers employed during penile prosthesis surgery:technical options and outcomes. Int J Impot Res,2014,26(5):182-185.

第十二章

睾丸、附睾及精索疾病

第一节 睾 丸 疾 病

一、鞘膜积液

睾丸或精索壁层之间积聚液体超过正常量而形成囊肿者,称为鞘膜积液。睾丸鞘膜积液超过3ml能显著改变睾丸温度,影响男性生精功能。鞘膜积液是男性常见疾病,可见于各年龄段。

（一）病因及病理

1. 病因 胎儿3个月龄时,睾丸从腹膜后间隙下降,形成有两层腹膜构成的盲袋,即鞘状突,7个月胎龄时,鞘状突经腹股沟管进入阴囊。除睾丸鞘膜外,其他部位的鞘状突在胎儿出生前后即闭合。鞘膜积液依发生原因可分为原发性和继发性(症状性)两种,依其发生的快、慢又可分为急、慢性两种,原发性多为慢性。

原发性鞘膜积液指患儿出生后由于鞘状突闭合不全而出现不同类型的鞘膜积液。鞘状突随着年龄增长其闭合的概率增大,超过10岁者82.1%为非交通性鞘膜积液,超过12岁则达到86.4%。

慢性继发性鞘膜积液多来源于睾丸、附睾及精索的慢性病变,如炎症、结核、梅毒、肿瘤、血丝虫病等。急性继发鞘膜积液多为睾丸炎或附睾炎的并发症,也可因全身性疾病如伤寒、腮腺炎、外伤、心血管功能不全引起。

手术亦是导致鞘膜积液的重要原因。3%~15%的腹股沟区手术继发鞘膜积液,多因手术结扎破坏淋巴管所致,手术保留淋巴管能极大减少鞘膜积液的发生。

2. 病理 原发、没有感染的鞘膜积液,液体颜色如血清,中性反应,比重1.010~1.025,蛋白含量为3%~6%,含电解质、纤维蛋白原、胆固醇,少数淋巴细胞及上皮细胞。炎症性鞘膜积液中细胞数增高,混浊。由血丝虫所引起的鞘膜积液呈乳糜性,液体内可能找到微丝蚴,鞘膜壁上有纤维斑。病史长者伴有鞘膜增厚,透明的纤维组织形成增殖体,透光试验阴性。

增厚的鞘膜及鞘膜内压力增高可阻碍血液循环,或局部调温机制受到干扰致使睾丸萎缩。

（二）分类

1. 睾丸鞘膜积液 是最常见的类型,睾丸鞘膜腔因液体积聚而扩张,呈梨形或球形,透光试验阳性,腔隙不与精索及腹腔相通。

2. 精索鞘膜积液 鞘状突两端闭锁而精索部位有局限性积液,不与腹腔、睾丸鞘膜腔相通。临床表现为精索部长圆形光滑肿块,透光试验阳性,可在肿物下端触及睾丸。

3. 交通性鞘膜积液 鞘状突两端均未闭锁,下端与睾丸鞘膜腔相通,上端有细管与腹腔相通,鞘膜腔中液体可于平卧位或用手挤压阴囊流进腹腔而暂时减少。站立后阴囊肿块又徐徐增大。此症与腹股沟疝不同点在于鞘膜腔与腹腔通路狭小,肠祥不能进入。

4. 腹阴囊鞘膜积液　闭合的鞘状突从腹膜后延伸到阴囊,有清晰的界限,鞘膜积液多为渗出性,约占鞘膜积液的 1.25%,其中 30% 为双侧性。这类患者多伴有隐睾、对侧疝气等合并症。

（三）临床表现

鞘膜积液多无明显症状,偶然发现居多,症状轻重程度依囊肿的大小及积液压力而定。慢性鞘膜积液常无疼痛,当积液重量、体积达到一定程度,站立时可因牵引精索引起钝痛及牵扯感。急性炎症时,可由原发病灶症状及积液压迫壁层鞘膜而发生剧痛。大的鞘膜积液可使阴茎退缩造成排尿及性交困难。

（四）诊断与鉴别诊断

1. 诊断　诊断鞘膜积液不困难。睾丸鞘膜积液多位于阴囊内,呈梨形,触之光滑,无压痛,有弹性及囊样感,透光试验为阳性,但若鞘膜增厚或积液混浊则透光试验可为阴性。精索鞘膜积液位于睾丸上方或腹股沟内,体积小,沿精索生长,与睾丸和附睾界限清楚。交通性鞘膜积液大小常和体位有关,立位时积液增多,卧位或挤压积液可减少或消失。B 超检查有助于诊断。一般不建议进行诊断性穿刺。

2. 鉴别诊断

（1）腹股沟斜疝:腹股沟斜疝透光试验为阴性,咳嗽时有冲击感,叩之为鼓音,可听到肠鸣音,能还纳。如在包块上方摸到精索,并可触到腹股沟下环者,则可排除腹股沟斜疝。B 超呈非液性波形。但应注意与交通性鞘膜积液的区别。交通性鞘膜积液的包块多为液性成分,平卧后积液进入腹腔,肿块暂消失,B 超多可鉴别。

（2）精液囊肿:常位于睾丸后上方的附睾头部,与附睾上极相连,体积多为 2cm 大小,与睾丸界限清楚。穿刺液呈乳白色,内含精子。

（3）睾丸肿瘤:睾丸肿瘤常常伴有鞘膜积液而导致误诊,约有 1/3 患者初诊被误诊为附睾炎或睾丸鞘膜积液。但睾丸肿物不透光,触之无弹性感,用手托起阴囊底部有沉重感。B 超检查为实质性。

起源于睾丸鞘膜的间质瘤则有一半初诊表现为无痛、界限清晰的伴有鞘膜积液的阴囊包块,术前鲜有确诊,多在术中发现血性鞘膜积液,黄白色结节或睾丸鞘膜上乳突样赘生物,病理免疫组化可以确诊。

（4）丝虫病性鞘膜积液

血丝虫所引起的鞘膜积液呈乳糜性,积液内可能找到微丝蚴,大多数鞘膜积液中难以检测到丝虫,因此丝虫性鞘膜积液很难与普通鞘膜积液相鉴别。这类患者的精索常有结节,有疫区旅行、居住史,睾丸鞘膜增厚,特别是胆固醇或钙沉积提示丝虫性鞘膜积液,阴囊往往由于淋巴水肿而变得增厚。

（五）治疗

1. 非手术治疗　急性鞘膜积液,积极治疗原发病,卧床休息,提高阴囊。原发病控制后,积液可逐渐吸收。若积液过多、压力太大造成疼痛剧烈者,可考虑穿刺引流。

1 岁以内婴儿的单纯鞘膜积液往往不需治疗而可能自然消失。但对腹阴囊鞘膜积液,因其不能吸收且压迫睾丸及精索,应在 6~12 个月及时手术。成人鞘膜积液小而无症状、长期不增大者,无须治疗。

2. 硬化剂治疗　硬化剂治疗的有效率为 33%～75%，主要用于不能耐受麻醉或拒绝手术治疗的患者。常用的硬化剂是四环素，其他如 2.5% 石碳酸溶液、95% 无水酒精、乙醇胺油酸酯等均为有效的硬化剂。有研究显示，注射四环素等硬化剂的并发症比单纯抽吸积液相比明显增高。此外，硬化剂治疗还存在治疗不彻底、硬化剂容易注入腹腔或疝，掩盖原发病变等缺点。

硬化剂治疗的并发症有阴囊痛（29%～55%），其他有复发、血肿、感染和化学性睾丸附睾炎，影响生育，对需要保持生育力的患者硬化剂治疗需要慎重。

3. 手术治疗　手术入路包括经腹股沟入路、阴囊中缝入路、单侧阴囊横切口入路。对考虑鞘膜积液可能合并有睾丸恶变或交通性鞘膜积液的采取经腹股沟入路，其他类型鞘膜积液可据术者习惯采取经阴囊中缝或一侧阴囊横切口入路。

手术原则为切除多余鞘膜，其中将睾丸鞘膜壁层翻转缝合于精索后，适用于大的、薄壁、松散的鞘膜积液（图 12-1-1）。该手术具有使分泌减少、加快吸收的作用。折叠缝合则适用于更小的薄壁鞘膜积液，术中将壁层鞘膜切开，再将其折叠缝合至睾丸附睾周围。手术操作简单，并发症少，但不适合于大的、长形厚壁的鞘膜积液，因为这类鞘膜积液采用这一方式会导致阴囊内保留过多鞘膜组织。精索鞘膜积液可以将囊壁小心分离完全切除，术中需防止损伤精索等主要血管神经。若分离有困难也可保留精索表面的脏层鞘

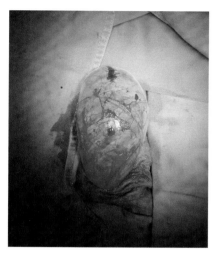

图 12-1-1　术中所见睾丸鞘膜积液

膜。术中严格止血，防止术后阴囊血肿发生。交通性鞘膜积液通往腹腔的管口往往细小，必须仔细辨认，妥善分离缝合结扎，以防术后复发。

鞘膜积液手术并发症发生率为 19%，包括睾丸、附睾、精索损伤，术后出血，复发，感染，水肿及慢性疼痛等。

二、睾丸炎

睾丸炎是由各种致病因素引起的睾丸炎性病变，大体分为感染性及非感染性，具体可分为非特异性、病毒性、霉菌性、螺旋体性、寄生虫性、损伤性、化学性等类型，分期可分为急性、慢性。通常由细菌和病毒引起。睾丸本身很少发生细菌性感染，由于睾丸有丰富的血液和淋巴液供应，对细菌感染的免疫力较强。细菌性睾丸炎大多数是由于邻近的附睾发炎引起，所以又称为附睾-睾丸炎。引起睾丸炎的原因很多，譬如感染、外伤、肿瘤都可以引起。

（一）睾丸炎概述

睾丸炎的表现为曲细精管周围白细胞浸润，伴有曲细精管损伤，产生精子的数量减少。炎症发生时，生殖细胞会暴露于病原体炎症细胞或炎症因子，睾丸和附睾炎症比前列腺精囊炎、尿道炎更容易损伤男性生殖功能。然而，慢性睾丸炎的临床症状不明显，很难及时做出准确诊断，无法获得流行病学数据，所以慢性睾丸炎在导致男性不育的因素中容易被忽略。睾丸炎，尤其是慢性睾丸炎对男性生育能力的影响、诊断治疗以及产生的机制是目前研究的主要内容。

（二）睾丸炎分类

1. 感染性睾丸炎　临床上常见的为细菌性睾丸炎。由于睾丸有丰富的血液和淋巴液供

应,对细菌感染的免疫力较强,本身很少发生细菌性感染。多数情况是通过输精管、附睾感染蔓延到睾丸,引起附睾、睾丸同时感染,称之为附睾-睾丸炎。约占患者的60%。感染35岁以下患者的病原体以性病细菌(如沙眼衣原体和淋病球菌)为主,而老年患者中以泌尿道细菌(如大肠杆菌)感染最常见。对于附睾-睾丸炎的抗菌治疗效果并不理想。顽固性寡精或无精子症的发生率分别是15%~33%和8%~27%。尽管临床和病理学都证明感染性附睾-睾丸炎与精子质量下降和不育相关,但还缺乏相关的流行病学资料。

与细菌性睾丸炎不同,病毒可以直接感染睾丸,引起病毒性睾丸炎。常见于系统性病毒感染的并发症,由传染性疾病(流行性腮腺炎、感冒等)的病原体经血流播散引起。流行性腮腺炎病毒主要感染儿童腮腺,引起腮腺肿胀。睾丸炎是男性青春期和青春期后腮腺炎的最常见的并发症,往往在流行性腮腺炎发作3~10天后出现。腮腺炎特异性血清学指标已经作为睾丸炎常规检验,并且我国腮腺炎疫苗接种率加大,此类疾病发生随之降低。一些其他病毒如柯萨奇病毒、EB病毒(Epstein-Barr virus)、流感病毒和HIV的感染都和睾丸炎密切相关。急性细菌性附睾-睾丸炎的曲细精管与间质内有大量渗出液,并伴有嗜中性粒细胞为主的细胞浸润。病毒性睾丸炎主要表现为多病灶性的间质内嗜中性粒细胞、淋巴细胞、浆细胞和巨噬细胞浸润;曲细精管的生精上皮变薄,只剩余少量精原细胞和支持细胞;基底膜增厚,导致睾丸透明化、纤维化。

2. 非感染性睾丸炎 多种因素可引起非感染性睾丸炎,精原细胞瘤的病灶具有广泛的炎症细胞浸润,表明瘤体形成时免疫系统被激活。瘤体内部主要为$CD8^+T$淋巴细胞浸润,而间质部分及瘤体外周多为巨噬细胞浸润。这些浸润的免疫细胞可以分泌炎症因子,引起慢性睾丸炎。临床实体创伤也可引起睾丸炎,但没有明显特征。进行疝气切除术后,在少数患者会引起慢性睾丸炎症反应,属自身免疫性睾丸炎。进行开放性或腹腔镜疝气修复术后两年,睾丸炎发病率较高。输精管切除术4年以上的患者,仍是睾丸炎高危人群。一些其他睾丸疾病也可能伴随睾丸炎的发生,在施行隐睾切除的成年男性中,44%的样本发现以T淋巴细胞为主的炎症浸润及相关小管损伤。

(三) 诊断及病理

1. 诊断 患有急性睾丸炎或附睾-睾丸炎的患者,多有发热或突然出现严重的阴囊痛,疼痛向腹股沟放射,有下坠感,并伴有高热、恶心、呕吐、白细胞升高等。同时睾丸肿大、压痛明显,阴囊皮肤红肿。超声可见弥散的睾丸扩张和高回声,局部区域回声明显降低,表明有脓肿形成。需要与睾丸扭转进行鉴别诊断,睾丸扭转常见于青少年,是一种无炎症或感染证据的阴囊内疼痛,可应用高频超声及彩色多普勒血流显像(color doppler flow imaging,CDFI)鉴别。慢性睾丸炎和附睾炎多数情况下没有明显临床症状,少数患者有轻微的睾丸疼痛与肿胀。

对疑似慢性睾丸炎患者的诊断主要通过检测精液中炎症因子水平和微生物水平。但临床检查、影像学诊断、精液分析以及内分泌参数都难以对慢性睾丸炎确诊,需要借助活组织检查和系统组织病理检查确诊。

2. 病理 睾丸炎急性期,睾丸充血、肿大、张力增高;切开睾丸,组织学观察有多处局灶性坏死,炎性细胞浸润,曲细精管炎性出血、坏死。如病情严重,许多化脓性病灶相互融合,形成睾丸脓肿。

病毒性睾丸炎,组织学观察可见浆细胞、巨噬细胞浸润,严重者炎性细胞可侵及生精管道。睾丸内压的增高引起睾丸实质局部缺血,造成生精上皮发生不可逆的玻璃样变和纤维化。约50%的患者发生睾丸萎缩,如为双侧,可引起不育,但睾丸间质细胞一般保存完好,故不影响第二性征,也不影响性功能。

慢性睾丸炎:睾丸组织纤维化或硬化萎缩,曲细精管基底膜呈玻璃样变或退行性改变,生精上皮细胞消失,其周围组织硬化,可形成小的增生灶。

（四）治疗

目前男性生殖道感染和炎症的处理大部分基于药物治疗,很少应用外科手段。只有急性细菌性附睾-睾丸炎和特异性的肉芽肿性睾丸炎有标准化治疗手段,慢性睾丸和附睾炎缺少标准化治疗指南。对通过微生物学检测确诊的慢性感染的患者,抗生素治疗可以遵循急性感染的治疗标准。但是对急性感染所致的睾丸炎进行抗感染及抗微生物治疗不能排除以后转变为慢性炎症。

1. **一般处理** 卧床休息,托高患侧阴囊,局部冷敷有助于缓解症状和避免炎症扩散。阴囊皮肤红肿者可用50%硫酸镁洗液湿敷。如为长期留置导尿管而引起睾丸炎者,应尽早拔除尿管。前列腺摘除术时结扎双侧输精管可预防睾丸炎的发生。

2. **抗菌药物治疗** 对细菌性睾丸炎应全身使用抗菌药物。抗生素使用前应先采集尿标本行细菌学检查以指导用药。目前临床比较常用的是第三代氟喹诺酮类药物,或大环内酯类药物以及第二代以上的头孢菌素类药物,氨基糖苷类药物由于其不良反应比较明显,虽然效果不错,但已经逐渐被其他药物所取代,用药时间不少于1~2周。同时警惕可能存在的睾丸缺血。腮腺炎性睾丸炎应用抗生素治疗无效,但可预防继发细菌感染。应用丙种球蛋白、腮腺炎患者康复期血清等可缓解症状。

3. **对症治疗** 剧烈的睾丸胀痛可使用长效麻醉药行患侧精索封闭,缓解疼痛,改善睾丸血液循环,保护生精功能。解热镇痛药、类固醇治疗能缩短病毒性睾丸炎疼痛时间,但不能减轻睾丸肿胀和减少对侧睾丸炎发生的可能。

4. **手术治疗** 睾丸形成脓肿后,抗生素治疗难以奏效,切开引流极易形成术后睾丸皮肤窦道。如脓肿较大,睾丸萎缩在所难免。因此对这类患者可行睾丸切除。白膜切开可使免疫源性精子外溢,加重炎症反应,故行睾丸白膜切开减压应特别慎重。少数治疗不及时、不彻底者可转变成慢性睾丸炎。部分患者出现不同程度睾丸萎缩。

三、睾丸微石症

睾丸微石症(testicular microlithiasis,TM)是以睾丸内多发钙化为特征的一种临床综合征。1970年由Priebe首次报道,1987年Doherty首次描述了其声像图特征。近年来随着超声影像技术不断发展,TM诊断率正逐年升高,在临床上已并非罕见,其病因、发病机制、流行病学及超声表现,特别是与男性不育的相关性,已经引起学者的重视。但当前对TM的治疗仍缺乏必要的手段。

（一）TM概述

流行病学调查显示,国外报道TM在人群中的患病率为2.4%~5.6%,在合并有睾丸发育不良综合征(testicular dysgenesis syndrome,TDS)患者中的发病率为0.6%~20%,合并单侧睾丸生殖细胞肿瘤(testicular germ cell tumor,TGCT)中的患病率为14%~27%。国内柳俊等报道TM在1503例样本人群中的患病率为5.4%,在306例不育症患者中TM检出率为6.9%。王培颖等调查研究发现,TM的患病率为7.2%,并发现TM与腮腺炎、睾丸炎有显著相关性。近年来随着高频超声的广泛应用,TM诊断率也在逐年提高。

目前,TM病因尚不清楚,多数学者认为可能与TDS相关,如隐睾、睾丸发育不全、

Klinefelter 综合征等。儿童肥胖和高脂血症、精索静脉曲张、纳米细菌也可能与 TM 发生相关。TM 常常伴发其他男科疾病，如男性不育、隐睾、睾丸发育不良、睾丸肿瘤、附睾或精索囊肿、附睾睾丸炎、睾丸或睾丸附件扭转、睾丸鞘膜积液、精索静脉曲张、Klinefelter 综合征、男性假两性畸形等。上述疾病与 TM 发生的因果关系尚不完全清楚，但其临床症状往往成为患者就诊时的主诉，增加了 TM 的诊断率。

TM 发病机制目前认为主要是由于功能障碍的睾丸足细胞无法将生精小管管壁变性、脱落的上皮细胞及细胞碎屑完全吞噬清除，使其聚集于生精小管内，羟基磷灰石沉积引起钙质沉积，胶原纤维样物质聚集、包绕，最终形成微结石。有关睾丸微石形成虽然有多种学说，但其核心内容皆为胶原组织及钙盐包饶脱落的生精小管上皮细胞形成的沉积物导致睾丸微石的产生。

（二）诊断与鉴别诊断

1. **超声检查** TM 本身无明显临床症状及体征，多因行阴囊超声检查时偶然发现，超声检查具有无辐射和操作便捷的特点，在 TM 的诊断与鉴别诊断中具有明显优势，因此成为 TM 诊断的首选方法。目前临床上阴囊超声检查多应用高频探头，频率 7~13MHz，彩色多普勒频率 8~14MHz。依据 Bennett 等提出的 TM 超声诊断分类方法，可分为经典型睾丸微石症（classic testicular microlithiasis，CTM）和局限型睾丸微石症（limited testicular microlithiasis，LTM）。CTM 的超声诊断标准：①每个切面均能发现 5 个以上直径<3mm 的点状强回声，后方无声影；②这些点状强回声相互独立，弥散分布于睾丸实质内。而 LTM 表现为每个切面有少于 5 个直径<3mm 的钙化点。为便于临床研究，Yee 等又将 CTM 分为 3 级，1 级为 5~10 个，2 级为 11~20 个，3 级为 20 个以上。目前，只能从 B 超表现来区分 CTM 和 LTM。TM 需和睾丸内外钙化灶相鉴别，后者在超声图像上表现为强回声病灶，它们的形态、大小、数目及分布各异，与 TM 有明显区别。

2. **其他检查** 当超声检查发现睾丸异常或是可疑病变时，MRI、CT 或睾丸活检均可进一步明确诊断。对某些特殊病例，B 超诊断 TM 后，可行 MRI 进一步确诊。尤其对于 TM 合并肿瘤的患者行 B 超筛查后，进一步行 MRI、CT 检查是必要的。

（三）治疗与随访

当前，对于 TM 病因仍处于初步探索阶段，临床上疗效确切、针对病因的 TM 治疗方法有限。TM 往往合并其他男性生殖系统疾病，对其合并症进行相应治疗，患者可获益。如合并附睾炎、感染性鞘膜积液者可予抗感染处理；合并精索静脉曲张且有手术指征者行手术治疗；合并隐睾可行隐睾下降固定术。对于诊断为睾丸肿瘤的 TM 患者，要按睾丸肿瘤治疗原则进行相应的综合治疗。对于 TM 导致的男性不育症患者，研究显示他莫昔芬疗效不佳，而精子 ICSI 取得了较好的疗效。此外，有学者采用中医中药方法治疗 TM 导致的男性不育症，结果显示补肾疏肝、活血化瘀类中药可显著改善 TM 合并不育患者的精液质量，提示中医中药具有一定的疗效。有些 TM 患者仅存在睾丸疼痛不适症状，无其他生殖系统疾病，针对此类单纯 TM 患者，可给予镇痛、抗感染、局部理疗等对症治疗。而对于无临床症状者，推荐进行随访观察。

鉴于 TM 与睾丸癌发生密切相关，因此，一旦确诊应制订随访方案。包括自我检查、定期体检、阴囊超声检查（间隔 6~12 个月）、血清肿瘤标记物、CT、MRI、睾丸活检等。

对有双侧 TM、睾丸萎缩或对侧睾丸癌病史的 TM 患者，其罹患睾丸癌或睾丸小管内生殖细胞肿瘤（intratubular germ cell tumor，ITGCN）风险较大，可进行睾丸活检，但要仔细筛选患者。若患者存在风险因素且年龄<50 岁，建议行睾丸活检。若患者年龄>50 岁，即使存在风险因素或者已有睾丸活检为阴性,建议患者自我检查。欧洲泌尿生殖放射协会(European Society for Urogenital Radiology,ESUR)TM 随访指南建议:TM 的风险因素包括了个人或家族的生殖细胞肿瘤病史、睾丸下降不良、隐睾固定术史以及睾丸萎缩。仅需对高危 TM 患者进行随访,此类患者必须每年接受阴囊超声检查,直至 55 周岁。若发现睾丸异常肿物,必须立即请专科医生诊治。

四、慢性睾丸疼痛

慢性睾丸疼痛(chronic orchialgia,CO)是指单侧或双侧睾丸疼痛持续或反复发作至少 3 个月。这种疼痛严重影响患者的生活质量并且迫使患者就医。患者常常不仅是睾丸疼痛,疼痛还可涉及附睾、输精管或精索,因此有学者认为慢性阴囊内容物疼痛(chronic scrotal content pain)比慢性睾丸疼痛表述更为准确。目前对慢性睾丸疼痛发病机制尚不完全清楚,临床缺乏普遍认可的诊断标准,也无明确有效的治疗指南。

(一) 概述

慢性睾丸疼痛可在任何年龄段发病,主要见于 35~40 岁男性,约占泌尿男科总就诊患者的 2.5%。慢性睾丸痛的病因复杂,但仍然有 25%~50% 的患者无明显病因,即特发性慢性睾丸痛。引起睾丸内容物疼痛的原因包括精索静脉曲张、精子肉芽肿、肿瘤、睾丸扭转、感染、附睾囊肿、鞘膜积液等。另外,直接创伤及手术如输精管切除术和腹股沟疝修补术等导致的医源性损伤也是引起疼痛的原因。睾丸部位的疼痛还可能是其他部位病变引起的牵涉痛,如输尿管结石、腹股沟疝、盆底肌痛或肌痉挛、椎间盘病变以及腹膜后肿瘤、结节性多动脉炎和腹主动脉瘤等。此外,部分患者可能由精神心理疾病导致,如躯体化障碍、抑郁症、药物依赖等。

输精管结扎后疼痛是泌尿男科医生最常见的慢性睾丸疼痛,报道的发病率为 2%~20%。研究显示,输精管结扎术后,输精管闭塞导致附睾淤积扩张,近端血管和附睾内压力增高导致慢性睾丸疼痛。此外,断端产生的精子肉芽肿也可能导致疼痛。前列腺炎、性传播疾病、手术、创伤、导尿或逆行排尿等诱发的感染可导致慢性附睾炎,它也是慢性睾丸疼痛的常见原因之一。最近有研究认为,轻度附睾炎是部分特发性睾丸痛的潜在原因。慢性睾丸疼痛可能是慢性前列腺炎/慢性骨盆疼痛综合征(chronic prostatitis/chronic pelvic pain syndromes,CP/CPPS)的一部分,因为多达 50% 的这类患者有睾丸疼痛的症状。CPPS 病因可能与盆底功能紊乱有关,即盆底肌协同失调、活动过度或张力亢进,从而导致会阴和阴囊内容物疼痛。慢性睾丸疼痛还常见于腹股沟疝修补术后,目前研究认为阴囊内的神经分布主要来源于生殖股神经和髂腹股沟神经。在解剖学上涉及睾丸疼痛的感觉神经都汇集在精索内,腹股沟术后的疼痛是精索内神经损伤的结果。任何与阴囊内容物共享相同传入通路的器官比如输尿管等,都可能引起睾丸区域的牵涉痛。一项研究发现,84% 的慢性睾丸疼痛患者精索内有沃勒变性,而精索内发生此类神经变性最密集的地方就在提睾肌、精索筋膜、输精管和精索内动脉周围。这项研究为慢性睾丸痛的致病机制及显微精索去神经术(microdenervation of the spermatic cord,MDSC)等治疗手段提供了潜在的证据支持。

(二) 诊断

1. 病史采集　慢性睾丸疼痛可以自发,也可因体力劳动或精神压力加剧,临床表现为单侧或双侧睾丸持续性或间断性疼痛。疼痛可局限于阴囊,也可向腹股沟、下腹部、会阴部、股后部放射。问诊应当注意到疼痛部位、发生和持续的时间、严重程度以及有无牵涉痛等,同时还应注意有无加重或缓解因素如排尿、性交、体力活动和久坐等。应当了解患者既往有无感染、外伤及手术史,尤其是脊柱、腹股沟、骨盆和腹膜后区域。患者是否存在与疼痛相关的身心疾病或者有无焦虑、抑郁等心理问题。此外,应当酌情考虑询问患者的冶游史。

2. **体格检查** 体格检查的侧重点在生殖系统。检查包括站位和卧位,从健侧或者疼痛较轻的一侧开始,详细检查睾丸、附睾、输精管等部位。体格检查可发现睾丸、附睾或者精索组织的触痛,但大多数患者无明显异常。直肠指诊可以发现前列腺异常和盆底肌张力亢进。

3. **实验室检查** 实验室检查包括尿常规、针对有感染征象患者的尿液和精液培养。阴囊多普勒超声检查是必查项目,对睾丸痛的诊断至关重要。有腰背痛病史的患者还建议做 MRI 或 CT 扫描。

（三）治疗

1. **保守治疗** 应首先考虑非侵入性方法,如非甾体抗炎药和抗菌药物。有感染征象时,喹诺酮类抗菌药物常作为首选,因为它们可较好地穿透血-睾屏障,建议疗程至少 4 周。而抗抑郁药如阿米替林、去甲替林这类药物能抑制初级神经元和次级神经元释放去甲肾上腺素;抗惊厥药如加巴喷丁、普瑞巴林作为中枢神经系统内的钙通道调节剂可以减少神经病理性疼痛。这类药物的共同不良反应为头晕、嗜睡和口干。研究显示,精神类药物在特发性睾丸痛患者中的症状改善率高于 50%,因此在选择手术治疗前都应率先考虑使用此类药物,但患者停药后是否疼痛复发尚不清楚。

神经阻滞治疗不论单次或多次、是否加用类固醇均能有效阻断疼痛。运用局部麻醉剂和类固醇的精索封闭术能有效缓解疼痛症状。一项研究显示,肉毒素精索注射可短期缓解慢性睾丸疼痛。其他神经阻滞方法还有经直肠注射局麻药和类固醇的盆神经丛阻滞等。

脉冲射频治疗慢性睾丸疼痛也有小样本的报道,即将脉冲式电流通过穿刺电极针输出至精索和生殖股神经,从而阻断疼痛,用于精索封闭后疼痛能得到局部缓解的患者疗效满意。其他保守治疗方法还有针灸、骨盆理疗、经皮电刺激、镇痛药物及心理支持等。对于有盆底功能障碍的患者骨盆理疗效果显著,因此对于这类患者应推荐到专门的骨盆理疗师处治疗。另外,有小型非对照研究报道过经皮电刺激治疗慢性疼痛的方法,原理是电刺激或可引起脊髓背角释放内啡肽,内啡肽可切断周围神经与脊髓之间的联系,从而缓解疼痛。镇痛药物主要用于缓解症状而并非治疗潜在的病理改变,而长期的阿片肽类药物使用易导致性腺功能减退,应在其他疗法失败后考虑使用。

2. **手术治疗** 手术治疗通常是保守治疗失败后的选择,不同的手术方法有各自的适应证。附睾切除术对于疼痛局限于附睾者效果较好,如输精管结扎后慢性睾丸疼痛,附睾切除术后疼痛缓解率在 10%~92%。附睾切除术后效果良好的预测因素有附睾触痛。手术效果不良的预测因素有体检和超声未检出的结构病变、慢性炎症和包括睾丸和精索在内的邻近组织的疼痛。对于输精管结扎术后疼痛的患者,显微输精管复通术是较好的手术治疗方法,研究显示 50%~69% 患者疼痛完全缓解,几乎均可得到症状的改善。MDSC 是特发性睾丸疼痛时常选的一种术式,主要适用于慢性睾丸疼痛精索封闭术阳性患者,手术的目的是离断精索内所有带有神经纤维的组织,仅保留动脉(睾丸动脉、提睾肌动脉、输精管动脉)、淋巴管,部分患者还需保留输精管以保证生育功能。MDSC 并发症少,患者的耐受性高。极少数术后患者睾丸出现萎缩,可能与二次手术或术中意外损伤睾丸动脉有关,而鞘膜积液可能是术中损伤或结扎淋巴管所致。因为提睾肌和精索神经被离断,提睾反射消失,可能出现睾丸低垂,但此症状极少被患者关注。对于 MDSC 术后疼痛未缓解,可能的原因包括中枢致敏化、感觉神经未被破坏而背部或阴部神经介导了大部分的疼痛传导。最后,睾丸切除术是其他保守或手术治疗方式失败后最极端的选择。报道的睾丸切除术有效率为 40%～75%，研究显示经腹股沟路径的睾丸切除术比经阴囊入路有更好的疼痛缓解率。然而，考虑到睾丸切除术对男性生理功能的巨大影响，应当作为最后不得已的治疗手段。

【思考题】

1. 不同类型睾丸鞘膜积液的手术要点有哪些？
2. 不同类型睾丸炎的诊断和治疗要点有哪些？

第二节 附睾疾病

一、附睾先天异常

（一）概述

附睾先天异常主要是指胚胎发育过程中各种因素导致附睾的数量、位置、发育以及与睾丸连接的异常。附睾先天异常临床上常分为与睾丸附着异常、附睾囊肿、附睾发育不全、异位附睾和重复附睾。导致附睾先天异常的病因尚不明确，目前认为在胚胎期，中肾管发育成附睾的过程主要受雄激素等影响，其间内分泌功能紊乱可导致各种类型的附睾先天异常。

（二）临床表现

附睾先天异常往往出现在隐睾患者中，除部分患者查体可发现附睾头囊肿，大部分单侧附睾先天异常患者可无明显不适表现，双侧附睾先天异常患者临床表现主要是男性不育，患者往往是出现不育后进一步检查发现附睾先天异常。由于附睾的形态和大小多种多样，因此，进行查体和超声检查时，很难分辨出附睾先天异常。

（三）诊断

单侧附睾先天异常可以不表现症状，超声和 CT 检查有一定的提示意义，输精管道造影大部分医院已经停止检查，因此大部分单侧附睾先天异常是在进行阴囊手术时发现。双侧附睾先天异常患者往往因男性不育就诊时发现，因此对无精症患者进行附睾穿刺或其他附睾手术时发现附睾无精子，需考虑双侧附睾先天异常的可能诊断。

（四）治疗

由于单侧附睾先天异常不影响生育，因此治疗以观察为主。双侧附睾先天异常患者出现无精症时，治疗很困难，如有生育要求，建议首选睾丸取精和辅助生殖技术。

二、附睾炎

（一）概述

附睾炎一般是指附睾的非特异性感染，临床上常分为急性和慢性附睾炎。急性附睾炎指附睾的炎症疾病，常合并睾丸炎等其他生殖道感染，表现为急性起病，初始阶段阴囊出现局限性疼痛和水肿，附睾早期可出现急性炎症改变。慢性附睾炎指附睾的疼痛或其他不适，时间往往持续超过 3 个月或更长时间，通常阴囊查体时可触及明显硬结。

附睾在解剖学上表现为头宽尾细的条索状结构，附着于睾丸上端，长度约 4.5cm，附睾可分为头、体和尾部。附睾头通过睾丸输出小管与睾丸相连，睾丸输出小管汇聚形成附睾主管，附睾主管作为附睾的体部和尾部的主要组成部位，附睾主管的末端与输精管相连接。主动脉分出睾丸动脉,并有一分支进入附睾,附睾静脉主要回流入周边的蔓状静脉丛,附睾周边的淋巴管主要回流至主动脉旁及主动脉前淋巴结。附睾附件和 organ of Haller 是附睾的两个附件,附睾附件主要是午菲管的残留物,而 organ of Haller 主要发现于附睾尾部,是中肾管的残留物,当附睾附件出现扭转时,需与附睾炎鉴别诊断。

附睾炎具有一般炎症相似的水肿、渗出和增生等病理改变。早期表现为炎性渗出,附睾明显充血肿胀,部分附睾内部可形成脓肿,炎症进一步发展,附睾可出现纤维组织增生和瘢痕组织形成。

（二）病因和发病机制

附睾炎可出现在各个年龄段的男性中,18~35 岁青壮年发病率较高,近年来由于性观念转变,淋球菌感染导致的附睾炎发病率呈现上升趋势。目前认为急性附睾炎主要是由尿道、膀胱、前列腺或精囊的炎症经射精管和输精管逆行感染附睾所致,但也存在临近组织通过淋巴管道蔓延感染以及炎症通过血液感染附睾的可能。细菌、真菌、病毒和其他微生物都能导致附睾炎的发生,对于大部分男性,大肠杆菌是附睾炎最常见的致病微生物,对于性生活较活跃的男性,淋球菌和沙眼衣原体是此类附睾炎患者最常见的致病微生物。

慢性附睾炎的发病机制仍然存在争议,有研究认为是由急性附睾炎抗感染治疗不彻底或反复发作所致。此外,附睾或输精管梗阻时也可引起慢性附睾炎类似的疼痛及不适症状。同时需要注意的是贝赫切特病、类肉瘤病和亨-舍紫癜（Henoch-Schonlein purpura）等也可导致附睾的非炎症性肿胀和疼痛,临床上需要与感染性附睾炎相鉴别。

临床上引起附睾炎的危险因素多种多样,主要有反复的泌尿生殖道感染、泌尿生殖道的先天性畸形以及包皮过长。有研究认为泌尿系梗阻、尿路感染和导尿是老年男性附睾炎的常见因素。由于睾丸与附睾紧密相连,因此急性附睾炎患者容易同时出现睾丸炎症改变。

（三）诊断

附睾炎需综合病史、症状、体格检查和实验室检查做出诊断,同时应尽早进行鉴别诊断,排除睾丸扭转等急症的可能。

急性附睾炎的症状主要是突然出现的阴囊肿胀和疼痛,并可能伴有尿路感染症状和发热。非感染性和感染性附睾炎的临床表现一样,因此临床上需注意鉴别。体格检查主要是患侧阴囊肿胀,附睾触痛明显,合并有睾丸炎可发现有睾丸触痛,当炎症扩散至睾丸及其他部位时,附睾和睾丸体查是很难区分。炎症扩散至精索时,精索因水肿体积变粗,出现精索炎。

慢性附睾炎和附睾疼痛在症状和病原体上没有明显的差异。临床上常表现为附睾长期持续或间歇性的疼痛或坠胀感,疼痛可放射至下腹部或大腿内侧。查体时压痛往往不明显,可触及附睾肿大,部分患者附睾可触及结节。跟慢性睾丸炎和睾丸疼痛相类似的,上述症状会显著影响患者的生活质量。

实验室检查应该包括尿常规、中段尿革兰氏染色和培养。对于潜在膀胱炎患者通常可以检测到革兰氏阴性杆菌。有尿道分泌物的患者可行分泌物涂片检查,一旦发现革兰氏阴性双球菌感染,即可诊断为淋球菌性尿道炎。如果尿道拭子只有白细胞,大多数情况下可诊断为沙眼衣原体性尿道炎。尿道拭子和中段尿需进行细菌培养和药敏试验,如果尿的细菌培养阴性而患者为性活跃者,需进一步完善 CT 等检查。若婴幼儿或青少年拟诊断为附睾炎,则需进一步进行腹部、盆腔超声检查以及排尿期膀胱输尿管造影,如有条件则进行膀胱镜检。病理学检查是慢性附睾炎确诊的主要依据。

彩色多普勒超声检查能发现附睾炎的充血和肿胀,同时超声检查可了解附睾及睾丸的血流情况,可以排除睾丸扭转,因此对于不能明确诊断为附睾炎的患者,临床上推荐尽早行阴囊多普勒超声检查。急性附睾炎超声表现为附睾头部增大,伴有回声减低,附睾体部和尾部由于附睾肿胀因素,较正常超声图像更容易显示,彩色多普勒超声显示附睾血流信号慢性增加。此时睾丸超声显示血流正常或增加,这是睾丸扭转时血流信号减少或消失的主要鉴别点。

（四）鉴别诊断

1. 睾丸扭转　睾丸扭转的临床表现和急性附睾炎的表现相似,临床上鉴别诊断较困难。阴囊抬高试验等具有一定的鉴别指导意义。睾丸扭转可导致睾丸切除,因此两者鉴别需及时准确,建议尽早行多普勒超声检查,评估睾丸血供。但是对于部分睾丸扭转发作 4h 以内的患者,睾丸回声和血流可无明显变化,因此如果临床上怀疑有睾丸扭转患者,建议尽早行手术探查。

2. 附睾或睾丸附件扭转　学龄期儿童发病率较高,早期扭转时可出现局部疼痛和肿胀,此症状具有鉴别意义,但儿童及家属容易忽视或发现较晚,一旦扭转进入后期时,鉴别诊断较困难,临床上建议尽早行手术探查。

3. 结核性附睾炎　既往有结核病史,发病持续时间更长,无明显阴囊疼痛症状,同时并发有窦道时需考虑结核性附睾炎可能性。临床上触诊可发现输精管串珠样改变,直肠指检可触及凹凸不平的前列腺。尿液和前列腺液培养可发现结核杆菌。值得注意的是超声检查时,结核性附睾炎也以弱回声为主,但由于结核性附睾炎病变以肉芽肿为主,回声显示更不均匀。如果超声发现有结核结节则提示结核性附睾炎可能。

4. 附睾肿瘤　附睾肿瘤和慢性附睾炎的临床表现可相似,表现为附睾肿大,超声鉴别较困难,必要时可行 CT 等检查,如果临床上附睾肿物明显表现为进行性增大,提示附睾肿瘤可能。

5. 流行性腮腺炎导致的附睾睾丸炎　近来有腮腺炎病史,一般无明显泌尿道感染症状,尿常规中无明显白细胞。

（五）治疗

附睾炎一般处理有卧床休息,阴囊垫高,冰敷,必要时可予以镇痛药物,对于伴有畏寒发热患者,应注意补充液体。急性附睾炎最主要的治疗是针对病原微生物的治疗,尽早行微生物培养,同时早期可经验性使用抗感染药物,即使是不能排除睾丸扭转的情况,也需尽早使用抗感染药物,抗感染时间需超过一周,之后改口服 2~4 周,至患者阴囊疼痛、肿胀等不适症状明显缓解。

对于阴囊剧痛伴有持续高热的患者,并出现明显的附睾或睾丸脓肿,而持续药物抗感染疗效不满意的情况下,可考虑行附睾精索外膜切开术。手术切口可达睾丸壁层鞘膜,将附睾或睾丸明显的脓肿部位行纵行切开,对于附睾或睾丸明确已化脓坏死,可行睾丸附睾切除术,术后需充分引流。但是对于只有一侧输精管道通畅并且有生育要求的附睾炎患者,手术治疗需谨慎。

一般认为慢性附睾炎具有自限性,可以自愈,但这通常需要数年甚至更长时间。对于症状较轻、间歇性发作的患者,可暂予观察治疗,平时注意饮食及生活习惯的改善。对于症状严重影响患者生活质量的慢性附睾炎,常用抗感染药物,但目前无明确治疗方案,疗效仍待进一步评估。手术切除附睾仅适合那些对各种保守治疗都无效,但接受手术的慢性附睾炎患者疼痛症状缓解的概率可能低于一半。

（六）预后

目前大部分急性附睾炎在早期能得到规范诊断和治疗后,预后较好一般不会发生并发症。急性附睾炎患者治疗 2 周后阴囊疼痛症状明显缓解,治疗 1 个月之后附睾大小和质地逐渐恢复。但是急性附睾炎患者由于如果不彻底等因素可形成附睾结节,部分急性双侧附睾炎也可出现精子质量下降,甚至出现双侧附睾梗阻而导致男性不育。慢性附睾炎由于没有明确的治疗方案,可出现反复疼痛,有些患者可导致精子质量下降和附睾梗阻等男性生育方面的问题。

三、附睾囊肿

附睾囊肿(epididymal cyst)又称精液囊肿(spermatocele),指附睾内含有精子的囊性结构,常见于精子生长旺盛的青壮年,年龄多分布在 25~40 岁,多呈良性生长。囊肿体积小,多呈球形,好发部位依次为附睾头部(约占 50%)、尾部及全附睾,多发生于单侧。

（一）病因

目前附睾囊肿的病因尚不明确,可能与输精管部分梗阻、感染、射精障碍等有关。据报道,大约 5% 的男性患有附睾囊肿。若母亲在妊娠期曾使用过己烯雌酚的儿童患病率将增高,对于曾暴露于己烯雌酚的男性,附睾囊肿的发病率可达 21%。

（二）临床表现

多数患者无明显的临床症状,大多因发现阴囊内肿物就诊,大约 10%~20% 的患者可有阴囊坠胀感或腹股沟区不适。查体可触及附睾区囊性肿块,透光试验阳性。附睾囊肿的囊液多为不透明的乳白色液体,其中含少量不活动精子,有报道称在室温下放置,精子可逐渐转变成具有活动性的精子。B 超可见附睾头部球形的液性暗区,与睾丸实质有明显分界,大多无后壁回声增强。

（三）诊断及鉴别诊断

依据临床表现、查体及 B 超即可得出诊断,需要与睾丸囊肿鉴别。睾丸囊肿多位于睾丸后方实质内,B 超提示囊肿后方多伴有后壁回声增强。

（四）治疗

若附睾囊肿体积很小且无疼痛等不适,可观察其变化,当其体积逐渐增大或引起疼痛等不适,再行进一步处理。儿童无症状性附睾囊肿多数不需要治疗,因为大多数囊肿会逐渐退化变小,甚至消失。对于体积较大或引起疼痛不适的附睾囊肿建议行囊肿切除术,即经阴囊切口,显露、游离附睾囊肿,钳夹囊肿颈部将其完整切除(图 12-2-1、图 12-2-2)。过去通过注入硬化剂至囊肿中代替手术,但由于其复发率、感染率高已较少采用。

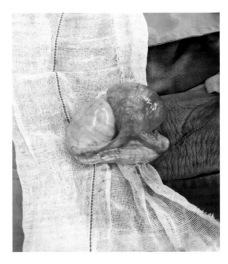

图 12-2-1　术中可见附睾囊肿

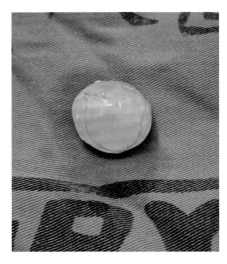

图 12-2-2　术中完整剥离的附睾囊肿

四、附睾梗阻

（一）概述

梗阻性无精子症是由于输精管道的梗阻使精子的运输发生障碍而产生的无精子症。梗阻性无精子症在男性不育中的发生率约为 1%。在无精子症患者中，梗阻性原因所占的比例也较多，为 42.4%～48%。

（二）病因

输精管道梗阻可发生在输精管道的任何部位，从睾丸内管道系统到射精管都有可能发生。研究表明睾丸内梗阻约占梗阻型无精症的 15%，常常是由于炎症后造成睾丸网梗阻。附睾梗阻是造成梗阻型无精症最常见的病因，以附睾近端梗阻和慢性附睾感染为特征，多是由于近端附睾管内炎症性碎屑造成的机械性梗阻造成。

（三）临床表现

睾丸体积正常（大于 15 毫升），附睾增大、质地变硬，附睾或者输精管结节，往往伴有尿道炎或者前列腺炎的临床表现。

（四）诊断

1. **精液检查** 最少 2 次以上，间隔 2～3 个月，按照世界卫生组织标准对精液进行离心检查。精液量不到 1.5ml、pH 酸性、果糖阴性者高度怀疑梗阻性无精子症。

2. **精浆生化** 精浆生化标志物包括精浆弹性蛋白酶、ACP、α-中性糖苷酶等，对这些标志物分别进行不同的组合项目分析，有助于分析无精子症、少精子症、弱精子症、畸形精子症和精液液化异常的原因，特别适合输精管道梗阻的定位诊断，不同的梗阻部位生化指标反映完全不同。

3. **病史** 通常炎症性梗阻的患者都有生殖道感染史，比如睾丸炎、附睾炎，对有肺结核病史者，引发梗阻性无精子症的概率会更高。

4. **体检** 梗阻性无精症患者的睾丸体积在正常的范围内，对附睾梗阻和输精管梗阻的患者，能触到附睾增大，或输精管结节，或输精管缺如，或局部闭锁。

5. **超声检查** 阴囊超声对一些梗阻体征的发现很有益处，比如附睾囊肿、输精管缺如等，同时能排除睾丸发育不良。经直肠 B 超还能了解精囊是不是缺如、射精管梗阻以及射精管扩张等。

6. **睾丸活检** 一种具有诊断和治疗双重功能的临床技术，是通过手术方法取出一小块活体睾丸组织，进行病理切片组织学观察，来了解睾丸生精的状况，对于诊断梗阻性无精症有明确意义。

（五）治疗

对于梗阻性无精症，临床上多采用显微手术方法，显微手术操作精细，吻合成功率高，对治疗梗阻性无精症有显著疗效，已在临床上广泛应用。常见治疗方法有显微镜下输精管吻合术、射精管扩张术、输精管附睾吻合术，附睾梗阻多采用显微镜下输精管附睾吻合术。从传统的三针法输精管附睾吻合术、横向两针套入法输精管附睾吻合术到纵向两针套入法输精管附睾吻合术，输精管附睾吻合术的复通率逐步提高。但是受到梗阻时间长短、术后自身 AsAb 形成、造成梗阻的原发病因再次出现（如感染因素）等因素影响，受孕率目前仍不十分满意。但是对于 ICSI 等辅助生殖技术而言，利用显微外科技术治疗梗阻性无精症，费用较低、受孕过程更合乎自然、可重复受孕，并且没有辅助生殖可能对孕妇和胎儿造成的潜在危害。

【思考题】

1. 附睾炎的诊断和治疗要点？
2. 附睾梗阻的诊断要点和手术治疗方法？

第三节　精索静脉曲张

精索静脉曲张(varicocele,VC)是一种血管病变,指精索内蔓状静脉丛的异常扩张、伸长和迂曲,可导致疼痛不适及进行性睾丸功能减退,是男性不育的常见原因之一。

一、流行病学

精索静脉曲张的患病率根据评价方法不同而有所区别,多见于青壮年,在普通男性人群中患病率为15%~20%,在原发性不育男性人群中患病率为35%~45%,继发性不育男性人群中患病率为45%~81%。青少年精索静脉曲张(6~19岁)在10岁以下儿童发病并不常见;到了青春期阶段,发病率逐渐增加到8%~16%;到15~19岁,发病率达到和成人接近的15%。精索静脉曲张通常见于左侧,约占患病人群的77%,双侧为22%,单纯发生于右侧的少见(1%)。

二、病因与病理

精索静脉由精索内静脉、精索外静脉及输精管静脉组成,三组静脉在阴囊内相互交通、盘曲,形成精索静脉丛。

睾丸及附睾静脉汇集的蔓状精索静脉丛,经三条径路回流:①在腹股沟管内汇成1~2条精索内静脉,沿腹膜后上行,左侧精索内静脉呈直角汇入左肾静脉,右侧精索内静脉在右肾静脉下方约5cm处呈锐角汇入下腔静脉,直接汇入右肾静脉者约为5%~10%;②精索外静脉由提睾肌静脉组成,在腹股沟管外环处离开精索静脉丛,进入腹壁下静脉、腹壁上静脉、阴部浅静脉和阴部深静脉,最后汇入髂外静脉;③经输精管静脉在腹股沟管内环处随输精管进入盆腔,汇入髂内静脉。

精索静脉曲张按年龄分为成年精索静脉曲张(>19岁)和青少年型精索静脉曲张(6~19岁)。在青春期,精索静脉曲张会对睾丸组织产生损害,并随着病情的进展而产生不可逆的影响。研究表明,约30%的患者在成年后手术,精液治疗并未得到改善,因而青少年型精索静脉曲张的评估及干预时机的选择则显得尤为重要。青少年精索静脉曲张患者有渐进的睾丸发育障碍者推荐应进行治疗。

精索静脉曲张还可按病因分为原发性精索静脉曲张和继发性精索静脉曲张。原发性常见于青壮年,多为多因素的结果,直立或行走时明显,平卧休息后可缓解;目前认为原发性精索静脉曲张发生与下列因素有关:①精索静脉瓣发育不良、缺损或关闭不全;②精索静脉壁及其周围结缔组织薄弱或提睾肌发育不全,其作为"肌性膜泵"促进静脉血回流的生理作用减弱或消失;③人的直立姿势影响精索静脉回流。继发性精索静脉曲张较少见,平卧后不能缓解,可见于左肾静脉或腔静脉瘤栓阻塞、肾肿瘤、腹腔内或腹膜后肿瘤、盆腔肿瘤、巨大肾积水或肾囊肿、异位血管压迫等。

左侧精索静脉曲张较右侧常见,可能原因为:①左侧精索内静脉行程长,比右侧长8~10cm,压力大于右侧,呈直角汇入左肾静脉,静脉压力较高,血管阻力大,易反流;②近端钳夹现象（proximal nutcracker phenomenon）：左肾静脉在肠系膜上动脉与腹主动脉之间受到压迫，影响左侧精索内静脉回流甚至引起反流（又称为"胡桃夹"现象）；③精索内静脉瓣的缺如更常见于左侧（左侧约 40%，右侧约 23%）；④远端钳夹现象（distal nutcracker phenomenon）：右髂总动脉可压迫左髂总静脉，使左精索静脉部分回流受阻；⑤左精索静脉可受到胀满的乙状结肠压迫，影响静脉回流。

1880 年 Barfield 发现精索静脉曲张可引起男性不育。随后，在 1952 年有学者报道了精索静脉曲张会影响精子的发生，精索静脉高位结扎术可提高患者的生育力。20 世纪 70 年代以来，随着男科学的发展，精索静脉曲张与不育的关系引起了人们的广泛关注。

目前认为，精索静脉曲张导致男性不育的机制与精子质量异常、睾丸体积缩小、睾丸灌注减少及睾丸功能障碍等方面有关。但引起不育的确切机制迄今尚未完全清楚，一般认为可能与下列因素有关。

（一）高温

因回流受阻，精索静脉内血液滞留，使睾丸内温度增高。而在生殖细胞中，DNA 多聚酶的活力及 DNA 重组酶是热敏性的，最佳温度为 33℃，精子细胞内蛋白合成最佳温度是 34℃，高温影响了多种酶的活性，从而影响精子的发生。睾丸对温度升高产生的热应激也会引起氧化应激而导致生精细胞凋亡增多。

（二）缺氧

精索静脉曲张引起蔓状血管丛中血液滞留，睾丸组织内 O_2 减少，CO_2 蓄积，改变睾丸有氧代谢过程，影响精子的发生。有学者证实低氧是导致精索静脉曲张大鼠生精细胞凋亡的直接原因。

（三）反流

精索静脉反流，将肾上腺和肾脏分泌的代谢物如类固醇、儿茶酚胺、5-HT 等带到睾丸。类固醇可抑制精子发生，儿茶酚胺可使睾丸慢性中毒，5-HT 可引起血管收缩，造成精子过早脱落。

（四）氧化应激失衡

ROS 是机体有氧代谢产生的一类含氧基团，具有高度的反应活性，参与机体一系列生理活动，包括精子获能、AR 等，但在氧化应激的状态下也会对生精细胞造成破坏，损害正常的生精功能。正常精浆中存在着防御氧化应激的抗氧化剂和酶，主要作用即为清除氧自由基，使生精细胞中的 ROS 处于产生和清除的平衡状态，维持睾丸的正常生精功能。当 ROS 水平增加或抗氧化剂的中和能力降低时，通常会发生氧化应激。氧化应激状态下，ROS 会引起精子膜脂质过氧化，影响精子正常的代谢、形态及功能。

（五）内分泌失衡

精子的生成过程中，性激素是其微环境中的重要组成成分，对性腺发育、生精、精子成熟有重要作用。大部分学者认为，精索静脉曲张患者血清中促 LH 和 FSH 水平升高，对于血清睾酮的变化，目前尚有争议。

（六）睾丸萎缩

精索静脉曲张将导致睾丸血流的重新分布，出现局部血液淤滞，曲细精管血供下降，功能下降；同时，睾丸另一部分曲细精管生精功能代偿性增加，以维持其正常生理功能，因而出现睾丸病变的不均一性，表现为睾丸组织"斑点样"改变。长期血供不足则会引起曲细精管中生精细胞的凋亡增加，从而导致睾丸萎缩、变小变软，生精功能下降。

（七）其他

包括生殖毒素增加、抗氧化物水平增高、NO 增多、DNA 聚合酶活性降低、存在精子结合免疫球蛋白、AsAb 等综合病理生理学变化，最终导致睾丸生精障碍及睾丸功能逐渐减退，从而导致不育症。精索静脉曲张所致的睾丸生精功能异常是一个错综复杂的病理过程，很可能是多种因素共同作用的结果。此外，精索静脉曲张还可能损害附睾功能，影响精液质量，从而导致不育。

精索静脉曲张阴囊疼痛发生率为 2%~10%。其发生机制尚不清楚，可能与曲张的静脉牵拉压迫髂腹股沟神经和生殖股神经的感觉支、血液停滞在精索静脉中引起温度升高和组织缺血等有关，这些因素使伤害感受器（nocire-ceptor）激活产生神经冲动由脊髓内的神经通路传到脊髓后角，又通过中后侧的脊髓丘脑束向上传到大脑而引起疼痛。

三、临床表现

（一）病史

原发性精索静脉曲张可有男性不育史；继发性精索静脉曲张可有肾脏肿瘤、肾积水等原发病史。

（二）症状

主要为立位时患侧阴囊胀大，局部有坠胀、疼痛感，可向下腹部、腹股沟或腹部放射，症状多于劳累、久立后加重，平卧休息后减轻或消失。静脉曲张程度与症状可不一致，有时伴神经衰弱症状。严重精索静脉曲张患者睾丸变小变软，精液质量严重受损。

体位：立位时可见一侧阴囊胀大，睾丸下垂，并可见或触及蚯蚓状曲张的静脉团（图 12-3-1）。卧位或托起阴囊时，扩张的静脉团缩小，立位时再度充盈。继发性精索静脉曲张于立卧位时曲张的静脉团并不缩小，有时可触及肿大的肾脏。

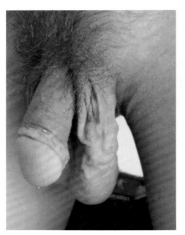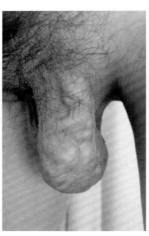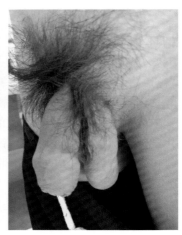

图 12-3-1　精索静脉曲张的阴囊外观

（三）精索静脉曲张的分度

1. 按体格检查分度

（1）Ⅰ度：阴囊触诊时无异常，但患者屏气增加腹压（Valsalva 试验）时可扪及曲张的精索静脉。

（2）Ⅱ度：阴囊触诊可扪及曲张的精索静脉。

（3）Ⅲ度：视诊可以看见阴囊内曲张静脉团块，阴囊触诊时可扪及明显增大、曲张的静脉团。

2. CDFI 分度 CDFI 诊断精索精脉曲张的分度标准：按照临床及超声诊断可将精索静脉曲张分为临床型与亚临床型，其中临床型分为 3 度。

（1）亚临床型精索静脉曲张：临床触诊阴性而超声平静呼吸检查，精索静脉最大的内径（spermatic vein diameter at rest，DR）1.8~2.1mm，但无反流，在 Valsalva 动作时有反流，反流持续时间（venous reflux time，TR）1~2s。

（2）临床型精索静脉曲张Ⅰ度：临床触诊阳性且超声平静呼吸检查，DR 2.2~2.7mm，在 Valsalva 动作时有反流，TR 2~4s。

（3）临床型精索静脉曲张Ⅱ度：临床触诊阳性且超声平静呼吸检查，DR 2.8~3.1mm，在 Valsalva 动作时有反流，TR 4~6s。

（4）临床型精索静脉曲张Ⅲ度：临床触诊阳性且超声平静呼吸检查，DR ≥3.1mm，在 Valsalva 动作时有反流，TR ≥6s。

3. 精索内静脉造影下的分度

（1）轻度：造影剂在精索内静脉内逆流长度达 5cm。

（2）中度：造影剂逆流至腰椎 4~5 水平。

（3）重度：造影剂逆流至阴囊内。

四、诊断

精索静脉曲张患者可出现患侧阴囊部持续性或间歇性的坠胀感、隐痛和钝痛，站立及行走时明显，原发性精索静脉曲张在平卧时可消失，若不消失应怀疑为继发性精索静脉曲张。此时需仔细检查同侧腰腹部，并做相关辅助检查，明确本病是否为腹膜后肿瘤或肾肿瘤压迫所致。

多数患者在体检时发现阴囊内无痛性蚯蚓状团块，或因为不育就诊时被发现。对有阴囊疼痛的患者可用 VAS 评分或疼痛数字评分等评分量表来进行半定量评估；同时注意询问既往史及婚育史。

体格检查需在温暖舒适环境中进行。除全身检查外，应重点对阴囊及其内容物等进行检查，包括站立位和平卧位检查，并行 Valsalva 试验（Valsalva 试验是令患者行强力闭呼动作，即深吸气后紧闭声门，再用力做呼气动作，呼气时对抗紧闭的会厌，通过增加胸膜腔内压、腹压来影响血液循环和自主神经功能状态，进而达到诊疗目的的一种临床生理试验。具体到精索静脉曲张体格检查，主要是增加腹压来达到明确诊疗的作用。方法：患者取站立位，深吸气后紧闭声门，再用力做呼气动作，必要时可以辅以用手压患者腹部，以增加腹压，达到更好的效果，以了解患者是否存在迂曲、扩张的静脉团。检查内容包括睾丸大小与质地、附睾、输精管、精索及其血管等。睾丸变小、变软是睾丸功能不全的征象。应注意鉴别瘦长体型患者可能存在的胡桃夹综合征。

（一）影像学检查

精索静脉曲张的影像学检查包括彩色多普勒超声检查、CT、MRI、血管造影、红外线接触性阴囊测温等。

1. 彩色多普勒超声检查 对精索静脉曲张的诊断及分型具有重要价值，其诊断的敏感性及特异性均较高，还可以在不育患者中发现更多的亚临床型精索静脉曲张患者。彩色多普勒超声检查既能了解组织器官的解剖结构,包括精索、睾丸及附睾等;又能了解相应部位的血流状况,清楚地显示静脉内有无血液反流,反流部位、程度及与呼吸、Valsalva 动作的关系等,成为精索静脉曲张的首选辅助检查手段。

其检测项目及诊断方法如下:①阴囊根部纵断扫查:可见精索、附睾头部附近出现迂曲的管状结构,或似多数小囊聚集成的蜂窝状结构,管壁薄而清晰,管腔内呈无回声或见烟雾状活动的低回声,管径增宽;②测定平静呼吸试验时的精索静脉内径;Valsalva 动作时的精索静脉内径和直立体位的超声检查;③反流:静息时和 Valsalva 动作时的反流持续时间(TR);④睾丸、附睾;⑤左肾静脉、下腔静脉(仅在平卧位后精索静脉曲张不缓解、高龄或青少年中重度精索静脉曲张时考虑)。

目前国内外有关精索静脉曲张的彩色多普勒超声诊断还缺乏统一标准,国内普遍认同诊断精索精脉曲张的 CDFI 参考标准为:

(1) 亚临床型:①平静呼吸时精索静脉的最大内径≥1.8mm;②Valsalva 试验出现反流,反流时间≥1s(推荐)。

(2) 临床型:平静状态下,精索静脉丛中至少检测到 3 支以上的精索静脉,其中 1 支血管内径大于 2mm,或增加腹压时静脉内径明显增加,或做 Valsalva 试验后静脉血流存在明显反流。

2. CT、MRI 仅对继发性精索静脉曲张寻找病因及鉴别诊断时可选。

3. 血管造影 精索内静脉造影是一种可靠的诊断方法。在局麻下用 Seldinger 法经股静脉插管至精索内静脉进行,有助于减少高位结扎手术的失败率和分析手术失败原因。此法可用于精索静脉曲张的诊断并指导治疗,但该方法毕竟为介入性的诊断手段,非临床特别需要,一般不主张普遍开展。

(二) 睾丸功能评价

1. 睾丸大小、质地 睾丸大小可通过 Prader 睾丸测量器或彩色多普勒超声测量,但彩色多普勒超声测量更精确。睾丸容积的计算公式:睾丸容积(ml)= 睾丸长度(mm)×宽度(mm)×厚度(mm)×0.71。通常认为:生精功能正常的双侧睾丸超声下总容积至少 20ml 以上,而用 Prader 睾丸测量器总容积至少为 30~35ml。对于青少年精索静脉曲张患者,可使用游标卡尺和彩色多普勒超声测量睾丸大小并计算睾丸萎缩指数。通过睾丸萎缩指数(testicular atrophy index,AI)>15%来判定睾丸是否有萎缩,萎缩指数 =(右侧睾丸容积−左侧睾丸容积)/右侧睾丸容积×100%。

2. 精液检查 对不育患者或有生育要求者推荐精液检查,鉴于精液质量存在波动,建议在 3 周内连续两次精液检查,检测项目应包括:精液量、液化时间、pH、精子浓度、形态学、活动率等。精子 DNA 碎片,精子功能检测,精浆生化、微量元素(如锌)、中性 α-葡糖苷酶等检测。

3. 性激素的检测 包括血清睾酮、FSH、LH、PRL、雌激素、血清 InhB 等。

4. 睾丸活检 仅在使用上述方法后仍不能充分评价睾丸生精功能时使用。

五、鉴别诊断

(一) 丝虫性精索炎

有丝虫病流行区居住史,急性发作时,阴囊剧痛并向下腹部及腰部放射,亦可为钝痛及腰部不适,精索下端或输精管周围可出现硬结,有触痛。结节病理学检查可见虫体及嗜酸性粒细胞、淋巴细胞浸润的肉芽肿。

（二）丝虫性精索淋巴管曲张

有反复发作的丝虫性精索炎病史,阴囊部坠胀不适,活动后加剧,阴囊肿胀,精索粗厚、迂曲、扩张。精索下部有较细小的索团状肿块,活动及立位时明显,休息及卧位时减轻,早期透光试验阳性,陈旧病例可为阴性。入睡后外周血液中可找到微丝蚴。

（三）输精管附睾结核

阴囊部位坠胀不适,输精管增粗呈串珠状硬节改变,附睾尾部有不规则肿大、变硬,可触及硬结,部分患者附睾硬结与阴囊粘连并形成脓性窦道。

六、治疗

原发性精索静脉曲张的治疗应根据患者是否伴有不育或精液质量异常、有无临床症状、静脉曲张程度及有无其他并发症等情况区别对待。治疗方法包括一般治疗、药物治疗和手术治疗。继发性精索静脉曲张应积极寻找和治疗原发病。

（一）一般治疗

包括生活方式和饮食的调节、物理疗法等。生活方式和饮食的调节,如控制烟酒、饮食清淡、回避增加腹压的运动,能一定程度上改善精液质量。物理疗法包括降温疗法和阴囊托法等。

（二）药物治疗

1. 针对精索静脉曲张的药物

（1）七叶皂苷类:具有抗炎、抗渗出、保护静脉管壁的胶原纤维作用,逐步恢复静脉管壁的弹性和收缩功能,增加静脉血液回流速度,降低静脉压,从而改善由精索静脉曲张所引起的症状,如睾丸肿胀、疼痛等。有文献报道可同时改善慢性前列腺炎合并精索静脉曲张患者的相关症状,甚至可改善部分精索静脉曲张患者的精液质量。

（2）黄酮类:具有抗炎、抗氧化作用,可快速提高静脉张力,降低毛细血管通透性,提高淋巴回流率,减轻水肿。可改善临床型精索静脉曲张引起的疼痛症状,并且能延缓亚临床型精索静脉曲张向临床型发展。

2. 改善症状的其他药物　针对局部疼痛不适患者,可以使用非甾体类抗炎药(non-steroidal antiinflammatory drugs,NSAIDs),如辛诺昔康、吲哚美辛、布洛芬等;且有相关研究报道,辛诺昔康能够改善患者精液质量。NSAIDs 是一类具有解热、镇痛作用的药物,其主要通过抑制炎症组织中环氧酶(cyclooxygenase,COX)活性,使前列腺素(prostaglandins,PGs)合成减少而发挥作用。有研究表明,辛诺昔康还能够提高伴有精索静脉曲张的少弱精子症患者的精子质量。NSAIDs 是临床上常用的药物,但其不良反应也较多,应避免滥用 NSAIDs 而造成的严重不良反应。

3. 改善精液质量的药物　对于合并生殖功能损害且有生育要求的精索静脉曲张患者,可合并使用促进精子发生、改善精液质量的药物,联合用药能够使低级别精索静脉曲张患者的精液质量得到明显改善。

（1）左旋肉碱:左旋肉碱和乙酰左旋肉碱是人体内的自然物质,它们主要有两方面的生理功能:一是作为转运脂肪酸线粒体 β 氧化过程中的重要因子参与能量代谢,体内具有生物活性的左旋肉碱对精子的成熟和运动有直接影响;二是通过降低 ROS 和抑制细胞凋亡来增加细胞的稳定性,避免了附睾和射出的精液中的精子遭受氧化损伤,从而使精子的前向运动能力及存活率显著提高。左旋肉碱也可以作为手术后辅助用药;有研究者报道,发现精索静脉结扎术后联合使用左卡尼汀(左旋肉碱)3 个月后,联合组的精子密度、精子活率、精子活力(a+b)及正常形态精子较单纯手术组均有明显改善。

(2)抗氧化剂:近来有研究报道了抗氧化剂在精索静脉曲张导致的不育或术后辅助用药方面的疗效。尽管目前的研究显示,抗氧化剂能够改善精索静脉曲张患者的精液质量,然而这些证据都是来源于小型的无对照的临床研究,可信度较差。抗氧化剂治疗精索静脉曲张的确切效果尚有待进一步的临床研究。

1)生物类黄酮:生物类黄酮是广泛存在于蔬菜、水果和药用植物中的化合物中的一类抗氧化剂。其具有很强的还原性,不仅能够阻止自由基的产生,还能够清除体内的各种过氧化自由基。有学者发现,微粒化的类黄酮不仅能够显著提高精子活力,还能缓解精索静脉曲张导致的疼痛。

2)维生素 E:维生素 E 是常用的抗氧化剂。相关研究表明,体内生殖系统产生过多的 ROS 是导致精子活力低下的一个重要因素。维生素 E 能通过抑制自由基的形成,阻止诱发的膜脂质发生过氧化,从而维持精子顶体膜的完整,提高精子顶体完整率和降低精子畸形率;维生素 E 能提高体内抗氧化酶的活性,进而提高精子活力,改善精子浓度和前向运动精子比例,有助于提高女方自然受孕率。建议联合用药可作为轻中度精索静脉曲张不育症患者的治疗选择。

3)辅酶 Q10:辅酶 Q10 作为一种抗氧化剂在调控男性生育中扮有重要角色。过高的氧化应激降低了氧化磷酸化过程中辅酶的活性;因此,外源性补充辅酶有可能提高精液中辅酶的含量,从而提高精液参数。

4)其他抗氧化剂:其他抗氧化剂在精索静脉曲张的治疗中也有报道,如 N-乙酰半胱氨酸、硫酸锌、叶酸等。

(3)抗雌激素治疗:如氯米芬、他莫昔芬等,能竞争性结合下丘脑、垂体部位的雌激素受体,从而减弱体内正常雌激素的负反馈效应,使体内 GnRH 分泌增多,间接刺激 FSH、LH 分泌,进而作用于睾丸的间质细胞、支持细胞、生精细胞,调节、促进生精功能。

(4)促性腺激素:促性腺激素能够促进睾丸精子发生及雄激素的产生。可用于精索静脉曲张的治疗,也可作为精索静脉结扎术后的辅助用药;可改善患者精子密度、活力、形态等指标。

(5)雄激素:尽管精索静脉曲张对雄激素的影响存在争议,但目前主流观点认为,精索静脉曲张能够损害 Leydig 细胞功能,导致雄激素水平下降。在治疗精索静脉曲张伴有雄激素缺乏的患者中,可考虑使用雄激素替代疗法。因使用外源性雄激素药物会抑制睾丸的生精功能,长期使用会造成少精子症或无精子症等不育症,因此对于有生育需求的精索静脉曲张患者不应该使用外源性雄激素。

(三)手术治疗

精索静脉曲张的外科治疗方法包括手术治疗和介入技术(顺行或逆行)。手术治疗包括传统经腹股沟路径、经腹膜后路径、经腹股沟下路径精索静脉结扎术,显微镜下经腹股沟路径或腹股沟下路径精索静脉结扎术,腹腔镜下经腹膜路径或腹膜外路径精索静脉结扎术等。手术治疗后,精子浓度、前向运动精子百分率、正常形态精子百分率均较术前明显提高。有国内学者对比观察了不同术式的疗效及并发症,认为在目前精索静脉曲张手术方式中,腹腔镜腹膜外径路手术时间短,并发症少,适宜手术量大的男科应用;显微外科精索静脉结扎术创伤小、恢复快、术后并发症少、复发率最低,是今后的发展方向,但手术时间相对较长,需要专门显微镜和显微外科培训。介入栓塞术可在局部麻醉下进行,无手术瘢痕,术后恢复最快,但复发率较高。

1. 手术适应证

(1) 成年临床型精索静脉曲张

1) 同时具备以下 3 个条件:①存在不育;②精液质量异常;③女方生育能力正常,或虽患有引起不孕的相关疾病,但可能治愈。有文献报道,精索静脉曲张术后,可能提高辅助生育的成功率。

2) 虽暂无生育要求,但检查发现精液质量异常者。

3) 精索静脉曲张所伴发的相关症状(如会阴部或睾丸的坠胀、疼痛等)较严重,明显影响生活质量,经保守治疗改善不明显,可考虑行手术治疗。

4) Ⅱ度或Ⅲ度精索静脉曲张,血清睾酮水平明显下降,排除其他疾病所致者。

(2) 亚临床型的精索静脉曲张:对于亚临床型的精索静脉曲张患者,一般不推荐行手术治疗;但对于一侧临床型,另一侧为亚临床型的精索静脉曲张患者,有手术指征时,可行双侧手术治疗。

(3) 青少年型精索静脉曲张

1) Ⅱ度或Ⅲ度精索静脉曲张。

2) 患侧睾丸容积低于健侧 20% 者。

3) 睾丸生精功能下降(具体见睾丸功能评价部分)。

4) 由精索静脉曲张引起较严重的相关症状者。

5) 双侧精索静脉曲张。

儿童期及青少年期精索静脉曲张应积极寻找有无原发疾病。在考虑进行手术治疗、把握手术指征时,应加强与患者的沟通,充分尊重患者的治疗意愿。

2. 手术并发症 精索静脉结扎术后常见的并发症主要有鞘膜积液、睾丸动脉损伤、精索静脉曲张持续存在或复发等。

(1) 鞘膜积液是精索静脉结扎术后最常见的并发症,发生率为 3%~39%,平均为 7%,淋巴管损伤或被误扎是引起鞘膜积液的主要原因。

(2) 睾丸动脉损伤术后睾丸萎缩的发生多数是由于手术时结扎或损伤睾丸动脉引起,总体睾丸萎缩的发生率约为 0.2%。

(3) 精索静脉曲张持续存在或精索静脉曲张复发的原因被认为在于精索内静脉结扎术后新建立的侧支循环静脉功能异常,漏扎精索内静脉的属支、精索外静脉以及引带静脉等。文献报道精索静脉结扎术后复发率为 0.6%~45%。

(4) 其他腹腔镜手术可能导致盆腔、腹腔脏器及血管损伤等严重并发症。

3. 手术复发的判断与处理 精索静脉曲张患者无论采取何种外科治疗方式,都可能复发。判断精索静脉曲张是否复发的标准并不统一,欧美有些学者仍然以"触诊"作为诊断标准,仅在部分患者采用彩色多普勒超声检查。一般认为应综合术后 6 个月以后体格检查和彩色多普勒超声检查结果。当两者都达到临床型精索静脉曲张的诊断标准时,考虑存在复发,必要时可采用静脉造影术。复发性精索静脉曲张的治疗必须遵循精索静脉曲张的一般治疗原则,再次手术的指征需要符合手术适应证,根据患者及疾病的具体情况、手术史、医院条件、术者擅长,并在与患者和/或家属充分沟通后,可以选择传统开放手术、显微手术、腹腔镜手术和精索内静脉造影同时行栓塞治疗等。

七、预后

对于临床型精索静脉曲张且有明显睾丸疼痛的患者,手术对疼痛的完全缓解率为50%～94%。这主要与疼痛性质、持续时间和精索静脉曲张程度有关。但术后有部分患者在未检测到精索静脉曲张复发的情况下仍有疼痛,可能原因为精索静脉曲张不是引起睾丸疼痛的唯一病因。因此,术前需要详细地询问病史及检查来排除其他病因,而针对此类睾丸疼痛,首选为保守治疗。目前大部分研究认为手术能显著改善患者精液质量,包括精子浓度、精子总数及活动能力,甚至逆转精子 DNA 损伤,对精液质量的改善率为60%～76%;研究表明,未手术患者自然受孕率为11.8%～20%,手术后自然生育率能提高至31.8%～36.2%。

【思考题】

1. 精索静脉曲张如何进行诊断和临床分级?
2. 精索静脉曲张的药物治疗和手术治疗都有哪些?

推荐阅读文献:

［1］ MEZEI G,CHANG E T,MOWAT F S,et al. Epidemiology of mesothelioma of the pericardium and tunica vaginalis testis. Annals of Epidemiology,2017,27(5):348.

［2］ BOTEROGARCÍA C A,ÁA FACCINIMARTÍNEZ,URIBE E,et al. Epididymo-orchitis caused by histoplasma capsulatumin a Colombian patient. Revista Da Sociedade Brasileira De Medicina Tropical,2017,50(6):868.

［3］ KAVOUSSI P K,COSTABILE R A. Orchialgia and the chronic pelvic pain syndrome. World J Urol,2013,31(4):773-778.

［4］ SIGALOS J T,PASTUSZAK A W. Chronic orchialgia:epidemiology,diagnosis and evaluation. Transl Androl Urol,2017,6(Suppl 1):s37-s43.

［5］ ALKHORI N A,BARTH R A. Pediatric scrotal ultrasound:review and update. Pediatr Radiol,2017,47(9):1125-1133.

［6］ PEDERSEN M R,RAFAELSEN S R,MOLLER H,et al. Testicular microlithiasis and testicular cancer:review of the literature. Int Urol Nephrol,2016,48(7):1079-1086.

［7］ YEUNG C H,WANG K,COOPER T G. Why are epididymal tumours so rare? Asian J Androl,2012,14(3):465-475.

［8］ ALAN J,WEIN L R,KAVOUSSI A W. et al. Campbell-Walsh Urology. 11th edition. Philadelphia:Elsevier,Inc,2016:953.

［9］ ERIKCI V,HOŞGÖR M,AKSOY N,et al. Management of epididymal cysts in childhood. Journal of Pediatric Surgery,2013,48(10):2153-2156.

［10］ LOCKE,J A,M. NOPARAST,AND K. AFSHAR,Treatment of varicocele in children and adolescents:A systematic review and meta-analysis of randomized controlled trials. J Pediatr Urol,2017,13(5):437-445.

［11］ PASTUSZAK A,. WANGR. Varicocele and testicular function. Asian Journal of Andrology,2015,17(4):659-667.

［12］ JAKOB D,ULLA N J,ELISABETH C,et al. Varicocele is associated with impaired semen quality and reproductive hormone levels:A study of 7035 healthy young men from six european countries. Eur Urol,2016.70(6):1019-1029.

［13］ MEYSAM J,MOHAMMAD A S,SEYED J H,et al. Effects of varicocelectomy on serum testosterone levels among infertile men with varicocele. International Journal of Fertility & Sterility,2018,12(2):169-172.

[14] Hart,R. J. ,et al. The Possible Impact of Antenatal Exposure to Ubiquitous Phthalates Upon Male Reproductive Function at 20 Years of Age. Frontiers in Endocrinology,2018,9:288.

[15] MISSASSI G,dos SANTOS BORGES C,de LIMA ROSA J,et al. Chrysin Administration Protects against Oxidative Damage in Varicocele-Induced Adult Rats. Oxid Med Cell Longev, 2017, 2017 [1942-1994 (Electronic)]:2172981.

[16] LV K L,ZHANG Y D,ZHUANG J T,et al. Varicocele anatomy during subinguinal microsurgical varicocelectomy in Chinese men. Andrologia,2015. 47(10) :1190-1195.

[17] LV K L,ZHANG Y D,ZHUANG J T,et al. Subinguinal microsurgical varicocelectomy with intraoperative microvascular Doppler ultrasound leads to the pain-free outcome after surgery. J Xray Sci Technol,2017,25(5):839-846.

[18] WU X,LIU Q,ZHANG R,et al. Therapeutic efficacy and safety of laparoscopic surgery versus microsurgery for varicocele of adult males:A meta-analysis. Medicine(Baltimore) ,2017,96(34) :e7818.

[19] ELZANATY S,C. JOHANSEN. Microsurgical Subinguinal Varicocele Repair of Grade II - III Lesions Associated with Improvements of Testosterone Levels. Curr Urol,2017,10(1) :45-49.

第十三章

前列腺疾病

第一节　前列腺增生

　　良性前列腺增生（benign prostatic hyperplasia，BPH）是引起中老年男性排尿障碍最为常见的一种良性疾病。主要表现为组织学上的前列腺间质和腺体成分的增生、解剖学上的前列腺增大（benign prostatic enlargement，BPE）、尿动力学上的膀胱出口梗阻（bladder outlet obstruction，BOO）和以下尿路症状（lower urinary tract symptoms，LUTS）为主的临床症状。

一、前列腺的解剖特征

　　前列腺是男性特有的腺体，前列腺位于膀胱出口，包绕着连接膀胱的近端尿道。正常前列腺重量<20g，临床上常描述为"栗子大小"。前列腺可分为外周带、中央带、移行带和尿道周围腺体，BPH结节主要发生于移行带和尿道周围腺体区。早期尿道周围腺体区的结节完全为间质成分，而早期移行带结节则主要表现为腺体组织的增生，并有间质细胞数量的相对减少。间质组织中的平滑肌也是构成前列腺的重要成分，平滑肌和前列腺尿道周围组织受肾上腺能神经、胆碱能神经或其他酶类递质神经支配，其中以肾上腺素能神经起主要作用。

　　前列腺的解剖包膜和下尿路症状关系密切相关。由于有该包膜的存在，增生的腺体受压而向尿道和膀胱膨出从而加重尿路梗阻。前列腺增生后，增生的结节将腺体的其余部分压迫形成"外科包膜"，两者有明显分界。增生部分经手术摘除后，遗留受压腺体，故术后直肠指诊及影像学检查仍可检查到前列腺腺体。

二、发病机制

　　BPH的发生必须具备年龄的增长和有功能的睾丸两个重要因素。有研究发现，26名清朝太监老人中，有21人的前列腺已经完全不能触及或明显萎缩。但BPH发生的具体机制尚不明确，可能是由于上皮和间质细胞增殖和细胞凋亡的平衡性破坏引起。相关因素包括：雄激素及其与雌激素的相互作用、前列腺间质——腺上皮细胞的相互作用、生长因子、炎症细胞、神经递质及遗传因素等。

三、临床表现和下尿路症状

　　LUTS的临床症状包括储尿期、排尿期和排尿后症状。储尿期症状包括尿频、尿急、尿失禁、夜尿增多等；排尿期症状包括尿痛、排尿踌躇、排尿困难和间断排尿等；排尿后症状包括尿不尽、尿后滴沥等。

引起 LUTS 的原因很多,膀胱、膀胱颈、前列腺、尿道外括约肌和尿道中一个或多个部分出现结构性或功能性的异常都会引起 LUTS,如 BPH、膀胱过度活动症(over active bladder,OAB)、尿路感染、尿道狭窄等;控制下尿路的神经通路,包括中枢和外周神经系统的异常也会引起 LUTS,如神经源性膀胱尿道功能障碍等。另外,心血管系统疾病、呼吸系统疾病以及肾功能不全等也能引起 LUTS。其中,BPH 是中老年男性最为常见的病因之一。

四、诊断

以下尿路症状为主诉的 50 岁以上男性患者,首先应考虑 BPH 的可能。为明确诊断,需作以下临床评估。

(一) 病史询问

1. 下尿路症状的特点、持续时间及其伴随症状。
2. 手术史、外伤史,尤其是盆腔手术及外伤史。
3. 既往史:性传播疾病、糖尿病、神经系统疾病、可能与夜尿症有关的心脏疾病病史。
4. 药物史:可了解患者目前或近期是否服用了影响膀胱出口功能或导致 LUTS 的药物。
5. 患者一般情况。
6. 国际前列腺症状评分(international prostate symptom score,IPSS):IPSS 是目前国际公认的判读 BPH 患者症状严重程度的最佳手段(表 13-1-1)。IPSS 是 BPH 患者下尿路症状严重程度的主观反映,它与最大尿流率、残余尿量以及前列腺体积无明显相关性。

表 13-1-1　国际前列腺症状评分(IPSS)

症状	无	在 5 次中少于 1 次	少于半数	约半数	多于半数	几乎总是
1. 过去 1 个月排尿不尽感	0	1	2	3	4	5
2. 过去 1 个月排尿后 2h 内又要排尿	0	1	2	3	4	5
3. 过去 1 个月排尿时中断和开始多次	0	1	2	3	4	5
4. 过去 1 个月排尿不能等待	0	1	2	3	4	5
5. 过去 1 个月感觉尿线变细	0	1	2	3	4	5
6. 过去 1 个月感觉排尿费力	0	1	2	3	4	5
7. 过去 1 个月夜间睡觉时起床排尿次数	0	1	2	3	4	5

注:IPSS 分类(总分 5×7=35 分),0~7 分为轻度症状;8~19 分为中度症状;20~35 分为重度症状。

7. 生活质量指数评分(quality of life score,QOL)(0~6 分)是了解患者对目前 LUTS 水平的主观感受,其主要关系的 BPH 患者受 LUTS 困扰的程度及是否能够忍受。因此,又称为困扰评分(表 13-1-2)。

表 13-1-2　生活质量指数评分(QOL)

问题	高兴	满意	大致满意	还可以	不太满意	苦恼	很糟
如果在您的后半生始终伴有现在的排尿症状,您认为如何?	0	1	2	3	4	5	6

以上评分尽管不能完全概括下尿路症状对 BPH 患者生活质量的影响,但是他们提供了医生与患者之间交流的平台,能够使医生很好地了解患者的疾病状态。

（二）体格检查

1. **外生殖器检查**　除外尿道外口狭窄或其他可能影响排尿的疾病(如包茎、阴茎肿瘤等)。

2. **直肠指诊(digital rectal examination,DRE)**　DRE 是 BPH 患者重要检查项目之一,需在膀胱排空后进行。DRE 可以了解前列腺的大小、形态、质地、有无结节和压痛、中央沟是否变浅或消失以及肛门括约肌情况。DRE 对前列腺体积判断不够精确,目前经腹超声或 TRUS 可以更精确描述前列腺的形态和体积。

DRE 还是前列腺癌筛查的一个重要手段。国外学者临床研究证实,DRE 异常的患者最后确诊为前列腺癌的比例为 26%～34%,而且其阳性率随年龄的增加呈上升趋势。

3. **局部神经系统检查(包括运动和感觉)**　肛周和会阴外周神经系统的检查以提示是否存在神经源性疾病导致的神经源性膀胱功能障碍。

（三）辅助检查

1. **尿常规**　尿常规可以确定下尿路症状患者是否有血尿、蛋白尿、脓尿及尿糖等。

2. **血清前列腺特异抗原(serum prostate specific antigen,PSA)**　血清 PSA 不是前列腺癌特有的,前列腺癌、BPH、前列腺炎都可能使血清 PSA 升高。另外,泌尿系感染、前列腺穿刺、急性尿潴留、留置导尿、直肠指诊及前列腺按摩等也可以影响血清 PSA 值。

3. **前列腺超声检查**　超声检查可以了解前列腺形态、大小、有无异常回声、突入膀胱的程度,以及残余尿量。经直肠超声还可以精确测定前列腺体积(计算公式:0.52×前后径×左右径×上下径)。经腹部超声可以了解膀胱壁的改变以及有无结石、憩室或占位性病变。

4. **尿流率检查**　尿流率检查有两项主要指标:最大尿流率和平均尿流率,其中最大尿流率更为重要。但是最大尿流率下降不能区分梗阻和逼尿肌收缩率减低,必要时行尿动力学检查。最大尿流率存在个体差异和容量依赖性。因此,尿量在 150～200ml 时进行检查较为准确,重复检查会增加可靠性。

（四）术前检查

前列腺大小与中叶范围可影响后续手术方式的选择。因此推荐膀胱镜检查以评估前列腺大小,中叶是否增生;推荐超声检查(经直肠超声或经腹超声)以明确前列腺大小和中叶范围。是否存在合并症对于手术时机和方式选择异常重要,尤其是合并膀胱结石、肾功能不全等。

五、临床进展性指标和危险因素

BPH 的临床进展性是指随着病程的延长,BPH 患者的主观症状和客观指标进行性加重的趋势。目前认为 BPH 临床进展的内容包括:LUTS 加重而导致患者生活质量下降、最大尿流率进行性下降、反复血尿、反复尿路感染、膀胱结石、急性尿潴留,以及肾功能损害。BPH 患者接受外科治疗是疾病进展的最终表现形式。

众多的研究资料表明,年龄、血清 PSA、前列腺体积、最大尿流率、残余尿量、IPSS、前列腺慢性炎症、代谢综合征和膀胱内前列腺突出程度等因素与 BPH 临床进展性相关。

六、BPH 的药物治疗和手术治疗方法

（一）治疗原则

应根据 LUTS/BPH 患者症状严重程度、困扰程度以及患者偏好制订治疗方案,告知患者

治疗的相关风险和获益,让患者参与到治疗方案的制订中。对于症状轻微(如 IPSS<7)的患者,应建议其改变生活方式和观察等待。若症状轻微,却严重困扰患者,则需进一步检查。

对于中(如 IPSS 8~18)、重度(如 IPSS 19~35)症状的 LUTS/BPH 患者,治疗方式有改变生活方式/观察等待、药物治疗、微创治疗、手术治疗。改变生活方式包括:

1. 控制液体摄入,尤其是睡觉前。

2. 避免进食含咖啡因的饮料、酒精和辛辣食物。

3. 避免使用某些药物(如利尿药、充血缓解剂、抗组胺药、抗抑郁药等)。

4. 膀胱再训练。

5. 盆底肌训练。

6. 保持大便通畅。

（二）药物治疗

1. 对于因症状困扰希望治疗的 LUTS/BPH 患者,推荐首选 α-受体阻滞剂作为一线治疗。

2. 5α-还原酶抑制剂(5α-reductase inhibitors,5ARIs)在改善症状的同时可使前列腺体积减小,因此推荐 5ARIs(度他雄胺和非那雄胺)用于治疗前列腺增大相关的 LUTS 患者。

3. 对于前列腺增大(体积>30ml 或 35ml)相关的 LUTS 患者,推荐 α-受体阻滞剂联合 5ARIs 治疗。

4. α-受体阻滞剂联合 5ARIs 治疗有效的 LUTS/BPH 患者,治疗 6~9 个月后可选择停用 α-受体阻滞剂;但如果症状复发,则需要重新开始 α-受体阻滞剂治疗。

5. 对于储尿期症状(如尿频、尿急、夜尿增多等)明显的 LUTS/BPH 患者,可给予抗胆碱能药物或 β3 受体激动剂治疗。但明显膀胱出口梗阻和/或残余尿量(postvoid residual volum,PVR)在 250~300ml 的患者需慎用。

6. 对于既有储尿期症状,又有排尿期症状的 LUTS/BPH 患者,若 α-受体阻滞剂单药治疗无效,可给予 α-受体阻滞剂联合抗胆碱能药物或 β3 受体激动剂治疗。

7. 推荐长效磷酸二酯酶抑制剂用于治疗 LUTS/BPH 患者,尤其是同时伴有 LUTS 和 ED 的患者。

8. 对于夜间多尿引起夜尿增多的 LUTS/BPH 患者,推荐给予去氨加压素治疗。

9. 不推荐植物制剂作为 LUTS/BPH 的标准治疗。

（三）手术治疗

1. **手术和微创治疗的目的**　BPH 是一种临床进展性疾病,部分患者最终需要手术治疗来解除下尿路症状及其对生活质量的影响和并发症。

2. **适应证**　BPH 患者有中度以上 LUTS,并已明显影响生活质量时(可通过 IPSS 和 QOL 评分评估),药物治疗效果不佳或拒绝药物治疗时,可选择手术治疗。BPH 患者合并腹股沟疝、严重痔疮或脱肛,考虑不解除梗阻难以改善此类合并症时,可考虑手术治疗。BPH 患者残余尿明显增多并导致充盈性尿失禁时,可考虑进一步手术治疗。

BPH 导致以下合并症时,建议手术治疗:

（1）反复尿潴留(至少出现一次拔管后不能排尿或两次尿潴留)。

（2）反复血尿,药物治疗无效。

（3）反复泌尿系感染。

（4）膀胱结石。

（5）继发性上尿路积水(伴或不伴肾功能损害)。

3. 治疗方式　治疗方式选择应当综合考虑医师个人经验,患者前列腺大小,以及合并症和全身状况。术后疗效主要是患者主观症状(IPSS 和 QOL 评分)以及客观指标(最大尿流率、残余尿等)的改善。

手术方式包括经典的外科手术治疗、激光治疗和其他手术治疗方式。

(1) 经典的外科手术方式

1) 经尿道前列腺电切术(transurethral resection of the prostate,TURP):TURP 仍然是目前 BPH 治疗的金标准,适用于治疗前列腺体积在 80ml 以下的 BPH 患者,技术熟练的术者可适当放宽体积的限制。术中出血多、手术时间长和前列腺体积大等情况时,可出现冲洗液吸收过多导致的血容量扩张及稀释性低钠血症,即经尿道电切综合征(transurethral resection of the prostate syndrome,TURPS),发生率约 2%。术后并发症:尿失禁(1%~2.2%),逆行射精(65%~70%),膀胱颈挛缩(4%),尿道狭窄(3.8%)。目前 TURP 比例下降。

2) 经尿道前列腺切开术(transurethral incision of the prostate,TUIP):TUIP 适用于前列腺体积小于 30ml,且无中叶增生的患者。研究表明,TUIP 和 TURP 的 LUTS 改善程度类似。TUIP 并发症更少,出血少,逆行射精发生率低,手术时间和住院时间较短。但远期复发率较 TURP 高。

3) 经尿道前列腺等离子双极电切术(bipolar transurethral plasma kinetic prostatectomy,TUPKP):TUPKP 是通过等离子双极电切系统,并以与单极 TURP 类似的方式进行经尿道前列腺切除术。TUPKP 采用生理盐水作为冲洗液,发生 TUR-S 等概率显著降低。优点:止血效果好,出血少,术后留置尿管时间缩短,住院时间短。远期并发症和 TURP 相似。

4) 经尿道等离子前列腺剜除术(transurethral plasmakinetic enucleation of the prostate,TUKEP):TUKEP 是通过改变 TUPKP 的切割方法,达到将前列腺于包膜内切除,更加符合前列腺解剖结构,具有切除前列腺增生组织更加完整,术后复发率低,出血少等优点。对于 80ml 以上体积的前列腺亦适用。疗效与 TURP 类似,组织切除率和获取率高于 TURP,因此前列腺偶发癌的检出率升高。

5) 开放性前列腺摘除术:适用于前列腺体积大于 80ml 的患者,特别是合并有膀胱结石,或严重膀胱憩室需同时手术的患者。术式:耻骨上前列腺摘除术和耻骨后前列腺摘除术。出血量、输血概率和住院时间明显高于 TURP。术后并发症:尿失禁(1%),逆行射精(80%),膀胱颈挛缩(1.8%),尿道狭窄(2.6%)。

6) 经尿道前列腺电汽化术(transurethral electrovaporization of the prostate,TUVP):适用于前列腺体积小和凝血功能较差的 BPH 患者。TUVP 优点主要是止血效果好,疗效与 TURP 类似,但术后尿路刺激症状、排尿困难和尿潴留的发生率高于 TURP,远期疗效两者类似。

(2) 经尿道激光手术:激光具有止血效果好和非导电特性。前列腺激光手术方式是通过激光对组织的汽化、切割和切除,或使组织凝固、坏死和迟发性组织脱落等,达到解除梗阻的目的。特点:术中出血少,无 TURS,尤其适用于高危因素的患者(高龄、贫血、重要器官功能减退)。

1) 钬激光:钬元素产生波长 2 100nm 的脉冲激光机瞬间释放的能量,进行切割和凝固作用。由于钬激光能量的水吸收特征,能量主要为表浅组织吸收能量,热损深度为 0.4mm。目前经尿道钬激光前列腺剜除术(transurethral homium laser enucleation of the prostate,HoLEP)已在临床上广泛应用。HoLEP 手术优点:切除彻底,适用于各类体积的前列腺,术后留置尿管时间短,术后 1 年最大尿流率(the maximum flow rate,Qmax)优于 TURP,术后 5 年复发率低。

2）绿激光原理：激光穿过碳酸钛氧钾晶体产生波长 532nm 的脉冲激光（位于光谱绿光区域），故称为绿激光。绿激光能力优先被氧合血红蛋白吸收，其次为水吸收，因此有利于血管凝固和组织汽化，热损深度 1~2mm。目前经尿道激光汽化术（transurethral laser vaporization）主要是通过激光能力汽化前列腺组织，达到外科治疗目的。术后短期 IPSS、尿流率、QOL 评分改善和 TURP 类似。该手术方式无法获得组织病理检查。

3）铥激光：铥元素激发产生的连续激光，包括波长为 1.91μm 及 2.01μm，因此通常称为 2μm 激光。铥激光波长接近水的能量吸收峰值，因而产生有效的组织汽化、切割和凝固作用。术后短期疗效与 TURP 类似，术后血红蛋白和电解质水平较稳定，远期疗效需进一步循证医学证据支持。

（3）其他治疗方式

1）经尿道微波热疗（transurethral microwave therapy，TUMT）原理：加热导致组织温度超过 45℃时发生凝固性坏死。可部分缓解 BPH 患者的尿流率和 LUTS，适用于药物治疗无效而又不愿意外科手术患者，以及反复尿潴留又不能耐受手术的高危患者。术后再治率高，高达 84.4%。

2）经尿道针刺消融术（transurethral needle ablation，TUNA）：不推荐为一线治疗方式。适用于体积小于 75ml，又不能接受外科手术高危 BPH 患者。术后下尿路症状改善 50%~60%，Qmax 平均增加 40%~70%，3 年需行 TURP 患者约 20%。

3）前列腺支架（stents）：通过内镜放置在前列腺部尿道的金属或聚亚安酯支撑装置。可以缓解下尿路症状，适用于需手术治疗但不能耐受手术的高危患者。并发症：支架移位、钙化、支架闭塞、感染和慢性疼痛等。

（四）特殊情况

1. 对于有前列腺增大症状，但症状困扰较轻的部分 LUTS/BPH 患者，在充分告知治疗相关风险和获益后，可给予 5ARIs 治疗以预防疾病进展。

2. 发生了急性尿潴留的 LUTS/BPH 患者，保留导尿期间可给予 α-受体阻滞剂治疗，以增加拔除尿管后成功排尿的机会。

3. 对于膀胱逼尿肌活动低下，尚无治疗相关证据推荐。

4. 可尝试给予 5ARIs 治疗 BPH 相关血尿。

5. 对于正在进行 5ARIs 治疗的 LUTS/BPH 患者，需详细告知患者治疗的相关风险和获益，并密切进行 PSA 随访。

【思考题】

1. 前列腺增生如何诊断？
2. 前列腺增生有哪些治疗方案？
3. 前列腺增生的手术指征有哪些？

第二节　前列腺癌

一、前列腺癌流行病学

前列腺癌发病率有明显的地理和种族差异，澳大利亚/新西兰、加勒比海及斯堪的纳维亚地区最高,亚洲及北非地区较低,世界范围内,前列腺癌发病率在男性所有恶性肿瘤中位居第二。美国前列腺癌的发病率已经超过肺癌,成为危害男性健康的第一位肿瘤。据美国癌症协会估计,2010 年美国大约有 217 730 例新发前列腺癌。在欧洲,每年得到确诊的新发癌症病例大约有 260 万人,前列腺癌占全部男性癌症的 11%,占全部男性癌症死亡人数的 9%。

亚洲前列腺癌的发病率远远低于欧美国家,但近年来呈现上升趋势。中国 1993 年前列腺癌发病率为 1.7/10 万人口,死亡率为 1.2/10 万人口;1997 年发病率升高至 2.0/10 万人口,至 2002 年为 3.4/10 万人口。另一组来自全国肿瘤防治研究中心收集全国 30 个中心的数据显示,1988—1992 年的前列腺癌发生率为 1.96/10 万人口,1993—1997 年为 3.09/10 万人口,1998—2002 年为 4.36/10 万人口,2003—2007 年为 4.85/10 万人口,2008—2012 年为 5.22/10 万人口。1979 年中国台湾地区仅有 98 例前列腺癌新病例,1995 年已上升至 884 例,2000 年有 635 例前列腺癌死亡病例,死亡率为 5.59/10 万人口。2007 年上海市疾病预防控制中心报道的男性前列腺癌发病率为 11.81/10 万人口,居男性恶性肿瘤的第五位。

二、前列腺癌病因

(一) 年龄和种族

前列腺癌的发病情况与年龄密切相关,美国 70% 以上的前列腺癌患者年龄>65 岁。根据美国癌症协会统计,39 岁以下男性发生前列腺癌的概率为 0.01%,40~59 岁的概率为 2.58%,60~79 岁的概率为 14.76%。国内也呈现高年龄组发病率高的分布,1997—1999 年上海 75 岁以上前列腺癌患者占总数的 51.2%。除了年龄,不同种族的前列腺癌发病率差异也很大。美国黑人前列腺癌的发病率最高,达到 185.7/10 万,是美国白人(107.8/10 万)的 1.7 倍,比中国上海居民(2.97/10 万)高出几十倍。

(二) 遗传因素

家族史是前列腺癌的高危因素,一级亲属患有前列腺癌的男性发病危险是普通人的 2 倍,并且当患病亲属个数增加或亲属患病年龄降低时,本人的发病危险也随之增加。值得注意的是,遗传因素的作用在年轻患者中体现更为明显。我国台湾地区的一项回顾性研究显示,6% 的前列腺癌患者有阳性家族史,而发病年龄<70 岁的患者中 9.1% 有阳性家族史。

前列腺癌家族聚集性的原因,包括基因易感性、暴露与共同的环境因素或仅由发病率高偶然引起。遗传流行病学研究发现,单卵双生子的前列腺癌发病率明显高于双卵双生子,提示遗传因素在发病中占有重要地位。1996 年对前列腺癌高危家族基因组的研究首次将前列腺癌可疑位点定位于 1 号染色体长臂,称为 *HPC1* 基因座。进一步的研究发现,位于 *HPC1* 基因座的 *RNASEL* 基因在部分连锁家族中出现种系突变,导致其基因产物核糖核酸分解酶表达的异常,使前列腺细胞凋亡失控。然而,*RNASEL* 基因的突变仅占遗传性前列腺癌的一小部分,前列腺癌发生过程中复杂的基因作用机制仍不清楚。

重要基因的多态性是导致前列腺癌基因易感性的另一个原因。研究较多的有 AR、维生素 D 受体、细胞色素 P450 和 2 型 5α-还原酶的编码基因。以 *AR* 基因为例,其第一个外显子包含编码转录激活域的两个多态性三核苷酸重复序列(CAG、GGC)。较短的 CAG 重复长度会导致 *AR* 的转录活性升高,增加前列腺癌的患病危险。国内的研究发现,中国男性的 CAG 重复长度大于西方人群;相对于 CAG 重复长度大于中位值的男性,重复较少者患前列腺癌的危险增加了 65%。

（三）饮食因素

病因学研究提示，前列腺癌和西方生活方式相关，特别是与富含脂肪、肉类和奶类的饮食相关。美国出生的亚裔人群前列腺癌的发病危险与其在美国居住的时间和饱和脂肪酸的摄入量密切相关。国内的一项病例对照研究也证实，前列腺癌患者的脂肪摄入量和脂肪热能占总热能比明显高于对照组。脂肪酸过氧化过程中可产生具有致癌损伤的过氧化物。研究发现，参与脂肪酸氧化的 α-甲基酰基辅酶 A 消旋酶（alpha-methylacyl-CoA racemase，AMACR）在前列腺癌组织中过度表达，但不存在于正常前列腺组织中。因为牛肉和奶制品是日常支链脂肪酸的主要来源，前列腺癌中 AMACR 的上调可能有助于解释西方饮食和前列腺癌的相关性。此外，动物脂肪可能通过影响体内激素水平、在高温烹调加工过程中产生致癌物等途径促使前列腺癌的发生。

流行病学的研究同样提示了许多有前景的预防前列腺癌的食物，如大豆和番茄。食用大豆被认为是亚洲国家发病率低的原因之一，其富含植物类雌激素，在动物试验中能够缩小肿瘤体积，并减少 PSA 的分泌。番茄中富含一种抗氧化剂——番茄红素，摄入量大的人群相对于较小者减少了 16% 的患病危险。

（四）激素和其他危险因素

雄激素在前列腺的发育和前列腺癌的进展过程中起关键作用。在动物实验中，雄激素和DHT 能够诱发前列腺癌。然而，流行病学并未肯定雄激素浓度在前列腺癌患者与对照人群之间的差异有统计学意义。这可能是由于雄激素的致病作用是在肿瘤形成前数十年间所产生的，同时目前的研究忽略了复杂的雄激素网络的相互作用。

胰岛素和 IGF-1 也是前列腺癌发病的相关因素。国内的流行病学资料显示，按照胰岛素浓度均分为 4 组，浓度最高组者患前列腺癌的危险为最低组的 2.6 倍。IGF-1 为多肽生长因子，参与调节肿瘤细胞的增殖、分化和凋亡。前瞻性研究显示，与 IGF-1 浓度最低的人群相比，最高组患前列腺癌的相对危险是其 4.3 倍。

（五）其他

近年来，慢性炎症和前列腺癌的相关性成为关注热点。有性传播疾病和前列腺炎病史的男性前列腺癌发病危险增高，并且遗传流行病学研究提示的前列腺癌高危因素是炎症反应的调控基因。不过，炎症的致癌机制仍有待进一步的研究证实。总之，遗传是前列腺癌发展成临床型的重要危险因素，而外源性因素对这种危险可能有重要的影响。现在关键问题是尚无足够的证据证实生活方式的改变会降低发病风险。

三、病理分类及分级系统

前列腺癌主要好发于前列腺外周带，约占 70%，15%～25% 起源于移行带，其余 5%～10% 起源于中央带，其中 85% 前列腺癌呈多灶性生长特点。2016 年 WHO 出版的《泌尿系统及男性生殖器官肿瘤病理学和遗传学》中，前列腺癌病理类型包括腺癌（腺泡腺癌）、导管内癌、导管腺癌、尿路上皮癌、鳞状细胞癌、基底细胞癌以及神经内分泌肿瘤等。其中前列腺腺癌占主要部分，因此，通常我们所说的前列腺癌是指前列腺腺癌。

前列腺腺癌的病理分级推荐使用 Gleason 评分系统。该评分系统把前列腺癌组织分为主要分级区和次要分级区，每区按 5 级评分，主要分级区和次要分级区的 Gleason 分级值相加得到总评分即为其分化程度。

Gleason 评分系统是目前世界范围内应用最广泛的前列腺腺癌的分级方法，自 2004 版发

布以来经历了几次修改,新版 WHO 分类中对其进行了详细介绍,具体如下:

1. **Gleason 1 级** 是由密集排列但相互分离的腺体构成境界清楚的肿瘤结节。

2. **Gleason 2 级** 肿瘤结节有向周围正常组织的微浸润,且腺体排列疏松,异型性大于 1 级。

3. **Gleason 3 级** 肿瘤性腺体大小不等,形态不规则,明显地浸润性生长,但每个腺体均独立不融合,有清楚的管腔。

4. **Gleason 4 级** 肿瘤性腺体相互融合,形成筛孔状,或细胞环形排列中间无腺腔形成。

5. **Gleason 5 级** 呈低分化癌表现,不形成明显的腺管,排列成实性细胞巢或单排及双排的细胞条索。

Gleason 评分还需遵守以下原则:①Gleason 评分 2~5 分不适用于穿刺活检标本诊断中,且在其他方式切除标本中也应慎用。②筛状腺体归为 Gleason 4 级。③肾小球样结构的腺体应为 Gleason 4 级。④黏液腺癌的分级应根据其生长方式进行判断,而不是均归为 Gleason 4 级。⑤Gleason 4 级除包括筛状结构和肾小球样结构外,一些分化较差的腺体和融合的腺体也应归为 Gleason 4 级。⑥出现粉刺样坏死即可为 Gleason 5 级。⑦导管腺癌中的筛状和乳头状为 Gleason 4 级,前列腺上皮内瘤变(prostatic intraepithelial neoplasia,PIN)样导管腺癌则归入 Gleason 3 级,伴有坏死者为 Gleason 5 级。⑧在高级别腺癌中,如果低级别成分<5% 可以被忽视;相反,在穿刺活检标本中,若有高级别成分存在,无论其比例多少,均应计入评分。⑨在根治标本中,如按之前标准在 Gleason 评分为 7 分(4+3)的组织中发现>5% 的 Gleason 5 级的成分,最终评分应为 Gleason 9 分(4+5);仅出现少量 5 级成分时,报第三位评分为 5 级。⑩经治后的肿瘤形态改变明显,可以不评分。

新版 WHO 提出的前列腺癌新的分级分组是基于 2014 年国际泌尿病理协会(International Society of Urological Pathology,ISUP)共识会议上提出的一种新的分级系统,并称之为前列腺癌分级分组(grading groups)系统,该系统根据 Gleason 总评分和疾病危险度的不同将前列腺癌分为 5 个不同的组别。

1. **分级分组 1 级** Gleason 评分≤6,仅由单个分离的、形态完好的腺体组成。

2. **分级分组 2 级** Gleason 评分 3+4=7,主要由形态完好的腺体组成,伴有较少的形态发育不良腺体、融合腺体、筛状腺体组成。

3. **分级分组 3 级** Gleason 评分 4+3=7,主要由发育不良的腺体、融合腺体、筛状腺体组成,伴少量形态完好的腺体。

4. **分级分组 4 级** Gleason 评分 4+4=8;3+5=8;5+3=8,仅由发育不良的腺体、融合腺体、筛状腺体组成;或者以形态完好的腺体为主伴少量缺乏腺体分化的成分组成;或者以缺少腺体分化的成分为主伴少量形态完好的腺体组成。

5. **分级分组 5 级** Gleason 评分 9~10,缺乏腺体形成结构(或伴坏死),伴或不伴腺体形态发育不良,或融合腺体,或筛状腺体。

前列腺癌分期系统目前最广泛采用的是美国癌症分期联合委员会(american joint committee on cancer staging,AJCC)制订的 TNM 分期系统,采用 2017 年第 8 版。

原发性肿瘤(T)

临床

T_X 原发肿瘤无法评估;

T_0 没有原发肿瘤证据;

T_1　不能被扪及和影像无法发现的临床隐匿性肿瘤；

T_{1a}　在5%或更少的切除组织中偶然的肿瘤病理发现；

T_{1b}　在5%以上的切除组织中偶然的肿瘤病理发现；

T_{1c}　穿刺活检证实的肿瘤（如由于PSA升高），累及单侧或者双侧叶，但不可扪及；

T_2　肿瘤可扪及，局限于前列腺之内；

T_{2a}　肿瘤限于单侧叶的1/2或更少；

T_{2b}　肿瘤侵犯超过单侧叶的1/2，但仅限于一叶；

T_{2c}　肿瘤侵犯两叶；

T_3　肿瘤侵犯包膜外，但未固定也未侵犯邻近结构；

T_{3a}　包膜外侵犯（单侧或双侧）；

T_{3b}　肿瘤侵犯精囊（单侧或双侧）；

T_4　肿瘤固定或侵犯除精囊外的其他邻近组织结构：如外括约肌、直肠、膀胱、肛提肌和/或盆壁。

病理（pT）*

pT_2　局限于器官内；

pT_3　前列腺包膜外受侵；

pT_{3a}　前列腺受侵（单侧或者双侧），或显微镜下可见侵及膀胱颈**；

pT_{3b}　侵犯精囊；

pT_4　肿瘤固定或侵犯除精囊外的其他邻近组织结构：如外括约肌、直肠、膀胱、肛提肌和/或盆壁；

*：没有病理学T_1分类。

**：切缘阳性，由R1表示，提示可能存在显微镜下残余病灶。

区域淋巴结（N）

临床

N_X　区域淋巴结无法评估；

N_0　无区域淋巴结转移；

N_1　区域淋巴结转移。

远处转移（M）*

M_0　无远处转移；

M_1　远处转移；

M_{1a}　非区域淋巴结的转移；

M_{1b}　骨转移；

M_{1c}　其他部位转移，有或无骨转移。

*：如果存在一处以上的转移，则按最晚期分类pM_{1c}为最晚期。

风险分组

（1）极低危：T_{1c}，Gleason评分≤6，或者分级分组1级，PSA<10ng/ml，前列腺活检阳性针数少于3个，每针癌灶≤50%，PSA密度<0.15ng/（ml·g）。

（2）低危：T_1~T_{2a}，Gleason评分≤6，或者分级分组1级，PSA<10ng/ml。

（3）中危偏好：T_{2b}~T_{2c}，或Gleason评分3+4=7，或者分级分组2级，或PSA 10~20ng/ml，但是前列腺活检阳性针数少于50%。

（4）中危偏差：$T_{2b} \sim T_{2c}$，或 Gleason 评分 3+4 = 7，或者分级分组 2 级；Gleason 评分 4+3 = 7，或者分级分组 3 级，或 PSA 10~20ng/ml。

（5）高危：T_{3a} 或 Gleason 评分 8，或者分级分组 4 级，或 Gleason 评分 9~10，分级分组 5 级，或 PSA>20ng/ml。

（6）极高危：$T_{3b} \sim T_4$，或分级分组 5 级，或穿刺活检有 4 针以上，Gleason 评分 8~10，或者分级分组 4 级或 5 级。

四、诊断

（一）前列腺癌临床表现

前列腺癌早期常无症状，随着肿瘤的发展，前列腺癌引起的症状可概括为两大类：压迫症状和转移症状。压迫症状：逐渐增大的前列腺腺体压迫尿道可引起进行性排尿困难，表现为尿线细、射程短、尿流缓慢、尿流中断、尿后滴沥、排尿不尽、排尿费力，此外，还有尿频、尿急、夜尿增多，甚至尿失禁。肿瘤压迫直肠可引起大便困难或肠梗阻，也可压迫输精管引起射精缺乏，压迫神经引起会阴部疼痛，并可向坐骨神经放射；转移症状：前列腺癌可侵及膀胱、精囊、血管神经束，引起血尿、血精、阳痿。盆腔淋巴结转移可引起双下肢水肿。前列腺癌常易发生骨转移，引起骨痛或病理性骨折、截瘫。前列腺癌也可侵及骨髓引起贫血或全血象减少。

（二）高危人群的监测筛查

前列腺癌的筛查在欧美国家曾经广泛开展。比如美国前列腺癌的死亡率在近些年有所下降，部分原因应归功于广泛而严格的前列腺癌筛查政策。当然，随着越来越多的晚期前列腺癌被发现并治疗后，早期前列腺癌的比例越来越高，可能存在少部分过度诊断以及过度诊疗的问题。因此，目前在欧美国家有关基于全体人群的前列腺癌筛查也存在很大的争议。然而在我国，由于未曾开始过大规模的前列腺癌筛查，人群中应该有相当数量的高侵袭性或晚期前列腺癌病例，因此在我国现阶段，开展前列腺癌筛查是非常有必要的。推荐对于 50 岁以上，或者是有前列腺癌家族史的 45 岁以上男性，在充分告知筛查风险的前提下，进行以 PSA 检测为基础的前列腺癌筛查。

PSA 是前列腺腺泡和导管上皮细胞合成分泌的一种具有丝氨酸蛋白酶活性的单链糖蛋白，主要存在于精液中，参与精液的液化过程。正常生理条件下，PSA 主要局限于前列腺组织中，血清中 PSA 维持在低浓度水平。血清中 PSA 有两种存在形式，一部分（10%~40%）为游离 PSA（free prostate specific antigen，f-PSA）；一部分（60%~90%）以 α_1 抗糜蛋白酶（alpha 1-antichymotripsin，ACT）、少量与 α_2 巨球蛋白等结合，称为结合 PSA（conjugated prostate specific antigen，c-PSA）。通常以 f-PSA 与结合 PSA 的总和称为血清总 PSA（total prostate specific antigen，t-PSA）。当前列腺发生癌变时，正常组织破坏后，大量 PSA 进入血液循环使血清中 PSA 升高。PSA 半衰期为 2~3 天。

PSA 结果的判定：t-PSA>4.0ng/ml 为异常，初次 PSA 异常者需要复查。患者血清 PSA 水平受年龄和前列腺大小等因素的影响。

t-PSA 在 4~10ng/ml 时，f-PSA 具有一定的辅助诊断价值。因为患者外周血 f-PSA 水平与前列腺癌的发生呈负相关，当 f-PSA/t-PSA<0.1，患前列腺癌的概率为 56%；而当 f-PSA/t-PSA>0.25，其概率仅为 8%。因此我国推荐 f-PSA/t-PSA>0.16 作为正常参考值。若患者 t-PSA 水平在 4~10ng/ml，而 f-PSA/t-PSA<0.16 应建议进行前列腺穿刺活检。

通过超声或者其他方法测定前列腺体积，再计算 PSA 密度（prostate specific antigen density，

PSAD),PSAD 越大,具有临床意义的前列腺癌的可能性越大。此外,也可以通过时间计算出 PSA 速度(prostate specific antigen velocity,PSAV)以及 PSA 倍增时间(prostate specific antigen doubling time,PSADT),然而这两项指标对于判断预后具有一定的作用,在诊断开始阶段,由于干扰因素较多,意义相对较小。

由于 PSA 的肿瘤特异性不高,学者们一直在寻找新的前列腺癌特异性肿瘤标记物。近年来,PSA 同源异构体 2(isoform[-2]proprostatespecific antigen,p2PSA)及其衍生物,以及前列腺健康指数(prostate health index,PHI)等评价指标逐渐受到关注。研究结果表明,p2PSA 与前列腺癌和高分级前列腺癌相关,特别是对于 t-PSA 为 4～10ng/ml 的人群而言,PHI 诊断前列腺癌的效力优于 t-PSA,可以减少不必要的前列腺穿刺活检。

前列腺特异性膜抗原(prostrate specific mem-brane antigen,PSMA):PSMA 是一种膜结合糖蛋白,对前列腺良性和恶性上皮细胞均有很高的特异度。正常男性的血清可以检测到 PSMA,而前列腺癌患者的 PSMA 值较高。PSMA 值与高分期病变或雄激素非依赖状态有一定的相关性。

长链非编码 RNA 前列腺癌抗原 3(prostate cancer antigen 3,PCA3):PCA3 是一种在前列腺癌中表达的因子,已被美国 FDA 批准作为诊断前列腺癌的标记物。在 PSA 升高的患者中,使用 PCA3 作为诊断标记物比使用 t-PSA、f-PSA 等更能提高前列腺癌的诊断准确率。EAU 指南推荐在初始前列腺穿刺阴性,但仍怀疑前列腺癌的患者中应进行 PCA3 检测。

（三）基因检测

转移性或局限性高危或低至中危前列腺癌男性患者 DNA 修复基因突变的总体发病率分别为 11.8%、6% 和 2%。对 DNA 修复基因突变频率的新认识,对于家族遗传咨询以及更好评估个体继发性癌症风险具有重要意义。转移性去势抵抗性前列腺癌(metastatic castration-resistant prostate cancer,mCRPC)患者中,DNA 修复基因突变频率可能更高(高达 25%)。早期研究表明,这种突变可能预示着多聚二磷酸腺苷核糖聚合酶(poly ADP-ribose polymerase,PARP)抑制剂的临床益处。特别是初步数据表明,PARP 抑制剂奥拉帕尼对这些患者有效。据报道,DNA 修复缺陷可预示肿瘤对铂剂的敏感度。

专家组建议询问家庭和个人的癌症史,如果怀疑有家族性癌症综合征,则推荐遗传咨询会诊。此外,由于种系突变的高发病率,专家组建议对转移性和高危/极高危的临床局限性前列腺癌患者考虑进行种系检测,该检测前后的遗传咨询至关重要。

数据还表明,有 *BRCA1/2* 种系突变的前列腺癌患者局部治疗进展的风险增加,总生存期(overall survival,OS)降低。如果考虑对这些患者进行主动监测,应该与其讨论这些信息。

（四）直肠指诊(digital rectal examination,DRE)

前列腺癌多发生于前列腺外周带,DRE 对前列腺癌的早期诊断和分期具有重要参考价值。前列腺癌的典型表现是可触及前列腺坚硬结节,边界欠清,无压痛。若未触及前列腺结节也不能排除前列腺癌,需要结合 PSA 及影像学检查等综合考虑。DRE 挤压前列腺可导致 PSA 入血,影响血清 PSA 值的准确度,因此 DRE 应在患者 PSA 抽血化验后进行。

（五）前列腺磁共振检查

MRI 检查是诊断前列腺癌及明确临床分期的最主要方法之一。主要依靠 T_2 加权像和强化特征。前列腺癌的特征性表现是前列腺外周带 T_2 加权像中有低信号病变,与正常高信号的外周带有明显差异;另外,肿瘤区域往往呈现早期强化的特点。前列腺 MRI 可显示前列腺癌外周包膜的完整性,是否侵犯前列腺周围脂肪组织、膀胱及精囊器官;预测包膜或包膜外侵犯的准确率达70%~90%,预测有无精囊受侵犯的准确率达90%;MRI可显示盆腔淋巴结受侵犯情况及骨转移的病灶,对前列腺癌的临床分期具有重要的作用。

过去几年里,多参数MRI(multi parameter MRI,mpMRI)在分期和前列腺癌表征中的使用有所增加。要被认为是"多参数",MRI影像就必须是包括T_2加权像以外至少一个序列所取得的影像,如弥散加权成像(diffusion weighted imaging,DWI)或动态增强(dynamic enhanced,DCE)。此外,高质量mpMRI需要3.0T磁体;是否需要直肠内线圈仍存在争议。

在前列腺癌诊断和治疗的不同阶段都可以应用mpMRI。首先,mpMRI有助于检测较大的低分化癌(即Gleason评分≥7,或Gleason分级分组2级及以上)。mpMRI已被纳入磁共振-超声(MRI transrectal ultrasound,MRI-TRUS)融合靶向活检方案,这种方案实现了用更少的活检针数穿刺诊断出更多高级别癌,同时减少检出低级别和临床无意义癌。其次,mpMRI在包膜外是否受侵(T分期)等方面提供帮助,在低风险患者中有较高的阴性预测值,结果可为保留性神经手术方面的决策提供信息。再次,mpMRI在盆腔淋巴结评估方面与CT相当。最后,对于骨转移的检测,mpMRI优于骨扫描和CT,具有98%~100%的灵敏度和98%~100%的特异度。

磁共振波谱成像(magnetic resonance spectroscopy,MRS)是根据前列腺癌组织中枸橼酸盐、胆碱和肌酐的代谢与前列腺增生、正常组织中的差异呈现出不同的光谱线来反映机体内细胞的代谢变化,可弥补常规MRI的不足,对前列腺癌的早期诊断也具有一定的参考价值。

（六） 骨扫描检查

骨扫描是目前评价前列腺癌骨转移最常用的方法。荟萃分析显示,骨扫描的敏感度和特异度分别为79%和82%。骨扫描诊断的阳性率受PSA、临床分期以及Gleason评分的影响很大,在PSA<10ng/ml的患者中阳性率为2.3%,PSA 10~20ng/ml,阳性率为5.3%,PSA 20~50ng/ml阳性率为16.2%。局限性前列腺癌阳性率为6.4%,局部晚期前列腺的阳性率为49.5%。Gleason评分7分患者的阳性率为5.6%,而Gleason评分8分及以上患者的阳性率为29.9%。当有骨痛症状时,无论PSA、Gleason评分以及临床分期何种情况,都要进行骨扫描检查。

（七） 正电子发射型计算机断层显像(positron emission computed tomography,PET-CT)的应用

C-11胆碱PET-CT已被用于检测和区分前列腺癌和良性组织。这项技术在生化复发再分期患者中的灵敏度和特异度分别为85%和88%。C-11胆碱PET-CT可能有助于检测这些患者中的远处转移。

PSMA在前列腺癌细胞表面特异性高表达,使其在前列腺癌分子影像学及靶向治疗领域具有极为重要的研究价值,特别是核素标记PSMA小分子抑制剂已在前列腺癌的分子影像学诊断方面显示出较好的临床应用前景。68Ga-PSMA PET-CT显像对前列腺癌患者诊断的灵敏度为86%,特异度为86%;针对前列腺癌病灶的灵敏度为80%,特异度为97%。68Ga-PSMA PET-CT对前列腺癌的诊断准确度远高于传统影像学检查,如磁共振、CT及前列腺超声。

（八） 前列腺穿刺活检

1. 前列腺初次穿刺指征和禁忌证 前列腺穿刺指征包括:

（1） 直肠指诊发现前列腺可疑结节,任何PSA值。

（2） 经直肠前列腺超声或MRI发现可疑病灶,任何PSA值。

（3） PSA>10ng/ml。

（4） PSA 4~10ng/ml,f/t-PSA可疑或PSAD值可疑。

前列腺穿刺的禁忌证包括：

（1）处于急性感染期、发热期。

（2）有高血压危象。

（3）处于心脏功能不全失代偿期。

（4）有严重出血倾向的疾病。

（5）处于糖尿病血糖不稳定期。

（6）有严重的内、外痔，肛周或直肠病变。

2. 前列腺穿刺活检术的实施

（1）穿刺术前常规检查：因前列腺穿刺活检术会引起前列腺局部 MRI 影像的改变，故如需通过 MRI 评估临床分期，通常建议在前列腺穿刺活检前进行。

（2）预防性抗菌药物的应用：经直肠超声引导下前列腺穿刺活检术之前，应常规口服或静脉预防性应用抗菌药物。喹诺酮类抗菌药物是首选，经会阴前列腺穿刺前不需要预防性应用抗菌药物。

（3）肠道准备：经直肠前列腺穿刺活检前清洁肠道是常规操作，开塞露可代替灌肠，建议穿刺前碘伏清洁肠道。

（4）围手术期抗凝及抗血小板药物的使用：对于有心脑血管病风险、支架植入病史的长期口服抗凝或抗血小板药物的患者，围手术期应综合评估出血风险及心脑血管疾病风险，慎重决定相关药物的使用。

（5）穿刺针数和部位：建议前列腺体积为 30～40ml 的患者，需接受不少于 8 针的穿刺活检，推荐 10～12 针系统穿刺作为基线（初次）前列腺穿刺策略。穿刺针数的增加不显著增加并发症的发生率。饱和穿刺可作为一种穿刺策略。

3. 重复穿刺 当第 1 次前列腺穿刺结果为阴性，但 DRE、复查 PSA 或其他衍生物水平提示可疑前列腺癌时，可考虑再次行前列腺穿刺。如具有以下情况，需要重复穿刺。

（1）首次穿刺病理发现非典型性增生或高级别 PIN，尤其是多针病理结果同上。

（2）复查 PSA>10ng/ml。

（3）复查 PSA 4～10ng/ml、%f-PSA、PSAD 值、DRE 或影像学表现异常，如 TRUS 或 MRI 检查提示可疑癌灶，可在影像融合技术下行兴趣点的靶向穿刺。

（4）PSA 4～10ng/ml、%f-PSA、PSAD 值、DRE、影像学表现均正常的情况下，每 3 个月复查 PSA。如 PSA 连续 2 次>10ng/ml，或 PSAV>0.75ng/ml，需要重复穿刺。

重复穿刺前除常规检查外，推荐行多参数 MRI 检查。基于多参数 MRI 的靶向穿刺可显著提高重复穿刺阳性率并避免漏诊高危前列腺癌。关于重复穿刺的时机，两次穿刺间隔时间尚有争议，建议 3 个月或更长，待组织结构完全恢复。重复穿刺前如影像学发现可疑灶，应对可疑灶行靶向穿刺。

4. 前列腺系统穿刺的局限性及新策略 经直肠或经会阴前列腺系统穿刺活检术的主要局限在于假阴性、漏诊高危前列腺癌和过度诊断。如何在提高穿刺阳性率的同时避免过度诊断是前列腺癌早期诊断中面临的巨大挑战。近年来，以超声增强造影、超声弹性成像和多参数 MRI 为靶向的前列腺穿刺活检术在发现有临床意义的前列腺癌，以及避免过度诊断方面展现出了明显的优势。

MRI 引导的靶向穿刺可在 MRI 引导下直接对可疑灶进行取材，其精确性最高。已有多项研究显示，MRI 引导前列腺穿刺活检可以提高重复穿刺时高级别前列腺癌的检出率。但操作相对复杂,且价格昂贵,有一定推广难度。

MRI/TRUS 融合技术结合了 MRI 定位的精度与经直肠超声引导穿刺的便利,在显著提高穿刺阳性率的同时,能够增加发现有临床意义的前列腺癌的比例并避免发现无临床意义的前列腺癌,与 MRI 下的穿刺相比操作更加便利。

五、前列腺癌的治疗

目前临床上针对前列腺癌的常见治疗方法:观察等待和主动监测、根治性前列腺切除术、放射治疗、内分泌治疗、化疗。近年来,前列腺癌的治疗进展较快,随着大量临床试验结果的公布,治疗理念与策略也在不断更新。需要强调:治疗方式的选择应与患者充分沟通后作出决定,而且泌尿男科医师应与放疗科、肿瘤科、影像科等多学科团队协作以使患者充分获益以及减少并发症。PSA 筛查发现的前列腺癌患者,各种治疗方法不影响前列腺癌特异性死亡率。但是手术或放疗患者在病情恶化及转移方面优于观察等待和主动监测。早期及局部晚期患者多选择根治性手术或根治性放疗。局部晚期或者伴有远处转移的患者,近年来推荐内分泌治疗联合化疗作为首次治疗的、能耐受化疗的转移性前列腺癌患者的一线治疗。

(一) 风险分组

目前也常用以下 EAU 对局限性及局部晚期前列腺癌生化复发的风险分组(表 13-2-1)。

表 13-2-1　前列腺癌的风险分组(EAU)

低危(局限性)	中危(局限性)	高危(局限性)	高危(局部晚期)
PSA<10ng/ml	PSA 10~20ng/ml	PSA>20ng/ml	任何 PSA
与 GS<7 分(ISUP 1 级)	或 GS=7 分(ISUP 2 级或 3 级)	或 GS>7 分(ISUP 4 级或 5 级)	任何 GS(任何 ISUP 分级分组)
与临床分期 $T_1 \sim T_{2a}$	或临床分期 T_{2b}	或临床分期 $\geqslant T_{2c}$	临床分期 $T_3 \sim T_4$ 或 cN+

注:GS(Gleason score)为 Gleason 评分;ISUP 为国际泌尿病理协会;cN+为区域淋巴结阳性。

(二) 观察等待(watchful waiting,WW)和主动监测(active surveillance,AS)

前列腺癌的治疗手段很多,积极干预(手术、放疗)虽然能降低肿瘤转移的风险,但是也可能带来并发症,如控尿障碍、性功能障碍等。因此,有必要在充分尊重患者意愿的前提下寻找积极干预与观察等待之间的平衡。

1. **观察等待**　指对确诊的前列腺癌(prostate cancer,PCa)患者密切观察,根据临床症状、检查结果、疾病进展决定是否进行非治愈性治疗,以避免不必要的治疗影响患者的生活质量,其本质是保守治疗。适用于预期寿命<10 年、不愿意或身体虚弱不适合积极治疗的无症状 PCa 患者。

2. **主动监测**　指对预期寿命>10 年、适合治愈性治疗的确诊 PCa 患者进行严密动态监测,发现肿瘤进展即开始治愈性治疗,以减少过早治疗可能的不良反应。主动监测前需与患者充分沟通,告知患者未来可能需要根治性治疗。

主动监测需要定期随访直肠指检(至少每年 1 次)、PSA(至少半年 1 次)、多参数磁共振成像(mpMRI)以及重复穿刺活检(至少每 3~5 年 1 次)等检查。与传统的系统穿刺活检相比,磁共振/超声融合靶向穿刺活检针对可疑病灶再次穿刺,可以提高活检效率。主动监测的指征:预期寿命>10 年;临床 $T_1 \sim T_2$ 期;PSA≤10ng/ml;活检 Gleason 评分≤6 分;活检阳性针数≤2 个;每条穿刺标本的肿瘤所占比例≤50%。

3. **主动监测转为积极治疗的时机** 前列腺重复穿刺活检时组织病理变化,如 Gleason 评分、阳性针数或者肿瘤所占体积,以及肿瘤 T 分期进展;PSA 快速上升,mpMRI 检查阳性,则需行穿刺检查或积极治疗;患者要求积极治疗如手术和放疗。

（三）前列腺癌根治性手术

根治性前列腺切除术（简称根治术,radical prostatectomy,RP）是一种治愈性治疗,包括开放性经耻骨后、经会阴前列腺癌根治术、腹腔镜前列腺癌根治术、机器人辅助腹腔镜前列腺癌根治术（robot assisted laparoscopic prostatectomy,RALP）。RALP 在美欧等西方国家已成为前列腺癌手术治疗的金标准。根治性前列腺切除术应用于预期寿命>10 年的患者,高龄不是 RP 的禁忌证。手术禁忌证:伴有严重的心血管疾病、肺功能不良等;有严重出血倾向;骨转移或其他远处转移;预期寿命<10 年。手术的目的是彻底清除肿瘤,保留术后控尿功能,尽量保留术后勃起功能。前列腺癌患者大多数年龄偏大,而年龄是 ED 的独立危险因素,手术本身也可能损害性功能。因此,对于术前有性功能的前列腺癌患者,RP 术中保护勃起功能就成为一个重要考虑因素。目前看来,开放、腹腔镜及机器人辅助 RP 对患者控瘤、控尿、保勃起功能疗效相似,但 RALP 在控尿、保勃起功能方面可能更有优势。手术要求完整切除前列腺、双侧精囊、双侧输精管壶腹段、膀胱颈,以及足够的周围组织以保证切缘阴性。手术并发症:出血、直肠损伤、吻合口狭窄、尿失禁、ED、尿瘘、深静脉血栓、肺栓塞等。

1. **治疗策略**

（1）低危前列腺癌:预期寿命>10 年,RP 术可以降低术后病死率和远处转移发生率,但并不降低前列腺癌特异病死率。盆腔淋巴结阳性率<5%,手术不需淋巴结清扫。是否实施 RP 要综合考虑肿瘤进展的可能性、并发症、年龄、风险与获益、患者意愿等。

（2）中危前列腺癌:预期寿命>10 年者最适合 RP 术。如果淋巴结阳性风险>5%,手术应加做扩大淋巴结清扫术。对未进行过 TURP、IPSS 良好,且前列腺体积<50ml 的特定 PCa 患者进行低剂量（low dose radiation,LDR）近距离放射治疗。体外放射疗法（external-beam radiation therapy,EBRT）时,总剂量为 76~78Gy 或中度大分割放疗（60Gy/4 周或 70Gy/6 周）,联合短期新辅助+雄激素剥夺治疗（androgen deprivation therapy,ADT）（4~6 个月）。仅在临床试验环境下进行全腺体治疗（如冷冻治疗、高强度聚焦超声等）或局灶治疗。不要对中危无症状、不能接受任何局部治疗的患者提供单一 ADT 治疗。

（3）高危前列腺癌:盆腔淋巴结阳性率为 15%~40%,RP 同时应进行扩大盆腔淋巴结清扫术（extended pelvic lymph node dissection,ePLND）。如果肿瘤未固定于盆壁,未侵犯尿道括约肌,前列腺体积较小,可作 RP+ePLND。目前尚无统一的治疗方案。不对高危患者进行全腺体或局灶治疗,仅对不愿意或不适合局部治疗、PSADT<12 个月,或 PSA>50ng/ml 或低分化肿瘤患者,行单一 ADT 治疗。

（4）局部进展期前列腺癌（locally-advanced disease）:绝大部分患者首选 EBRT 联合长期 ADT（2~3 年）。部分预期寿命>10 年、身体状况良好的 cT_{3a}、cT_{3b}~T_4N_0 或任意 TN 期的 PCa 患者可行包括 RP 在内的综合治疗。无法行根治性手术或放疗的患者可用内分泌治疗［ADT/全雄阻断治疗（complete androgen blockade,CAB）/单一抗雄激素治疗］。局部前列腺癌外科手术优于放疗。如果高龄、高危、预期寿命较短条件下,前列腺癌患者接受放疗患者的并发症较少、生存质量应该更高。

2. **盆腔淋巴结清扫术（pelvic lymph node dissection,PLND）** 前列腺癌容易出现盆腔淋巴结转移,因此前列腺癌根治术中常规要清扫盆腔淋巴结。PLND 可以提供明确的病理分期以及预测预后。PLND 的范围:上界为髂外静脉,外侧界为盆壁,内侧界为膀胱壁,下界为盆腔底部,远端为库柏韧带,近端为髂内动脉。术前 pN+的预测风险<5%不需行 PLND。低危前列腺癌患者不建议实施扩大的盆腔淋巴结清扫术(extended pelvic lymphnode dissection,ePLND)。中危前列腺癌患者术前评估淋巴结阳性风险>5%、高危前列腺癌患者建议实施ePLND,包括髂总和骶前淋巴结,有学者还建议向上清扫至髂总与输尿管交叉处以及包括骶前淋巴结。淋巴结清扫个数、阳性淋巴结个数、淋巴结内肿瘤所占体积以及肿瘤是否侵犯淋巴结被膜是 pN+患者根治性前列腺切除术后早期复发的预测因素。阳性淋巴结的密度大于 20%提示预后不良。与局限性 PLND 相比,ePLND 的并发症风险增加了 3 倍。ePLND 术后 pN+患者可以行辅助 ADT 或辅助 ADT 联合额外放疗。如镜下累及淋巴结<2 个、PSA<0.1ng/ml 且无淋巴结外扩散的患者建议观察随访。

3. **保留性神经手术的适应证**　RP 对性功能的损伤机制有神经损伤、热损伤、缺血性损伤、局部炎症反应等,其中血管源性和神经源性是最主要的因素。术前有勃起功能的包膜外病变风险低的患者适合保留性神经的 RP 术,部分患者可保留单侧性神经。其原则是在控瘤前提下尽可能多地保留周围组织,但是对于术中保留性神经仍需持谨慎态度。如果术中评估难以完整切除肿瘤,就应切除血管神经束。术前 mpMRI、术中冰冻检查可能有助于抉择。禁忌证:包膜外受侵高风险的患者,如 $cT_{2c} \sim T_3$ 期、Gleason 评分 7 分以上。

4. **根治性前列腺切除术后的辅助治疗**　pN_0 患者无需进行辅助 ADT。pT_3pN_0 者,局部复发风险较高,应考虑辅助放疗或者挽救性放疗。辅助内分泌治疗可能具有无疾病进展生存(progression free survival,PFS)优势,但没有 OS 优势。pN1 患者,根治术后早期联合辅助内分泌治疗 10 年的肿瘤特异性生存率可以达到 80%。如 3～4 个以下阳性淋巴结、Gleason 评分 7～10 分、$pT_3 \sim T_4$、切缘阳性患者术后辅助放疗可能获益。

Ryan K Berglund 等研究局部晚期患者 RP 术前 4 个月新辅助 CAB 治疗(goserelin 3.6mg,每月 1 次,氟他胺 250mg,2 次/d)发现:加用新辅助内分泌治疗对 OS 无明显改善,RP 术前不建议常规进行新辅助内分泌治疗。pN_0 期患者无需新辅助内分泌治疗。对于局部进展、前列腺体积较大、手术难度较高的患者,新辅助内分泌治疗可以缩小前列腺体积,使肿瘤降期。高危患者 RP 后辅助内分泌治疗仍然有争议。

RP 术后 PSA 应无法检出,如术后 PSA>0.1ng/ml,提示有 PCa 组织残余。RP 术后复发低风险者,且不会从干预中获益的患者进行 AS,必要时行延迟性挽救性放疗(salvage radiation therapy,SRT)。pT_3、Gleason 评分>7 分、切缘阳性患者,术后 5 年局部复发风险高达 50%。术后局部复发风险高者(pT_3pN_0,切缘阳性和/或侵犯精囊)患者可选择:①在排尿功能恢复后即刻对手术区域进行辅助体外放射治疗;②临床上密切随访,在 PSA>0.5ng/ml 时开始进行SRT。如术后病理提示盆腔淋巴结转移,联用外放疗+ADT 可以带来明显的生存获益。

根治术后的辅助化疗尚无明确结论。

5. **放疗后生化复发的手术治疗**　放疗后 PSA 复发患者行 mpMRI 引导下活检。外放疗后生化复发患者可以进行 RP 术,但与初始 RP 术相比,并发症如尿失禁、ED 和膀胱颈挛缩等发生率高。挽救性前列腺切除术应由经验丰富的外科医师进行。

(四) 体外放射治疗(external beam radio-therapy,EBRT)

根治性 EBRT 也属根治性治疗。主要有三维适形放射治疗(three-dimensional conformal radiotherapy,3D-CRT)和调强适形放射治疗(intensity-modulated radiation therapy,IMRT)、影像引导下放射治疗(image guided radiation therapy,IGRT)等技术。EBRT 疗效好,适用于各期患者,

并发症(尿路狭窄、尿失禁、放射性肠炎、ED等)少,使用安全。低危PCa患者疗效与根治性手术相似。根据放疗治疗目的不同,EBRT分为三类:局限性和局部进展期PCa患者的根治性治疗;术后辅助放疗和挽救性放疗;转移性PCa以减轻症状、改善生活质量、延长生存时间。

1. 根治性外放疗的适应证 局限性PCa:低危患者($T_{1\sim2a}$,Gleason≤6分,PSA<10ng/ml):外放射治疗和根治性前列腺切除术均为首选方法,高龄患者首选根治性外放射治疗。中危患者(T_{2b}或Gleason 7分或PSA 10~20ng/ml):放疗和手术均为首选方法,建议高龄患者首选根治性外放射治疗,可选择联合短程新辅助/同期/辅助内分泌治疗(4~6个月)。高危患者(≥T_{2c}或Gleason≥8分或PSA>20ng/ml):首选外放射治疗,需联合长程新辅助/同期/辅助内分泌治疗(2~3年),但可选择手术。

局部进展期PCa($T_3\sim T_4N_0M_0$):首选根治性外放射治疗,需联合长程新辅助/同期/辅助内分泌治疗(2~3年)。

IMRT与3D-CRT相比降低了胃肠道不良反应。低危患者适合采用75.6~79.2Gy的总剂量,常规分次照射前列腺(包括或不包括精囊)。中危、高危患者总剂量可达81.0Gy。

对仔细挑选的局限性PCa患者进行中度大分割放疗(即60Gy/20次,共4周,或70Gy/28次,共6周)联合IMRT,包括对前列腺进行引导放射治疗。其疗效和毒性与常规分割IMRT相似。临床试验结果证实剂量增加与生化结果的改善具有相关性。

2. 外放射治疗并发症 与手术治疗相比,放疗很少出现尿失禁、尿道狭窄,对性功能的影响更小。采用适形放疗、调强适形放疗、图形引导下的放疗技术后并发症显著减少,但盆腔放疗可能增加患直肠癌或膀胱癌的风险。早期不良反应包括尿频、尿急、夜尿增多、血尿、腹泻、里急后重、便血等,一般放疗结束后数周基本消失。晚期不良反应包括出血性膀胱炎、直肠炎出血等。

3. 远处转移的放射性治疗 孤立、有症状的骨转移可用短疗程EBRT治疗。

(五)近距离放射治疗(brachytherapy)

通过三维立体定位,将放射性粒子植入前列腺内,提高前列腺的局部剂量,减少直肠和膀胱的放射剂量,其疗效肯定、创伤小,适用于局限性低风险PCa,尤其是不能耐受RP术的高龄患者,对于高危局限性和局部晚期PCa中也有一定作用。

低剂量(low dose rate,LDR)近距离放疗包括在前列腺中放置永久性粒源植入物。放射剂量作用于前列腺内,避免膀胱和直肠的过度照射。永久性近距离放疗适合治疗低危患者($cT_{1c}\sim T_{2a}$、Gleason评分≤6分、PSA<10ng/ml)。中危患者可用近距离放疗+EBRT(45Gy)±新辅助ADT。近距离放疗联合EBRT,同时加入ADT(2~3年)是治疗高危患者的常见方案。有研究表明,9年无疾病进展生存率和疾病特异性生存率分别达87%和91%。高危患者不适合单纯使用永久性近距离放疗。

高剂量(high dose rate,HDR)近距离放疗是指临时插入辐射源。高危局限性或局部晚期PCa患者可用HDR近距离放疗+EBRT(40~50Gy)。

前列腺过大或过小、有膀胱出口梗阻症状(IPSS较高),或TURP术后患者并非适合近距离放疗。

与LDR近距离放疗相比,HDR近距离放疗患者尿频、尿急、直肠疼痛、ED的风险更低。绝对禁忌证:①预计生存期少于5年;②TURP后缺损较大或预后不佳;③一般情况差;④有远处转移。相对禁忌证:①腺体大于60ml;②既往有TURP史;③中叶突出;④严重糖尿病;⑤多次盆腔放疗及手术史。短期并发症:尿频、尿急、尿痛等尿路刺激症状、夜尿增多、排尿困难。

大便次数增多及里急后重等直肠刺激症状、直肠炎、便血、直肠瘘等。长期并发症：慢性尿潴留、尿道狭窄、尿失禁等。

（六）质子治疗

目前质子束治疗局限性 PCa 的作用尚不明确。

（七）局限性前列腺癌的其他治疗

前列腺冷冻消融（cryosurgery of the prostate，CSAP）是通过局部冷冻以破坏肿瘤组织。适用于局限性 PCa、PSA<20ng/ml、Gleason 评分<7 分、预期寿命<10 年、低危或中危 PCa 但身体状况不适合放疗或者手术的患者，前列腺体积<40ml（以保证有效的冷冻范围）。预期寿命>10年的患者，应充分告知，无放射性危险、直肠损伤率较低，并发症有盆腔疼痛、尿潴留、尿失禁、ED 等。

高强度聚焦超声（high intensity focused ultrasound，HIFU）是将高能超声波聚焦在病变区域，诱导组织凝固性坏死和汽化，安全有效。已用于 PCa 的初始治疗以及放疗后复发患者。并发症有尿潴留、尿失禁、ED、出血、直肠穿孔等。

（八）雄激素剥夺治疗（androgen deprivation therapy，ADT）

ADT 作为晚期 PCa 患者的主要全身性治疗，或者作为辅助/新辅助治疗联合放疗，用于治疗局限性或局部晚期 PCa。以往认为去势时睾酮<50ng/dl（1.7nmol/L），现在检测实际上睾酮<20ng/dl（0.7nmol/L）。ADT 可采用手术去势（双侧睾丸切除术）或药物去势，一般首选药物去势。Kaisary 等、Vogeizang 等研究显示，在晚期（转移性）PCa 患者中，诺雷得去势和睾丸切除术具有同等的远期总生存率。Cassileth 等研究显示，药物去势对生活质量/精神状态改善效果更佳。药物去势常用促黄体素释放素（luteinizing hormone releasing hormone，LHRH）如亮丙瑞林（leuprorelin）、戈舍瑞林（goserelin）、曲普瑞林（triptorelin）等。GnRH 的激动剂与拮抗剂效果相似，抗雄激素药物主要是非类固醇类。

去势联合抗雄激素药物被称为 CAB。CAB 作为一线方案较单独去势改善晚期 PCa 患者的 OS 和 PFS，且安全性相当。Akaza 等研究，CAB（LHRHa+比卡鲁胺 80mg）与单纯去势（LHRHa）相比，PSA 正常率、无治疗失败率显著高于单纯去势组。SWOG 9921 研究显示，$pT_3 \sim T_4N_0M_0$ 患者术后辅助 2 年 CAB 有较好的生存获益。ECOG EST 3886 研究，术后 pN_1 患者即刻、持续 ADT（3.6mg 戈舍瑞林每月一次或双侧睾丸切除术）与延迟 ADT 相比显著改善患者总生存（OS 13.9 年 vs. 11.3 年）。单纯抗雄药物治疗效果不如药物去势或手术去势，因此不推荐单用抗雄激素药物。抗雄激素治疗应当与 LHRH 激动剂同时或者提前一周开始使用。

低危 PCa，ADT 不应作为常规治疗方法。

中危 PCa 适宜 ADT 治疗，联合 EBRT 可以改善患者总生存，但继续加用紫杉醇、雌莫西汀和依托泊苷等化疗药物，并不改善生存。

高危或极高危 PCa：主要治疗为 ADT 联合 EBRT，在无复发和总生存上均好于单独 EBRT。RTOG 9601 研究，RP 术后即刻 SRT（64.8Gy/36 次，每次 1.8Gy）±24 个月比卡鲁胺（150mg，每天 1 次，放疗期间及放疗后），12 年 OS（76.3% vs. 71.3%），死亡风险降低 23%。研究显示，长期新辅助/联合/辅助 ADT 优于短期治疗，ADT 治疗应持续 2~3 年。经选择的病例在 ADT 联合 EBRT 治疗的同时加用 6 周期多西他赛化疗，也可选用 EBRT 联合近距离放疗±新辅助/联合/辅助 ADT 治疗。对于年轻、身体健康的高危 PCa 患者，可从 RP+PLND 术中获益。极高危 PCa 可选用：EBRT 联合长期 ADT 治疗；EBRT 联合近距离放疗±长期 ADT 治疗；年轻和身体健康的患者行 RP+PLND 术(肿瘤未固定盆壁);不适合 RP 的患者,可考虑 ADT 或者观察等待;部分患者在 EBRT 治疗后,持续 ADT 治疗同时加用 6 周期多西他赛化疗。

淋巴结转移性 PCa 可用 ADT 治疗或者 EBRT 联合 2~3 年新辅助/联合/辅助 ADT 治疗。转移性 PCa 可用 ADT 治疗。

ADT 治疗生化复发:根治性治疗后只有 PSA 水平升高,但没有临床复发或转移证据,也无肿瘤症状的患者,是否使用 ADT 治疗尚无统一意见。可以早期 ADT 治疗,部分患者也可选择密切观察至癌症进展,再考虑治疗方案。早期使用 ADT 治疗可能比延迟治疗要好。PSA 升高和/或 PSA 倍增时间较短、预期寿命较长的患者,应建议尽早 ADT 治疗。

对于有转移的 PCa 患者,仅在不良反应严重的患者中使用间歇 ADT 治疗。

ADT 联合化疗治疗是尽可能多地根除原发肿瘤病灶,同时清除微转移灶。目前多西他赛方案化疗联合 ADT 应该是初诊转移性 PCa 患者的标准治疗方案,尤其对于高转移负荷的 PCa 患者。

ADT 可产生各种不良反应,包括潮热、骨质疏松、骨折、血脂增高、胰岛素抵抗、糖尿病、心血管疾病等,并且随着治疗时间的延长不良反应逐渐增加。

（九） 去势抵抗性前列腺癌(castrate resistant prostate cancer, CRPC) 的治疗

2019 EAU 指南将 CRPC 定义为血清睾酮<50ng/dl(1.7nmol/L) , 至少出现以下一种情况:①生化复发:间隔 1 周以上连续 3 次 PSA 上升,2 次升高均在 PSA 低值的 50% 以上,并且 PSA >2ng/ml;②影像学进展:新发病灶的出现,包括骨扫描提示 2 处或 2 处以上的新发骨转移病灶,或者应用实体瘤疗效反应的评价标准(response evaluation criteria in solid tumors, RECIST) 评估的软组织病灶增大。2014 CUA 指南定义为:经过初次持续 ADT 后疾病依然进展的 PCa,要求同时具备以下条件:①血清睾酮达去势水平(<1.7nmol/L) ;②间隔 1 周,连续 3 次 PSA 上升,较最低值升高 50% 以上。单纯症状进展不能诊断为 CRPC,需要进一步的评估。

1. 无症状非转移性 CRPC(M_0 CRPC) 阿帕鲁胺(apalutamide, APA)是一种新型非甾体 AR 阻滞剂,与 AR 的结合力是比卡鲁胺的 7~10 倍。阿帕鲁胺 SPARTAN 研究发现,APA 组无转移生存时间为 40.5 个月,安慰剂组为 16.2 个月。恩杂鲁胺与 AR 的结合力是比卡鲁胺的 5~8 倍。恩杂鲁胺 STRIVE 研究发现,M_0 CRPC 患者中恩杂鲁胺组中位无进展生存期(progression-free survival, PFS)显著长于比卡鲁胺组。阿帕鲁胺是 FDA 批准的第一个用于治疗 M_0 CRPC 的药物。故推荐阿帕鲁胺或恩杂鲁胺+ADT 治疗为 M_0 CRPC 的标准治疗方案。考虑到积极联合治疗的 OS 尚没有显著差异,因此对这类患者在 ADT 治疗基础上观察也是一种推荐意见。

对转移风险高(PSADT<10 个月)的 M_0 CRPC 患者治疗的建议:①在持续 ADT 的基础上建议使用阿帕鲁胺或者恩杂鲁胺;②在上述两种治疗策略临床实行困难时可以选择使用阿比特龙联合泼尼松治疗;③若因为各种原因不接受上述治疗,也可以选择持续内分泌治疗的基础上观察;④不建议在临床试验之外使用化疗或者免疫治疗。

2. 转移性去势抵抗性前列腺癌(mCRPC) mCRPC 作为 PCa 的终末期,表现为异质性强、转移快、预后差,不可治愈,中位生存期为 12.3 个月。mCRPC 的治疗目标是延长患者生存和提高患者生活质量。持续 ADT 以维持去势水平是 CRPC 治疗的基石。PCa 治疗趋于个体化、精准化。通过根治性治疗、内分泌治疗等多种治疗手段的综合运用,并结合适宜的随访方案,优化 PCa 的全病程管理,改善患者总生存期。基于以下因素选择 mCRPC 的一线治疗方案(醋酸阿比特龙、多西他赛、恩杂鲁胺、镭-223、西普鲁塞-T),即治疗前体能状态、症状、合并症、

病灶位置和扩散程度、患者偏好以及激素敏感性转移性 PCa 治疗史。基于以下因素选择 mCRPC 的二线治疗方案即 PS、症状、并发症、疾病扩散程度和患者偏好。多西他赛化疗后出现进展的 mCRPC 患者可选择进一步延长生存期的治疗,包括醋酸阿比特龙、卡巴他赛、恩杂鲁胺和镭-223。

以阿比特龙、恩杂鲁胺等为代表的新型内分泌治疗药物占据举足轻重的地位。LATITUDE 研究结果显示,阿比特龙联合泼尼松+ADT 组与安慰剂+ADT 组相比,可显著延长高危转移性激素敏感性前列腺癌(astatic hormone sensitive prostate cancer,mHSPC)患者的中位总生存时间(53.3 个月 $vs.$ 36.5 个月)、影像学无进展生存(33 个月 $vs.$ 14.8 个月),显著推迟疼痛及骨相关事件发生时间,推迟开始化疗的时间。因此推荐阿比特龙联合 ADT+泼尼松方案作为所有类型的 mHSPC(尤其是高危)患者的标准治疗,阿比特龙联合 ADT+甲泼尼松方案作为 mHSPC 患者的补充治疗。基于 COU-AA-302 研究结果,阿比特龙联合泼尼松方案推荐为 mCRPC 的一线治疗,尤其无内脏转移的患者。既往未接受新型内分泌治疗的患者,二线治疗推荐阿比特龙为代表的新型内分泌治疗药物。ADT 联合多西他赛方案在低肿瘤负荷患者中无显著获益,仅推荐用于高肿瘤负荷的 mHSPC 患者。为预防 mCRPC 骨转移患者的骨并发症,建议使用骨保护剂。使用双膦酸盐治疗时应补充钙和维生素 D。对于脊髓压迫患者,应立即开始高剂量皮质类固醇治疗,并评估能否采取脊柱手术后放疗的治疗方案;若不适合进行手术,则只进行放疗。

(1)未经多西他赛化疗的无症状或症状轻微的 mCRPC 患者,应给予阿比特龙+泼尼松、恩杂鲁胺、多西他赛、西普鲁塞-T 治疗。

(2)未经多西他赛化疗的有症状但全身状态好的 mCRPC 患者应给予阿比特龙+泼尼松、恩杂鲁胺或多西他赛治疗。对于不愿意或不能进行标准治疗的患者可给予酮康唑+类固醇、米托蒽醌或放射性核素治疗。对于有骨转移症状但无内脏转移的患者可给予镭-223 治疗。

(3)未经多西他赛化疗的有症状但全身状态差的 mCRPC 患者可给予阿比特龙+泼尼松或恩杂鲁胺治疗。对于不能或不愿意接受阿比特龙+泼尼松或恩杂鲁胺治疗的患者,可给予酮康唑+类固醇或放射性核素治疗。部分经选择的患者,尤其是体能状态与肿瘤直接相关的患者,可给予多西他赛或米托蒽醌化疗。伴有骨转移症状且无内脏转移的患者,尤其是全身体能状态与骨转移症状直径相关的患者,经选择后可给予镭-223 治疗。

(4)曾经接受过多西他赛化疗的有症状但全身状态好的 mCRPC 患者,应给予阿比特龙+泼尼松、卡巴他赛或恩杂鲁胺治疗。若患者在多西他赛化疗前已经接受了阿比特龙+泼尼松治疗,则应给予卡巴他赛或恩杂鲁胺治疗。伴有骨转移症状且无内脏转移的患者应给予镭-223 治疗。

(5)曾经接受过多西他赛化疗的有症状但全身体能状态差的 mCRPC 患者,不应给予系统化疗或免疫治疗,应给予姑息治疗。部分经选择的患者可给予阿比特龙+泼尼松、恩杂鲁胺、酮康唑+类固醇或放射性核素治疗。

常用药物介绍:

(1)阿比特龙(abiraterone):近年来,以阿比特龙为代表的新型内分泌治疗药物在 mCRPC 治疗中取得了优异的疗效(表 13-2-2)。醋酸阿比特龙是国内上市的第一个新型内分泌治疗药物,它是 17α-羟化酶(17-alpha-hydroxylase,CYP17)抑制剂,可阻断包括睾丸、肾上腺和前列腺癌细胞来源的雄激素生物合成,从而最大限度地降低体内雄激素水平。阿比特龙联合泼尼松常见不良反应有疲劳、背部或关节不适、外周性水肿、腹泻、恶心、便秘、低血钾、低血磷、肌肉不适、潮热、高血压、尿频和夜尿增多、消化不良或上呼吸道感染。治疗期间应监测血压、肝功能、血电解质。

表 13-2-2　阿比特龙治疗前列腺癌的用药情境模式

应用情境	mHSPC	mCRPC
专家共识	推荐 ADT 联合阿比特龙作为一线治疗方案（较 ADT 治疗,死亡风险下降 38%~39%)	推荐 ADT 联合阿比特龙（OS 较对照组延长 4.4~4.6 个月)作为标准的一线/二线治疗方案
用法用量	口服阿比特龙 1 000mg,每天 1 次,联合泼尼松 5mg,每天 1 次	口服阿比特龙 1 000mg,每天 1 次,联合泼尼松 5mg,每天 2 次

注:mHSPC,转移性激素敏感性前列腺癌;mCRPC,转移性去势抵抗性前列腺癌;ADT,雄激素剥夺治疗;OS,总生存期。

（2）阿帕鲁胺（apalutamide,APA）:是第二代抗雄激素药物,可强效抑制 AR 活化、核转位、与共激活因子的结合和 AR 介导的基因表达。最新研究结果显示,ADT 联合 APA 更有效地改善 mCSPC 受试者(包括高瘤负荷、低瘤负荷以及之前用过多西紫杉醇患者)的 OS 或影像学无进展生存期(progression-free survival,PFS),延迟化疗的开始时间。常见不良反应有乏力、高血压、皮疹、甲状腺功能减退等。

（3）恩杂鲁胺（enzalutamide）:是新型抗雄激素药物,可以阻断 AR 转移到细胞核中,竞争性抑制雄激素与 AR 的结合。二线激素治疗 CRPC 患者中,恩杂鲁胺延长无进展生存期的作用优于比卡鲁胺。恩杂鲁胺成为多西他赛治疗前和治疗后转移 CRPC 患者,以及不适合化疗患者的一种治疗选择。用法:160mg,1 次/d。不良反应包括疲劳、腹泻、潮热、头痛和癫痫等。

（4）多西他赛（docetaxel）:是一种作用于 M 期的细胞毒性药物,作用机制为通过与微管蛋白结合,促进微管蛋白装配成稳定的微管,抑制微管的解聚而抑制细胞的有丝分裂。多西他赛化疗可以改善 mCRPC 的 OS,是进展期 HSPC 患者的一线选择。低肿瘤负荷患者也可从中获益。高危或极高危局限性 PCa 患者,可考虑多西他赛联合 ADT 和 EBRT 治疗。标准方案是 $75mg/m^2$,每 3 周 1 次,静脉给药,替代方案是 $50mg/m^2$,每 2 周 1 次。

（5）卡巴他赛（cabazitaxel）:是一种新的半合成紫杉烷类衍生物,用于多西他赛化疗失败的转移性 CRPC 患者,疗效优于米托蒽醌。因此,不适合多西他赛方案化疗或者已存在轻度周围神经病变的患者,可以考虑卡巴他赛。推荐方案卡巴他赛 $25mg/m^2$ 每 3 周 1 次,静脉给药;身体虚弱者,可减为 $20mg/m^2$ 每 3 周 1 次。常见不良反应有中性粒细胞减少、血小板减少、贫血、恶心、呕吐、腹泻、乏力、水钠潴留和关节疼痛等。与多西他赛相比,周围神经病变率较低。

（6）西普鲁塞-T（sipuleucel-T）等免疫治疗药物:美国 FDA 批准的首个治疗 mCRPC 的新型肿瘤免疫治疗药物。临床试验中,sipuleucel-T 治疗组平均存活时间为 25.8 个月,而对照组为 21.7 个月。常见并发症包括畏寒、发热、头痛等。纳武利尤单抗（nivolumab,NIVO）联合伊匹木单抗（ipilimumab,IPI）治疗 mCRPC 表现出治疗活性,帕博利珠单抗联合奥拉帕利（olaparib）治疗经多西他赛预处理的 mCRPC 有治疗活性。现阶段免疫疗法对 mCRPC 患者总生存期改善有限。

其他新型药物:

（1）镭-223:发射 α 粒子的放射性药物二氯化镭（镭-223）用于有症状的骨转移但无内脏转移的 CRPC 患者。可以显著改善 OS 并延长首次骨相关事件（skeletal related even,SRE）时间。镭-223 也可联合阿比特龙或恩杂鲁胺用于无症状的患者。

（2）锶-89（^{89}Sr）：多发性骨转移疼痛（尤其是不适合化疗）的患者，可用发射 β 射线的放射性靶向药物锶-89（^{89}Sr）、钐-153（^{153}Sm）进行姑息治疗，但不改善患者生存期。

（3）双膦酸盐：常用唑来膦酸，减少无症状/轻微症状的骨转移 CRPC 患者发生 SRE，延长首次 SRE 时间，但不改善总体生存期。

（4）*BRCA1* 和 *BRCA2* 基因：均是肿瘤抑制基因。PARP 抑制剂通过抑制肿瘤细胞 DNA 损伤修复、促进肿瘤细胞发生凋亡。奥拉帕尼（olaparib）对 *BRCA1* 和 *BRCA2* 基因突变的 CRPC 患者有效，可能成为未来 mCRPC 治疗的又一选择。

（十）内分泌治疗后的随访

CUA 推荐治疗后每 3 个月进行 PSA 检测。抗雄激素治疗应注意肝功能情况，治疗开始后前 3 个月应每月检查肝功能，以后每 3~6 个月检查一次。病情稳定者不推荐常规行影像学检查。血清 PSA 持续升高，或者出现骨痛，需要行骨扫描。疾病进展时随访间期应更短。EAU 推荐治疗开始 3~6 个月后对患者进行评估。随访根据患者的疾病分期、既往症状、预后因素和治疗方案而定。M_0 期患者中每 6 个月随访 1 次，包括 DRE 和 PSA。M_1 期患者每 3~6 个月随访 1 次，包括 DRE、血清 PSA、血清睾酮（尤其是第 1 年）、血红蛋白、血清肌酐和碱性磷酸酶检测。

（十一）治愈性治疗后的随访

CUA 推荐治疗后每 3 个月进行 DRE 或 PSA 检测，2 年后每 6 个月检测，5 年后每年进行检测。无特殊症状的患者不推荐常规行骨扫描与其他影像学检查。如 DRE 阳性，血清 PSA 持续升高，行骨盆 CT/MRI 以及骨扫描。如有骨痛应行骨扫描。放疗后如行补救性根治术者应行经直肠超声和活检。EAU 推荐对无症状患者治疗后 3 个月、6 个月、12 个月时进行一次常规检测血清 PSA；以后每 6 个月 1 次，持续 3 年；3 年后，每年 1 次。在复发时，只有影像学才能检测局部复发是否影响治疗计划。若无生化复发迹象，不对无症状患者常规进行骨扫描和其他影像学检查。若患者有骨痛或其他进展症状，无论血清 PSA 水平如何，都应考虑对患者的疾病进行再分期。

【思考题】

1. 前列腺癌早期筛查的方法有哪些？如何确诊？
2. 前列腺癌根治术后如何随访？
3. 前列腺癌内分泌治疗方案有哪些？
4. 转移性去势抵抗性前列腺癌的内分泌治疗有哪些？

第三节 前列腺炎

一、概述

前列腺炎（prostatitis）是指由多种原因引起的，以尿道刺激症状和慢性盆腔疼痛为主要临床表现的前列腺疾病。前列腺炎是具有独特形式的综合性疾病或综合征，这种综合征各自具有独特的病因、临床特点和结局，其相关症状包括下尿路症状、炎症和前列腺受累三个基本要素。前列腺炎是泌尿男科的常见疾病，约占泌尿男科患者的 8%~25%，多发于 50 岁以下的男性人群。虽然前列腺炎具有较高的发病率，但目前其病因仍不清楚，其可能的病因包括：气候、季节、饮食、生活习惯、职业、精神心理因素、泌尿生殖道感染等众多因素相关,临床治疗主要以改善症状为主。

二、前列腺炎的 NIH 分类和 UPOINT 分类方法

(一)传统分类方法

Meares-Stameys 应用"四杯法"(初始尿液,VB1;中段尿液,VB2;EPS;前列腺按摩后尿液,VB3),对"四杯"样本中白细胞数量及细菌培养结果进行对比,将前列腺炎划分为四类,即:急性细菌性前列腺炎(acute bacteria prostatitis,ABP)、慢性细菌性前列腺炎(chronic bacterial prostatitis,CBP)、慢性非细菌性前列腺炎(chronic nonbacterial prostatitis,CNP)、前列腺痛(prostatodynia,PD)。此外,还可根据患者的发病过程将前列腺炎分为急性前列腺炎与慢性前列腺炎;根据治病病原体分为细菌性前列腺炎、非细菌性前列腺炎、淋菌性前列腺炎、真菌性前列腺炎和滴虫性前列腺炎等;根据病理结果分为特异性前列腺炎与非特异性前列腺炎等。

(二)前列腺炎的 NIH 分类

1995 年,美国国立卫生研究院(national institutes of health,NIH)根据对前列腺炎的基础及临床研究将前列腺炎分为四类。

1. **Ⅰ型** 起病急,可有寒战、发热等全身症状及尿频、尿急、尿痛、排尿困难等下尿路感染症状,尿液中白细胞数量升高,血、尿培养细菌阳性,相当于传统分类中的急性细菌性前列腺炎。

2. **Ⅱ型** EPS、精液、前列腺按摩后尿液(VB3)检查见白细胞数量增多,并且细菌培养阳性,伴有反复发作的下尿路感染症状,且病程持续超过 3 个月,相当于传统分类中的慢性细菌性前列腺炎。

3. **Ⅲ型** 即慢性前列腺炎/慢性盆腔疼痛综合征,为前列腺炎中最为常见的前列腺炎类型,占所有前列腺炎的 90%。主要的临床表现为长期、反复的会阴部及骨盆区域的疼痛不适症状,并可伴有相关的排尿不适症状及性功能障碍,病程较长,往往超过 3 个月。Ⅲ型前列腺炎患者 EPS、精液、VB3 细菌培养结果为阴性。同时,可根据 EPS、精液、VB3 常规镜检结果,将Ⅲ型前列腺炎进一步划分为ⅢA 型与ⅢB 型前列腺炎。ⅢA 型前列腺炎即炎症性慢性前列腺炎,EPS、精液、VB3 常规镜检时白细胞数量增多;ⅢB 型前列腺炎即非炎症性慢性前列腺炎,EPS、精液、VB3 常规镜检时白细胞数量在正常范围内。Ⅲ型前列腺炎相当于传统分类中的CNP 和前列腺痛,ⅢA 型、ⅢB 型前列腺炎在Ⅲ型前列腺炎患者中约各占 50%。

4. **Ⅳ型** 无症状前列腺炎(asymptomatic inflammatory prostatitis,AIP),患者无明显临床症状,仅在 EPS、精液、前列腺活检等相关检查时偶然发现炎症证据。

(三)前列腺炎 UPOINT 分类

1995 年美国国立卫生院提出慢性前列腺炎症状指数(the national institutes of health chronic prostatitis symptom index,NIH-CPSI),促进了慢性前列腺炎/慢性骨盆疼痛综合征(chronic pelvic pain syndrome/chronic prostatitis,CP/CPPS)临床研究的开展。然而,NIH-CPSI 系统并不包含患者感染、心理、性功能状态的评估,无法指导临床非 CP/CPPS 特异性症状的对症治疗,存在一定局限性。2012 年,美国学者建立临床表型分类系统(UPOINT),该系统全面涵盖排尿症状(U)、社会心理异常(P)、器官特异性表现(O)、感染(I)、神经功能障碍(N)、盆底肌肉疼痛(T)等 CP/CPPS 相关临床表现,能够为个性化治疗方案提供有效指导(表13-3-1)。

表 13-3-1 UPOINT 临床分型及治疗方法

UPOINT 类型	临床表现	治疗方案
U(urinary):泌尿系统症状	CPSI 评分排尿症状评分>4 分;尿频,尿急或夜尿;残余尿>100ml	α 受体阻滞剂、M 受体阻滞剂等
P(psychosocial):社会心理症状	抑郁、焦虑、压力、社交困难	精神或心理科治疗
O(organ specific):器官特异症状	前列腺触痛,EPS 白细胞增多,血精,前列腺广泛钙化灶	舍尼通等植物药物、α 受体阻滞剂、前列腺按摩等
I(infection):感染症状	排除 I 类及 II 类前列腺炎,EPS 培养革兰氏阴性杆菌或肠球菌阳性	选择敏感抗生素
N(neurologic/systemic conditions):神经或全身系统症状	腹部及骨盆以外部位的疼痛;慢性疲劳综合征;肠易激综合征;纤维肌痛等	镇静、止痛等治疗
T(tenderness of skeletal muscles):骨骼肌触痛症状	会阴、盆底、腹部肌肉痉挛或触痛	盆底肌肉训练、康复疗法

三、前列腺炎的病因与发病机制

急性前列腺炎的病因较为明确,为细菌感染前列腺所导致的前列腺急性炎症反应。致病细菌感染为 I 型前列腺炎的主要病因是细菌通过血行感染或经尿道逆行感染造成前列腺急性炎症反应。I 型前列腺炎主要致病细菌包括:大肠埃希菌、变形杆菌、金黄色葡萄球菌、假单胞菌、肺炎克雷伯菌等。

慢性前列腺炎病因较为复杂,可涉及病原体感染、排尿功能障碍、免疫异常、神经内分泌异常、精神心理因素、下尿路上皮功能障碍、氧化应激等方面。

(一) 病原体感染

II 型前列腺炎的治病病原体包括:葡萄球菌、大肠埃希菌、棒状杆菌、肠球菌等,这些致病微生物通过逆行感染导致 II 型前列腺炎发病,前列腺尿液反流及前列腺结石、钙化灶的存在是其持续存在和复发的重要原因。

III 型前列腺炎的发病可能同一些特殊的病原体感染相关,包括厌氧菌、L 型变形杆菌、沙眼衣原体、支原体等。寄生虫、真菌、病毒、滴虫等致病微生物的感染也可能同 III 型前列腺炎具有一定的相关性,但尚存在一定争议。

(二) 免疫学病因

慢性前列腺炎患者前列腺液、精液、血液中某些细胞因子,如白细胞介素 2(interleukin-2,IL-2)、IL-6、IL-8、肿瘤坏死因子-α(tumor necrosis factor-α,TNF-α)、单核细胞趋化蛋白-1(monocyte chemoattractant protein-1,MCP-1)、巨噬细胞炎性蛋白-1(macrophage inflammatory protein-1,MIP-1)等可以发生相应变化,如 IL-10 因子水平与 III 型前列腺炎的疼痛症状呈正相关,而且应用免疫抑制剂治疗有效,说明 III 型前列腺炎可能为过敏性炎症反应或自身免疫性疾病。

(三) 神经内分泌因素

前列腺痛患者往往容易发生心率和血压的波动,表明可能与自主神经反应有关。其疼痛具有内脏器官疼痛的特点,前列腺、尿道的局部病理刺激,通过前列腺的传入神经触发脊髓反射,激活腰、骶髓的星形胶质细胞,神经冲动通过生殖股神经和髂腹股沟神经传出冲动,交感神经末梢释放去甲肾上腺素、前列腺素、降钙素基因相关肽、P 物质等,引起膀胱尿道功能紊乱,并导致会阴、盆底肌肉异常活动,在前列腺以外的相应区域出现持续的疼痛和牵涉痛。

（四）物理与化学因素刺激

前列腺的损伤可能与局部的创伤(强力性骑跨伤)、机械性因素(射精道阻塞)或化学性刺激(尿液反流)有关。这种损伤本身常不会引起明显的临床症状,但对损伤的炎症性反应可以释放化学因子和细胞因子来去除病原体并帮助机体的愈合过程,同时也可以产生疼痛和肿胀。正常人由于具有完整的尿路上皮层,上皮细胞表面有一保护层,其主要成分为氨基葡聚糖,它起到阻止尿液及其成分通过尿路上皮损伤深层组织,构成难以被渗透的血-尿液屏障。而病理的尿路上皮通透性增高,钾离子易渗透到上皮下组织,刺激感觉神经引起症状,成为慢性前列腺炎发病的下尿路上皮功能障碍机制。

（五）遗传特性的改变

前列腺疾病的发生明显存在遗传因素,提示前列腺炎的发生可能也与遗传易感性有关,并存在许多慢性骨盆疼痛综合征患者与健康男性遗传差异的证据。

（六）盆腔相关疾病因素

部分前列腺炎患者常伴有前列腺外周静脉丛扩张、痔、精索静脉曲张等,提示部分慢性前列腺炎患者的症状可能与盆腔静脉充血、血液瘀滞相关,这也可能是造成久治不愈的原因之一。

（七）氧化应激作用增强

在慢性前列腺炎患者的前列腺液内存在氧化应激(oxidative stress)作用增强的生物化学和分子生物学证据,而有效的治疗手段可以逆转这种异常增高的氧化应激作用。正常情况下,机体氧自由基的产生、利用、清除处于动态平衡状态。前列腺炎患者氧自由基的产生过多或自由基的清除体系作用相对降低,从而使机体抗氧化应激作用的反应能力降低,氧化应激作用产物或副产物增加,也可能为发病机制之一。

（八）锌含量降低与前列腺抗菌因子活性抑制

锌作为多种酶系统的激活因子,可以有效地激活 SOD 等抗氧化应激作用的酶类,减轻体内过多的氧化应激作用对前列腺组织的损伤或炎症反应。锌含量与前列腺的抗感染能力有关。锌含量降低时对炎症的防卫机制下降,抗菌能力也下降。

（九）精神心理因素

尽管慢性前列腺炎的起因可能与心理因素没有关系,但慢性反复发作的疼痛等症状可能进一步导致症状的躯体化,而躯体症状又反过来诱发或加重心理因素,使其具有身心疾病的特点。因此,精神心理因素在前列腺炎发病机制中占有重要地位。

四、前列腺炎的临床症状与诊断

（一）诊断原则

Ⅰ型前列腺炎:即急性细菌性前列腺炎,为急性病程,临床表现较为典型,诊断主要依靠病史、查体、血常规、尿常规以及相关的细菌培养等。患者体格检查行直肠指检时禁前列腺按摩。Ⅱ型及Ⅲ型前列腺炎:应行全面的询问病史及体格检查、直肠指检、EPS 及尿常规检测,并可使用 NIH 慢性前列腺炎评分表对症状进行评分。此外,可用"两杯法"或"四杯法"检测病原体,或应用临床 UPOINT 分型帮助制订慢性前列腺炎的个体化治疗方案。Ⅳ型前列腺炎:无症状型炎症性前列腺炎,患者无任何不适临床症状,仅在精液化验、EPS 检查、前列腺按摩后尿液检测、前列腺活检等检查时偶然发现,并无明显临床表现(表 13-3-2)。

表 13-3-2   Ⅱ 及Ⅲ型前列腺炎诊断建议

1. 必需项目	精液检测
病史	尿细胞学
体格检查	PSA(大于 50 岁者推荐)
尿常规检查	(2)器械检查
前列腺按摩液常规检查	尿流率
2. 推荐项目	尿流动力学检查
NIH-CPSI	膀胱尿道镜
下尿路病原体定位检查"四杯法"或"两杯法"	(3)影像学检查
经腹或经直肠 B 超(包括残余尿测定)	CT
3. 可选择项目	MRI
(1)实验室检查	(4)前列腺穿刺活检
病原体检测:沙眼衣原体、支原体、淋球菌、真菌等	

(二)诊断方法

前列腺炎的诊断过程包括详细询问病史和临床症状、体格检查、EPS 与尿液检查、细菌学检查及 B 超等影像学检查。前列腺炎的诊断可通过临床症状做出初步推断,但必须排除泌尿男科其他的疾病后才能够确定,因此前列腺炎的诊断往往为一种排除性诊断。

1. 临床症状   诊断前列腺炎时要了解患者的病史、发病原因及诱因,临床症状的主要特点、程度、部位、有无排尿相关症状,以及相关临床症状对患者生活质量的影响。

(1) Ⅰ型前列腺炎:起病急,寒战、高热、畏寒、乏力等全身症状明显,并可伴有会阴部、耻骨上区域疼痛不适,下腹部、腰背部放射性疼痛,尿频、尿急、尿痛等尿路刺激症状或尿道分泌物等,严重者可出现排尿困难及尿潴留等症状。

(2) Ⅱ型及Ⅲ型前列腺炎:Ⅱ型、Ⅲ型前列腺炎为慢性前列腺炎,其临床症状较为相似,多伴有局部疼痛不适及排尿症状。Ⅱ型前列腺炎主表现为反复的下尿路感染,Ⅲ型前列腺炎主要表现为会阴部及骨盆区域的疼痛,会阴、阴茎、肛周、尿道及腰骶部不适等。Ⅱ型及Ⅲ型前列腺炎的慢性疼痛不适症状长久不愈,可导致患者焦虑、抑郁、失眠、性功能障碍的症状,对患者心理造成较大伤害,影响患者生活质量。

(3) Ⅳ型前列腺炎:为无症状前列腺炎,仅在 EPS、精液等相关检查时偶然发现。

慢性前列腺炎的临床症状复杂,诊断慢性前列腺炎尚无明确"金标准",一些客观的诊断指标尚存在争议,目前,多使用 NIH 慢性前列腺炎症状指数(NIH-CPSI)评分,对慢性前列腺炎做出相应评价(推荐级别Ⅰ级),其可以了解并量化患者的临床症状以及对治疗效果的评估(表 13-3-3)。NIH-CPSI 评分共分 3 个部分 9 个问题,可以研究前列腺炎的三个重要症状:疼痛、排尿异常和对生活质量的影响,具有客观、简单、方便、快捷和容易被患者接受等特点,并具有稳定性、可重复性、高度的辨别性和一定的心理测试性质等优点。

表 13-3-3 慢性前列腺炎症状指数

美国国立卫生研究院慢性前列腺炎症状指数（NIH-CPSI）

1. 疼痛或不适症状评分

（1）最近一周，你在以下区域出现过疼痛或不适吗？

A. 睾丸与肛门之间区域（会阴部）　　　　　　　　　　　　有（1）　　无（0）

B. 睾丸　　　　　　　　　　　　　　　　　　　　　　　　有（1）　　无（0）

C. 阴茎头部（与排尿无关）　　　　　　　　　　　　　　　有（1）　　无（0）

D. 腰部以下、耻骨以上或膀胱区域　　　　　　　　　　　　有（1）　　无（0）

（2）最近一周，你有以下症状吗？

A. 排尿时疼痛或灼烧感　　　　　　　　　　　　　　　　　有（1）　　无（0）

B. 性高潮（射精）时或以后出现疼痛或不适　　　　　　　　有（1）　　无（0）

（3）最近一周，你在上述这些区域是否经常疼痛或不适？

无（0）　很少（1）　有时（2）　经常（3）　频繁（4）　几乎总是（5）

请你描述最近一周中平均疼痛或不适感觉的程度

□　　□　　□　　□　　□　　□　　□　　□　　□　　□　　□

0　　1　　2　　3　　4　　5　　6　　7　　8　　9　　10

（不痛）　　　　　　　　　　　　　　　　　　　　　（最严重疼痛）

2. 排尿症状评分

最近一周，你是否经常有排尿不尽感？

无（0）　5次中少于1次（1）　少于一半时间（2）　大约一半时间（3）　多于一半时间（4）　几乎每次都有（5）

最近一周，排尿后不到2h又有排尿感觉的频度？

无（0）　5次中少于1次（1）　少于一半时间（2）　大约一半时间（3）　多于一半时间（4）　几乎每次都有（5）

3. 症状的影响

最近一周，你是否因为临床症状而妨碍了你做事情？

无（0）　仅有一点（1）　有时候（2）　很多（3）

最近一周，你是否经常想起自己的症状？

无（0）　仅有一点（1）　有时候（2）　很多（3）

4. 生活质量

如果你的余生将会伴随着现在最近一周同样的临床症状，你会感觉如何？

非常高兴（0）　愉快（1）　比较满意（2）　一般（3）　不太满意（4）　不愉快（5）　非常恐惧（6）

注：NIH-CPSI 积分研究结果包括以下内容。

1）疼痛和不适的评分包括 1A、1B、1C、1D、2A、2B、3 和 4，各个问题分数的总和为 0~21。

2）排尿症状评分包括对 5 和 6 问题分数的总和为 0~10。

3）临床症状对生活质量的影响评分包括对问题 7、8、9 回答分数的总和为 0~12。

积分的报告形式包括：

1）将上述 3 个方面的积分分别报告，其中疼痛的亚评分为 0~21 分，排尿症状的亚评分为 0~10 分，症状对生活质量影响的亚评分为 0~12 分。

2）将疼痛不适与排尿症状评分两项相加后进行报告，范围在 0~31 分。轻度症状积分 0~9 分，中度症状积分 10~18 分，重度症状积分 19~31 分。

3）报告总积分，范围在 0~43 分。轻度患者积分 1~14 分，中度患者积分 15~29 分，严重患者积分 30~43 分。总积分越高，患者的临床症状或病情越严重。

2. **体格检查** 前列腺炎的体格检查主要包括下腹部、腰骶部、会阴部、尿道口、阴茎、睾丸、附睾、精索等泌尿生殖系统的检查,其中经直肠前列腺指检为前列腺体格检查的重要内容,其不但可以了解前列腺的大小、质地、压痛等具体情况,同时可以通过前列腺按压获得前列腺液进行相关检测,并且还可以对直肠、前列腺的其他相关疾病做出鉴别诊断。Ⅰ型前列腺炎经直肠前列腺指检时可发现前列腺肿大、触痛、外形不规则、局部温度升高等表现,在指检时严禁进行前列腺按压操作。Ⅱ型及Ⅲ型前列腺炎通过前列腺肛门指检可进一步了解前列腺大小、质地、结节、压痛、盆底肌紧张度等情况,并可通过按压前列腺获得前列腺液进行前列腺液或尿液的检验或细菌培养等。

3. **实验室检查**

(1)EPS 常规检测:EPS 检验时白细胞(white blood cell, WBC)<10/HP、卵磷脂小体>+++/HP 或均匀分布整个视野为正常。当 EPS 检查发现 WBC>10/HP 或卵磷脂小体数量减少时具有诊断意义(推荐级别Ⅰ),但 EPS 中白细胞数量的多少与前列腺炎的临床症状严重程度不成正比(推荐级别Ⅱ)。如前列腺按摩后无法获得前列腺液,可行前列腺按摩后尿液分析检测,如白细胞数目增加对临床诊断具有一定参考价值。

(2)尿常规检测及尿沉渣检查:尿常规检测及尿沉渣检查可排除患者尿路感染可能,是诊断前列腺炎的辅助性检查方法。尿液检查对急性细菌性前列腺炎的诊断具有参考价值。由于发现在慢性前列腺炎患者的分段尿液、按摩前列腺后尿液及精液中都存在明显的炎症,因此拓宽了人们对该病的认识,并通过对分段尿液白细胞计数来判断炎症或感染病原体的可能来源部位,尤其当 EPS 难以获得时,分析前列腺按摩后尿液可以作为诊断慢性前列腺炎的可靠指标。

(3)精液检查:前列腺液是精液的重要组成部分,精液是研究泌尿生殖系统疾病时较易获得的体液,前列腺病理生理变化可以影响精液的某些成分,从而可以通过分析精液中某些成分如 ACP、弹性硬蛋白酶、白细胞过氧化物酶等的变化来诊断和鉴别诊断前列腺疾病,尤其是在提取 EPS 比较困难时,对精液的检查可以起到重要的补充作用(推荐级别Ⅱ)。

(4)血液检查:对急性前列腺炎患者进行血液细胞学检查可以发现白细胞总数增高,尤其是中性粒细胞数量显著增高。急、慢性前列腺炎患者血清 PSA 水平可以有一定程度的增高,在经过有效的抗炎症治疗后 PSA 水平可以降低。因此,可以将治疗前、后 PSA 水平的变化作为判断疗效的指标之一。

(5)细菌学检查:Ⅰ型前列腺炎可行血、尿细菌培养及药敏实验;Ⅱ型、Ⅲ型前列腺炎建议使用"四杯法"或"两杯法"进行病原体定位实验(推荐级别Ⅰ)。此外,还可行沙眼衣原体、解脲脲原体、人型支原体检查。

4. **器械检查** 前列腺炎的器械检查包括:尿流率检查、尿流动力学检查以及膀胱镜检查等。尿流率与尿流动力学可用于前列腺炎与其他排尿障碍疾病的鉴别诊断。膀胱镜检查为侵入性检查,一般不作为前列腺炎的常规检查手段。

(1)尿流率:可大致了解患者排尿状况,有助于前列腺炎与排尿障碍相关疾病进行鉴别。

(2)尿流动力学检查:前列腺炎患者尿流动力学检查可以发现膀胱出口梗阻、尿道功能性梗阻、膀胱逼尿肌收缩力减退或逼尿肌无反射及逼尿肌不稳定等膀胱尿道功能障碍。

（3）膀胱尿道镜：为有创检查，因此不推荐作为前列腺炎患者的常规检查。在特殊情况下，例如，患者血尿，尿液分析明显异常，其他检查提示膀胱尿道病变时，可选择膀胱尿道镜检查明确诊断。

5. 影像学检查　前列腺炎的影像学检查包括 B 超、CT 及 MRI。前列腺 B 超检查，尤其经直肠前列腺 B 超检查可测定前列腺的大小，有无前列腺钙化、结石以及发现前列腺回声不均等状况，为前列腺炎的诊断及鉴别提供参考。CT 及 MRI 有助于男性泌尿生殖系统的其他病变同前列腺炎的鉴别，以及前列腺脓肿的诊断。

五、前列腺炎的治疗

（一）治疗原则

1. Ⅰ型前列腺炎（急性细菌性前列腺炎）　选择敏感抗生素，并配合支持对症疗法。对于急性细菌性前列腺炎患者的治疗，抗感染是主要的方法，可以给予敏感的广谱抗生素。此外，应该卧床休息，保持排便通畅，适当补充液体，必要时可以给予退热药、止痛药。对于发生急性尿潴留的患者，应该进行耻骨上穿刺针抽吸或导尿等对症治疗。治疗期间应当适当增加饮水量并加强食物营养。禁止进行前列腺按摩，以避免炎症的扩散。一旦怀疑发生前列腺脓肿时，可以通过超声检查确定，在患者的病情稳定后进行经直肠、会阴引流脓肿，可以快速缓解患者的急性症状。

2. Ⅱ型、Ⅲ型前列腺炎（CP/CPPS）　尽管慢性前列腺炎的治疗方法众多，但多是经验性的治疗。由于前列腺炎可能存在多种病因和发病机制，因此，在选择前列腺炎治疗方法时多倾向于根据病情及个体化的原则，同时选择多种疗法的综合治疗措施。治疗过程中还要不断地复查和定期随访，根据病情变化采取相应的措施。在进行慢性前列腺炎治疗时，提供下述五项治疗原则供参考。

（1）治疗个体化和综合治疗：慢性前列腺炎不是一种独立的疾病，它是由多种致病因素共同作用的结果。因此，治疗应从病因入手，尽量做到治疗个体化和综合治疗，治疗方法包括家庭内自我调治、药物治疗、微创治疗等。

（2）经验治疗：许多前列腺炎患者无明确病因，多采用经验治疗，尽管缺乏循证医学的验证，但几乎所有患者都愿意接受这些非特异性的方法进行治疗。

（3）无创或微创：慢性前列腺炎是一种相当常见的非致命性的疾病，多数患者的生活正常，对生育能力和性功能无不良影响。因此，在选择经验性治疗方法时，应该尽量避免毒性强或有严重不良反应的药物，首先尝试简单、方便、无创或微创的方法进行治疗。

（4）关注饮食习惯、生活方式和精神心理：尽可能对饮食习惯、生活方式和精神心理进行调整，必要时使用药物，或选择局部治疗（热疗和生物反馈等）。

（5）适时转诊：对于那些经多种尝试失败的病例，要考虑是否跨越了诊治范围。

慢性前列腺炎的诊治流程见表 13-3-4。

3. Ⅳ型前列腺炎（无症状的炎症性前列腺炎）　此型一般不需要治疗，只有在患者合并不生育、前列腺癌、前列腺增生、计划施行下泌尿道检查或内镜操作以及其他相关疾病时，才考虑采取相应的治疗措施。

表 13-3-4　慢性前列腺炎的诊治流程

Ⅱ型前列腺炎	ⅢA 型前列腺炎	ⅢB 型前列腺炎
慢性细菌性前列腺炎	慢性非细菌性前列腺炎	前列腺痛
↓	↓	↓
抗生素治疗 4~12 周	抗生素治疗 4 周	镇痛药、抗炎药、肌松剂、α 受体阻滞剂、苯二氮䓬类
↓	↓	↓
抗生素+前列腺按摩	前列腺按摩	物理治疗(包括生物反馈、盆底按摩、触痛点释放)
↓	↓	↓
控制成预防性的抗生素	α 受体阻滞剂	消除疑虑及心理支持
↓	↓	
手术(具有特定指征的最后选择)	抗感染药	
	↓	
	植物药	
	↓	
	非甾体类抗炎镇痛药	
	↓	
	微波热疗	

（二）治疗方法

1. 药物治疗　药物治疗为前列腺炎治疗的重要手段,常用的药物治疗手段包括:抗生素、α 受体阻滞剂、植物制剂、非甾体类抗炎镇痛药、抗抑郁药、抗焦虑药以及中医中药等。

（1）Ⅰ型前列腺炎(急性细菌性前列腺炎):初期选择广谱抗生素,如青霉素、三代头孢菌素、喹诺酮类药物等,并依据血培养、尿培养及药敏试验结果选择敏感抗生素。目前建议使用喹诺酮类药物治疗至少 4 周,以防止急性前列腺炎转为慢性前列腺炎。此外,应该注意休息、适量饮水、补充液体、禁食刺激性食物、避免性生活、保持排便通畅等对症支持治疗,必要时可以给予退热药、止痛药。对于发生急性尿潴留的患者,应该进行耻骨上穿刺针抽吸或导尿等对症治疗。导尿时选用细导尿管,且留置导尿管时间不宜超过 12h。治疗期间应当适当增加饮水量并加强食物营养,禁止进行前列腺按摩,以避免炎症的扩散。一旦怀疑发生前列腺脓肿时,可以通过超声检查确定,在患者的病情稳定后进行经直肠、会阴引流脓肿,可以快速缓解患者的急性症状。

（2）Ⅱ型、Ⅲ型前列腺炎(CP/CPPS)

1）一般治疗:可以对患者进行健康教育、心理和行为疏导,禁酒,避免辛辣刺激性食物,注意保暖,避免久坐、憋尿,加强体育锻炼,规律进行性生活等有助于患者的病情恢复。

2）药物治疗:慢性前列腺炎的药物治疗包括:抗生素、α受体阻滞剂、植物制剂、非甾体类抗炎药、M-受体阻滞剂、中医中药等。

①抗生素:虽然目前仅有5%的慢性前列腺炎与细菌感染相关,但抗生素为目前治疗前列腺炎使用最为广泛的药物。

Ⅱ型前列腺炎:应用抗生素治疗Ⅱ型前列腺炎多依据尿液及前列腺液细菌培养结果选择细菌敏感及前列腺药物穿透能力强的抗生素。一般抗生素穿透前列腺的能力取决于药物的脂溶性、蛋白结合能力、药物的离子化程度、分子结构及相对分子质量等。目前用于治疗Ⅱ型前列腺炎的抗生素包括喹诺酮类(左氧氟沙星、环丙沙星、莫西沙星等)、大环内酯类抗生素(阿奇霉素、卡拉霉素等)、四环素类(米诺环素等)、磺胺类(复方磺胺甲噁唑)等药物。抗生素治疗Ⅱ型前列腺炎的疗程为4~6周,并阶段性地对药物的疗效进行评价,如疗效欠佳,应及时更换其他敏感抗生素。

ⅢA型前列腺炎:ⅢA型前列腺炎可能同沙眼衣原体、解脲脲原体、人型支原体等常规细菌培养阴性的病原体感染相关,因此,其抗生素的治疗大多为经验性的治疗。常用的抗生素包括喹诺酮类、大环内酯类及四环素类抗生素,治疗周期为2~4周,并依据治疗效果决定是否继续使用抗生素,如治疗后患者症状改善可继续使用抗生素治疗,总治疗周期为4~6周。

ⅢB型前列腺炎:该型前列腺炎一般不推荐使用抗生素治疗,多采用α受体阻滞剂及植物制剂进行治疗。

②α受体阻滞剂:α受体阻滞剂为治疗Ⅱ型及Ⅲ型前列腺炎的基本药物,其可以松弛前列腺及膀胱等部位的平滑肌,改善患者疼痛及下尿路症状。常用的α受体阻滞剂包括坦索罗辛、特拉唑嗪、多沙唑嗪、赛洛多辛、萘哌地尔等药物。应用α受体阻滞剂治疗慢性前列腺炎疗程至少应在12周以上,并且注意药物相关性的体位性低血压和眩晕等不良反应。

③植物制剂:植物制剂也是治疗Ⅱ型及Ⅲ型前列腺炎的常用药物,其主要为植物提取物及花粉类制剂,在临床上应用较为广泛,其主要作用为抗感染、抗水肿、松弛尿道平滑肌及促进膀胱逼尿肌收缩,从而缓解患者的疼痛症状,改善排尿症状,提高患者生活质量。目前,临床较为常用的植物制剂有普适泰、沙巴棕及其浸膏。

④非甾体类抗炎镇痛药:非甾体类抗炎镇痛药可缓解慢性前列腺炎患者的疼痛及不适症状,是治疗Ⅲ型前列腺炎的经验性用药。

⑤M-受体阻滞剂:托特罗定等为常用的M-受体阻滞剂,可缓解慢性前列腺炎患者的尿频、尿急、夜尿增多等膀胱过度活动症。

⑥抗抑郁及抗焦虑药物:对合并抑郁、焦虑等心境障碍的慢性前列腺炎患者,在治疗前列腺炎的同时,可选择使用抗抑郁药及抗焦虑药治疗。这些药物既可以改善患者心境障碍症状,还可缓解排尿异常与疼痛等躯体症伏。应用时必须注意这些药物的处方规定和药物不良反应。可选择的抗抑郁药及抗焦虑药主要有选择性5-羟色胺再摄取抑制剂、三环类抗抑郁剂等药物。

⑦中医中药治疗:按照中医学会或中西医结合学会有关规范进行前列腺炎的中医中药治疗。

2. 局部治疗 局部治疗可作为全身用药治疗效果不佳患者的又一种选择,包括局部用药、前列腺热疗、生物反馈、前列腺按摩等在内的多种微创疗法。

（1）前列腺按摩：适用于因性活动减少造成的前列腺淤积者，尤其是经过经直肠超声检查前列腺存在明显充血水肿者，但是对前列腺具有广泛钙化的患者治疗效果不佳。按摩的力量在患者可以忍受的范围内逐渐加大，但是应该操作轻柔谨慎，避免破坏前列腺腺泡的完整性，以免加重炎症。一般每周 2~3 次，持续 1~2 个月或更长时间。

（2）生物反馈：是应用功能调节和训练的方法来达到改善和协调局部肌肉和脏器功能状态的一种自然疗法，经常用来治疗慢性前列腺炎并取得了一定效果。可以应用的方法很多，治疗过程中需要患者与指导者密切配合，并需要坚持下去才会获得满意效果。

（3）局部用药

1）前列腺内直接注射：经直肠、经会阴、经耻骨后和膀胱镜下经尿道的四种途径都可选择，各有利弊，治疗时要因人而异，根据操作者的技术熟练程度和患者意愿选择。治疗药物应该根据患者的病情而有所不同，并做到治疗方案个体化。一般每周 1~2 次，连续 4 次为一个疗程，一个疗程不应超过 10 次，每次前列腺两侧叶可同时注药，亦可交替注入。多数患者能够耐受注射时的轻微疼痛，个别人出现穿刺局部不适，但多为一过性，无须特殊处理，极少发生严重并发症。

2）经尿道加压注药法：三腔双囊或四腔双囊导管是一种硅橡胶制品，可以使尿道内、外口闭死，在导管与前列腺开口的接触部位开数个小孔。当注入药物时，靠一定的压力促使药液反流入前列腺导管内，继而进入腺体内，适用于病程较长、症状明显的顽固性前列腺炎患者。灌注用的抗生素种类选择不宜统一，可根据药敏实验结果决定，1 次/1~2d，连续 8~10 次为一个疗程。主要不良反应是尿道灼痛或刺痛，个别患者可以出现血尿及排尿疼痛。

3）经输精管给药法：具有给药直接、药物浓度高，并能促使精囊内感染的潴留物排出等优点，适用于顽固性前列腺炎、慢性前列腺炎同时合并附睾炎、输精管炎或精囊炎者。

4）经直肠途径给药：经直肠抗菌药物离子导入治疗慢性细菌性前列腺炎有一定的疗效，但多数学者采用中药制剂进行保留灌肠。根据患者的具体情况，辨证施治，将不同配方的中药水煎，纱布过滤去渣，并浓缩 100ml 保留灌肠，1~2 次/d，每次保留 30min~2h，连续 10~20 天为一个疗程。也有将纯中药制剂制成栓剂（前列安栓等）进行直肠内给药的。

（4）前列腺热疗：包括微波、短波与超短波及红外线或中波透热疗法、射频、磁疗、药物直流电导入法、经尿道针刺消融以及激光治疗等。热疗方法所使用的仪器种类繁多，准确评价其疗效往往很难，可以作为综合治疗方法之一，选择性地慎重应用于临床，但不能成为主导疗法。选择具体治疗方法时，主要根据患者的疾病严重程度、临床类型、经济能力以及医院所具有的技术条件。每日进行热水坐浴或会阴部热敷是最简单、方便、经济的局部热疗手段，可促进前列腺的血液循环，使临床症状得以部分缓解，但由于热水坐浴可能对睾丸产生不良影响，对未育及有再生育要求者应该禁止。

（5）其他局部治疗方法：会阴、盆底按摩及肌筋膜的触痛点释放、针灸、电刺激治疗、电化学（电解）治疗等都曾经用于治疗前列腺炎，但多属于个案报道和小样本资料，疗效难以确定，因而难以推广运用。

【思考题】

1. 急性前列腺炎、慢性前列腺炎有哪些临床表现?
2. 前列腺炎的治疗方法有哪些?
3. 慢性前列腺炎的 NIH 分类和 UPOINT 分类方法是什么?

推荐阅读文献:

[1] 坎贝尔-沃尔什. 坎贝尔-沃尔什泌尿外科学. 9 版. 郭应禄、周利群,译. 北京:北京大学医学出版社, 2009:2809.

[2] 那彦群,叶章群,孙颖浩. 2014 版中国泌尿外科疾病诊断治疗指南. 北京:人民卫生出版社,2014:61, 245,435.

[3] 黄宇烽,李宏军. 实用男科学. 北京:科学出版社,2009:1-20.

[4] MOHLER J L,ANTONARAKIS E S,ARMSTRONG A J,et al. Prostate Cancer,Version 2. 2019,NCCN Clinical Practice Guidelines in Oncology. JNCCN,2019,17(5):479-505.

[5] MORGAN S C,HOFFMAN K,LOBLAW D A,et al. Hypofractionated Radiation Therapy for Localized Prostate Cancer:Executive Summary of an ASTRO,ASCO and AUA Evidence-Based Guideline. J Urol,2019,201(3): 528-534.

[6] MAGISTRO G,WAGENLEHNER F M,GRABE M,et al. Contemporary Management of Chronic Prostatitis/Chronic Pelvic Pain Syndrome. Eur Urol,2016,69(2):286-297.

[7] YOON B I,HAN D S,HA U S,et al. Clinical courses following acute bacterial prostatitis. Prostate Int,2013,1 (2):89-93.

[8] RAMAKRISHNAN K,SALINAS R C. Prostatitis:acute and chronic. Prim Care,2010,37(3):547-ix.

[9] KHAN F U,IHSAN A U,KHAN H U,et al. Comprehensive overview of prostatitis. Biomed Pharmacother,2017, 94:1064-1076.

[10] APPIYA S M,KHAN F U,et al. Interventions to chronic prostatitis/Chronic pelvic pain syndrome treatment. Where are we standing and what's next? Eur J Pharmacol,2019,857:172429.

[11] DEWITT-FOY M E,NICKEL J C,SHOSKES D A. Management of chronic prostatitis/chronic pelvic pain syndrome. Eur Urol Focus,2019,5(1):2-4.

[12] MCVARY K T,ROEHRBORN C G,AVINS A L,et al. Update on AUA guideline on the management of benign prostatic hyperplasia. J Urol,2012,185(5):358-359.

[13] OELKE M,BACHMANN A,DESCAZEAUD A,et al. EAU Guidelines on the treatment and follow-up of nonneurogenic male lower urinary tract symptoms including benign prostatic obstruction. European Urology,2013, 64(1):118-140.

[14] HUSSAIN M,FIZAZI K,SAAD F,et al. Enzalutamide in men with nonmetastatic,castration -resistant prostate cancer. N Engl J Med,2018,378(26):2465-2474.

[15] SHIPLEY W U,SEIFERHELD W,LUKKA H R,et al. Radiation with or without Antiandrogen Therapy in Recurrent Prostate Cancer. N Engl J Med,2017,376(5):417-428.

[16] GIOVANNUCCI E,RIMM E B,LIU Y,et al. A prospective study of tomato products,lycopene,and prostate cancer risk. J Natl Cancer Inst,2002,94:391-398.

[17] HSING A W,CHUA S J R,GAO Y T,et al. Prostate cancer risk and serum levels of insulin and leptin:a population-based study. J Natl Cancer Inst,2001,93(10):783-789.

［18］CHAN J M,STAMPFER M J,GIOVANNUCCI E,et al. Plasma insulin-like growth factor-I and prostate cancer risk:a prospective study. Science,1998,279(5350):563-566.

［19］JIANG X,ZHU S,FENG G,et al. Is an initial saturation prostate biopsy scheme better than an extended scheme for detection of prostate cancer? A systematic review and mete-analysis. Eur Uol,2013,63(6):1031-1039.

第十四章

精 囊 疾 病

一、血精的临床特征

精液中存在血液称为血精。血液量多时精液呈红色,甚至有血块,血液量不多时呈现一些血丝,还有的肉眼不能发现仅在镜下发现有较多的红细胞。精液所呈现的颜色可由开始的鲜红色逐渐变为暗红、深棕色,再变为黄色,甚至消失。

二、血精的病因

血精的原因可分为器质性、功能性和突发性三类。

（一）器质性原因

1. **最常见的病因** 是精囊和前列腺炎症和微生物感染。尿道、附睾的细菌感染也是血精的重要原因。

2. **特异性感染** 结核,特别是附睾结核应予以考虑。有时还要考虑某些寄生虫病。

3. **解剖异常** 如苗勒囊肿,此类囊肿常与精囊腺或射精管相通,常易发生炎症而引起出血,这种病例常伴有血管畸形。

4. **结石和前列腺结石症** 前列腺结石很常见。一些小的结石或前列腺小体是由磷酸盐、碳酸钙组成。当这些结石很多时,可形成小的囊袋。这些结石对腺黏膜有刺激作用,引起黏膜炎,并可引起出血。此外,在射精管开口处或精囊腺中也可能形成结石,而引起出血。

5. **肿瘤** 前列腺癌可能。

6. **创伤性因素** 如睾丸损伤、会阴部损伤,前列腺穿刺后,或前列腺切除后过早恢复性生活。

7. **其他** 精囊腺的淀粉样病变及肝硬化等。

（二）功能性原因

如过度的手淫,过度性生活或禁欲及性交中断。

（三）突发性血精

可能由精道的微小损害引起。

三、精囊解剖

精囊位于膀胱底部后面,输精管壶腹的外侧,左右各一,为长椭圆囊状,上宽下窄,左右稍扁。我国男性的精囊长 2.11~6.16cm,宽 0.56~2.20cm,厚 0.25~2.51cm,其大小因人、因年龄、因充盈度而异,即使同一个体,左右腺体也可不同。新生儿腺小如短棒,表面光滑,结节也不明显;青春期迅速增大,且呈囊状;老年人随性功能衰退而缩小,囊壁亦变薄。此外,精囊的形状、位置,也随着膀胱和直肠的充盈情况而改变。

精囊是输精管末段向外发出的盲管,管道长 10～15cm,管腔直径 0.3～0.4cm。小管迂曲折叠成多囊状的精囊,因而精囊表面形似高低不平,颇似多数结节聚集而成。精囊的贮存能力平均为 4ml,腔内充满淡黄色的胶性蛋白液。精囊的重要功能是分泌精囊液,以利于精子成活。精囊的排泄管向下内方伸出,与输精管壶腹的末端会合成射精管。

由于精囊黏膜有丰富的微小血管层,因此极易损伤出血。射精时,平滑肌猛烈收缩,小血管破裂出血导致血精。纵欲过度或长时间不排精致使精囊充盈肿胀,精囊炎症均可使精囊黏膜充血水肿,射精时均可引起血精。此外,精囊结石、结核、憩室等精囊疾病亦可引起血精。

血精各年龄段均可发生,多见于性旺盛时期。除了精囊疾病,血精的病因还有前列腺炎症和微生物感染,以及其他少见的原因,如射精管梗阻或囊肿、前列腺肿瘤。

四、精囊疾病常用实验室检查和影像学检查方法

对于 40 岁以上中老年顽固性血精患者,特别是有前列腺癌家族史者,应常规检测 PSA,以警惕前列腺肿瘤可能。

TURS 可初步明确血精反复发作的原因,是精囊疾病的首选影像学检查。

TURS 异常者应行 MR 或 CT 检查,以明确有无精囊或射精管扩张、精囊结石、囊肿出血,或其他副性腺和中肾管囊肿等解剖异常。

五、精囊炎的临床表现、诊断要点、鉴别诊断和治疗原则

精囊炎常见的临床表现为血精。

根据血精及 TURS 不难诊断精囊炎。应与引起血精的其他疾病如前列腺癌等鉴别。

可进行必要的抗感染治疗和适当应用止血剂。

顽固性血精症多由于精囊慢性炎症或继发精囊结石引起,精囊慢性感染可蔓延至射精管引起射精管及其开口狭窄,导致射精管梗阻引流不畅,造成精囊炎症迁延不愈和血精持续或反复发作。部分患者继发精道结石形成而出现持续性血精,这是顽固性血精难以采用保守治疗方法治愈的直接原因。

对于血精病史半年以上,多次药物和其他物理治疗无效,血精持续存在或反复发作者,且影像学检查提示射精管梗阻扩张、精道结石形成或精囊积血或精囊肿瘤需活检者,可采用精囊镜技术。

六、精囊镜技术

(一) 概述

近年来国内外学者相继报道了精囊镜技术诊治顽固性血精症。精囊镜直视下不仅可以明确血精反复发作的原因,同时还可以清除血块或结石等。

精囊镜技术通过对射精管狭窄梗阻进行扩张,去除了梗阻因素。

（二）手术适应证

1. 血精病史半年以上,多次给予药物和其他物理治疗无效,血精仍持续存在或反复发作。

2. 影像学检查提示射精管梗阻扩张、精道结石形成或精囊积血等。

3. 疑有精囊肿瘤需活检。

4. 排除内科全身性疾病或前列腺肿瘤引起的血精。

（三）手术步骤简介

1. 采用 4.5/6F 输尿管镜,经尿道进镜入膀胱,先行膀胱镜检,注意膀胱有无病变。退镜至膀胱颈和前列腺部尿道,观察有无膀胱出口梗阻和后尿道慢性炎症。找到精阜和前列腺小囊开口,然后寻找射精管开口。精囊镜能否顺利完成的关键步骤是如何从射精管开口顺利进镜入射精管。部分患者由于精道反复感染以致射精管狭窄或开口细小,术中可能难以找到射精管开口。可由助手按摩前列腺和精囊,见到前列腺精囊液流出,有助于找到射精管开口。

2. 一旦进入射精管,可以硬膜外导管引导注水扩张射精管,一般可顺利进入精囊。镜下应观察射精管有无狭窄或扩张,精囊壁黏膜有无充血水肿或出血点,囊腔内血性精液的颜色,有无结石、新生物、血块或其他解剖异常。可采用稀释庆大霉素生理盐水予以反复冲洗,直至血性精囊液、结石和血块冲洗干净。对于较大的结石可以钬激光将其击碎,再以盐水冲洗。囊壁出血点可予以电凝止血。

3. 术中镜检发现可疑肿瘤或结核可钳取病变组织送病理检查。

（四）术后处理

1. 术后常规留置导尿管 2~5 天。

2. 常规予以氟喹诺酮类、大环内酯类抗生素或头孢菌素,预防生殖道逆行感染,酌情口服 2~4 周。

3. 术后禁欲 2 周。

（五）并发症及防治

1. 精道损伤。

2. 术后血尿。

3. 附睾炎。

4. 射精管狭窄或梗阻。

5. 直肠损伤。

【思考题】

1. 什么是血精? 血精的病因有哪些?

2. 精囊疾病的影像学检查特点是什么?

3. 精囊镜的手术指征有哪些?

推荐阅读文献:

［1］郭应禄,胡礼泉.男科学.北京:人民卫生出版社,2004:236.

［2］涂响安,孙祥宙,邓春华.显微男科手术学.北京:人民卫生出版社,2014:210.

［3］廖建,任正举,杨博,等.精囊镜技术治疗慢性精囊炎及血精的疗效和安全性的 Meta 分析.中国临床研究, 2018,31(5):609-614.

［4］肖恒军.精囊镜技术临床应用进展.现代泌尿外科杂志,2017,22(1):7-11.

［5］董超雄,李虎.精囊镜治疗血精100例的临床疗效分析.中国性科学,2016,25(2):5-7.

［6］李铮,李湘平,陈慧兴.射精管梗阻的临床诊疗现状与进展.中华男科学杂志,2017,23(6):483-487.

［7］朱广远,张治国,张文达,等.精囊精道解剖学特点及在临床内镜手术中的指导意义.中华男科学杂志,2018,24(9):802-806.

第十五章

男性迟发性性腺功能减退症

第一节　雄激素概述

在古代中国及西方,人们已经认识到睾丸对于男性的作用,并将"阉割"这一术式有意识地应用于实践。1849 年,德国医生 Berthold 在其历史性的文献《睾丸的移植》中第一次明确且成功地证明睾丸的内分泌功能。1935 年德国学者 Butenandt 和瑞士学者 Ruika 首次在实验室中合成睾酮,他们也因该成就共同获得 1939 年的诺贝尔化学奖。

天然的雄激素主要包括睾酮、DHT、雄烯二酮和脱氢表雄酮。其中最重要的是睾酮及由其转化而来的 DHT,睾酮是一种甾体类激素,其化学式为 17β-羟基雄甾-4-烯-3-酮丙酸酯。在男性主要由垂体分泌的促黄体生成素刺激睾丸 Leydig 细胞分泌产生睾酮,而在女性主要由肾上腺网状带分泌产生,此外,脑细胞亦可合成极少量的雄激素,但仅在局部发挥作用。睾酮的产生受"下丘脑-垂体-性腺轴"调控,下丘脑产生的 GnRH 作用于垂体生成 LH,LH 作用于睾丸间质细胞调节睾酮的合成。睾酮通过与染色体上的 AR 结合而发挥作用。雄激素主要作用在于促进男性生殖器官的发育、参与精子发生、维持男性第二性征及性功能等。

性激素结合球蛋白又称睾酮-雌二醇结合球蛋白,由肝脏合成并释放入血,血清中约 60%睾酮与性激素结合蛋白结合,38%与白蛋白结合,而只有 2%睾酮未与蛋白结合。这部分未与蛋白结合的睾酮称为游离睾酮,是睾酮在体内发挥作用的主要形式。因此,血清睾酮总量等于性激素结合蛋白结合的睾酮、白蛋白结合的睾酮和游离睾酮的总和。睾酮与性激素结合蛋白、白蛋白的结合能力不同,性激素结合蛋白与睾酮结合较紧密,白蛋白与睾酮结合较松散,易于分离,因此我们将游离睾酮及与白蛋白结合的睾酮统称为生物活性睾酮。

除了影响睾酮生成的因素以外,体内性激素结合蛋白的浓度也是影响生物活性睾酮浓度的重要指标,如甲状腺功能亢进、男性性腺功能减退、服用含 E_2 的避孕药、肝硬化、年龄增加等可增加血清性激素结合球蛋白(sex hormone-binding globulin,SHBG)浓度,而肥胖、甲状腺功能减退、多囊卵巢综合征、胰岛素抵抗、糖尿病等可减少 SHBG 浓度。

第二节　迟发性性腺功能减退概念的演变、定义、流行病学和分类

一、概念演变

1813 年英国医生哈福德(H. Halford)在向皇家内科医师协会(royal college of physicians)

递交的一篇论文中,首次提出了男性更年期疾病(male climacteric disease),在 1939 年 Werner 根据男子在 50 岁以后出现体能下降、容易疲劳、记忆力减退、注意力不集中、烦躁不安、抑郁、潮热、阵汗和性功能减退等症状,提出了男子更年期综合征的概念。到 20 世纪 70 年代,医学界就尝试提出新的概念来取代"男性更年期综合征"。此时出现了与女性绝经(meno-pause)相对应的(andropause)一词,即有人根据女性更年期概念,提出绝雄的概念,20 世纪 90 年代欧洲和美洲先后提出以中老年男子部分雄激素缺乏(partial androgen deficiency in aging male,PADAM)和中老年男子雄激素缺乏(androgen deficiency in aging male,ADAM)综合征命名中老年男性的这一组症状。2002 年国际老年男子研究学会(international society for the study of aging male,ISSAM)将这一综合征重新命名为迟发性睾丸功能减退症(late onset hypogonadism in males,LOH),并得到国际男科学学会等其他国际性学会认可。

二、定义

LOH 又称为年龄相关性睾酮缺乏综合征(age-associated testosterone deficiency syndrome,TDS),是一种与男性年龄增长相关的临床和生物化学综合征。其特征为具有典型的临床症状和血清睾酮水平的低下。此种状态将严重影响生活质量,并给多器官、系统的功能带来不良影响。

三、流行病学

男性在 30 岁后,血清中总睾酮浓度每年下降 1%~2%,75 岁与 25 岁时相比,血清总睾酮下降 25%,在 40~79 岁男性中,存在 LOH 2%~6%。根据国外不同研究显示,年龄超过 60 岁的男性,一般来说,有 20%~30%的人会出现总睾酮水平低下,并且这一发生比例随年龄增加而增加。LOH 发病率随诊断标准的变化,发病率不同,睾丸功能减退的患病率如以血浆总睾酮(total estrone,TT)<11.3mmol/L 为界限值,50~60 岁、60~70 岁、70~80 岁和 80 岁以上各组的患病率分别为 12%、19%、28%和 49%;如以游离睾酮指数(free testosterone index,FTI)<0.513(2.5 百分位数值)为界限,各年龄组的患病率分别为 9%、34%、68%和 91%。BLSA(Baltimore longitudinal study on aging)研究从纵向证明血浆睾酮水平随年龄老化而下降。

四、分类

传统上分为两类,即原发性性腺功能低下型 LOH 和继发性性腺功能低下型 LOH。由于男性 LOH 与女性更年期在发病机制上的不同,国内戴继灿等主张根据下丘脑-垂体-性腺轴在 LOH 发病机制中的作用,将 LOH 分为代偿不全型和失代偿型。代偿不全者往往由下丘脑、垂体和/或睾丸功能严重减退导致。代偿不全则是由于下丘脑、垂体功能的代偿不足以弥补睾酮的下降,导致 LOH 发生。

第三节　迟发性性腺功能减退的病因和病理

中老年男性血清睾酮水平下降存在多种机制。同年轻人相比,睾丸功能随着年龄的增长而自然减退,睾丸内结缔组织成分增加和退行性改变,与睾酮分泌有关的 Leydig 细胞不仅数量减少 40%,而且与睾酮合成相关的一系列酶活性也下降,Leydig 细胞内分泌功能下降;与睾酮产生相关的 GnRH、LH 泌模式和节律也会发生改变;随着年龄的增加,血清中性激素结合球蛋白水平每年增加 2.7%,导致游离睾酮和有生物学活性的睾酮水平下降;老年人体脂成分发生改变,芳香化酶活性增加,睾酮转变为 E2 增加。此外,与年龄相关的慢性疾病、与疾病相关的药物也会对睾酮水平产生影响。由于雄激素水平降低,导致骨代谢影响,出现骨密度下降、肌肉减少,肌力下降;睾酮水平降低,对脂代谢产生影响,内脏脂肪增加和向心性分布,这些会对血管壁的结构、血糖、血脂、血压产生影响,导致心血管疾病和代谢性疾病的增加和死亡率的增加。由于激素水平与认知功能关系密切,睾酮水平低下会对认知功能产生影响。

第四节 迟发性性腺功能减退的症状

一、临床表现

迟发性性腺功能减退的临床表现最多见的为性功能方面,包括晨勃减少、性欲降低、ED、精液量减少等;体力下降,疲倦、乏力,记忆力减退,注意力不集中,认知功能减退;潮热,多汗;出现失眠、焦虑、抑郁、烦躁不安;肌肉量减少,肌力下降,易骨痛、骨折;男性乳房发育。

二、体征

身高降低;毛发较少或生长慢;睾丸体积变小,质地变软;脂肪向心性分布,腰围增加,肌肉量以及肌力下降,身体脂肪增加。

第五节 迟发性性腺功能减退的诊断与鉴别诊断

诊断主要依据患者临床表现和实验室检测低于正常的血清睾酮值,其中最重要的临床表现是性功能的减退。生物活性睾酮的检测则是通过实验室检测总睾酮浓度和性激素结合球蛋白,然后通过公式计算得到。现在最为常用的游离睾酮(free testosterone,FT)测定法是根据已知的总睾酮、SHBG 和血清白蛋白参考浓度计算出血清游离睾酮(calculated free testosterone,cFT),计算公式可从互联网中获得(网址:http://www.issam.ch/freetestos.htm)。

一、诊断流程

首先详细询问病史,通过量表进一步筛查(表 15-5-1)。

表 15-5-1 雄激素缺失老年患者(ADAM)问卷表

第 1 或 7,或其他任何 3 个问题回答"是"代表阳性			
是	否	1. 你有性欲减退吗?	
是	否	2. 你有体能下降吗?	
是	否	3. 你有力量/耐力下降吗?	
是	否	4. 你最近消瘦吗?	
是	否	5. 你觉得失去生活乐趣吗?	
是	否	6. 你感觉沮丧/脾气变坏吗?	
是	否	7. 你感觉勃起不坚吗?	
是	否	8. 你注意到运动能力下降吗?	
是	否	9. 你餐后嗜睡吗?	
是	否	10. 你感觉工作能力下降吗?	

根据病史,对于高度怀疑的患者进一步进行实验室检查,如果血清生物活性睾酮或总睾酮水平低于正常,诊断基本明确;如果血清总睾酮值接近正常值下限,可以进一步治疗性诊断,治疗后 1~3 个月,症状改善,则诊断明确。

必须注意的是,临床中,有些患者雄激素水平下降与精神、心理、生活等有关,经过治疗后睾酮可以恢复正常水平,症状完全改善。

二、鉴别诊断

由于 LOH 临床表现与一些老年慢性疾病相似或相伴存在,因此,有必要加以鉴别。

1. 慢性疾病 如肝、肾功能病变,恶性肿瘤,慢性疾病患者在疾病发展到一定阶段,往往会出现一些与 LOH 类似的症状,如记忆力减退、性欲下降、注意力不集中等,但是,患者往往有原发疾病存在如肝脏或肾脏疾病,实验室和辅助检查(如影像学)可以明确。

2. 内分泌疾病 甲状腺疾病患者可以出现心慌、情绪(抑郁或脾气暴躁)等方面改变,垂体腺瘤可以出现性欲减退,但二者通过病史、实验室检查可以很快明确。

3. 精神疾病 由于中老年男性可以出现多种精神疾患(老年性痴呆、精神分裂症、神经衰弱、抑郁症),表现为抑郁、激惹、认知功能障碍、记忆力减退、失眠等,因此,LOH 与此类疾病的鉴别诊断尤其重要。

第六节　迟发性性腺功能减退的治疗

一、治疗方案选择

LOH 的治疗可以根据诊断分类,然后按照表 15-6-1 进行选择。

表 15-6-1　LOH 的分类、诊断与干预

	生物活性的血清睾酮	临床表现	是否 LOH	要否干预	LH	确诊	治疗方法
完全代偿	正常	无	否	否	高于正常(或正常)	不能诊断为 LOH	不需要干预
部分代偿	低于正常	有	是	是	稍高于正常(或正常)	治疗性诊断	序贯调控
失代偿	低于正常	有	是	需要	低于正常	临床表现+激素水平	补充 GnRH 或 LH(HCG)
	低于正常	有	是	需要	高于正常	临床表现+激素水平	直接补充雄激素

注:LOH,迟发性睾丸功能减退症;LH,黄体生成素;GnRH,促性腺激素释放激素;HCG,人绒毛膜促性腺激素。

二、随访与监测

门诊随访,了解症状改善情况以及是否出现其他新的症状;定期复查 PSA、血性激素、血肝肾功能以及血细胞压积和血液黏稠度等。

LOH 治疗禁忌证:

1. 前列腺癌或乳腺癌患者。

2. 红细胞增多症患者。

3. 良性前列腺增生伴有严重下尿路梗阻患者。

4. 严重心脏或肝功能衰竭患者。

5. PSA>4ng/ml,怀疑前列腺癌者慎用。

第七节 雄激素补充的收益与风险评估

雄激素替代疗法(testosterone replacement therapy,TRT)在LOH的治疗中占据重要位置,很多文献报道TRT治疗有助于改善LOH相关症状,如提高情绪、注意力、肌肉质量及体积,减少胰岛素抵抗和减少内脏脂肪,增加性欲、晨勃,提升性满意度以及减少LOH相关下尿路症状。TRT在LOH中的应用逐年上升,商业上的数据显示从2000—2011年睾酮的销量增加12倍,2011年睾酮总的销售额达到18亿美元。然而,与此同时有文献报道,将近25%的患者在进行TRT治疗时未检测血清睾酮浓度。此外,有1/3的患者在使用睾酮治疗时血清睾酮浓度并未达到睾酮缺乏的诊断标准,在一定程度上存在药物滥用风险。因此,对于TRT相关的不良反应需要有充分的认识。

一、TRT与心血管风险

目前很多证据表明,低血清睾酮增加心血管风险增加,但是TRT治疗提高血清睾酮水平是否增加心血管风险仍存在争议,目前很多综述及Meta分析探讨二者的关系,但是仍无法得出结论性的结果,究其原因在于很多研究中存在很多不足,如诊断标准、药物剂量、剂型、治疗时间、不良反应的记录等,虽然目前的文献证据无法得出结论,但鉴于公众的担忧,美国FDA授权厂家在说明书中添加TRT治疗可能增加心血管风险的说明,而欧洲药物管理局则表明TRT治疗与心血管风险增加无明显相关。

二、TRT与前列腺癌风险

Morgentaler等提出"饱和学说",即血清睾酮在超过去势水平时的睾酮浓度后,前列腺癌的风险并未明显增加,其机制可能是由于前列腺内AR的总量有限,超过限量的雄激素不能与AR结合从而无法发挥相应的作用。对于局限性低中危前列腺癌行根治术后合并LOH的患者,目前有限的文献结果表明,使用TRT并未增加生化复发或临床复发的风险。同时,需要注意目前的这些证据的等级无法得出结论性结果,临床上选择患者需谨慎。对于前列腺癌行根治性放疗合并LOH的患者,个别研究发现TRT治疗后PSA及生化复发稍微升高,但无统计学意义。而对于非治疗但行主动监测的前列腺癌患者,有限的证据表明,TRT治疗后行前列腺穿刺活检结果显示TRT治疗并不会增加前列腺癌的进展风险。但需要提醒患者这些研究均缺乏Ⅰ类证据的支持,临床实践中需谨慎使用。由于目前的证据等级无法明确TRT与前列腺癌之间的关系,因此FDA给出黑框警告TRT治疗中潜在的前列腺癌风险。

三、TRT与下尿路症状(lower urinary tract symptoms,LUTs)

TRT治疗并不会加重轻、中度LUTs,但是是否加重重度LUTs患者的症状则不清楚,因为大部分文献在研究的过程中已排除重度LUTs患者。

四、TRT 与红细胞增多症

外源性睾酮可显著增加血红蛋白和红细胞压积,其影响与血清睾酮浓度呈正相关,并且在老年人中较年轻人中发生率高,红细胞增多症是 TRT 治疗中最常见的药物不良反应,在各种制剂的睾酮中,注射用睾酮引起红细胞压积的风险最大,如果红细胞压积超过 50%,则需要考虑暂停治疗;如果红细胞压积超过 54%,则需要减少药物剂量或暂停使用 TRT 治疗并寻找可能的病因。目前尚未有睾酮相关红细胞压积升高引起的血栓栓塞事件报道,红细胞压积与静脉血栓栓塞症(venous thromboembolism,VTE)的发生是否有关仍存在争议。

五、TRT 与不育

TRT 治疗会抑制睾丸生精功能从而引起男性不育,TRT 停止治疗后大约 2/3 会在 6 个月内恢复正常,但仍有大约 10% 在两年后仍无法恢复正常,需要注意的是这些研究是根据男性避孕患者的研究,这些患者普遍比较年轻,而对于 LOH 患者而言,精液质量的可逆情况仍不明确。

【思考题】

1. 什么是生物活性睾酮?
2. 迟发性性腺功能减退如何诊断?
3. 采用雄激素补充治疗要注意什么?

推荐阅读文献:

[1] BANDARI J,AYYASH O M,EMERY S L,et al. Marketing and testosterone treatment in the USA:A systematic review. Eur Urol Focus,2017,3(4-5):395-402.

[2] HO C K,BECKETT G J. Late-onset male hypogonadism:clinical and laboratory evaluation. Journal of Clinical Pathology,2011,64(6):459-465.

[3] BHASIN S,CUNNINGHAM G R,HAYES F J,et al. Testosterone therapy in men with androgen deficiency syndromes:An endocrine society clinical practice guideline. J Clin Endocrinol Metab,2010,95(6):2536-2559.

[4] MULHALL J P,TROST L W,BRANNIGAN R E,et al. Evaluation and management of testosterone deficiency:AUA guideline. J Urol,2018,200(2):423-432.

[5] SHIN Y S,PARK J K. The optimal indication for testosterone replacement therapy in late onset hypogonadism. J Clin Med,2019,8(2):209.

[6] SALTER C A,MULHALL J P. Guideline of guidelines:testosterone replacement therapy for testosterone deficiency. BJU International,2019,124(5):722-729.

[7] LEUNG K M Y B,ALRABEEAH K,CARRIER S. Update on testosterone replacement therapy in hypogonadal men. Current Urology Reports,2015,16(8):523.

[8] PIOTR D,JAROSAW K,WOJCIECH Z. Late-onset hypogonadism. Przeglad Menopauzalny,2017,16(2):66-69.

[9] KOHN T P,MATA D A,RAMASAMY R,et al. Effects of testosterone replacement therapy on lower urinary tract symptoms:A systematic review and meta-analysis. Eur Urol,2016,69(6):1083-1090.

[10] SHINDEL A. Identification of late-onset hypogonadism in middle-aged and elderly men. Yearbook of Urology,2011,2011:94-95.

[11] HUHTANIEMI I. Late-onset hypogonadism:current concepts and controversies of pathogenesis,diagnosis and

treatment. Asian J Androl,2014,16(2):192-202.

［12］CORONA G,RASTRELLI G,REISMAN Y,et al. The safety of available treatments of male hypogonadism in organic and functional hypogonadism. Expert Opinion on Drug Safety,2018,17(3):1-16.

［13］COSTA P A,GARCIA I Q,PIMENTA F,et al. Late-onset hypogonadism(LOH),masculinity and relationship and sexual satisfaction:are sexual symptoms of LOH mediators of traditional masculinity on relationship and sexual satisfaction? Sex Health,2019,16(4):389-393.

［14］MIAH S,THARAKAN T,GALLAGHER K A,et al. The effects of testosterone replacement therapy on the prostate:a clinical perspective. F1000Res,2019,8:F1000 Faculty Rev-217.

［15］THARAKAN T,MIAH S,JAYASENA C,et al. Investigating the basis of sexual dysfunction during late-onset hypogonadism. F1000Res,2019,8:F1000 Faculty Rev-331.

［16］CORONA G,RASTRELLI G,REISMAN Y,et al. The safety of available treatments of male hypogonadism in organic and functional hypogonadism. Expert Opin Drug Saf,2018,17(3):277-292.

［17］Livingston M,KALANSOORIYA A,HARTLAND A J,et al. Serum testosterone levels in male hypogonadism:Why and when to check-A review. Int J Clin Pract,2017,71(11):e12995.

［18］AVERSA A,BRUZZICHES R,FRANCOMANO D,et al. Effects of testosterone undecanoate on cardiovascular risk factors and atherosclerosis in middle-aged men with late-onset hypogonadism and metabolic syndrome:results from a 24-month, randomized, double-blind, placebo-controlled study. J Sex Med, 2010, 7 (10):3495-3503.

［19］LIU P Y,SWERDLOFF R S,ANAWALT B D,et al. Determinants of the rate and extent of spermatogenic suppression during hormonal male contraception:an integrated analysis. J Clin. Endocrinol Metab,2008,93(5):1774-1783.

［20］HOLM A C,FREDRIKSON M G,THEODORSSON E,et al. Change in testosterone concentrations over time is a better predictor than the actual concentrations for symptoms of late onset hypogonadism. Aging Male,2011,14(4):249-256.

第十六章

男性生殖系统非特异性感染

第一节 睾 丸 炎

一、概述

睾丸炎可由各种致病因素引起,按病程长短可分为急性睾丸炎、慢性睾丸炎,按病因可分为病毒性睾丸炎、细菌性睾丸炎、真菌及寄生虫性睾丸炎、特发性睾丸炎等。临床上常见的睾丸炎多由病毒及细菌感染所致。感染因子可以通过血管、淋巴管、输精管或直接通过周围组织的损伤处到达睾丸和附睾。通过血行传播的感染主要影响睾丸导致睾丸炎,而通过输精管获得的感染常造成附睾炎。急性睾丸炎症可以伴随着睾丸和附睾的肿大,细菌感染可以导致脓肿形成。部分感染可以痊愈,损伤可以通过肉芽组织和纤维化修复,另外一些感染可能以长期的活动性进程和慢性睾丸-附睾炎的形式持续存在。

二、急性睾丸炎

(一) 急性睾丸炎的病因

急性睾丸炎又可分为急性细菌性睾丸炎与急性病毒性睾丸炎。急性细菌性睾丸炎常继发于尿道炎、膀胱炎、前列腺摘除术后、长期留置导尿管等,也可继发于机体其他部位的感染。其较为常见的致病菌包括:大肠杆菌、变形杆菌、葡萄球菌、肠球菌、粪链球菌及铜绿假单胞菌等,一些特殊菌感染如结核分枝杆菌感染、布氏杆菌感染(多见于牧区)及性病相关病原体(淋球菌、苍白螺旋体、沙眼衣原体等)也可导致睾丸炎的发生。感染途径包括:血性感染、直接感染、淋巴感染等。

急性病毒性睾丸炎常伴有其他部位的病毒性感染,可由柯萨奇病毒、流感病毒、流行性腮腺炎病毒等感染导致,但最为常见的为流行性腮腺炎病毒所导致的睾丸炎。病毒性睾丸炎一般在流行性腮腺炎起病后 3~4 天出现。

(二) 病理改变

急性细菌性睾丸炎睾丸组织充血、肿大、张力增高,组织学可见局灶性坏死,炎性细胞浸润,生精小管炎性出血、坏死等。病情严重者化脓性病灶相互融合,形成睾丸脓肿或睾丸梗死。

病毒性睾丸炎的睾丸组织可见浆细胞、巨噬细胞浸润,严重者炎性细胞可侵及生精管道。病理表现为多灶性的间质组织和曲细精管的急性炎症,进一步发展为淋巴细胞和中性粒细胞间质浸润,伴不规则出血点。曲细精管内可见大量中性粒细胞和组织细胞,间质弥漫性水肿及单核细胞浸润,曲细精管内充满炎症碎屑,管壁有淋巴细胞和浆细胞浸润。炎症愈合后曲细精管玻璃样变、硬化,精原细胞减少,只残留支持细胞。睾丸永久性萎缩一般发生在感染后的数月至数年内,病毒性睾丸炎可以严重地影响精子发生和精子成熟。

（三）临床表现

急性细菌性睾丸炎多发生于单侧,发病急、患侧睾丸胀痛、质地变硬是典型的临床表现,疼痛向同侧腹股沟、下腹部放射,可伴有寒战、高热及胃肠道症状,如恶心、呕吐、腹痛等,阴囊皮肤红肿,睾丸肿大,并可伴有睾丸鞘膜积液。如同时合并附睾炎,附睾、睾丸二者界限不清,附睾变硬,输精管增粗,形成睾丸脓肿时,可扪及波动感。病毒性睾丸炎单侧受累约占 2/3,双侧同时受累约占 1/3,其临床表现与细菌性睾丸炎相似,但多伴有腮腺炎的症状,一般在一周内缓解,睾丸质地改变和局部不适可持续 1 个月左右。

（四）诊断与鉴别诊断

急性细菌性睾丸炎多为急性发作,单侧多见,表现为睾丸严重胀痛,触痛明显,常伴有急性附睾炎、脓尿、菌尿及发热、血白细胞计数增高等全身表现。

流行性腮腺炎引起睾丸炎多见于青春后期,发病率约 20%,起病快,一般在腮腺炎发病后 4~7 天出现。实验室检查血白细胞增高,尿液分析一般正常,有时有蛋白或镜下血尿,急性期可在尿液内发现致病病毒。

急性睾丸炎需同急性附睾炎、精索扭转、腹股沟疝嵌顿等疾病相鉴别。急性附睾炎病变首先多发生于附睾尾部,炎症逐步蔓延至整个附睾及睾丸,局部症状明显,全身症状较轻,尿常规检查可见白细胞或脓细胞,炎症早期尚未波及睾丸,因此同睾丸炎较易区分,如炎症未能得到及时控制可累及睾丸形成急性附睾睾丸炎。精索扭转多见于青少年,多有剧烈活动史,阴囊局部托起时疼痛非但不能缓解反而加重,阴囊彩超可见病变睾丸血供减少或消失,可做鉴别诊断。腹股沟斜疝时可有阵发性腹痛伴恶心、呕吐,局部肿块压痛明显,而睾丸无肿胀疼痛。

（五）治疗

1. **一般处理** 卧床休息,托高患侧阴囊,局部冷敷有助于缓解症状和避免炎症扩散。阴囊皮肤红肿者可用 25%~50% 硫酸镁溶液局部湿敷。如为长期留置导尿管而引起睾丸炎者,应尽早拔除尿管;如果必须保留导尿管也应该更换尽可能细的导尿管,并及时清除尿道分泌物;前列腺摘除术时结扎双侧输精管也可预防睾丸炎的发生。

2. **抗菌药物治疗** 对细菌性睾丸炎应全身使用抗菌药物,抗生素使用前应先采集尿标本进行细菌学检查以指导用药。由于很少能得到实验室依据,故一般可选用足量的广谱抗生素早期应用。目前临床比较常用的是第三代含氟喹诺酮类药物或大环内酯类药物以及第二代以上的头孢菌素类药物,氨基糖苷类药物由于其不良反应比较明显,虽然效果不错,但已经逐渐被其他药物所取代,用药时间不少于 1~2 周。由于早期有效的抗生素治疗,一般睾丸脓肿是不会发生的,但要警惕可能会存在的睾丸缺血。腮腺炎性睾丸炎应用抗生素治疗无效,但可预防继发细菌感染,故可以和抗病毒药物同时应用,应用丙种球蛋白、腮腺炎患者康复期血清等可帮助缓解症状。

3. **对症治疗** 剧烈的睾丸胀痛可使用长效麻醉药行患侧精索封闭,缓解疼痛,改善睾丸血液循环,保护生精功能。解热镇痛药、类固醇治疗能缩短病毒性睾丸炎疼痛时间,但不能减轻睾丸肿胀和减少健侧睾丸炎发生的可能。

4. **手术治疗** 睾丸形成脓肿后,抗生素治疗难以奏效,脓肿切开引流极易形成术后睾丸皮肤窦道。如脓肿较大,睾丸萎缩在所难免,因此,对这类患者可行睾丸切除。白膜切开可使免疫源性精子外溢,加重炎症反应,故行睾丸白膜切开减压应特别慎重。多数急性睾丸炎经过及时有效的治疗可得到迅速控制和治愈,少数治疗不及时、不彻底者可转变成慢性睾丸炎。睾丸炎急性期通常为1周,部分患者1~2个月后可出现不同程度的睾丸萎缩。

三、慢性睾丸炎

（一）病因

慢性睾丸炎多由非特异性急性睾丸炎治疗不及时、不彻底转变而来,也可由其他致病因素导致,病程一般超过6周。

（二）病理

睾丸组织纤维化或硬化萎缩,曲细精管基底膜呈玻璃样变或退行性改变,生精上皮细胞消失,其周围组织硬化,可形成小的增生灶。

（三）临床表现

慢性睾丸炎表现为睾丸弥漫性增大,质硬,有轻度触痛,部分患者睾丸萎缩,仅能扪及相对增大的附睾。由附睾炎症累及睾丸者,两者界限不清。

（四）诊断

有急性睾丸炎病史,体检患侧睾丸肿大或萎缩可做出诊断,B超检查可以帮助诊断。

（五）治疗

针对病因进行治疗,非特异性慢性睾丸炎主要是对症治疗,如局部理疗、热敷、精索封闭等,可促进慢性炎症吸收,并同时口服广谱抗菌药物。睾丸萎缩者可做睾丸切除,切除睾丸送病理学检查。

四、睾丸炎的预后与转归

急性细菌性睾丸炎如未能得到及时有效的治疗可形成睾丸-附睾炎或慢性睾丸炎。睾丸急性炎症时睾丸白膜内部压力增高,如炎症未能得到及时控制则可导致睾丸组织缺血坏死,前期可形成睾丸脓肿或梗死,远期则可导致睾丸萎缩,同时睾丸生精小管上皮受损,生精功能减弱或丧失。因睾丸间质细胞对炎症耐受力较强,因此一般睾丸内分泌功能尚可保存。

病毒性睾丸炎亦可导致睾丸组织的缺血坏死、损伤睾丸生精小管,造成睾丸萎缩,约50%的病毒性睾丸炎患者可发生睾丸萎缩,如萎缩为双侧则可导致不育。病毒性睾丸炎时睾丸间质细胞一般保存良好,因此尚不影响患者第二性征与性功能。

【思考题】

1. 简述急性睾丸炎的病因。
2. 简述急性睾丸炎的治疗。
3. 简述睾丸炎的预后及转归。

第二节　附　睾　炎

一、概述

附睾炎是男子生殖系统非特异性感染中的常见疾病,多见于中青年,附睾与睾丸炎症有时累及单个器官,有时则为二者同时受累。因此,在泌尿男科临床工作中,由于两个器官炎症累及程度的多寡而分为附睾炎、睾丸炎或附睾-睾丸炎。有单侧性或双侧性,急性或慢性炎症的分类。附睾炎从新生儿到老年人均可发生,小儿期的发病率在各年龄期很少波动,但在青春期前略有增多。发病最高年龄段为 19~35 岁,中、老年男性发病率偏低。附睾炎主要的致病菌有大肠杆菌、变形杆菌、葡萄球菌、肠球菌及铜绿假单胞菌等。附睾炎病因包括:输精管道逆行感染、淋巴蔓延、血行感染、局部损伤、导管或器械损伤、药物原因。

二、急性附睾炎

(一) 临床表现

发病多较急,初起阴囊局限性疼痛,沿输精管放射至腹股沟或腰部,继之疼痛加重,附睾迅速肿大,有时在 3~4h 成倍肿大。此时可有全身不适,体温升高,最高可达 40℃。可伴有膀胱尿道炎、前列腺炎等症状。

(二) 诊断

附睾炎多发生于一侧,双侧少见。患侧阴囊肿大,皮肤红肿。附睾肿大、发硬,触痛明显,早期与睾丸界限清楚,急性附睾炎数小时后即与睾丸融合,形成一硬块,界限不清,精索水肿、增粗,数日内可继发睾丸鞘膜积液。也可形成脓肿,脓肿有波动感,脓肿可自行破溃形成瘘管。急性附睾炎患者体检可发现腹股沟区(精索)或下腹可有压痛,实验室检查血常规白细胞升高,可达 $(20~30) \times 10^9$/L,细胞核左移。尿常规有脓细胞,尿培养或尿道分泌物培养有细菌生长。

(三) 治疗

1. 一般处理　卧床休息,抬高阴囊。早期用冰敷,晚期热敷或热水坐浴。可口服止痛药,或用 1% 利多卡因溶液 20ml 沿精索周围局部注射做精索封闭,以缓解局部疼痛,亦可用吲哚美辛栓剂等做对症处理。急性期绝对禁止性生活或体力活动,长期留置导尿管引起附睾炎者,应拔除尿管以利炎症吸收。

2. 抗菌药物的应用　选择对细菌敏感的药物,通常静脉给药,1~2 周后,口服抗菌药 2~4 周,预防转为慢性炎症,常用药物有头孢菌素、喹诺酮类、阿奇霉素类、磺胺或四环素类等。

3. 手术治疗　若抗菌药物治疗无效,疑有睾丸缺血时,应行附睾切开减压,纵行或横行多处切开附睾脏层鞘膜,但要避免伤及附睾管。如能同时切开邻近的精索外筋膜,更有助于改善睾丸的血液循环。如附睾炎性包块增大,有波动感,形成脓肿者应及时切开引流。如出现睾丸梗死,行睾丸切除。多数患者经及时有效的治疗,效果良好,一般 1~2 周症状消失,但需 4~6 周附睾的大小、硬度才渐趋恢复正常。尚有少数患者炎症迁延不愈转变为慢性附睾炎,甚至肿大的附睾永久不能恢复正常大小,双侧附睾炎可引起不育。

三、慢性附睾炎

(一) 临床表现

慢性附睾炎多无明显症状,临床表现颇不一致,可有局部不适,坠胀感,阴囊疼痛,疼痛可放射至下腹部及同侧大腿内侧,有时可有急性发作症状。体检可触及患侧附睾肿大,变硬,或仅能触及附睾上有一较硬的硬块,无压痛或轻度压痛,附睾与睾丸的界限清楚,精索和输精管增粗,前列腺变硬。

(二) 诊断

根据其急性发作史、体征可做出诊断,但确诊取决于病理学诊断。慢性附睾炎应与附睾结核鉴别,二者有时极难鉴别。应详细询问有无泌尿系统结核病史,附睾结核早期病变局限在附睾尾部,最后累及整个附睾,输精管呈串珠状改变,同侧精囊肿大、发硬,阴囊皮肤常与附睾粘连,或有慢性窦道。

（三）治疗

慢性附睾炎单纯应用抗菌药物效果不一定理想,除应用有效广谱抗生素外,局部热敷等物理治疗也是很有必要的,也可以采用附睾局部应用小檗碱或新霉素等离子透入治疗。若有慢性前列腺炎存在,必须同时进行治疗。因慢性前列腺炎导致的反复发作的附睾炎,可考虑结扎输精管后再进行治疗。对多次反复发作者,亦可考虑做附睾切除。

【思考题】

1. 简述急性附睾炎的临床表现及其治疗。
2. 简述慢性附睾炎的临床表现及其治疗。

第三节　输精管炎与精索炎

一、输精管炎

（一）病因

单纯性输精管炎极少见,因输精管与前列腺部尿道相通,泌尿及男性生殖系统感染的致病菌可侵入输精管而引起输精管炎。输精管炎常与附睾炎同时存在。输精管结扎,可因消毒不严导致输精管炎,也可由手术创伤诱发输精管原有的潜在感染病灶,引发输精管炎。

（二）临床表现

患侧阴囊坠胀疼痛,向同侧大腿根部及会阴部、下腹部放射。检查可触及阴囊段输精管增粗、变硬,触痛明显,可与周围组织粘连。如伴发附睾炎,可触及肿大变硬的附睾。继发于输精管结扎术后的输精管炎,往往存在痛性结节,其近睾端或两端输精管增粗、变硬或有粘连,触痛明显。

（三）诊断

根据有泌尿、男生殖系统感染或输精管结扎史,触诊输精管增粗、变硬,诊断不困难。但应与输精管结核相鉴别,后者多继发于泌尿系结核,有尿频、血尿、脓尿史,检查输精管增粗,有串珠样结节,尿中可查到抗酸杆菌,尿结核分枝杆菌基因扩增检测(tuberculosis-deoxyribonucleic acid-polymerase chain reaction,TB-DNA-PCR)呈阳性反应,输精管结核常与附睾结核及前列腺结核并存。

（四）治疗

急性炎症期应卧床休息,托高阴囊。根据细菌种类,给予抗菌药物。胀痛明显者,可做精索封闭,口服止痛剂,慢性炎症期可做理疗。如为输精管结扎术后顽固性炎性痛性结节,可考虑手术切除。

二、精索炎

（一）病因

精索炎主要是输精管或其他组织(包括血管、淋巴管或结缔组织)的感染,通常继发于前列腺炎、精囊炎及附睾炎。外伤、输精管结扎时无菌操作不严，或手术创伤均可诱发原有潜在的泌尿生殖系统慢性炎症。感染可沿输精管、淋巴管或感染直接侵及精索引起精索炎，严重时可形成脓肿。

（二）临床表现

单纯的精索炎较少见，多为生殖系统其他部位感染蔓延波及所致。该病起病较急，精索增粗，局部疼痛较明显，并可沿精索放射至腹股沟部，甚至耻骨上或下腹部。检查其表面皮肤红肿，精索呈纺锤形或条索状增粗，触痛明显，输精管触及不清，脓肿形成后有波动感。

（三）诊断

根据有无外伤或输精管结扎史以及泌尿生殖系统其他部位感染病史，结合查体可作出诊断，但应与精索扭转和附睾炎相鉴别。

（四）治疗

治疗原则同输精管炎，若形成脓肿应尽早切开引流。

【思考题】

1. 简述输精管炎的临床表现。
2. 简述输精管炎的病因及治疗。
3. 简述精索炎的临床表现。

第四节　包皮龟头炎

阴茎包皮龟头炎又称阴茎头包皮炎，是阴茎头部及包皮的感染性疾病。包皮过长或包茎时，包皮内皮脂腺的分泌物不能排出，逐渐形成伴有异味的包皮垢或分泌物，包皮垢适宜细菌生长，故可引起阴茎头及包皮发炎。阴茎头发炎和包皮发炎常常同时存在。包皮龟头炎不仅仅由一般性细菌感染引发，也可继发于糖尿病、药物过敏、淋病性尿道炎、滴虫病、阴茎恶性肿瘤等疾病。细菌感染是儿童发病的主要病因，成人可由局部损伤、刺激性皮炎、念珠菌及细菌感染引起。

阴茎包皮龟头炎可分为急性浅表性包皮龟头炎、环状糜烂性包皮龟头炎、云母状和角化性假性上皮瘤性包皮龟头炎、闭塞性干燥性包皮龟头炎、坏疽性包皮龟头炎、浆细胞性包皮龟头炎、红斑增殖症等。

一、临床表现

包皮龟头炎发病的主要原因是包茎或包皮过长；另外，不洁性交，药物刺激或过敏也是致病的原因。一般当感染后急性发作时，局部常有潮湿、红肿、疼痛、瘙痒，甚至发生糜烂及浅小溃疡，并有黄色脓性或乳白色臭味分泌物出现，伴有特殊臭味，严重时可出现阴茎头坏死。急性发作后，由于感染会造成包皮与阴茎头部粘连，包皮不能上翻，甚至造成尿道口狭窄。部分患者在急性期后发生尿道口粘连狭窄，引起排尿困难。反复感染可使阴茎头或包皮增厚，形成白斑。

二、治疗

包皮龟头炎的治疗因根据不同的病因采取不同的治疗方法，首先应按具体情况去除病因。

如继发于包皮过长、包茎伴细菌感染的包皮龟头炎患者除应局部清洗保持卫生、红霉素软膏或皮诺欣喷剂外用抗炎外，必要时可行包皮环切术。糖尿病伴包皮龟头炎患者，在治疗包皮龟头炎同时应行调控血糖治疗。继发于药物过敏引起的包皮龟头炎患者应立即停用相关药物，在局部抗感染治疗同时可口服氯雷他定等抗过敏药物。

1. **局部治疗** 保持局部清洁卫生，防止继发感染。局部可用碘伏溶液或消炎软膏涂抹。过敏性包皮龟头炎可口服抗过敏药物并外用可的松类软膏。包皮内脓液引流不畅者可行背部包皮纵行切开引流清洗，感染控制后行包皮环切术。渗液糜烂可选用皮诺欣喷剂外用喷涂或3%硼酸水湿敷，非感染性亚急性期或慢性期患者可使用糖皮质激素软膏等。

2. **特殊治疗** 对于病因明确的感染应进行特殊处理，念珠菌性龟头包皮炎局部用1%～3%克霉唑或酮康唑霜，阴道毛滴虫感染者可口服甲硝唑。

3. **全身治疗** 患者感染较重，疑有坏死性龟头炎伴发热和腹股沟淋巴结肿大者需全身应用抗生素。

【思考题】

包皮龟头炎临床表现及其治疗方法有哪些？

第五节 男性生殖系统感染对男性生育力、女性生殖、辅助生殖技术及其男性心理健康的影响

目前我国男性泌尿生殖系统感染的发病率呈上升趋势，对男性的身体健康、生殖能力、心理及家庭生活带来极大危害。男性生殖系统感染可由于细菌、病毒、衣原体、支原体、霉菌以及寄生虫感染导致，可分为性传播感染、内源性感染、医源性感染等。较为常见的生殖系统感染包括：淋病、梅毒、非淋球菌性尿道炎、尖锐湿疣、滴虫病、软下疳、生殖器疱疹及艾滋病等。男性生殖系统感染会导致睾丸炎、附睾炎、前列腺炎、精囊炎、尿道炎及非细菌性前列腺炎等，诱发局部疼痛不适、排尿障碍、血精、性功能障碍等症状，甚至可引起生殖管道的阻塞造成梗阻性无精子症或精子质量下降，导致男性不育。另外，男性的泌尿生殖系统感染也可对男性心理健康及女性泌尿生殖系统健康带来较大危害。

一、男性生殖系统感染对男性生育的影响

已婚夫妇中不育者男方原因约占50%。近50年来，男性睾丸的精子密度下降了约50%。引起男性不育的原因很多，如先天发育异常、细胞遗传学异常、下丘脑-垂体-性腺功能紊乱、性功能障碍及生殖系统感染乃至心理因素等。但就目前临床资料来看，生殖系统感染是最常见的因素之一。

造成男性生殖系统感染的致病微生物及局部的炎症反应，可以造成男性生殖系统黏膜反复发生炎症而破坏，引起输精管道的异常，性腺和附属性腺的组织结构破坏和功能异常，而且局部炎症的变化会诱发炎症因子对生殖细胞的侵害，造成局部氧化、抗氧化的失衡，损伤精子结构，造成精子活动能力的下降，还会触发 AsAb 的产生，引起精浆性状的改变，导致男性生育力下降或造成不育。

男性泌尿生殖系统感染时会引起氧化应激（oxidative stress，OS），其产物会破坏 ROS 与抗

氧化物间的平衡,造成机体组织细胞的损伤。氧化应激反应可以存在于男性各种泌尿生殖系统的急性或慢性感染及炎性反应过程当中,其产生的大量 ROS 可以损伤精子的 DNA、脂质、蛋白等,导致精子的活动力以及存活率的下降。

二、男性生殖系统感染对女性生殖的影响

生殖健康是男性生殖健康和女性生殖健康共同促成的,预防和治疗男性生殖系统的感染是降低女性生殖系统疾病的重要举措。健康女性的生殖系统对外界的有害刺激有一定的抵抗力,但是在反复的夫妻性生活中,尤其在男性存在生殖系统感染时,大量的有害致病菌被引入女性的生殖系统内,造成女性生殖系统的感染和炎症。值得重视的是,由于女性生理结构的特点,大多数女性生殖系统的感染和炎症没有明显的症状,并因此比男性容易延误获得治疗的有利时机,会造成阴道炎、宫颈炎、宫颈糜烂、盆腔炎、子宫内膜炎、异位妊娠、慢性下腹痛,甚至能增加女性生殖系统肿瘤的发生,这些都严重地影响了女性的生活质量和生命健康。

三、男性生殖系统感染对辅助生殖技术的影响

辅助生殖技术(assisted reproductive technology,ART)的产生给千千万万不孕不育的夫妻带来了生育孩子的希望。但是,在实施 ART 过程中,如果男方存在生殖系统的感染,可能会对妊娠的结局产生不良的影响。男性生殖系统感染往往是男性生育能力下降的一个重要的原因。在男性存在生殖系统感染的情况下提供的精液,其精子的质量存在异常。如衣原体、支原体能吸附在精子的表面,损害精子的组织结构,造成精子的畸形率增加、活力下降,甚至诱发精子的凋亡。附属性腺的感染能造成精液液化异常,精液量的减少,精子的成熟抑制,最终影响精子的受精能力。近年研究发现,局部的感染和炎症会产生大量的氧自由基,使局部的氧化、抗氧化失衡,造成氧化应激,改变了局部的生精微环境,引起精子 DNA 的损伤,会对最后的妊娠结局产生不利的影响,甚至可能增加胎儿遗传疾病的发病率和增加新生儿患病率。

在进行 ART 前,有生殖道的感染和炎症的男性应该先给予抗菌和抗炎治疗。生殖道的细菌能黏附精子,通过洗涤可能也不能完全去除,并且有可能感染体外受精的培养液,会影响最终的妊娠结局。尽管现在的观点认为,白细胞和细菌并非 ART 的主要危险因素,但细菌污染可能导致体外受精时卵子的退行性变,越来越引起人们的广泛关注。

四、男性生殖系统感染对男性心理健康的影响

男性生殖系统感染是一种较典型的生物-心理-社会性疾病,不仅是由于其流行与众多的社会、文化、心理等因素密切相关,也由于该类疾病本身对患者的身心来说是一个强烈的应激源,加上治疗带来的许多痛苦,会使患者出现程度不一的负面情绪变化,直接影响他们的心理健康状况。比如许多生殖系统感染患者有明显的强迫性回忆现象,甚至无法摆脱。如果承受能力弱,患者害怕家人、朋友及周围同事知晓而感到羞耻、无地自容,随后产生敏感多疑,与周围人际关系紧张,有的甚至不敢就医而延误治疗。

在对患者的治疗过程中,自信心、疗效反应对患者的心理健康状况影响较大。对治疗有信心或心理素质较强的,其负性情绪变化对其心理状况的影响较小。首诊疗效反应对减轻患者的焦虑、恐怖的心理也具有重要意义。经济状况对患者心理的影响具有相对性,对于经济收入高者影响较轻,而对低收入者来说,可能也是个不小的负担。

由此可见,男性生殖系统感染不仅危害着众多的家庭幸福及社会的安定,而且对患者个体

的心理健康也会产生严重的影响。生殖系统感染患者存在一定程度上的心理健康问题,应在对其进行临床诊疗的过程中给予更多的关注和心理干预。

—————————————————— 【思考题】 ——————————————————

1. 简述男性生殖系统感染对男性生育力的影响。
2. 简述男性生殖系统感染对女性生殖的影响。
3. 简述男性生殖系统感染对辅助生殖技术的影响。

推荐阅读文献:

[1] 黄宇烽,李宏军. 实用男科学. 北京:科学出版社,2009:613-625.

[2] 郭应禄,胡礼泉. 男科学. 北京:人民卫生出版社,2004:1594-1599.

[3] 坎贝尔-沃尔什. 坎贝尔-沃尔什泌尿外科学. 9版. 郭应禄、周利群,译. 北京:北京大学医学出版社,2009:337-339.

[4] PILATZ A,LOCHNIT G,KARNATI S,et al. Acute epididymitis induces alterations in sperm protein composition. Fertil Steril,2014,101(6):1609-17. e175.

[5] STREET E J,WILSON J D. Acute epididymo-orchitis. Medicine,2010,38(5):260-262.

[6] SILVA C A,COCUZZA M,CARVALHO J F,et al. Diagnosis and classification of autoimmune orchitis. Autoimmunity Reviews,2014,13(4-5):431-434.

[7] Çek M,STURDZA L,PILATZ A. Acute and chronic epididymitis. European Urology Supplements,2017,16(4):124-131.

第十七章

男性性传播疾病

性传播疾病(sexually transmitted disease,STD)是指主要通过性接触、类似性行为或间接性接触传染的一组疾病。狭义的 STD 主要包括梅毒、淋病、生殖道沙眼衣原体感染、尖锐湿疣、生殖器疱疹和艾滋病 6 种疾病。广义 STD 还包括软下疳、性病性淋巴肉芽肿、非淋菌性生殖支原体尿道炎、生殖系统念珠菌病、滴虫病、阴虱病、疥疮、传染性软疣、乙型肝炎、阿米巴病和股癣等疾病。

STD 的传播途径包括:①性接触传播;②间接接触传播;③血液和血液制品传播;④母婴垂直传播;⑤医源性传播;⑥器官移植、ART 等。

STD 主要累及泌尿生殖器官,还可通过淋巴系统侵犯泌尿生殖器官所属的淋巴结,通过血行播散侵犯全身各重要组织和器官,严重危害患者身心健康,给患者个人、家庭和社会带来极大负面影响。因此,我们国家和各级政府历来高度重视 STD,专门颁布了《性病防治管理办法》,制订了性病防治管理的法律法规;规范了 STD 的疫情报告制度与各级医疗机构的 STD 诊疗措施;采取了形式多样、经常性和持久性相结合的健康宣传活动;加强了行为干预,在全社会积极推广使用安全套,倡导健康生活方式与安全性行为,引导人们避免酗酒或劳累,提高自身免疫力,全方位提高全民对 STD 的认识;形成了以健康宣教为上、标本兼治、综合治理为主,政府领导、多部门合作、全社会参与的防治局面。

第一节　淋菌性尿道炎

一、概述

淋菌性尿道炎(gonococcal urethritis,GU)是由淋病奈瑟菌引起的泌尿生殖道的化脓性感染,也可同时合并眼、咽、直肠感染和播散性淋球菌感染。本病主要通过性接触传染,淋病患者是主要传染源,少数情况下也可因接触有淋球菌的分泌物或被污染的用具(如衣裤、被褥、毛巾、浴盆、坐便器等)而被传染。本病潜伏期短,传染性强,可导致多种并发症和后遗症。其发病率和构成比既往在我国性传播疾病中均居首位,但近几年来呈相对下降趋势,男性同性恋中淋球菌感染增多。

二、临床表现

GU 可发生于任何年龄,但以性活跃的青中年多发,潜伏期 2~10 天,平均 3~5 天,此期患者具有传染性。本病早期有尿频、尿急、尿痛、尿道口红肿、流稀薄黏液等症状,24h 后病情加重,尿道口分泌物变为黄色脓性且量增多(图 17-1-1),有时伴发腹股沟淋巴结炎。后尿道受累

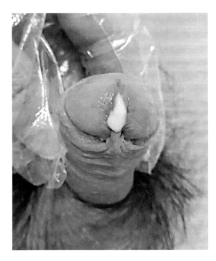

图 17-1-1　淋菌性尿道炎

者可出现终末血尿、血精、会阴部轻度坠胀及夜间痛性勃起。少数患者可有发热、全身不适、食欲减退等全身症状，但一般较轻，1 个月后基本消失。

有肛交行为者可以出现淋菌性肛门直肠炎及相应的里急后重直肠刺激征，重症患者可排出大量脓性和血性分泌物。有口交者可以出现咽干、咽痛和吞咽痛等淋菌性咽炎或急性扁桃体炎症状，偶伴发热和颈淋巴结肿大。卫生不注意者可出现淋菌性结膜炎，表现为眼结膜充血水肿，脓性分泌物较多，体检可见角膜呈云雾状，严重时角膜发生溃疡，引起穿孔，甚至导致失明。

早期治疗不当或酗酒、性交的患者，感染进一步发展蔓延可引起淋菌性后尿道炎、前列腺炎、精囊炎、附睾炎等；炎症反复发作可引起尿道狭窄、输精管狭窄或梗阻，导致不育。

1%～3% 的患者可出现播散性淋球菌感染，表现为发热寒战、全身不适，四肢关节附近出现淤斑、脓疱、血疱和坏死，皮损处淋球菌培养常阳性，有助于诊断的确立。

三、诊断与鉴别诊断

根据患者性接触史、配偶感染史或与淋病患者共用物品等，结合实验室检查奈瑟菌阳性可以确立诊断。

本病应与非淋菌性尿道炎（nongonococcal urethritis，NGU）、念珠菌性尿道炎及滴虫性尿道炎等进行鉴别，NGU 淋球菌检查阴性，但需注意临床上两者常合并存在，如缺乏警惕，容易漏诊，导致患者迁延不愈。有 50%～60% 淋病合并衣原体感染，如在清除淋菌后炎症仍然存在，称为淋病后尿道炎。

四、治疗

急性淋菌性尿道炎的治疗首先推荐头孢曲松钠 250～1 000mg 一次肌内注射；或大观霉素 2.0～4.0g，一次肌内注射；或头孢克肟 400mg，口服，单次给药；或头孢噻肟 1g，肌注，单次给药。

淋菌性附睾炎、前列腺炎、精囊炎、播散性淋病推荐头孢曲松钠 1.0g/d 肌内注射，连续 10 天以上，或大观霉素 4.0g/d，分 2 次肌内注射，连续 10 天以上。

对 GU 合并沙眼衣原体感染的患者，治疗时遵循安全、有效、方便、足量、兼顾的原则，可以加用多西环素口服 0.1g，2 次/d。随着耐药淋球菌菌株的出现，选择既对耐药菌株有效又可治疗合并衣原体感染的抗生素时，首先推荐第四代喹诺酮药物莫西沙星。

治愈标准：治疗结束后症状体征全部消失，1 周后病原学检测阴性。

【思考题】

急性淋菌性尿道炎治疗中须注意的问题有哪些？

第二节 非淋菌性尿道炎

一、概述

非淋菌性尿道炎(nongonococcal urethritis,NGU)指由淋球菌以外的其他经性接触传染的病原体引起的尿道炎,主要由沙眼衣原体、解脲支原体、人型支原体、生殖支原体感染引起,是最常见的性传播疾病之一,全世界每年新发病例大约 8 900 万。由于近年对生殖支原体的较多研究认为其致病性未被确定,因而第 9 版《皮肤性病学》认为:NGU 被列为尿道炎中一个有待确定的疾病,所以本章节就以致病性明确的生殖道衣原体感染作一阐述。

生殖道沙眼衣原体感染后约一半的感染男性没有症状,而且常伴随淋球菌感染,所以有生殖衣原体称为"沉默"的病原体之说。如果治疗不及时,生殖道衣原体感染也会导致附睾炎和睾丸炎或伴随前列腺感染,这些感染都有可能造成梗阻性无精而影响生育。

二、临床表现

衣原体感染多发生在性活跃的青壮年人群,主要通过性接触传染,从感染到发病的潜伏期为 1~3 周。临床过程隐匿、症状轻微、病程迁延,有症状者可出现尿道刺痒、疼痛或烧灼感,可有尿痛但症状一般不重。体检可见尿道口轻度充血、水肿,少量稀薄、浆液性或浆液脓性物分泌物,内裤可见被污染分泌物的痂(图 17-2-1)。晨起排尿前常可发现尿道口有薄薄的脓性痂膜,称为"糊口"现象。部分患者症状不明显,甚至无任何症状而呈隐性感染。患者合并附睾炎、精囊炎、前列腺炎、Reiter 综合征(赖特综合征),男性不育时可出现相应的伴随症状。

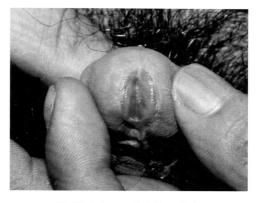

图 17-2-1 非淋菌性尿道炎

未经治疗或治疗不彻底的衣原体感染可逆行感染引起附睾炎、前列腺炎与 Reiter 综合征,表现为尿道炎、结膜炎和关节炎三联征。

三、诊断与鉴别诊断

根据病史(性接触史及配偶、伴侣感染史)、临床表现和实验室检查发现沙眼衣原体(包括核酸检测、细胞培养阳性和抗原检测阳性)即可明确诊断。但应注意与淋病、滴虫与白色念珠菌感染所致的尿道炎进行鉴别。

四、治疗

NGU 治疗要遵从尽早、足量、规则的原则。如果发现疗效不佳或有耐药者应及时更换抗生素,避免抗生素使用疗程太长及滥用。用药治疗期间避免性生活,以免交叉感染。如用阿奇霉素单剂顿服,服药后 1 周内也应避免性生活。

目前治疗沙眼衣原体、支原体的药物主要选用四环素类、大环内酯类和喹诺酮类。常用的药物及治疗方案推荐如下。

1. **多西环素** 100mg,口服,连服 7~10 天。

2. **阿奇霉素** 1g,一次顿服,饭前 1h 或饭后 2h 服用;或红霉素 500mg,口服,4 次/d,连服 7~10 天。或琥乙红霉素 800mg,口服,4 次/d,连服 7~10 天。

3. **氧氟沙星** 300mg,口服,2 次/d,连服 7~10 天。或左氧氟沙星 100mg,口服,2 次/d,连服 7~10 天。

有病原体培养结果者,可以结合本单位实际情况按药敏试验选择敏感抗生素。常用药物治疗无效时,推荐第四代喹诺酮类药物莫西沙星。

治愈标准:治疗结束后症状、体征完全消失,3~4 周后病原体检测阴性。

【思考题】

请描述非淋菌性尿道炎的完整治疗。

第三节 梅 毒

一、概述

梅毒(syphilis)是由梅毒螺旋体(treponema pallidum,TP)引起的一种慢性传染病。其唯一传染源是梅毒患者。患者的皮损、精液、血液、唾液和乳汁中均可存在 TP,常见的传播途径有:

1. **性接触传染** 约 95% 的患者通过性接触由微小破损的皮肤黏膜传染,未经治疗的患者在感染后 1~2 年仍具有强的传染性,随着病期延长,传染性越来越小,感染 4 年以上患者基本上无传染性。

2. **垂直传播** 妊娠 4 个月后,TP 可通过胎盘及脐静脉由母体传染给胎儿,可引起死产、流产、早产或胎传梅毒,分娩过程中还可由于新生儿头部、肩部擦伤而发生接触性感染。

3. **其他途径** 输入冷藏 3 天以内的梅毒患者血液仍可发生 TP 感染,少数患者可经医源性途径及接吻、握手、哺乳或接触污染用具、衣物而感染。

梅毒的病程与分期与治疗密切相关,现将梅毒分期简述如下:

根据 TP 传播途径的不同,梅毒可分为后天获得性梅毒和先天胎传性梅毒;根据患者病程的不同又可分为早期梅毒和晚期梅毒。

后天获得性梅毒又根据病程可分为:早期梅毒与晚期梅毒。早期梅毒病程<2 年,包括一期梅毒、二期梅毒、早期潜伏梅毒;晚期梅毒病程>2 年,包括三期皮肤、黏膜、骨骼梅毒,心血管梅毒,神经梅毒,晚期潜伏梅毒。

先天胎传性梅毒根据年龄分为:<2 岁的早期先天梅毒;>2 岁的晚期先天梅毒,包括皮肤、黏膜、骨骼梅毒,心血管梅毒,神经梅毒,潜伏梅毒。

二、临床表现

根据本专业特点,主要就成人男性的获得性梅毒作简要描述。

(一) 一期梅毒(primary syphilis)

一般无全身症状,主要表现为硬下疳和硬化性淋巴结炎。

1. **硬下疳（chancre）**　多见于阴茎冠状沟、阴茎头、包皮及系带。典型的硬下疳是：初期为外生殖器小红斑，迅速发展为无痛的炎性丘疹，数天内丘疹融合成硬结伴表面坏死，形成直径 1～2cm、圆形或椭圆形无痛性、境界清楚的溃疡，基底呈肉红色，周边水肿隆起，质地软骨样，表面覆盖浆液性分泌物（图 17-3-1），内含大量 TP，传染性极强。未治疗的硬下疳可持续 3～4 周或更长时间，经治疗者硬下疳 1～2 周后消退，创面遗留暗红色、表浅性瘢痕或色素沉着。严重者表现为生殖器皮肤黏膜糜烂或多发性溃疡，合并细菌感染时创面呈现脓性分泌物伴疼痛。

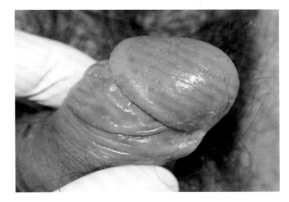

图 17-3-1　一期梅毒，硬下疳

2. **硬化性淋巴结炎（sclerolymphadenitis syphilitica）**　出现于硬下疳后 1～2 周，表现为单侧腹股沟或患处附近淋巴结明显肿大，但无红肿、破溃，也无疼痛、触痛，淋巴结数月后可以消退。此时淋巴结穿刺检查可见大量的 TP。

（二）**二期梅毒（secondary syphilis）**

是一期梅毒未经治疗或治疗不彻底，TP 由淋巴系统进入血液循环播散至全身引起的皮肤黏膜系统性损害。常出现于硬下疳消退后 3～4 周或 TP 感染后 9～12 周，少数患者可与硬下疳同时出现。此期的病变包括：

1. **皮肤黏膜损害**（图 17-3-2）

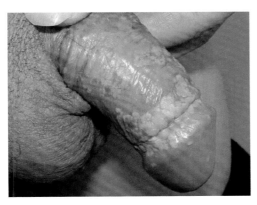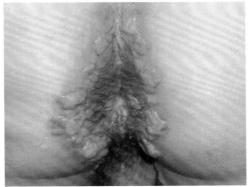

图 17-3-2　二期梅毒，扁平湿疣
均为扁平湿疣，好发于肛周、外生殖器。

（1）梅毒疹：皮损通常为缺乏特异性的红斑、丘疹、斑丘疹、斑块、结节、脓疱或溃疡等，大多数泛发、不痒或轻微瘙痒，常以一种类型的皮损为主。皮损内含有大量 TP，传染性强，不经治疗一般持续数周可自行消退。

（2）扁平湿疣（condyloma latum）：好发于肛周、外生殖器、腹股沟及股内侧等部位。病损为肉红色或粉红色扁平丘疹或斑块，表面糜烂或轻度结痂，单个或多个。内含大量 TP，传染性强。

（3）梅毒性秃发（syphilitic alopecia）：由 TP 侵犯毛囊造成毛发区血供不足所致，表现为虫蚀状局限性或弥漫性脱发，头发稀疏，长短不齐，此类秃发为非永久性，及时治疗后毛发可以再生。

（4）黏膜损害：多见于舌、咽、喉、口腔或生殖器黏膜，表现为一处或多处边界清楚的红斑、水肿、糜烂，表面可覆盖有灰白色膜状物。

2. 骨关节损害 TP 侵犯骨骼系统可引起骨膜炎、关节炎、骨炎、骨髓炎、腱鞘炎或滑囊炎。

3. 眼部损害 包括虹膜炎、虹膜睫状体炎、脉络膜炎、视网膜炎、视神经炎、角膜炎、基质性角膜炎及葡萄膜炎，均可引起视力损害。

4. 神经损害 主要是无症状神经梅毒、梅毒性脑膜炎、脑血管梅毒等。

5. 多发性硬化性淋巴结炎 表现为全身淋巴结无痛性肿大，发生率为 50%~80%。

6. 内脏梅毒 少见，TP 侵犯内脏可引起肝炎、胆管周围炎、肾病和胃肠道病变等。

二期梅毒如未经治疗或治疗不当，2~3 个月也可自行消退，但免疫力低下的患者可导致二期复发梅毒，复发梅毒皮损数目少、形态奇特。

（三）三期梅毒（tertiary syphilis）

由早期梅毒未经治疗或治疗不充分迁延而来，一般需 3~4 年（最早 2 年，最晚 20 年），发生率约 40%，表现为：

1. 皮肤黏膜结节性梅毒疹和梅毒性树胶肿

（1）结节性梅毒疹（nodular syphilid）好发于头面、肩、背及四肢伸侧。皮损为直径 0.2~1cm，呈簇集排列的铜红色浸润性结节，表面可脱屑或坏死溃疡，新旧皮损可此起彼伏，迁延数年，呈簇集状、环状、匐行奇异分布或融合，无自觉症状。

（2）梅毒性树胶肿（syphilitic gumma）又称为梅毒瘤，是三期梅毒的标志，也是破坏性最强的一种皮损。好发于小腿，少数发生于骨骼、口腔、上呼吸道黏膜及内脏。小腿皮损初起常为单发的无痛性皮下结节、逐渐增大和发生溃疡、形成直径 2~10cm 的穿凿状溃疡，呈肾型或马蹄形，边界清楚，边缘锐利，溃疡面有黏稠树胶状分泌物，愈后形成萎缩性瘢痕。黏膜损害也表现为坏死、溃疡，并在不同部位出现相应临床表现（如口腔黏膜损害导致发音及进食困难，眼部黏膜损害导致眼痛、视力障碍、阿-罗瞳孔甚至失明等）。

2. 骨梅毒（osseous syphilis） 发生率仅次于皮肤黏膜损害，最常见的是长骨骨膜炎，表现为骨骼疼痛、骨膜增生，胫骨受累后形成佩刀胫；骨髓炎、肾炎及关节炎可导致病理性骨折、骨穿孔、关节畸形等。

3. 眼梅毒（ocular syphilis） 表现类似于二期梅毒眼损害。

4. 心血管梅毒（cardiovascular syphilis） 发生率为 10%，多在感染 10~20 年后发生，表现为单纯性主动脉炎、主动脉瓣关闭不全、冠状动脉狭窄或阻塞、主动脉瘤及心肌树胶肿等。

5. 神经梅毒（neurosyphilis） 发生率为 10%，多在感染 3~20 年后发生，主要是无症状神经梅毒、脑膜梅毒、实质型神经梅毒（脊髓痨、麻痹性痴呆）、脑（脊髓）膜血管型神经梅毒和树胶肿性神经梅毒等。

（四）潜伏梅毒

凡有梅毒感染史，无临床症状或临床症状已消失，除梅毒血清学阳性外无任何阳性体征，并且脑脊液检查正常者称为潜伏梅毒（latent syphilis）。其发生与机体免疫力较强或治疗后 TP 被暂时抑制有关。病程在 2 年以内的为早期潜伏梅毒，病程>2 年为晚期潜伏梅毒。

三、诊断与鉴别诊断

由于梅毒临床表现复杂多样,决定了其诊断必须仔细询问病史、认真体格检查和反复实验室检查并进行综合分析,以尽早明确诊断。梅毒血清学试验是梅毒的主要检查方法和确诊依据,分为非特异性试验和特异性试验。前者包括快速血浆反应素环状卡片试验(rapid plasma reagin circle card test,RPR)、甲苯胺红不加热血清试验(tolulized red unheated serum test,TRUST)和性病研究实验室实验(venereal disease research laboratory test,VDRL)试验;后者包括梅毒螺旋体血凝试验(trepomema pallidum hemagglutination assay,TPHA)、梅毒螺旋体明胶颗粒凝集试验(treponemal pallidum particle agglutination,TPPA)和荧光法密螺旋体抗体吸附(fluorescent treponemal antibody-absorbed,FTA-ABS)试验。怀疑神经梅毒者需作脑脊液(cerebrospinal fluid,CSF)和 MRI 检查,怀疑骨关节梅毒、心血管梅毒者需选择 X 线摄片、彩超、CT 和 MRI 等检查。

对于接受常规治疗但生殖器仍长时间糜烂、溃疡不愈者,应行多次梅毒血清学检查而明确诊断。此外,对于患有其他 STD、6 周前有不洁性接触者以及梅毒患者的性伴侣应常规进行梅毒血清学筛查。

梅毒的鉴别诊断应根据病程的不同来进行。

一期梅毒硬下疳应与生殖器疱疹、软下疳、固定性药疹、贝赫切特病、下疳样脓皮病和生殖器部位肿瘤进行鉴别。

二期梅毒应与玫瑰糠疹、寻常型银屑病、病毒疹、药疹、扁平苔藓、股癣和皮肤淋巴瘤等进行鉴别。

三期梅毒应与皮肤结核、麻风和皮肤肿瘤等进行鉴别。

神经梅毒应与其他中枢神经系统疾病或精神性疾病进行鉴别。

心血管梅毒应与其他心血管疾病进行鉴别。

四、治疗

青霉素类药物仍为治疗 TP 首选,常用苄星青霉素、普鲁卡因水剂青霉素 G、水剂青霉素 G。药物动力学显示血药浓度达 0.03IU/ml 即有杀灭 TP 作用,但血药浓度必须稳定维持 10 天以上才能彻底清除 TP。头孢曲松钠也是高效的抗 TP 药物,可作为青霉素过敏者优先选用的替代药物。四环素类和大环内酯类疗效虽较青霉素类差,但也是青霉素过敏者的常用替代药物。

针对不同病程的患者,梅毒的治疗方案推荐如下。

(一) 早期梅毒

苄星青霉素 240 万 IU,分两侧臀部肌内注射,每周一次,使用 1~3 次。或普鲁卡因青霉素 G 120 万 IU,每天肌内注射,连续 10~14 天:青霉素过敏者可选用头孢曲松钠 1.0~2.0g,每天肌内注射或静脉注射,连续 10~14 天,也可选择四环素类药物(四环素 500mg,4 次/d;多西环素 100mg,2 次/d;米诺环素 100mg,2 次/d)连续口服 14 天;青霉素或多西环素治疗无效时也可选择阿奇霉素 2g,一次顿服,但不能用于男男性交者(men who have sex with men,MSM)、合并 HIV 感染患者和孕妇。

(二) 晚期梅毒

苄星青霉素 240 万 IU,分两侧臀部肌内注射,1 次/周,连续 3 次。或普鲁卡因青霉素 G

120 万 IU/d 肌内注射,连续 20 天。青霉素过敏者选用多西环素 100mg 口服,2 次/d,连续 30 天。

在治疗过程中要注意避免发生吉-海反应:系梅毒患者接受高效抗 TP 药物治疗后,迅速杀死的 TP 释放出大量的异种蛋白所引起的机体急性变态反应。多在梅毒首次用药后 24h 内发生,表现为寒战、发热、头痛、呼吸加快、心动过速、全身不适甚至原发疾病加重,心血管梅毒患者严重时可发生主动脉破裂。为预防吉-海反应,通常在驱梅治疗前 1 天开始口服泼尼松 0.5mg/kg,连服 3 天。

此外,TP 的治疗尚需注意:

1. 尽早、足量、规则治疗,尽可能避免心血管梅毒、神经梅毒及严重并发症的发生。

2. 强调性伴侣同时治疗,治疗期间禁止性生活,避免再感染或传染他人。

3. 治疗后应定期随访,正规的体格检查、血清学检查及影像学检查一般应坚持至少 3 年,第 1 年内每 3 个月复查 1 次,第 2 年内每半年复查 1 次,第 3 年在年末复查 1 次。神经梅毒同时每 6 个月进行一次脑脊液检查。

4. 病程 1 年以上的患者、复发患者、血清固定患者及伴有视力、听力异常的患者均应接受脑脊液检查,以明确是否存在神经梅毒。

5. 复发患者应排除再感染、HIV 感染、神经梅毒、心血管梅毒和生物学假阳性等原因进行重新治疗。

6. 血清固定,也称血清抵抗,即梅毒患者经过规范的抗梅毒治疗和充分的随访(一期梅毒随访 1 年,二期梅毒随访 2 年,晚期梅毒随访 3 年),非梅毒螺旋体血清学试验维持在一定滴度(一般在 1∶8 或以下。但超过 1∶8 也不鲜见)超过 3 个月,排除再感染、神经梅毒、心血管梅毒和生物学假阳性等,即为梅毒血清固定。早期诊断、及时规范治疗是防止梅毒血清固定的重要措施。

预后:早期梅毒经充分治疗可完全治愈,晚期梅毒虽然抗 TP 治疗有效但已造成的器质性改变不能逆转。

【思考题】

1. 哪些临床症状及体征需高度怀疑梅毒?

2. 何为吉-海反应? 如何预防?

3. 请描述梅毒的常用治疗方案。

第四节 软 下 疳

一、概述

软下疳(chancroid)是由杜克雷嗜血杆菌感染所致的急性、化脓性传染病,表现为生殖器部位剧烈疼痛、质地柔软的化脓性溃疡,常合并腹股沟淋巴结化脓性病变。软下疳主要流行于亚热带地区,在我国并不常见,性传播是其唯一传播途径。

大多数软下疳的溃疡非常有特征性,足以提供软下疳的诊断依据,损害有 3 个互相覆盖的带,并有特殊的血管变化。溃疡底部表面的带很窄,由中性粒细胞、纤维蛋白、红细胞与坏死组织组成;位于其下的第二条带相当宽,有很多新生血管,内皮细胞明显增生,导致管腔常有闭塞及血栓形成,血管壁变性;最深部的带则有浆细胞与淋巴样细胞组成的致密浸润带。在组织切片中有时可找到杜克雷嗜血杆菌。

二、临床表现

软下疳的潜伏期为 3~14 天,平均 4~7 天。男性好发部位有冠状沟、包皮、包皮系带、阴茎头、阴茎体、会阴部以及肛门等处。

软下疳除了特征性的溃疡外,另一个临床特征为腹股沟淋巴结炎,出现在半数患者中,多为单侧性,早期为淋巴结肿大,疼痛明显,表面皮肤发红,称为横痃。

发病前患者常无前驱症状,发病后常以化脓性生殖器溃疡伴疼痛为主诉。典型的软下疳发病快,进展也快,接触病原体 3~14 天后,感染部位出现一个小的炎性丘疹或脓疱,24~48h 后迅速加重,3~5 天后损害继续侵蚀患处形成疼痛剧烈的深溃疡。溃疡多呈圆形或卵圆形,直径多为 0.2~2.0cm,质地软,易出血,边缘粗糙不整齐;溃疡表面覆有恶臭的黄灰色渗出物,周围有炎性红斑。典型患者在溃疡表面可见具有特征性的腊样脓苔,溃疡基底可见颗粒状肉芽组织增生(图 17-4-1)。相邻的溃疡可互相贯通或融合成大溃疡。尿液流经溃疡时有灼痛。典型的软下疳可以出现"潜蚀性的溃疡边缘、脓性污秽的灰色溃疡基底以及中等至严重程度的疼痛"三联征,有助于本病的诊断。溃疡晚期形成不规则的瘢痕。

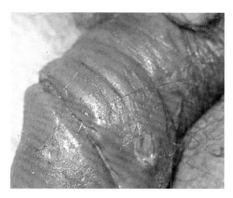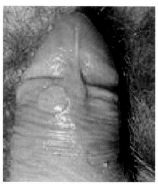

图 17-4-1 软下疳

软下疳的并发症包括软下疳横痃、包皮炎、嵌顿包茎、尿道瘘、尿道狭窄、阴茎干淋巴管炎、阴囊或阴唇象皮肿以及溃疡继发其他病原体感染等。软下疳横痃为疼痛的腹股沟化脓性淋巴结炎,常为单侧,双侧均可受累。肿大的淋巴结常有波动感,可自然破溃流脓,形成溃疡和窦道。尤其是窦道开口呈"鱼口样",非常具有特征性,也有助于诊断。

三、诊断与鉴别诊断

不洁性接触史,潜伏期 1 周左右,生殖器多发性溃疡,表面有脓性分泌物,疼痛明显,有横痃,溃疡分泌物涂片革兰氏染色有"鱼群"样分布的革兰氏阴性多形性杆菌或细菌培养有革兰氏阴性杆菌都是软下疳可靠的诊断依据。其鉴别诊断如下。

（一）硬下疳
潜伏期较长,平均 21 天左右,单发溃疡,基底为一硬结,表面干净,无疼痛。溃疡分泌物暗视野显微镜检查有苍白螺旋体。涂片无阴性杆菌,RPR 试验可阳性。

(二) 固定性药疹

常有服药史,外生殖器先出现红斑,而后发展成水疱、糜烂,自觉灼热疼痛,分泌物涂片无革兰氏阴性杆菌,但常有反复发作史。

(三) 生殖器疱疹

常表现为多发的绿豆大小水疱,也可出现脓疱,基底红斑,疱壁破裂后呈糜烂或溃疡,溃疡较浅,表面清洁。虽伴有腹股沟淋巴结轻度肿大,但不软化、不化脓,亦不破溃。有反复发作的特点,复发的生殖器疱疹,其皮损和疼痛均比软下疳轻。实验室检查可培养出单纯疱疹病毒(herpes simplex virus,HSV)或查到 HSV 抗原,非原发的生殖器疱疹还可查到患者血清中 HSV 的特异性抗体。

(四) 性病性淋巴肉芽肿

发病慢、进展也慢,腹股沟淋巴结肿大更突出,可出现沟槽征,最重要的在于两者淋巴结抽取物所检出的病原体不同。

(五) 腹股沟肉芽肿

其溃疡呈牛肉红色,不痛,触之易出血,在腹股沟区肿大的不是淋巴结,而被称为"假性横痃",是由皮下肉芽肿组织形成的,在病变中可查到杜诺凡小体。

四、治疗

(一) 治疗原则

应遵循及时、足量、规则用药的原则。在患者发病前 10 天内的性伴,无论其有无症状,均应同时接受治疗,治疗后应进行随访。有效的治疗可治愈感染,消除临床症状,预防传染给他人。较晚期患者,尽管治疗有效,仍可形成瘢痕。

(二) 治疗方案

头孢曲松 250~1 000mg 单次肌内注射;或口服阿奇霉素、红霉素、环丙沙星等。

预后:早期诊治的患者一般预后良好,病期较长的患者经过治疗后常遗留瘢痕,病情较重者可有后遗症。

【思考题】

何为软下疳? 其常用治疗方案有哪些?

第五节　性病性淋巴肉芽肿

一、概述

性病性淋巴肉芽肿(poradenolymphitis)是由沙眼衣原体引起的累及淋巴组织并向周围组织扩散的慢性、经典的性传播疾病。早期表现为一过性生殖器溃疡,中期的特征是急性淋巴结炎,常表现为腹股沟淋巴结肿大和疼痛,或急性出血性直肠炎,晚期可发生直肠狭窄及生殖器象皮肿等并发症。本病主要流行于亚热带地区,我国开始为散在病例报道,近年来呈显著增加趋势。

本病几乎都通过性接触传染,好发年龄是 25 岁左右,男性更多见,女性性工作者和男性同性恋者是主要传染源,经济收入低、文化教育差、性关系紊乱是本病的高危因素。

病理变化:早期为非特异性炎症,中期主要为淋巴结的卫星状脓肿形成,晚期为广泛纤维化和大面积凝固性坏死。

二、临床表现

本病潜伏期为 1~6 周,平均 3 周左右。临床发展的过程可分为早期、中期和晚期。

(一)早期症状

通过性接触,在病原体进入体内的部位经过潜伏期后发生初疮。典型初疮为直径 2~3mm 的小疱疹或浅表性糜烂或溃疡,常为单个,也有多发者。由于无疼痛和一过性出现,常不为患者本人注意,数日后自愈,不留瘢痕。男性好发部位是包皮、阴茎头、冠状沟和阴茎体。

(二)中期症状

初疮出现 1~4 周后,男性出现腹股沟淋巴结肿大。大约 2/3 患者单侧发病,1/3 为双侧发生。肿大的淋巴结初始时孤立、散在、肿大、质硬,可有疼痛和压痛,继而肿大的淋巴结相互粘连,继续增大,形成团块,表面皮肤呈青紫色或紫红色。腹股沟韧带把肿大的淋巴结团块上下分开,使之两侧隆起,中央凹陷,产生一长条形沟槽,称为槽形征,是本病有特征性的表现。1~2 周后,肿大的淋巴结软化、波动、破溃,流出黄色浆液和血性脓液,产生多个瘘管。数周或数月愈合,形成瘢痕。

在本期内,还可以出现全身症状,如发热、头痛、关节痛、乏力、肝脾大和皮肤皮疹等。

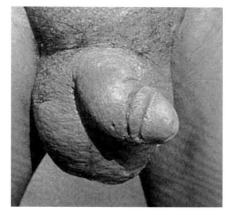

图 17-5-1 性病性淋巴肉芽肿

(三)晚期症状

经过多年长期慢性淋巴管和淋巴结炎后,可发生阴部象皮肿和由于溃疡、瘘管愈合,瘢痕收缩引起的直肠狭窄等后遗症。象皮肿多见于阴茎和阴囊,表现为皮肤表面疣样增生及息肉样生长(图 17-5-1)。

三、诊断与鉴别诊断

根据患者有性乱行为或配偶有感染史、相关体征、实验室资料及组织病理,一般都能作出诊断。有时还需与下列一些疾病相鉴别。

(一)梅毒

硬下疳质硬而无痛,暗视野显微镜检查可见到梅毒螺旋体,腹股沟淋巴结肿大,无触痛、不粘连、不破溃,梅毒血清学试验阳性。

(二)软下疳

软下疳的原发溃疡较深、脓液多、有触痛,持续时间比性病淋巴肉芽肿的初疮长。肿大的腹股沟淋巴结有触痛,会波动,破溃后产生窦道,流出脓液。实验室检查可找到杜克雷嗜血杆菌。

（三）腹股沟肉芽肿

由肉芽肿荚膜杆菌引起的生殖器和腹股沟皮肤慢性肉芽肿性溃疡,对组织破坏严重,边缘卷曲隆起,不疼痛,组织切片中可见杜诺凡小体。

晚期病变需与皮肤肿瘤、丝虫病、直肠癌及炎症性直肠疾病鉴别。

四、治疗

（一）药物治疗

我国目前推荐的治疗方案:口服四环素或多西环素、米诺环素、红霉素。治疗后 1 年内每 3 个月随访一次,检查抗体滴度,如临床出现反复,滴度上升 4 倍以上,应予复治。性伴要同时治疗。

（二）外科治疗

如有化脓波动的淋巴结,应用针筒穿刺抽出脓液,严禁切开引流。如出现直肠狭窄可做扩张部分切除术。严重者和象皮肿患者应行外科手术治疗。

预后:急性感染者用适当的抗生素治疗,预后良好。晚期病变越来越少见,一旦出现严重的淋巴受累,通常是不可逆的。

【思考题】

何谓性病性淋巴肉芽肿? 须与哪些疾病鉴别?

第六节　腹股沟肉芽肿(杜诺凡病)

一、概述

腹股沟肉芽肿(granuloma inguinale)又称杜诺凡病,是由肉芽肿荚膜杆菌(Donovan 菌)感染引起的性传播疾病。Donovan 菌是不能活动的多形性革兰氏阴性短杆菌,在感染组织的单核细胞内表现为一卵圆形蓝黑色的杜诺凡小体,故有杜诺凡病之称。其特征性病理改变是腹股沟、外生殖器皮肤黏膜的慢性进行性肉芽组织增生性斑块与无痛性溃疡。本病主要通过性接触传播,但非性接触也可传染,感染人群大部分为 20~40 岁,男多于女。该病在巴布亚岛、新几内亚岛、印度、巴西等地较为流行。

二、临床表现

（一）潜伏期

8~84 天不等,但多数于性接触后 30 天发生。

（二）损害部位

主要发生于生殖器部位如男性包皮、冠状沟、阴茎头、阴茎体、阴茎系带,10%~15%患者可累及肛周(尤是同性恋者)及腹股沟。约 6%的患者可经血行或淋巴途径播散到非生殖器部位及内脏器官,如颈、鼻、口腔、四肢、胸、腹、臀、肠、肝、肾、骨髓及关节等部位。

（三）皮损形态

可表现为丘疹、水疱、脓疱等,伴有剧痒,经搔破或自破形成溃疡,溃疡面柔软,有黄色分泌物渗出,周围稍发红,表面附黄色或浅灰白色苔伴恶臭,数个溃疡相互融合,逐渐扩大形成固定的溃疡,溃疡基底组织增生,形成肉芽隆起。分泌物的传染性及破坏性很大,由于自身播散该溃疡沿皮肤皱襞扩大或溃疡向一个方向扩展,呈蛇形(图17-6-1)。

三、诊断与鉴别诊断

根据病史、临床体征、镜检、组织病理一般都能作出诊断。

鉴别诊断:早期生殖器溃疡与肛门病损应与软下疳及梅毒的硬下疳和扁平湿疣鉴别;慢性溃疡或瘢痕性病变应与性病性淋巴肉芽肿鉴别。

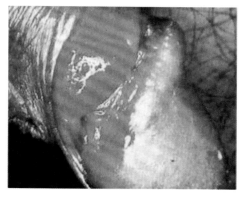

图 17-6-1　腹股沟(生殖器)肉芽肿(杜诺凡病)

四、治疗

本病用土霉素、四环素以及链霉素等抗生素均有效,一般疗程不少于 10～15 天为宜。青霉素无效。

预后:早期明确诊断、及时使用有效抗生素预后良好。

【思考题】

何谓杜诺凡病?

第七节　生殖器疱疹

一、概述

生殖器疱疹(genital hepes,GH)是由单纯疱疹病毒(HSV)感染泌尿生殖器及肛周皮肤黏膜而引起的一种慢性、复发性、难治愈的 STD。HSV 有 HSV-1 和 HSV-2 两个血清型,约 90% 的生殖器疱疹由 HSV-2 感染所致。近 30 多年来其发病率不断上升,已成为很多国家和地区生殖器溃疡的首要病因。在欧美发达国家,生殖器疱疹发病率居性传播疾病第三位,在我国发病率为 2.79/10 万。其传播途径有水平传播和垂直传播。HSV 患者、不典型 HSV 患者、亚临床或无表现排毒者是主要传染源。HSV 侵入机体后先在表皮角质层细胞内复制,引起表皮局灶性炎症和坏死、表皮内水疱形成,受侵细胞水肿,气球样变性,核染色质边移,核内有嗜酸性包涵体,周围可见多核巨细胞,从而出现原发性感染的临床表现或轻微的亚临床感染表现。当原发性生殖器疱疹的皮损消退后,残留的 HSV 长期潜存于骶神经节,在机体免疫力降低或某些诱发因素作用下可使潜存病毒激活而复发。目前本病尚无根治的方法,反复发作可给患者带来生理和心理上的痛苦。

二、临床表现

本病好发于 15～45 岁性活跃期男女,好发部位为生殖器及会阴部,男性好发于包皮、冠状沟、阴茎头、阴茎干、尿道口,少见的部位为阴囊、肛周、阴茎根、腹股沟、臀部(图 17-7-1)。

皮损表现多样,但以无症状者居多。有症状者可表现为典型的集簇性水疱、脓疱、糜烂、溃疡及结痂,以及非特异红斑、丘疹、裂隙、硬结、疖肿、毛囊炎、皮肤擦破、红肿渗液的包皮阴茎头炎。

本病根据症状的轻重及复发频率多少分为初发性、复发性和亚临床三种类型。

（一）初发性生殖器疱疹

患者首次出现临床表现,包括 HSV 首次感染的原发性生殖器疱疹和既往有 HSV 感染的非原发性初发性生殖器疱疹。潜伏期 2~14 天,皮损为簇集或散在的小水疱(图 17-7-2),2~4天后水疱破溃形成糜烂或浅溃疡,后结痂自愈,自觉有疼痛。患者常有发热、头痛、乏力等全身症状及腹股沟淋巴结肿大与疼痛。病程一般 2~3 周。

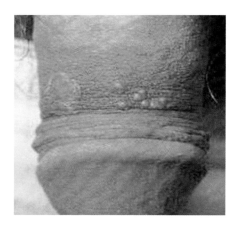

图 17-7-1　生殖器疱疹

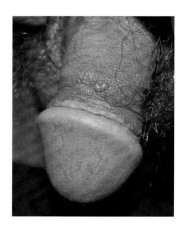

图 17-7-2　生殖器初发疱疹

（二）复发性生殖器疱疹

首次复发多见于原发感染后 1~4 个月,皮损一般出现于原部位,性质类似于原发性生殖器疱疹,但病情较轻,发疹前常有短时的局部烧灼感、针刺感或感觉异常等前驱症状,一般为7~10 天,可间隔 2~3 周或一月余复发多次。男性同性恋者可累及肛门、直肠,表现为局部疼痛、便秘、里急后重、肛周溃疡等。

（三）亚临床型生殖器疱疹

50%的 HSV-1 感染者和 70%~80%的 HSV-2 感染者缺乏典型的临床表现,他们是生殖器疱疹的主要传染源。其不典型皮损可表现为生殖器部位的微小裂隙、溃疡等,易被忽略。

三、诊断与鉴别诊断

根据病史(性接触史或配偶感染史等)、典型临床表现(生殖器上红斑、皮疹、群集性小水疱,很快破溃形成浅表溃疡,自觉灼烧、疼痛或有痒感)和实验室检查结果,本病容易诊断。

本病主要与其他感染性和非感染性的生殖器溃疡疾病相鉴别。

（一）硬下疳

一般为单个圆形溃疡,境界清楚,周边稍隆起,质硬,无疼痛或触痛,伴有无痛性腹股沟淋巴结肿大,暗视野显微镜检查可见梅毒螺旋体,梅毒血清学试验多阳性。部分患者可同时有生殖器疱疹和梅毒硬下疳,常先有生殖器疱疹,疱疹将消退时出现硬下疳。

（二）软下疳

溃疡较深,边缘不整齐,表面分泌物多,周围可有卫星状病变,常伴化脓性腹股沟淋巴结炎,涂片显微镜检查和细菌培养可检出杜克雷嗜血杆菌。

（三）贝赫切特病

一种以血管炎为基础的慢性多系统疾病,75%的患者可出现口腔、生殖器溃疡。其生殖器溃疡大而深,持续时间长,可出现皮肤结节性红斑、毛囊炎,常伴有眼色素膜炎和头痛、头晕、意识障碍、精神异常等中枢神经系统症状。实验室检查不到 HSV 或梅毒螺旋体等。

（四）外伤性外生殖器溃疡

常有局部损伤史,皮损单发,无固定形态,没有集簇样水疱,表面可为出血样或化脓样,查不到 HSV。

（五）其他皮肤病

生殖器部位的带状疱疹、接触性皮炎、念珠菌病、固定性药疹、脓皮病、Reiter 病等皮肤病的皮损,有时与生殖器疱疹的皮损相似,可从病史、体格检查和实验室等方面加以鉴别。

四、治疗

（一）一般原则

无症状或亚临床 HSV 感染无需药物治疗。有症状者的治疗包括全身治疗和局部处理两方面。全身治疗主要是抗病毒治疗和合并感染的治疗。应根据患者的具体情况选择局部处理和全身治疗方案,必要时给予心理咨询,以减轻患者的精神负担。

（二）治疗方案

1. 系统性抗病毒治疗

（1）初发生殖器疱疹:口服阿昔洛韦、伐昔洛韦或泛昔洛韦,疗程 7~10 天。

（2）疱疹性直肠炎、口炎或咽炎:适当增大抗病毒药剂量或延长疗程至 10~14 天。

（3）复发性生殖器疱疹:发作时的抗病毒治疗最好在出现前驱症状或皮损出现 24h 内开始用药,选用药物同初发型,疗程一般为 5 天。

（4）频繁复发（1 年复发≥6 次）者:为减少复发,可采用持续抑制疗法,一般需连续口服免疫抑制剂 6~12 个月。

2. 局部处理 以抗病毒、收敛、干燥和防止继发感染为主。在保持患处清洁、干燥的前提下,可选用 3%阿昔洛韦霜、1%喷昔洛韦乳膏、炉甘石洗剂、莫匹罗星软膏等,但单独局部外用药物的疗效远逊于系统性治疗。

预防与预后:目前尚无理想的防止疱疹复发的药物,但是增强自身免疫力、避免和去除各种诱因是防止复发的关键。

———————【思考题】———————

生殖器疱疹的鉴别诊断有哪些?

第八节 尖锐湿疣

一、概述

尖锐湿疣（condyloma acuminatum,CA）又称尖圭湿疣、性病疣,肛门生殖疣和生殖器疣,由人类乳头瘤病毒（human papilloma virus,HPV）感染所致,人类是人HPV的唯一宿主,而且90%以上的CA是由HPV-6、HPV-11引起。全球范围内最常见的STD之一,发病率是生殖器疱疹的3倍,主要通过性接触感染,也可垂直感染和通过间接物体传染。早年性交、多个性伴侣、免疫力低下、吸烟及高性激素水平等均为本病的高危因素。

典型的尖锐湿疣可出现表皮角化不全、表皮疣状或乳头状增生或棘层不同程度的增生肥厚、棘层上方和颗粒层出现空泡化细胞,也称凹空细胞,是本病的特征性表现。真皮浅层毛细血管扩张,周围常有较多炎症细胞浸润。

二、临床表现

本病好发生于性活跃的中青年,发病高峰年龄为20~40岁,潜伏期一般为1~8个月,平均为3个月。外生殖器及肛门周围皮肤黏膜湿润是尖锐湿疣的好发部位,多见于阴茎头、冠状沟、包皮系带、尿道口、阴茎体部与会阴,同性恋者常见于肛门及直肠内,少数患者可见于肛门生殖器以外部位（如口腔、腋窝、乳房、趾间等）。病损初起为单个或多个散在的淡红色小丘疹,质地柔软,顶端尖锐,以后逐渐增大增多,表面凹凸不平、粗糙,通常无特殊感觉,以后进一步增生成疣状突起并向外周蔓延。根据疣体形态可形象地分为丘疹型、乳头型、菜花型、鸡冠状、蕈样型（图17-8-1）。疣体表面潮湿,呈白色、粉红色或污灰色,表面易发生糜烂,有渗液、浸渍及破溃,尚可合并出血及感染。偶有异物感、痒感或性交痛,可破溃、渗出、出血或感染。少数患者疣体过度增生成为巨大型尖锐湿疣（Buschke-Loewenslein肿瘤）,部分巨型尖锐湿疣（图17-8-2）可发生恶变。

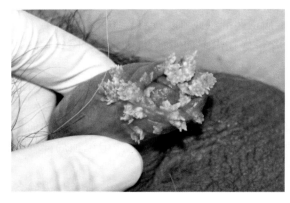

图17-8-1 尖锐湿疣

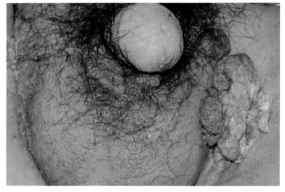

图17-8-2 巨型尖锐湿疣

部分患者表现为潜伏期感染或亚临床感染。前者局部皮肤黏膜外观正常且醋酸白试验阴性,但通过分子生物学方法可检测到HPV的存在。后者表现为肉眼不能辨认的皮损,醋酸白试验阳性,亚临床感染的存在和再活动也与本病复发密切相关。

三、诊断与鉴别诊断

根据病史（性接触史,配偶感染史或间接接触史等）和典型临床表现可以诊断本病,如果皮损不典型,可依据醋酸白试验、HPV检测及组织病理检查明确诊断,尤其对于合并免疫功能受抑制（包括合并HIV感染者）、对常规治疗无反应、皮损出血生长迅速者建议行组织病理检查。本病应与下列疾病鉴别。

（一）阴茎珍珠状丘疹

这是发生在成年男性冠状沟与阴茎头交界处的针头大小的圆锥形小丘疹,呈淡红色或淡黄色,发亮,可呈多行排列,质硬,无压痛,不会增生,无功能障碍,醋酸白试验阴性,是一种正常的生理变异。

（二）阴茎系带旁腺增生

发生在男性系带两侧的白色或淡红色小丘疹,数目少,醋酸白试验阴性。

（三）皮脂腺异位症

皮损呈群集针尖大小,淡黄色小丘疹、醋酸白试验阴性。

（四）扁平湿疣

为二期梅毒特征性的损害,表现为包皮及肛周部位成群的扁平丘疹,表面光滑潮湿,不角化,组织液暗视野显微镜检查可发现大量梅毒螺旋体,RPR 试验和 TPHA 试验阳性。

（五）鲍温样丘疹病

这是发生于外阴部位成群扁平棕红色或褐色小丘疹,组织病理为原位癌样表现。

（六）鳞状细胞癌

多见于年长者,皮损增生明显,向组织内浸润性生长,容易发生溃破感染,组织病理检查可见细胞变异,无空泡化细胞。

四、治疗

治疗原则是去除局部疣体为主,尽可能消除疣体周围亚临床感染和潜伏感染,减少复发。可以选择的治疗方法如下。

（一）外用药物治疗

1. **0.5% 足叶草毒素酊（鬼臼毒素酊）**　为细胞毒药物。用法为每天 2 次外用,连用 3 天停药,4 天为 1 个疗程,可根据病变程度连续用 1~3 个疗程,治愈率较高。适用于任何部位的皮损。

2. **10%~25% 足叶草酯酊**　每周 1~2 次局部外用,涂药 1~4h 后洗去。因刺激性较大,故应注意保护皮损周围正常组织。

3. **50% 三氯醋酸或二氯醋酸液**　通过对病毒蛋白的凝固作用破坏疣体,使疣组织坏死脱落。每周或隔周使用 1 次,连续用药不宜超过 6 周。有腐蚀性,应注意保护正常组织。

4. **其他**　5% 5-氟尿嘧啶每周外用 1 次,或 5% 咪喹莫特霜每周外用 2~3 次,睡前使用,一般 6~10 次脱落。最长可用药 16 周,局部可见轻中度刺激症状。

（二）局部物理疗法

1. **激光**　多用 CO_2 激光治疗,适用于多发的尖锐湿疣。

2. **冷冻**　多用液氮,适用于疣体不大或不太广泛者。

3. **电灼**　用电刀或电针治疗,适用于疣体较大、包皮过长需行包皮环切的患者。

4. **手术切除**　对疣体做整个或分批切除,适用于巨大的疣体。

5. **光动力治疗**　适合疣体较小、尿道口尖锐湿疣以及采用物理治疗或外用药物去除疣体后的预防复发治疗。

（三）免疫疗法

本方法单独使用效果不太明显且费用较高,部分患者使用时会有不良反应,可作为上述治疗的一种辅助手段,可以选用转移因子、胸腺肽或干扰素。

预后:本病可治愈,但有复发的可能。

【思考题】

尖锐湿疣的诊断与鉴别诊断?

第九节　获得性免疫缺陷综合征

一、概述

获得性免疫缺陷综合征(acquired immunodeficiency syndrome,AIDS,简称艾滋病)是由人类免疫缺陷病毒(human immunodeficiency virus,HIV)感染,主要破坏以 $CD4^+$ 为主的人淋巴细胞,逐渐引起严重免疫缺陷,导致各种严重的机会性感染和肿瘤而死亡的疾病。AIDS 传播速度快、病死率高,目前尚无治愈方法,是人类主要的致死性传染病之一。

HIV 有Ⅰ型(HIV-1)和Ⅱ型(HIV-2)之分,其中 HIV-1 是艾滋病的主要流行型,HIV-2 主要在非洲的少数国家里局限性流行。HIV 进入人体靶细胞后在繁殖过程中不断杀伤宿主细胞,使 $CD4^+T$ 淋巴细胞数目减少,单核-吞噬细胞、B 淋巴细胞、$CD8^+T$ 淋巴细胞和自然杀伤细胞等发生损伤,造成免疫功能缺陷,导致机体发生机会性感染和肿瘤。HIV 感染者与 AIDS 患者是本病的传染源,HIV 的高危人群有男同性恋者、静脉注射毒品依赖者、与 HIV 携带且经常有性接触者。

AIDS 主要通过性接触、血液、母婴 3 种途径传播,尚未发现 HIV 可以通过呼吸道、食物、汗液、泪液、昆虫叮咬、握手、共用游泳池等途径传播的证据。

二、临床表现

从感染 HIV 到发展为艾滋病,可大致分为急性 HIV 感染、无症状 HIV 感染和艾滋病 3 个阶段,各阶段临床表现分述如下。

(一)急性 HIV 感染

主要表现为类似于上呼吸道感染的发热、乏力、咽痛及全身不适症状,少数患者可有头痛、皮损、脑膜脑炎或急性多发性神经炎,体检可有颈、枕、腋部淋巴结肿大及肝脾大,上述表现多在 1 个月内消失。

(二)无症状 HIV 感染

可由原发 HIV 感染或急性感染症状消失后延伸而来,短至数个月,长至 20 年,平均 8~10 年。临床上没有任何表现,部分患者可出现持续性淋巴结肿大并维持相当长的时间,有些也可以发展为 AIDS。此期感染者血清中能检出 HIV 以及 HIV 核心蛋白和包膜蛋白的抗体,具有传染性。

(三)艾滋病

患者有发热、腹泻、体重下降、全身浅表淋巴结肿大,常合并各种条件性感染(如口腔念珠菌感染、卡氏肺囊虫肺炎、巨细胞病毒感染、疱疹病毒感染、弓形虫病、隐球菌脑膜炎、肺结核和肿瘤(如卡波西肉瘤、淋巴瘤等),部分中青年患者可出现痴呆。卡氏肺囊虫肺炎或中枢神经系统的感染是多数艾滋病患者死亡的直接原因,未经治疗者在进入此期后的平均生存期为

12~18 个月。

HIV 感染后的皮肤可以表现：

1. 非感染性皮肤损害　皮损多形性，可类似于脂溢性皮炎、鱼鳞病、毛发红糠疹、银屑病等，但通常病情更为严重。此外还可出现特应性皮炎、光敏性皮炎、玫瑰糠疹、荨麻疹、多形红斑及痤疮样皮损。

2. 感染性皮肤损害　表现为各种病原微生物的感染，但病情较一般患者严重。

（1）带状疱疹：累及范围常较大，可出现水疱、大疱、血疱，疼痛剧烈，极易继发细菌感染，可引起脑炎、肺炎，甚至死亡。

（2）单纯疱疹：常频繁复发，皮损分布呈局限性或播散性，表现为持续性口腔、生殖器、肛周重度疱疹，可长期不愈并形成深溃疡。

（3）疣：可表现为寻常疣、扁平疣、传染性软疣（图 17-9-1A）等，男性同性恋患者的肛周、直肠部常有尖锐湿疣。

（4）真菌感染：鹅口疮是免疫缺陷最早出现的症状（图 17-9-1B），此外常出现较严重的浅表真菌感染（如泛发性体股癣、手足癣和多发性甲癣等），有时表现不典型，需做真菌镜检和培养，10%~13% 艾滋病患者可发生隐球菌感染，常表现为疱疹样皮损，中枢神经系统易受累。

（5）细菌感染：表现为毛囊炎、多发性皮肤脓肿或疖。

3. 皮肤肿瘤

（1）卡波西肉瘤（Kaposi sarcoma）：常见于鼻尖、口腔黏膜、躯干、四肢等处皮损，开始为粉红色斑疹，其长轴与皮纹方向一致，以后颜色变暗，形成淡紫色或棕色的斑疹或斑块，最后变为出血性皮损和结节（图 17-9-1C）。

（2）淋巴瘤：皮损无特异性，可为丘疹或结节，诊断主要依靠病理检查。

（3）恶性黑色素瘤：中老年人多见，且较早出现转移。

（4）鳞状细胞癌：一旦发生进展较快，病变可侵及结缔组织、软骨和骨膜或转移至附近的

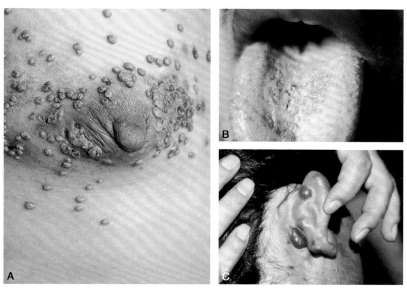

图 17-9-1　艾滋病皮肤表现
A. 多发性传染性软疣；B. 鹅口疮；C. Kaposi 肉瘤。

淋巴结与内脏。

HIV/AIDS 的实验室检测主要包括 HIV 抗体检测、HIV 核酸定性和定量检测、CD4$^+$T 淋巴细胞计数、HIV 基因型耐药检测等。HIV-1/2 抗体检测是 HIV 感染诊断的金标准。HIV 核酸定量(病毒载量)和 CD4$^+$T 淋巴细胞计数是判断疾病进展、临床用药、疗效和预后的两项重要指标。HIV 基因型耐药检测可为高效抗反转录病毒治疗(highly active antiretroviral therapy,HAART)方案的选择和更换提供指导。病毒载量的下降和 CD4$^+$T 淋巴细胞数量的升高,都是治疗显效和病情好转的重要实验室指标。

三、诊断

HIV/AIDS 的诊断需结合流行病学史(包括不安全性生活史、静脉注射毒品史、输入未经抗 HIV 抗体检测的血液或血液制品、HIV 抗体阳性者所生子女或职业暴露史等)、临床表现和实验室检查等进行综合分析,慎重作出诊断。

实验室检查符合下列一项者即可诊断:①HIV 抗体筛查试验阳性和 HIV 补充试验阳性(抗补充试验阳性或核酸定性检测阳性或核酸定量>5 000copies/ml);②分离出 HIV。

AIDS 各阶段的诊断标准又有所不同,分述如下:

（一）急性期的诊断标准

患者近期内有流行病学史和临床表现,结合实验室 HIV 抗体由阴性转为阳性即可诊断,或仅根据实验室检查 HIV 抗体由阴性转为阳性即可诊断。

（二）无症状期的诊断标准

有流行病学史,结合 HIV 抗体阳性即可诊断,或仅实验室检查 HIV 抗体阳性即可诊断。

（三）艾滋病期的诊断标准

有流行病学史、实验室检查 HIV 抗体阳性,加下述各项中的任何一项,即可诊断为艾滋病。

1. 不明原因的持续不规则发热 38℃ 以上,>1 个月;

2. 腹泻(粪便次数多于 3 次/d),>1 个月;

3. 6 个月之内体重下降 10% 以上;

4. 反复发作的口腔真菌感染;

5. 反复发作的单纯疱疹病毒感染或带状疱疹病毒感染;

6. 肺孢子菌肺炎(pneumocystis pneumonia,PCP);

7. 反复发生的细菌性肺炎;

8. 活动性结核或非结核分枝杆菌病;

9. 深部真菌感染;

10. 中枢神经系统占位性病变;

11. 中青年人出现痴呆;

12. 活动性巨细胞病毒感染;

13. 弓形虫脑病;

14. 马尔尼菲青霉病;

15. 反复发生的败血症;

16. 皮肤黏膜或内脏的卡波西肉瘤、淋巴瘤。

此外,HIV 抗体阳性,而 CD4$^+$T 淋巴细胞数<200 个/μl,也可诊断为艾滋病。

四、治疗

（一）抗 HIV 反转录病毒治疗

目的是抑制病毒复制,使病毒载量降低至检测下限并减少病毒变异,使患者获得正常的期望寿命,并减少 HIV 的传播、预防母婴传播。常用的药物根据作用时相的不同分为核苷类反转录酶抑制剂(nucleotide reverse transcriptase inhibitor,NRTIs)、非核苷类反转录酶抑制剂(non-nucleoside reverse transcriptase inhibitor,NNRTIs)、蛋白酶抑制剂(protease inhibitor,PIs)、整合酶抑制剂(integrase inhibitors,IIs)、融合抑制剂(fusion inhibitors,FIs)及 CC 趋化因子受体5(CC-chemokine receptor 5,CCR5)抑制剂六大类共 30 多种药物(包括复合制剂)。国内的抗反转录病毒治疗(antiretroviral therapy,ART)药物有 NNRTIs、NRTIs、PIs 和 FIs4 类,共 18 种(包含复合制剂)。

1996 年何大一提出"鸡尾酒"式混合疗法,也称高效抗反转录病毒治疗法(highly active antiretroviral therapy,HAART),即采用蛋白酶抑制剂与反转录酶抑制剂联合治疗,取得了良好疗效。目前基本倾向联合用药,联合治疗选择药物的依据是:①临床证实有效;②有协同作用;③无交叉耐受;④无蓄积毒性;⑤实用性强。

（二）免疫调节治疗

可用 α-干扰素、白细胞介素-2、静脉用人血丙种免疫球蛋白、粒细胞-巨噬细胞集落刺激因子及粒细胞集落刺激因子等。

（三）机会性感染的治疗

针对病原微生物采用相应敏感药物进行治疗。

（四）卡波西肉瘤的治疗

皮损内注射长春新碱、放射治疗和联合化疗。

（五）中医药治疗

近年来发现多种中药对 HIV 有抑制作用,如紫花地丁、甘草素、天花粉蛋白等。

艾滋病目前尚无特效治疗药物,预防仍是重点,具体措施包括:①普及预防艾滋病的知识;②树立健康的性观念,正确使用安全套,实施安全性行为;③不吸毒,不共用针具,普及无偿献血,对献血员进行 HIV 筛查;④控制母婴传播;⑤加强医院管理,严格执行消毒制度,控制医院交叉感染,预防职业暴露感染,确保安全的血液供应,防止经血液制品传播 HIV。

【思考题】

艾滋病的皮肤表现有哪些?

第十节　鲍温样丘疹病

一、概述

鲍温样丘疹病(Bonwenoid papulosis,BP)1970 年由 Lloyd 首先描述,当时称之为多中心性色素性鲍温病,以后相继有可逆性女阴异型、生殖器多中心鲍温病、伴原位变化的色素阴茎丘疹等名称。现统一称为鲍温样丘疹病。本病特点为在生殖器部位发生的多发性斑丘疹,呈良性经过,可自行消退,而实质上是表皮内的原位癌。本病病因尚不清楚,可能与长期接受外界慢性不良刺激、色素痣、接触砷剂等因素有关。

二、临床表现

本病好发于皮肤、黏膜,全身皮肤及黏膜均可发病。男性外生殖器病变常位于包皮及阴茎头部(图 17-10-1),早期为淡红色小片红斑或轻度隆起的斑块,表面有淡黄色鳞屑,易剥离,剥离后创面红润,不易出血,多无自觉症状。病变多呈圆形、稍隆起,边缘清楚,逐渐扩大,可迁延多年,20%~30%变为浸润癌,37%发生转移。

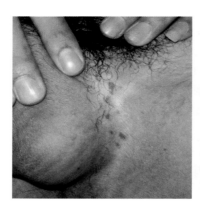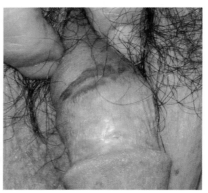

图 17-10-1 鲍温样丘疹病

三、诊断与鉴别诊断

本病单凭病史、体征往往难以确立诊断,最后需要病理活检确诊。与脂溢性角化病、浅表性基底细胞癌、银屑病、钱币状湿疹有时也很难鉴别。脂溢性角化病通常皮损较小。浅表性基底细胞癌质地半透明和边缘轻度隆起。而鲍温样丘疹病的病理是表皮角质层角化不全,棘层增生,部分细胞不典型增生,细胞大小不一,核质比例增大,细胞核不规则堆积,有丝分裂活跃,出现成簇的有丝分裂相,奇异核或多核。表层内有少数空化细胞,钉脚下伸增宽,真皮毛细血管扩张和淋巴细胞浸润。

四、治疗

病变限于包皮者,行包皮环切术,必要时辅以化疗。如果病变累及阴茎者切除范围应在距离病灶边缘 0.2cm,深至深筋膜。如病灶已呈浸润性生长需行阴茎部分切除加腹股沟淋巴清扫。对局限性及表浅性病灶,可以选择冰冻、电灼、激光、放疗等。

本病在生物学上属潜在恶性病变,外生殖器鲍温样丘疹病常伴有 HPV 感染,恶变潜能增加,故男性生殖器鲍温样丘疹病患者及其性伴侣应长期随访。

【思考题】

鲍温样丘疹病需与哪些疾病鉴别?

第十一节　传染性软疣

一、概述

传染性软疣(molluscum contagiosum)是由传染性软疣病毒(molluscum contagiosum virus,MCV)引起的表皮良性病毒性传染病,以皮肤出现蜡样光泽的珍珠状小丘疹,顶端凹陷并能挤出乳酪样软疣小体为临床特征。常由直接接触或间接接触引起,多见于儿童及青年人。

病理表现为表皮高度增生而伸入真皮,受感染的细胞开始有卵圆形小体形成,随着细胞体积增大,胞核固缩,最后形成几乎占据整个胞质的嗜酸性包涵体(软疣小体)。软疣小体最先见于棘层下部,为单个小圆形嗜酸性物质,颗粒层软疣小体由嗜酸性变为嗜碱性,至角质层大量嗜碱性小体嵌于角质层网眼中,病变中心破裂释放软疣小体形成火山口样空腔。

二、临床表现

传染性软疣的潜伏期为 2 周~6 个月,好发于躯干、四肢皮肤与外阴和肛门四周皮肤。男性主要出现在阴囊、阴茎、包皮等处。症状为单发或多发、散在分布的粟粒至黄豆大小的丘疹,圆形,随时间延长丘疹中心呈脐凹状,颜色为白色或灰白色,并有蜡样光泽。若挑破丘疹可挤出白色乳酪状物,称为软疣小体(图 17-11-1)。有的丘疹细菌感染后可出现红肿、化脓。大多数患者无自觉症状,少数患者可有轻微瘙痒感,若继发感染可出现疼痛症状。

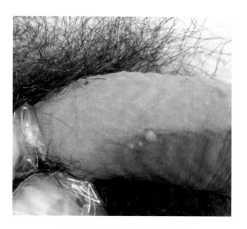

图 17-11-1　传染性软疣

三、诊断与鉴别诊断

根据其病损为半球形,顶端有脐凹的丘疹特性以及发病部位、年龄等特点,本病易于诊断。不典型皮损应与生殖器疱疹、尖锐湿疣、阴茎结核疹相鉴别。

四、治疗

1. **外科治疗**　局部消毒后用无菌针头挑破传染性软疣的顶端,可见到乳酪样的软疣小体,然后用镊子轻轻挤出或直接用小镊子夹住疣体将其拔出,然后涂 2%~2.5% 碘酊,压迫止血即可。数目多者,皮损消毒后,将软疣刺破,涂以 5%~10% 碘酊,每日 1 次,可在 7 天内干涸脱落。

2. **酞丁安霜**　具有抗病毒的作用,以之涂于疣体表面,每日 2~3 次,连用 3 周。如疗程结束后软疣仍不能消除,要刮除或拔出。

3. **1% 的 5-氟尿嘧啶溶液**　以棉签蘸药液少许直接点于疣体的顶端,每日 2~3 次,连用 2 周。

4. **0.1% 的维生素 A 酸溶液**　外用每日 2 次,连用 2 周。要注意周围皮肤保护。

预后:大多数患者皮损 6~9 个月后可自愈,但亦有持续 3~4 年者,个别患者可持续 5 年以上,病程与数目无关,愈后不留瘢痕。

【思考题】

传染性软疣的治疗方法有哪些?

第十二节　生殖器念珠菌病

一、概述

真菌的生长需要温热、潮湿的环境,男性外生殖器刚好符合真菌(主要是白色念珠菌)生长所需的条件,而且阴茎头和过长时间潜在包皮腔内脱落的上皮细胞、腺体的分泌物和积聚的包皮垢恰好提供了真菌生长的有利环境,念珠菌一旦进入即可迅速繁殖,导致生殖器念珠菌病的发生。念珠菌性包皮炎在男性一生中几乎都曾罹患,发病率居包皮阴茎头疾病的首位。

二、临床表现

一般多表现为包皮、阴茎头红斑,表面光滑,边缘轻度脱屑,并有卫星状分布的丘疹和小脓疱,缓慢向四周扩大,境界一般清楚(图 17-12-1)。急性发作期阴茎头表面水肿,境界不清楚,有时出现糜烂、渗液。反复发作的念珠菌性包皮阴茎头炎可引起包皮干裂、纤维化和阴茎头硬化性改变。

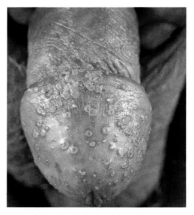

图 17-12-1　念珠菌性包皮阴茎头炎

三、诊断与鉴别诊断

病变部位取材直接镜检或真菌培养念珠菌,即可确诊本病。但在念珠菌感染引起阴茎头过敏性炎症时病原体检查可出现假阴性。

本病应与滴虫病、阴茎头接触性皮炎和慢性阴茎头包皮炎进行鉴别。另外应注意患者是否同时伴有尖锐湿疣、淋病、滴虫性尿道炎及 NGU 等疾病。实验室检查发现病原菌是最主要的辅助诊断手段。

四、治疗

(一)局部治疗

局部使用特比奈芬乳膏、盐酸布替奈芬软膏、联苯苄唑软膏、采乐洗剂和聚维酮碘等药抗真菌治疗。

(二)系统用药

1. 氟康唑　是三唑类抗菌药,口服吸收后在阴茎头组织中有相当高的浓度,并可渗透至阴茎头的最深层,达到彻底清除阴茎头表面及潜入皮下组织真菌的目的,适合于念珠菌感染的全身治疗。

2. 伊曲康唑　具有高度亲脂性,亲角质性,抗真菌谱广,口服吸收快,有良好的药物后效应。

3. 特比耐芬　具有杀灭和抑制真菌的双重作用。

预后：本病预后良好，但可反复发作。为避免复发，建议标准化用药2周。

【思考题】

生殖器念珠菌病诊治中的注意事项有哪些？

第十三节　阴　虫　病

一、概述

阴虫病(pediculosis pubis)是会阴部沾染阴虱引起的皮肤病，多见于青年，常因性接触而传染，也可由不洁的衣物、床上用品或厕所座板等用具间接传播。阴虱主要寄生于生殖器周围的皮肤、阴毛丛中，偶见于腋窝，少数见于胡须、眉毛和眼睫毛上。产卵于阴毛之间，虱卵一般经一周后孵化。如果不加治疗，它们会迅速繁殖，令人难受忍受。阴虱叮咬吸血时，其唾液中的有毒性分泌物，加之其口器的机械性刺激与咬伤，可引起局部瘙痒，搔抓引起的抓痕、血痂可以继发毛囊炎与脓疱疮。

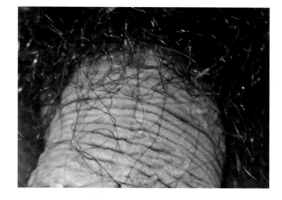

图 17-13-1　阴虱病

二、临床表现

本病多见于16~25岁的人群，主要症状是外生殖器、肛周毛发分布区瘙痒，以夜间显著，受累部位皮肤上可见粟粒大、灰褐色小颗粒，放大镜下或低倍镜下可见爬行的阴虱；在阴毛上可见到灰白色或淡白色阴虱卵（图17-13-1），内裤上常常可以见到黑色虱粪及针头大血痂。

三、诊断

阴虱的诊断较为简单，检出虫体或阴毛上见到虫卵即可确诊。

四、治疗

治疗阴虱的药物多为中药，且多为外用。

（一）百部制剂

有复方百部酊、百部蛇康子酊、百蛇汤、百白莆等制剂。将外阴部阴毛剃净并用温肥皂水洗净外阴部后，用复方百部酊外搽，每日3次，7天为一疗程。治疗期间每日换内裤，洗净沸水烫，勤换洗被褥。如因瘙痒抓破皮肤有继发感染时，可选择性加用抗生素。一般搽药3天后，阴部瘙痒、剧痒症状明显减轻，7天基本恢复。也可以取百部40g+50度以上白酒500ml浸泡一晚后用此液搽洗会阴部，每日3次，7天均可治愈。

（二）食醋治疗

剃除阴毛,每次治疗前清洁外阴。取食醋250g加热至40~50℃后,用加厚纱布蘸取食醋湿敷患处(可用塑料薄膜包缠纱布外面,以保持湿润),为时1h,每天2~3次。此法阴虱及虱卵可全部灭除,经济易行,无不良反应,瘙痒症状消失者为治愈。

此外,尚有凯素灵、复方溴氟菊酯霜、灭害灵、灭虱酊、阴虱灵等制剂,对阴虱的治疗均有一定的疗效。

预后:本病如果治疗及时,可以痊愈,不留后遗症;治疗不及时者,反复搔抓导致皮损,引起感染者可以遗留瘢痕。其预防主要是注意清洁卫生,经常沐浴,勤换衣、被,一旦发现,患者应积极并彻底治疗,同时检查接触者。

【思考题】

阴虱病的治疗方法有哪些?

第十四节　疥　疮

一、概述

疥疮(scabies)俗称"闹疮""痒疮",是由疥螨寄生于人体皮肤表皮层所引起的慢性传染性皮肤病,常在阴囊、阴茎、包皮上形成经久不愈的疥疮结节。

疥螨主要通过直接接触(包括性接触)而传染,也可通过患者使用过的衣服、被褥、床单、枕巾、毛巾而间接传染。容易在家庭或集体单位中相互传染,出现先后多人同患此病。

病理表现为表皮不规则的棘细胞层肥厚,并有较多的海绵状水肿及炎细胞外渗,以至形成表皮内水疱。皮损隧道内有时可见虫卵或虫体。

二、临床表现

因疥虫多在手指缝及其两侧、腕曲面、肘窝、腋窝、脐周、腰围、下腹部、生殖器、腹股沟及股上部内侧等处活动,故其损害为上述部位针头大小的丘疱疹和疱疹,疏散分布(图17-14-1)。丘疱疹微红,疱疹发亮,早期近皮肤色,内含浆液,无红晕。有时还可见疥虫在表皮内穿凿的约数毫米长的线状隧道,疥虫就埋藏在隧道的盲端。掘隧道是疥虫所特有的性状。皮损若经久不愈,往往出现继发性病损如抓痕、血痂、点状色素沉着、湿疹样变和脓疱等。

成年男性可在阴囊、阴茎等处出现淡色或红褐色,绿豆至黄豆大半球形炎性硬结节,有剧痒,称为疥疮结节或结节性疥疮(图17-14-2)。

本病以冬季多见,病程较长,可持续数周至数个月,如治疗不彻底,可于翌年冬季复发。

三、诊断与鉴别诊断

根据典型的临床表现和接触传染史诊断一般不难。近年来由于糖皮质激素的广泛使用,使许多疥疮患者的症状已不典型,如婴儿疥疮、老年人疥疮、清洁者疥疮、难辨认疥疮、结节性疥疮、结痂性疥疮、艾滋病合并疥疮等,给临床诊断带来一定的困难,也易造成误诊。近年开展的聚合酶链式反应(polymerase chain reaction,PCR)技术快速检测疥螨,阳性率高,有助于本病

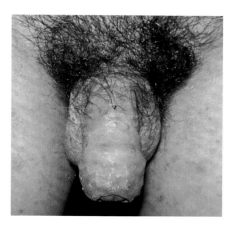

图 17-14-1 疥疮

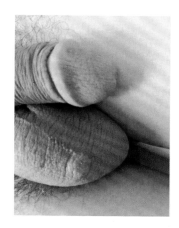

图 17-14-2 疥疮结节

的确诊。本病应和痒疹、皮肤瘙痒症、丘疹性荨麻疹、虱病、湿疹等疾病鉴别。

四、治疗

疥疮的治疗并不复杂,主要以外治为主,一般不需口服全身用药。外用药目前最常用的是硫磺软膏,使用时须注意:

1. 治疗前须先用热水肥皂洗澡。

2. 用药范围除头面部以外部位均须涂抹,尤其是皮肤皱褶部位如指缝等,需多次用力涂抹。

3. 若用硫磺霜应早晚各 1 次,连用 3 天,第四天洗澡更衣,为一个疗程。若用 1%γ-666 制剂则在用药后 24h 洗澡更衣为一个疗程,第二疗程需在下周进行。两种疗法最好都用两个疗程为宜,因为疥螨虫卵发育为成虫需 10 天左右。

4. 同居一室者需一起治疗,以避免反复交叉感染。

5. 疗程结束后,衣物及被具需煮沸消毒,不能煮的可水烫或日晒。

6. 阴囊疥疮结节的治疗往往需要 1~2 个月。

预后:如接受正规治疗,及时治愈,预后良好。

━━━━━━━━━━━ 【思考题】 ━━━━━━━━━━━

疥疮治疗及其注意事项?

推荐阅读文献:

[1] 张学军,郑捷. 皮肤性病学. 9 版. 北京:人民卫生出版社,2018:209-227.

[2] 王国耀,彭弋峰,涂响安. 包皮疾病诊疗手册. 北京:科学出版社,2016:150-169.

[3] JEAN L B,JOSEPH L J,RONALD P R. 皮肤病学. 2 版. 朱学骏,王宝玺,孙建方,译. 北京:北京大学医学出版社,2011:1436-1478.

[4] 虞瑞尧. 部位皮肤病彩色图谱. 北京:人民军医出版社,2009:263-275.

[5] KLAUS W,RICHARD A J,DICK S. 临床皮肤病学彩色图谱. 5 版. 邵长庚,译. 北京:人民卫生出版社,2008:49-61.

[6] 朱学骏,顾有守,沈丽玉. 实用皮肤病性病治疗学. 3 版. 北京:北京大学医学出版社,2006:489-544.

［7］郑占才,王家璧.非淋菌性尿道炎临床特征与治疗进展.中国性科学,2006,15(2):8-11.

［8］赵静媛,袁红,方翠艳,等.软下疳疾病的临床治疗分析.世界最新医学信息文摘(电子版),2014,14(7):81-90.

［9］苏晓红,龚向东.性病性淋巴肉芽肿的研究进展.国际皮肤性病学杂志,2011,37(6):398-402.

［10］岳晓丽,龚向东,李婧,等.2008—2017年中国生殖器疱疹流行特征分析.中华皮肤科杂志,2018,51(5):332-336.

［11］葛帮友,刘影,孙大鹏.探究生殖器疱疹病毒感染对细胞免疫及性功能的影响.中国性科学,2016,25(8):71-73.

［12］尹莉,江吉,袁烨,等.比较三种治疗方案减少生殖器疱疹复发的临床效果.中国性科学,2019,28(1):139-142.

［13］岳晓丽,龚向东,李婧,等.2008—2016年中国性病监测点尖锐湿疣流行特征分析.中华皮肤科杂志,2017,50(5):321-325.

［14］单孔荣,李林妍,王红丽,等.尖锐湿疣患者HPV感染与细胞免疫功能的关系研究.中国实验诊断学,2017,21(5):828-830.

［15］陈光辉,赵静,艾予蜀,等.男性尖锐湿疣患者人乳头瘤病毒感染状况分析.中华传染病杂志,2018,36(5):277-279.

［16］解方,李承新.尖锐湿疣免疫学发病机制研究进展.传染病信息,2015,28(3):175-178.

［17］方敏,邓梅花,梁飞立.HIV感染抗逆转录病毒治疗时机的研究进展.中华实验和临床感染病杂志(电子版),2016,10(2):136-139.

［18］余丰,梁飞立,吴继周.HIV感染者/AIDS患者抗病毒治疗早期预后的影响因素研究进展.医学综述,2016,22(5):862-865.

［19］梁欣,彭晓霞.中国HIV感染者/AIDS患者服用抗病毒治疗药物后耐药性的系统综述.中国感染控制杂志,2016,15(4):254-257.

［20］向进.传染性软疣682例临床分析.中国皮肤性病学杂志,2004,18(7):418-419.

［21］张长胜,孙天明,党乾元,等.阴茎包皮多发性传染性软疣2例报告并文献复习.中国男科学杂志,2017,31(2):63-64.

［22］马宪召.30例生殖器念珠菌病的临床疗效分析.中国保健营养,2017,27(18):124.

［23］葛青,谷牧人,梁振,等.耻阴虱的研究现状.疾病预防控制通报,2003,18(1):82-83.

［24］王全林,刘素玉,刘志新.不典型疥疮.皮肤病与性病,2006,28(1):20-22.

第十八章

男性生殖系统肿瘤

泌尿及男生殖系统各部位均可发生肿瘤,最常见的是膀胱癌,其次为肾肿瘤。欧美国家最常见的前列腺癌,在我国比较少见,但在我国有明显增长趋势。我国过去常见的生殖系肿瘤阴茎癌日趋减少。

第一节 阴 茎 癌

一、阴茎癌流行病学及病因

阴茎癌是一种比较少见的恶性肿瘤。由于国家、民族、宗教信仰以及卫生习惯的不同,阴茎癌的发病率有明显的差异。在欧洲其发病率为 0.1/10 万~0.9/10 万;亚洲、非洲及南美洲的部分经济欠发达地区,发病率高达 19/10 万。20 世纪 50 年代以前,阴茎癌曾是我国男性泌尿生殖系统常见的恶性肿瘤,中华人民共和国成立后随着人民生活水平的提高以及卫生条件的改善,阴茎癌发病率迅速下降。

阴茎癌的病因目前仍不清楚。多年来国内外学者做了大量研究,提出多种学说。阴茎癌多数发生于包茎或包皮过长的患者,新生儿行包皮环切术能有效防止此病。另外,不断有证据表明,某些阴茎癌患者可能与病毒因素有关。流行病学调查阴茎癌患者的性伙伴宫颈癌患病危险性是正常人的 3~8 倍。人类乳头瘤病毒(human papillomavirus,HPV)16 型及 18 型与阴茎癌发病密切相关。

除此之外,阴茎癌诱因还包括:阴茎、外生殖器疣病史,吸烟,阴茎皮疹,阴茎裂伤和性伙伴数量等。总之,有关阴茎癌发病率的确切原因以及各种危险因素的相互作用有待进一步探讨。

二、阴茎癌的病理和分期

(一) 阴茎癌病理

阴茎癌多从阴茎头、冠状沟和包皮内板发生,从肿瘤形态上可分为原位癌、乳头状癌和浸润癌三种。原位癌常位于阴茎头和冠状沟,罕见发生于阴茎体,病变呈边界清楚的红色斑块突起,有脱屑糜烂,生长缓慢或数年不变。乳头状癌好发于包皮内板、冠状沟和阴茎头,呈乳头状或菜花状突起,伴有脓性分泌物和恶臭,质脆易出血,一般较局限,淋巴结转移较少。浸润性癌以冠状沟多见,呈湿疹样,有硬块状基底,中央有溃疡,伴脓性或血性渗出液。除晚期病例外,因为阴茎筋膜和白膜坚韧,阴茎癌很少侵犯尿道海绵体。

阴茎恶性肿瘤多数为鳞状细胞癌,占 95%,其他如基底细胞癌、腺癌、恶性黑色素瘤、肉瘤等相对少见。

（二）阴茎癌分期

阴茎癌的准确分期与治疗方法的选择及预后有直接关系。目前,最常用的分期方法是Jackson分期法和国际抗癌协会(Union for International Cancer Control,UICC)的TNM分期法。

1. Jackson分期

A:肿瘤局限于阴茎头、包皮或两者;

B:浸润到阴茎体,无淋巴结或远处转移;

C:肿瘤局限在阴茎,腹股沟淋巴结转移,可以切除;

D:肿瘤浸润到邻近组织,淋巴结不能切除和/或远处转移。

2. UICC TNM分期(1987)

原发肿瘤(T)

T_x:原发肿瘤不能评估。

T_0:未发现原发肿瘤。

T_{is}:原位癌。

T_a:非浸润疣状癌。

T_1:肿瘤直径≤2cm,侵犯皮下结缔组织。

T_2:肿瘤直径2~5cm,侵犯海绵体。

T_3:肿瘤直径>5cm或侵犯尿道、前列腺。

T_4:肿瘤侵犯相邻组织。

局部淋巴结(N)

N_x:局部淋巴结不能评估。

N_0:未发现局部淋巴结转移。

N_1:单个表浅腹股沟淋巴结转移。

N_2:多个或双侧浅表腹股沟淋巴结转移。

N_3:单侧或双侧深腹股沟或髂淋巴结转移。

远处转移(M)

M_x:不能评估远处转移。

M_0:无远处转移。

M_1:远处转移。

三、阴茎癌的临床表现

阴茎癌多见于40~60岁有包皮过长或包茎者。病变主要发生在受包皮垢刺激的阴茎头、冠状沟及包皮内板。早期癌变时阴茎头或包皮上皮肥厚,可能被掩盖或忽略,不易发现。多数病例表现阴茎头部丘疹、溃疡、疣或菜花状斑块,继而出现糜烂、边缘硬而不整齐,自觉刺痛或烧灼样痛,有脓性恶臭分泌物。有包茎或包皮不能上翻时,可隔着包皮仔细触摸,有肿块或结节感,局部有压痛。阴茎前端常有脓性或血性分泌物自行流出。晚期肿瘤可以从包皮口或皮肤穿出,呈菜花样。肿瘤继续发展可侵犯整个阴茎海绵体和尿道海绵体,此时可出现排尿困难。

阴茎癌患者就诊时大多数可有腹股沟淋巴结肿大,可能系癌侵犯,但大约有50%淋巴结肿大并非癌转移,而是炎症所致。晚期病例,癌局部和转移淋巴结破溃、感染及出血;肿瘤远处转移可出现转移部位的相应症状和全身消瘦、贫血、食欲不振等表现。

四、阴茎癌治疗

阴茎癌的治疗主要依靠外科手术切除,包括原发肿瘤和区域淋巴结的切除。配合放射治疗、化学药物等综合治疗,可提高疗效。外科手术治疗前必须明确肿瘤的侵犯范围和所属淋巴结有无转移,做出准确的肿瘤分期和分级,然后选择适宜的治疗方法。现代治疗的重点,放在对集体侵袭最少、保留组织的基本原则上。

(一) 包皮环切术

局限于包皮或阴茎头的早期小肿瘤,深部没有浸润,没有淋巴结转移的Ⅰ期或T_1期以前的肿瘤,可行包皮环切或局部切除。此类肿瘤亦可局部切除加辅助治疗或单纯非手术治疗。原位癌或年轻患者还可用5-Fu霜、CO_2激光和液氮冷冻治疗或放射治疗。

(二) 阴茎部分切除术

Ⅰ期或T_1期肿瘤,局限于阴茎、无淋巴结转移,可行阴茎部分切除。作为金标准治疗,切除包括2cm以上正常组织,最好经显微外科确认阴茎断端无淋巴结或静脉癌栓,也无肿瘤浸润;残留阴茎在2cm以上,尿道重建防止尿道外口狭窄。

阴茎部分切除能保留部分性功能和直立排尿,少有心理障碍,生活质量高。有报道保留4~6cm阴茎海绵体,45%能完成性交;保留2~4cm则有25%有性交能力。阴茎部分切除后5年内有11%~20%发生淋巴结转移,应密切随访。

(三) 阴茎全切术

适于浸润性阴茎癌,肿瘤累及阴茎1/2以上,切除后不能保留有功能的残端,应行阴茎全切和会阴部尿道重建。另外,阴茎部分切除后残端复发、原发阴茎体恶性程度较高的癌,也应做阴茎全切术。

(四) 保留阴茎组织的治疗

目前对阴茎癌的治疗,倾向于在彻底切除原发肿瘤的同时,最大限度地保留阴茎的长度和外观,特别是年轻患者,以求保持直立排尿的功能和性生活能力。有资料表明,部分阴茎癌患者宁愿选择有性生活能力的保留阴茎的方法,而非长期存活的治疗方法。为此,近年开展了Mohs显微外科技术和近距离放射治疗。对保留阴茎组织治疗的患者,其局部和区域淋巴结有复发、转移的风险,应长期随访,避免肿瘤复发、发展,延误进一步治疗的时机。

(五) 区域淋巴结清除术

阴茎癌转移的主要途径是淋巴结系统,主要区域淋巴结是腹股沟及髂血管淋巴结。区域淋巴结有无转移,能否根治切除是影响生存率的决定因素。然而,阴茎癌原发病灶切除后,确定淋巴结清除术的手术指征是关键性问题,多年来各持不同意见。

阴茎癌患者就诊时有40%~60%可触及腹股沟肿大淋巴结,其中30%~60%组织学证实已有淋巴结转移;还有相当一部分为炎性淋巴结肿大。有学者提出即使腹股沟淋巴结肿大也不主张一律常规行腹股沟淋巴结清除术。但也有学者认为原发病灶切除后一个月内常规淋巴结清除有较高的无瘤生存率。

为明确有无淋巴结转移,Cabanas建议行"前哨淋巴结"活检。前哨淋巴结位于大隐静脉和股静脉连接处上内侧,作为阴茎淋巴结引流中心,是阴茎癌淋巴结的第一站,受侵与否作为阴茎癌分期标准并指导治疗。如果前哨淋巴结活检阳性,须行髂腹股沟淋巴结清除术;相反则不须处理,但术后4年需1~2个月定期复查。由于阴茎的淋巴引流通向双侧腹股沟与盆腔淋巴结,当单侧腹股沟可触及淋巴结时,20%~25%对侧也有病变,甚至有报道阴茎癌至少有50%转移是双侧的。所以区域淋巴结清除术应该双侧进行。清除范围可行标准的常规术式或改良术式,按要求切除与之有关的腹股沟浅、深淋巴结,必要时包括髂动脉周围淋巴结。

目前比较一致的观点认为,以下情况应是腹股沟淋巴结清除术的指征:①原发肿瘤切除后连续应用 4 周抗生素,腹股沟仍能触及肿大固定的淋巴结;②组织学或细胞学检查证实有转移;③有阴茎癌病史,腹股沟又出现淋巴结肿大者;④原发肿瘤已侵犯海绵体,肿瘤细胞分化差者;⑤Ⅱ期肿瘤,临床或影像学检查淋巴结转移者;⑥因各种原因须行姑息性手术者;⑦原发肿瘤切除后不能定期随访者。

标准腹股沟淋巴结清除术范围:①腹股沟淋巴结清除术,上缘于脐与髂前上棘平面,下缘达股三角顶端,外界由髂前上棘内向下到缝匠肌内侧缘,内界在腹股沟韧带上前正中线旁 3cm,腹股沟韧带下阔筋膜内缘,清除腹股沟区及股管内所有淋巴脂肪组织,股管内淋巴结证实有转移者须施行髂淋巴结组织清除术;②髂淋巴结组织清除术,主动脉分叉以下盆筋膜、髂总动脉和髂外血管鞘及周围淋巴脂肪组织。

(六) 放射治疗

放射治疗阴茎癌是一种传统的治疗方法,在一定的条件下有一定的疗效。通过放射治疗有可能阴茎得以保留,保持直立排尿和维持性能力或使病变得到控制。治疗低分期肿瘤,5 年生存率非常接近外科手术的结果。

治疗方法:①外照射:低能 X 线或电子射线可直接作用于肿瘤,适用于阴茎表浅肿瘤或原位癌;②近距离放射治疗:放射距离短,放射剂量主要集中在肿瘤组织及周围的小部分组织内,肿瘤组织可得到高剂量的照射,而周围正常组织可受到很好的保护。

(七) 化学药物治疗

阴茎癌多属于高分化鳞状细胞癌,对化疗药物多不敏感。单独化学药物治疗对阴茎癌的疗效并不令人满意,多用于辅助治疗和联合治疗。将化学药物治疗纳入联合治疗,并提高手术治疗效果、提高保留阴茎手术的治愈率、延长生存时间具有积极意义。

临床常用药物有平阳霉素(pingyangmycin,PYM)、环磷酰胺(cyclophosphamide,CTX)、阿霉素(azithromycin,AZM)、甲氨蝶呤(methotrexate,MTX)、长春新碱(vincristine,VCR)、5-氟尿嘧啶(5-fluorouraci,5-Fu)、博来霉素(bleomycin,BLM)等。常使用联合用药,顺铂(cisplatin,CIS)+5-Fu,顺铂+博来霉素,甲氨蝶呤+丝裂霉素。在难治性阴茎癌的治疗中很多学者强调联合治疗,可能取得一定的治疗效果。包括手术前后放射辅助治疗,手术前后的化学药物辅助治疗,放射治疗、化学疗法、根治性手术的联合应用。采用综合方法治疗效果远优于单一疗法。

五、阴茎癌预后

阴茎癌是一种发病率低、恶性程度较低、早期治疗预后也较好的恶性肿瘤。早期治愈率可达 70%~80%,有的可达 100%。但发展到晚期,特别是有区域淋巴结转移,治愈率明显下降,5 年生存率仅 20%~30%。阴茎癌病变是进行性发展的,如不经治疗,一般 2 年内死亡,无 5 年生存率。

阴茎癌的预后与下列因素有关。

(一) 阴茎癌的分级、分期

一组报道,肿瘤细胞分化好者淋巴结转移发生率为 14%,分化中等者为 72%,分化差者为 96%,分化较好者复发率为 45%,分化不良者复发率为 100%。G_1、T_1 者淋巴结转移为 16.5%,G_2、G_3、T_1 为 60%,T_2 为 82%,T_3、T_4 为 100% 发生淋巴结转移。

(二) 生存率与肿瘤有无浸润有关

阴茎癌预后取决于阴茎海绵体是否受侵和淋巴结转移程度。非浸润分化好的,淋巴结转移为低风险;若海绵体受侵,肿瘤 G_2 以上淋巴结转移为 80%~100%。肿瘤超过阴茎体 75% 时,转移率高,生存率低。

（三）　生存率与区域淋巴结状况有关

生存率主要依靠淋巴结是否有转移。无淋巴结转移者 5 年生存率为 77%;有淋巴结转移没有做淋巴结清除者 95% 在 3 年内死亡。阴茎癌死亡多归为淋巴结转移。临床上没有触及淋巴结或仅有组织学阳性者,5 年生存率在 12%~80%,静脉和淋巴管栓塞是影响淋巴结转移的重要因素,同时也是复发和死亡的风险因素。髂淋巴结转移者,无 1 例存活超过 5 年。因此,对区域淋巴结进行恰当、良好的治疗,是提高生存率非常重要的措施。

（四）　治疗方法与时机的选择

阴茎癌由于病变隐蔽,加之害羞,患者不能及时就诊,15%~50%发病 1 年以上,往往延误治疗,影响预后。如果能早期切除病灶和施行腹股沟淋巴结清除术,可使 5 年存活率上升至 57%~100%。

（五）　联合治疗可提高生存率

常规部分切除或全切除,对于 T_1、T_2 期肿瘤,生存率为 77%,加放射治疗可提高生存率。仅外科治疗复发率为 45%,若辅以化学药物治疗仅 16% 复发。若能外科治疗辅以放射治疗以及化学药物等联合治疗,可提高疗效。

———————————————— 【思考题】 ————————————————

1. 简述阴茎癌主要病理类型及临床 TNM 分期。
2. 腹股沟淋巴结清扫范围。

第二节　睾　丸　肿　瘤

一、睾丸肿瘤流行病学及病因

睾丸肿瘤较少见,仅占男性肿瘤的 1%~1.5%,占泌尿系肿瘤的 5%。然而在 15~34 岁的年轻男性中其发病率列所有肿瘤之首。其发病率在不同地区具有明显的差异,睾丸癌的标准化年龄发病率最高的分别是西欧(7.8%)、北欧(6.75%)和澳大利亚(6.5%)。亚洲和非洲的发生率最低(<1.0%)。不同种族之间发病率也具有明显的差异,美国黑人是白人的 1/3,是非洲黑人的 10 倍。在以色列,犹太人比非犹太人的发病率至少高 8 倍。我国发病率为 1/10 万左右,占男性全部恶性肿瘤的 1%~2%,占泌尿生殖系统恶性肿瘤的 3%~9%。睾丸癌多为一侧发病,双侧睾丸癌仅占 1%~2%。睾丸癌病理分型多样,但大部分(90%~95%)为生殖细胞肿瘤。非精原细胞癌好发于 31~40 岁男性。

睾丸癌发病原因尚不清楚,其危险因素包括:睾丸下降不全或睾丸未降、Klinefelter 综合征等,家族性遗传因素,对侧睾丸肿瘤和不孕不育。基因学研究表明,各种病理类型的睾丸肿瘤与 12 号染色体短臂异位特异性相关,*P53* 基因的改变也与睾丸肿瘤的发生具有相关性。进一步的基因筛查提示睾丸癌相关的基因突变还包括 4 号、5 号和 12 号染色体。

近年来,睾丸肿瘤的生存率发生很大的变化,睾丸肿瘤治愈率的提高依赖于早期诊断,正确判断临床和病理分期;早期治疗,包括化疗结合手术及放疗的综合治疗;严格的随访及挽救治疗。

二、睾丸肿瘤的分类和分期

（一）睾丸肿瘤分类

有关睾丸肿瘤的分类很多,根据目前临床应用情况,推荐使用改良的 2004 年国际卫生组织制订的分类标准(表 18-2-1)。

表 18-2-1　2004 年国际卫生组织制订的分类标准

1. 生殖细胞肿瘤	——硬化型
曲细精管内生殖细胞肿瘤	——大细胞钙化性
精原细胞瘤(包括伴有合体滋养细胞层细胞者)	恶性支持细胞肿瘤
精母细胞型精原细胞瘤(注意精母细胞型精原细胞瘤伴有肉瘤样成分)	颗粒细胞瘤
	——成人型
胚胎癌	——幼年型
卵黄囊瘤(内胚窦瘤)	泡膜细胞瘤/纤维细胞瘤
绒毛膜上皮癌	其他性索/性腺间质瘤
畸胎瘤(成熟畸胎瘤、不成熟畸胎瘤及畸胎瘤伴有恶性成分)	——未完全分化型
	——混合型
一种以上组织类型肿瘤	包含生殖细胞和性索/性腺间质的肿瘤(性腺母细胞瘤)
2. 性索/性腺间质肿瘤	
间质细胞瘤	3. 其他非特异性间质肿瘤
恶性间质细胞瘤	卵巢上皮类型肿瘤
支持细胞瘤	集合管和睾丸网肿瘤
——富含脂质性	非特异性间质肿瘤(良性和恶性)

（二）睾丸肿瘤分期（表 18-2-2）

为明确是否存在转移灶,评价血清肿瘤标记的半衰期,检查回流路径的淋巴结是必要的。因此,为准确分期推荐以下检查:肿瘤标记物(AFP、HCG 和 LDH)、腹盆部 CT、胸部 CT、双侧睾丸超声、骨扫描(患者伴有相关症状)、脑部 CT(患者伴有症状、多发肺转移或血 HCG 明显升高)。

表 18-2-2　睾丸肿瘤 TNM 分期(UICC,2002 年,第 6 版)

PT 原发肿瘤:

pT_x　原发肿瘤无法评估(未行睾丸切除则用 T_x)

pT_0　无原发肿瘤的证据(如睾丸内组织学上的瘢痕)

pT_{is}　曲细精管内生殖细胞肿瘤(原位癌)

pT_1　肿瘤局限于睾丸和附睾,不伴有血管/淋巴管浸润,可以浸润睾丸白膜但无鞘膜侵犯

pT_2　肿瘤局限于睾丸和附睾,伴有血管/淋巴管浸润,或者肿瘤通过睾丸白膜侵犯鞘膜

pT_3　肿瘤侵犯精索,有或没有血管/淋巴管浸润

pT_4　肿瘤侵犯阴囊,有或没有血管/淋巴管浸润

PN 区域淋巴结临床评估:

pN_x　区域淋巴结转移情况无法评估

pN_0　没有区域淋巴结转移

pN_1　单个淋巴结最大径线≤2cm;或多发淋巴结转移,任何一个淋巴结最大径线不超过 2cm

pN_2　单个淋巴结最大径线>2cm,但≤5cm;或者 5 个以上≤5cm 的阳性淋巴结;或者存在扩散到淋巴结以外的证据

pN_3　转移淋巴结最大径线>5cm

续表

M 远处转移：

M_x 远处转移情况无法评估

M_0 无远处转移

M_1 远处转移

M_{1a} 区域外淋巴结或者肺转移

M_{1b} 其他部位转移

血清肿瘤标记物（S）：

S_x 无法评估标记物（无法检测或没有检测）

S_0 标记物水平正常范围

S_1 AFP<1 000ng/ml，且 HCG<5 000IU/L，且 LDH<正常值上限的 1.5 倍

S_2 AFP 1 000~10 000ng/ml，或 HCG 5 000~50 000IU，或 LDH 正常值上限的 1.5~10 倍

S_3 AFP>10 000ng/ml，或 HCG>50 000IU/L，或 LDH>正常值上限的 10 倍

注：AFP 为甲胎蛋白；HCG 为人绒毛膜促性腺激素；LDH 为乳酸脱氢酶。

三、睾丸肿瘤的诊断

（一）症状体征

睾丸肿瘤好发于 30~40 岁，一般表现为患侧阴囊内单发无痛性肿块，也有 20%~27% 患者出现阴囊钝痛或者下腹坠胀不适。11% 左右患者出现背痛或腹胁部疼痛。10% 左右患者出现远处转移的相关表现，如颈部肿块、咳嗽或呼吸困难等呼吸系统症状、食欲减退、恶心、呕吐和消化道出血等胃肠功能异常，腰背痛和骨痛，外周神经系统异常以及单侧或双侧的下肢水肿等。7% 的睾丸肿瘤患者还会出现男性女乳症，尤其是非精原细胞瘤。少数患者以男性不育就诊或因外伤后随访而意外发现。有些睾丸肿瘤患者为偶然发现，但是又有 10% 患者由于表现为睾丸附睾炎症状而延误诊断。因此，对于可疑病例应进行 B 超检查。体格检查方面除检查双侧阴囊了解肿块特点以及对侧睾丸外，还要进行全身情况检查，以便发现可能存在的远处转移。

（二）影像学检查

超声检查是睾丸肿瘤首选检查，作为一项相对经济的检查手段，即使临床较明确的睾丸肿瘤也推荐行超声检查。超声检查不仅可以确定肿块位于睾丸内还是睾丸外，明确睾丸肿块特点，还可以了解对侧睾丸情况，敏感性几乎为 100%。对于睾丸内不能触及肿块，而出现如下情况：腹膜后或脏器上有肿块、AFP/HCG 升高、因不育来就诊的年轻患者更应进行超声检查。B 超不仅可以了解睾丸的情况，还可探测腹膜后有无转移肿块、肾蒂有无淋巴结转移或者腹腔脏器有无肿块等。对于高危患者如睾丸萎缩（体积小于 12ml）或睾丸内质地不均匀等，可以推荐采用 B 超进行随访。而单纯的睾丸微石症并不作为睾丸肿瘤的高危因素，不推荐常规阴囊 B 超随诊。

胸部 X 线检查是最基本的放射学检查，也是睾丸肿瘤的常规检查之一，可以发现 1cm 以上的肺部转移灶。因此，对睾丸肿瘤肺部转移的诊断有很大价值。

腹部和盆腔 CT 目前被认为是腹膜后淋巴结转移的最佳检查方法，可以检测到小于 2cm 的淋巴结。

正常睾丸组织的 MRI 影像在 T1 和 T2 加权上为均质信号，肿瘤组织在 T2 加权上表现为

低信号（图 18-2-1）。也有报道 MRI 对区分精原细胞瘤和非精原细胞瘤有一定作用，但还没有得到广泛认可。MRI 在诊断的敏感性（100%）和特异性（95%～100%）方面，要显著优于超声检查，而 MRI 对腹膜后淋巴结转移的检测总体上来讲并不优于 CT 而且费用贵，所以在很大程度上限制了其在睾丸肿瘤诊断方面的常规应用。

PET（positron emission tomography）作为一种高新检查手段在睾丸肿瘤腹膜后淋巴结转移方面也有应用，但是其与 CT 相比并没有显示出优势所在，二者均不能检测到微小的转移病灶。

（三）血清标记物检查

血清肿瘤标记物对诊断、分期和预后有重要作用。主要包括 AFP、HCG 和 LDH，其中 LDH 主要用于转移性睾丸肿瘤患者的检查。在所有确诊的睾丸肿瘤中，51% 的病例中发现了血清肿瘤标记物的升

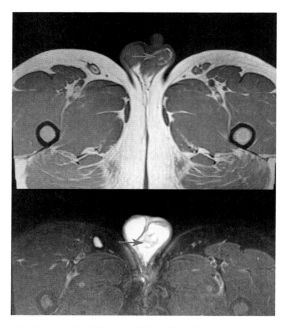

图 18-2-1　左侧睾丸内见团片状短 T_1 短 T_2 混杂信号影（箭头），其内可见分隔

高。AFP 是一种单链糖蛋白，分子量 7 万左右，半衰期 5～7 天，胚胎时期由卵黄囊细胞和肝脏产生。通常 50%～70% 的睾丸非精原细胞瘤患者血清 AFP 升高，其中卵黄囊瘤患者血清 AFP 几乎 100% 升高，70% 胚胎癌和 50% 畸胎瘤患者血清 AFP 也会升高，而绒毛膜癌和纯精原细胞瘤的血清 AFP 一般是正常的。因此，一旦纯精原细胞瘤 AFP 升高，则意味着极有可能该肿瘤中含有胚胎癌等非精原细胞成分。HCG 是一种多肽链糖蛋白，分子量 3.8 万，半衰期 24～36h。正常胚胎发育中 HCG 由胚胎滋养层组织分泌，睾丸发生肿瘤时 HCG 由肿瘤合体滋养层细胞产生。因此，睾丸肿瘤患者 HCG 浓度明显升高时应高度怀疑有绒毛膜癌或含有绒毛膜癌成分的可能。非精原细胞瘤 HCG 升高者一般占 40%～60%，绒毛膜癌患者几乎 100% 升高。40%～60% 的胚胎癌和 10%～30% 的精原细胞瘤也因含有合体滋养层细胞而导致 HCG 升高。

LDH 是一种特异性不高的血清肿瘤标记物，与肿瘤体积相关，在 80% 进展性睾丸肿瘤中升高。也有学者认为纯精原细胞瘤能够分泌胎盘碱性磷酸酶（placental alkaline phosphatase，PALP），在进展性精原细胞瘤 PALP 升高者可达 36%～100%，而非精原细胞瘤仅为 10%～60%。PALP 对精原细胞瘤的分期也有一定参考价值，I 期精原细胞瘤升高者只有 30%。此外，还有学者发现谷氨酰转肽酶（gamma-glutamyl-transpeptidase，GGTP）在睾丸肿瘤检测中也有一定作用，其他一些细胞遗传学和分子水平的肿瘤标记物目前仍处在实验研究阶段。

总体来讲，非精原细胞瘤出现一种或两种肿瘤标记物升高者可达 90%，AFP 升高者占 50%～70%，HCG 升高者占 40%～60%。精原细胞瘤出现血清肿瘤标记物升高者为 30% 左右。因此，血清肿瘤标记物在睾丸肿瘤诊断中具有重要价值，但是肿瘤标记物不升高的患者也不能完全除外存在睾丸肿瘤的可能。在诊断睾丸肿瘤时，AFP、HCG 及 LDH 推荐为必查指标、PALP 可选择性检查。

四、睾丸肿瘤的治疗

睾丸生殖细胞瘤治疗一般采用手术、化疗、放疗和免疫的综合疗法,疗效好,有效率可达90%以上,在临床肿瘤学上深受重视。

（一）精原细胞瘤

精原细胞瘤的治疗常为手术、放疗和化疗的综合疗法,现分述如下。

1. 手术治疗　有多种手术方法适用于不同病情或分期。

（1）根治性睾丸切除:凡疑有睾丸肿瘤,均应探查睾丸或切除,手术切口要在腹股沟,并先结扎精索血管,以防种植或转移。最近 Marks 还指出:要注意切片中有无肿瘤细胞血管间隙浸润(vascular space invasion,VSI),已有浸润者,Ⅰ期患者中约占17%,应加放疗,如无 VSI,只须严密监视。VSI 是指切片中见:①肿瘤穿透血管壁;②瘤腔与内皮粘连或与栓塞混合;③睾丸网、附睾、鞘膜被累及;④间变型精原细胞中有淋巴浸润或肉芽样反应,或肿瘤附近已有原位癌者。

（2）腹膜后淋巴结清除:由于精原细胞瘤恶性度较轻,对放疗、化疗又比较敏感,故一般手术不作为首选,经其他疗法,仍有病灶,再予考虑。具体而言:①Ⅰ期肿瘤患者,于睾丸切除之后,可不必立即接受清除术,只需密切观察,待有转移时再定;②Ⅱ期患者,已有腹股沟或腹膜后转移,也可先做放疗或化疗,进行观察;③Ⅲ期患者已有纵隔或肺部转移,则在放疗或化疗之后,再争取切除转移病灶;④遇较大的腹内型隐睾精原细胞瘤,术前可先放疗,缩小肿瘤,再行手术,但勿照射过量,使肿瘤细胞过度受损,影响病理诊断和分型。

腹膜后淋巴结清除术有多种术式。根治性清除范围较广,易有并发症,较少采用,目前常用改良性清除术。

2. 放疗　精原细胞瘤对放射线极度敏感,所以放疗有一定的作用。适应证:①Ⅰ期患者,在睾丸切除后,建议行预防性放疗。②ⅡA、ⅡB 期患者于睾丸切除后先行放疗,如估计尚有残留病灶,再考虑腹膜后淋巴结清除术。③ⅡC、ⅡD 期患者,如有肿瘤与血管粘连,于睾丸切除后,先行辅助性放疗,使肿块缩小,再做腹膜后淋巴结清除术。④Ⅲ期患者,如已有纵隔、锁骨上、肺或其他血行转移,也可先考虑放疗,再配合手术或化疗等照射野的设置;如为预防性放疗,采用二野法,即局部野和下腹野。局部野在肿瘤部位及腹股沟区,下界为阴茎根部下 2cm,上界在耻骨联合缘上 8cm,同侧距中线 8cm,对侧距中线 2cm,面积为 10cm×10cm 左右;下腹野长 15cm,宽 10cm;如为左睾丸肿瘤,则左侧野宽为 2/3,右侧为 1/3;右侧肿瘤,则距中线各半。也可用三野法,即加一上腹野,在上腹居中加 10cm×10cm 之放射野,用于预防腹膜后转移。对于Ⅰ期患者于腹膜后淋巴结清除术后,最好加做辅助性放疗,可采用五野法,除上述三野外,另加两个腰背部对称野(下腹、上腹野对称)。至于Ⅳ期病例,有纵隔或锁骨上淋巴结转移时,可在病灶处行附加野。照射剂量一般预防性放疗可用每 2 周 25~30Gy,Ⅱ期已有转移的辅助放疗则给 30~35Gy 3~4 周,敏感度较低的病例可略提高剂量。

3. 化疗　精原细胞瘤采用化疗的效果良好,特别适于晚期ⅡC~Ⅳ期病例。近年来多主张用长春碱(vinblastine,VIN)+BLM+CIS 方案,该方案有长春碱,可致一些不良反应,常见者有:耐药性、消化道症状、脱发、射精障碍、骨髓抑制等。

（二）非精原细胞瘤

非精原细胞瘤恶性度高,一旦发现,应根据其病理分类及临床分期,积极治疗,常用的治疗措施有以下几个方面。

1. **手术治疗**　手术方法可依据临床分期进行选择。

（1）根治性睾丸切除：非精原细胞瘤一般都要行睾丸切除，去除病灶，了解病理变化，便于选择治疗方案。手术切口应在腹股沟，不在阴囊壁；先结扎精索动、静脉，防止瘤细胞种植或迁徙；分离睾丸时，要注意肿瘤与周围关系，有助肿瘤分期。

（2）腹膜后淋巴结清除术：是否进行应按非精原细胞瘤的临床分期而定，Ⅰ期、Ⅱ期患者于睾丸切除后即应做腹膜后淋巴结清除术，术后仍定为Ⅱ期者，可予观察。由于5%～10%患者复发在最初2年，故要严密随访，常用胸片、瘤标，每月1次，1年后改为2个月1次，2年后复发较少，可改为每年检查1次，数年后才停止；如术后定为Ⅱ期，即腹膜后转移肿块小于5cm，可予BEP方案即BLM+CIS+依托泊苷（etoposide，ETO）用2个疗程，再行观察；因ⅡC与Ⅲ期在腹部、纵隔或肺部已有转移，因多系淋巴或血行转移，故主张先做BEP化疗4个疗程。病情完全缓解者，可予观察；好转者加做IVP方案即CTX+CIS+VIN化疗或骨髓移植；如只部分缓解，应即考虑腹膜后淋巴结清除术，清除的组织病理诊断为癌肿者，加行IVP化疗，如为畸胎瘤或纤维组织可暂时观察。

2. **化疗**　化疗在非精原细胞瘤中仍有一定地位。主要适应证：①预后不良的Ⅰ期非精原细胞瘤，已侵及精索或睾丸，切除后瘤标仍持续升高者；②ⅡA～Ⅲ期非精原细胞瘤；③晚期难治的肿瘤复发或用药无效，采用抢救性化疗方案。

化疗方案：以顺铂为主剂PVB方案的治疗经验报道较多，本方案主要用于Ⅰ期患者、临床Ⅰ期转移小肿块，或经腹膜后淋巴结清除术但未能清除干净者，可用一般剂量。对于晚期有转移已有大肿块者，无法进行腹膜后淋巴结清除术时，都可用较大剂量的抢救性化疗，可收一定疗效。

（三）性腺外生殖细胞肿瘤

以手术切除为主，但发生在纵隔或腹膜后的肿瘤，局部切除比较困难，可先用PVB方案化疗，有报道效果良好。骶尾部肿瘤要广泛切除病灶，并联合放疗。松果体病灶根治性切除效果不好，只能用放疗局部控制。

（四）非生殖细胞肿瘤

1. **睾丸间质细胞瘤**　睾丸间质细胞瘤有一定的恶性度，宜尽早手术。切除睾丸或加腹膜后淋巴结清除术，必要时辅以化疗。本病放疗效果相对较差，长期随访观察，此瘤预后须视肿瘤的恶性度，良性者在睾丸切除后预后尚可；恶性或已有转移，手术后生存率平均为3年。

2. **睾丸支持细胞瘤**　应先行根治性睾丸切除。如为良性肿瘤，切除后，男性肿大的乳腺可很快消失，应定期随访。如有转移，则应按睾丸生殖细胞瘤处理，选用放疗、化疗或腹膜后淋巴结清除术。

3. **性腺胚胎瘤**　首先应进行根治性睾丸切除。性腺胚胎细胞瘤混合有生殖细胞者，预后良好。如混合精原细胞瘤或其他生殖细胞瘤，即应按生殖细胞瘤的类型和临床分期进行治疗。

4. **睾丸网腺癌**　治疗应做根治性睾丸切除术，如出现腹股沟、腹膜后淋巴结转移时再行腹膜后淋巴结清除术，并配合放疗和化疗。有报道可采用甲氨蝶呤、5-Fu、放线菌素D或环磷酰胺联合用药，但效果未定。预后很差，患者常在1年内死亡。

【思考题】

1. 简述睾丸癌临床分期及主要病理类型。
2. 各类型睾丸肿瘤治疗的原则有哪些？

第三节　阴囊 Paget 病

一、阴囊 Paget 病流行病学及病因

阴囊 Paget 病又称湿疹样癌,或炎性癌,是较少见的老年恶性肿瘤,一般多在 50~60 岁以后发病,进展缓慢,病程长达数年至数十年以上,恶性程度低于鳞癌,预后相对较佳。1874 年 Paget 首先报道了乳房 Paget 病,其后发现身体其他部位亦可发生,尤其在大汗腺分布较多的部位,如会阴、肛周、眼睑、腋下、腘窝等,称为乳腺外 Paget 病,发生在阴囊者相对较少,国内 1959—1994 年报道共 25 例,但近年在阴囊恶性肿瘤中 Paget 病发病有上升趋势。

阴囊 Paget 病的病因和发病机制仍不十分清楚,主要有三种学说:①根据 Paget 细胞和汗腺细胞在超微结构和组织化学方面的类似,及 Paget 病多发生于汗腺分布较多区域,并确有伴发汗腺癌的少数报告,故推断本病为汗腺癌发生的表皮内转移。②认为 Paget 病是一种特殊类型的皮肤原位癌,肿瘤细胞来源于皮肤内多潜能细胞,进而蔓延至其下的乳腺、毛囊、汗腺及大汗腺导管。③认为 Paget 病是由起源于胚胎细胞的恶性肿瘤转移所致,在肿瘤与相邻表皮之间有高危发病区。此外,由于乳腺外 Paget 病约有 35% 患者并发附属器官瘤,27% 患者并发其他部位或内脏癌,如直肠癌、前列腺癌等,并曾有个别阴囊 Paget 病,肿瘤细胞内表现抗原阳性的报告。故有学者认为是内脏或表皮下癌转移而累及皮肤发生 Paget 病。

二、阴囊 Paget 病的临床表现

本病主要临床表现初期为阴囊皮肤发红、粗糙,出现小水疱样皮疹,因瘙痒抓破而渗液,再结痂或脱屑。经数月或数年局部逐渐增厚如橘皮样,并有颗粒状慢性炎性结节,增殖糜烂可形成溃疡,伴有恶臭炎性渗出,病变也可扩大而累及阴茎根部和会阴,这些表现极易误诊为阴囊湿疹或皮炎。腹股沟淋巴结是主要的转移部位,就诊时约有半数病例可扪及一侧或双侧淋巴结肿大,但多数为感染炎症引起,而不一定是转移。综合国内近年几组报告,淋巴结肿大率为 32.0%,而病检证实为转移者只占 12.5%,转移发生大多较晚,病变很少向阴囊深层浸润,而侵及阴囊内容物及远处转移者更罕见,临床上仍采用 Rey 法分为 4 期,基本上同于阴囊鳞状细胞癌的分期。

三、阴囊 Paget 病的治疗及预后

(一) 治疗

早期及时的阴囊局部广泛切除术是首选的治疗方法,切除范围应达到肉眼所见肿瘤病变周围正常皮肤 2cm 以外的阴囊壁全层,包括表皮、真皮直到睾丸鞘膜壁层;深层组织受侵犯者应将睾丸精索一并切除。切除范围过大时,可行邻近皮瓣成形、阴囊再造术。近来有报道,为了彻底切除病灶,可用术中冰冻活检,或术中快速癌胚抗原染色以决定切除的范围。腹股沟肿大的淋巴结常常为炎症所致,不一定是转移,故不需预防性清除术。如同阴茎癌的处理一样,在治疗开始即应先行抗感染治疗,病灶切除后淋巴活检阴性者继续抗感染治疗,仍怀疑时再活检,只有活检阳性者行淋巴结清除术,同时切除同侧睾丸与精索。清除术时间宜在原发病灶切除后 2~3 周进行,可减少切口感染、皮瓣坏死及淋巴瘘的发生。

放、化疗对阴囊 Paget 病不敏感,故单独使用放、化疗及局部用博莱霉素、5-Fu 乳膏等效果

不佳,但肿瘤浸润较深,切除不彻底,有转移者可配合术前术后使用以增强疗效,减少复发及控制转移。亦有报告环磷酰胺、柔红霉素、顺铂及甲氨蝶呤组合化疗加放疗,用在晚期姑息或并发腺癌者取得一定的效果。病变范围较小者,用掺钕钇铝石榴石(neodymium-doped yttrium aluminium garnet,Nd-YAG)激光治疗,可减少组织的丢失。

（二）预后

阴囊 Paget 病的预后取决于早期诊断、临床分期及治疗,治疗时真皮是否被侵犯亦很关键。凡病变局限于表皮者(A Ⅰ-Ⅱ期)预后较佳,局部即使复发而再手术,5 年生存率仍较高。真皮及淋巴被侵犯者,治疗后存活很少能超过 5 年,C、D 期预后则极差。所幸从国内、外多数报道看,阴囊 Paget 病,包括局部复发者,大多数属于 A 期,病程发展缓慢,转移发生晚,预后较其他恶性肿瘤好。

───── 【思考题】 ─────

简述阴囊 Paget 病主要临床表现及治疗原则。

第四节 附睾肿瘤

原发性附睾肿瘤是比较少见的泌尿生殖系统肿瘤,而且大部分表现为良性,恶性附睾肿瘤在临床上相当罕见。临床上,以附睾肿块为主要表现的疾病包括附睾结核、精液囊肿、附睾囊肿、附睾良性肿瘤、附睾恶性肿瘤等。附睾肿块单纯依靠病史和临床表现诊断比较困难,很容易造成误诊。鉴别附睾肿块,影像学的手段是必不可少的。超声以其检查简便、易行,无放射性损伤,能清晰显示附睾肿块的部位、大小、形态、质地及其周围组织受累情况等优点,成为诊断与鉴别附睾肿物的首选影像学检查方法。CT 扫描,尤其薄层 CT 对于 B 超怀疑恶性病变而需要临床分期的患者具有重要临床应用价值,结合 MRI 可使诊断准确率进一步提高。

原发性附睾肿瘤的治疗首选手术治疗。由于附睾良、恶性难于鉴别,对于术中探查怀疑恶性肿瘤者可行快速冰冻切片检查,一旦病理诊断为恶性,原则上应行患侧根治性睾丸切除术及腹膜后淋巴结清扫术。因原发性附睾恶性肿瘤极少见,为避免冰冻切片假阳性造成不必要的手术创伤,凡冰冻恶性者,均行根治性睾丸切除术,术后大体病理回报再次证实为恶性者行二期腹膜后淋巴结清扫术。

───── 【思考题】 ─────

简述附睾肿瘤临床表现及治疗原则。

第五节 精索肿瘤

Hinman 和 Gibson 将精索肿瘤分为良性和恶性两类,每一类又包括上皮性肿瘤、中胚层肿瘤和异系肿瘤,以中胚层肿瘤居多。良性中胚层瘤有脂肪瘤、纤维瘤、黏液瘤、平滑肌瘤、淋巴管瘤、血管瘤等。恶性中胚层瘤有黏液肉瘤、软骨肉瘤、纤维肉瘤、横纹肌肉瘤等 19 种。脂肪瘤是最常见的精索肿瘤,肉瘤次之,但肉瘤是最常见的恶性肿瘤。良性肿瘤占 70%,恶性肿瘤约占 30%。

精索肿瘤可以发生在任何年龄,多数发生在 40~50 岁,但是横纹肌肉瘤主要发生在婴幼儿和青少年中。精索肿瘤多发生在邻近附睾的精索上,尤其是肉瘤。有的肿瘤浸及附睾和/或睾丸,使精确地确认原发部位颇为困难,因而称为睾丸旁肿瘤。睾丸旁肿瘤包括发生在睾丸周围结构的所有结缔组织肿瘤,72%~90% 的睾丸旁肿瘤发生在精索上,因此精索肿瘤的实际发生率比文献报道的高。

由于精索肿瘤不多见,误诊率极高。位于腹股沟管的精索肿瘤,尤其是脂肪瘤,与疝的表现相似,需仔细鉴别。此外,尚需和鞘膜积液、结核、丝虫感染、梅毒树胶肿、性病肉芽肿等鉴别。透光试验对囊性和实质性肿块的鉴别有帮助。阴囊内的精索肿瘤多数是恶性肿瘤,主要是肉瘤。所以对阴囊内精索上的肿块应该认真对待。

精索肿瘤良性者可行局部切除,经腹股沟探查切口,在腹股沟内环处,阻断精索,将阴囊内肿物上提,由探查切口引出检查,如不能与恶性肿瘤鉴别时宜做冰冻切片。恶性精索肿瘤的治疗与睾丸恶性肿瘤相似,做根治性睾丸切除术,肿瘤周围的皮肤应广泛切除以免局部复发,如无血路转移应附加腹膜后淋巴清扫术,局部切除不彻底或腹股沟管有转移者应做腹股沟淋巴清扫术。对局部已有扩散者,放射治疗可能有效,化疗对横纹肌肉瘤有帮助。Blitzer 主张除 <1cm 的肿瘤外应附加患侧半阴囊切除或放射治疗,剂量为 5 周内 5 000rad,并做腹膜后淋巴清扫。术前可先予 3 000rad 照射,或术后予 5 000rad 对整个盆腔照射。腹膜后淋巴清扫对脂肪肉瘤、纤维肉瘤与平滑肌肉瘤的治疗效果未定,但对横纹肌肉瘤有肯定疗效。据统计,有 44%~50% 的横纹肌肉瘤其腹膜后淋巴结已有明显转移。Vorstman 主张对精索脂肪肉瘤患者采用根治性睾丸切除,以后如有局部复发则做腹股沟管与局部软组织在内的半阴囊切除术或局部放射治疗。化疗效果有待观察。

【思考题】

1. 简述精索肿瘤分型分期。
2. 精索肿瘤首选治疗方式是什么?

第六节　精囊肿瘤

精囊肿瘤可分为原发肿瘤及从周围器官(前列腺、直肠、膀胱)扩散的继发性肿瘤。原发的精囊肿瘤临床罕见,可能是良性(乳头状腺瘤、囊腺瘤、包虫囊肿或淀粉样蛋白沉积)或恶性(腺癌、肉瘤、精原细胞瘤、类癌)。

精囊继发性肿瘤较原发肿瘤常见,常继发于前列腺肿瘤。因此精囊原发肿瘤的诊断需排除其他临床器官肿瘤转移的可能,血清 PSA、癌胚抗原(carcinoembryonic antigen,CEA)、癌抗元 125(cancer antigen125,CA125)有助于鉴别,而 CA125 被认为最有鉴别意义。血清 PSA、CEA、CA125 正常,则可基本排除邻近器官肿瘤继发性扩散的可能,提高诊断的特异性。

腹部及盆腔 B 超是首选检查方法。CT、MRI 可准确评估肿瘤大小、位置及与周围器官的局部解剖关系。原发精囊肿瘤易被误诊为来自周围器官的实性肿瘤,盆腔 CT、MRI 可更好地了解肿瘤与周围器官组织的关系,对明确诊断及手术切除具有重要意义。此外,直肠指检也可帮助了解前列腺及直肠病变,而经直肠的穿刺活检可明确病理及肿瘤是否为原发,对术前明确诊断、评估手术切除范围及预后有很大帮助。

原发精囊肿瘤患者通常无临床症状,而少数患者则因盆腔肿块压迫周围脏器而出现不适症状。精囊肿瘤压迫周围脏器(如直肠、输精管、膀胱等)组织可产生不同的临床表现,包括会阴部及耻骨上疼痛、血尿、血精、膀胱刺激症状、便秘等。

由于病例较少,人们对精囊肿瘤的治疗还未形成一致的方案。一般来说,手术是基本的治疗,依肿瘤的范围及转移的情况而决定手术方式。双侧精囊及前列腺摘除是基本的术式,如果患者年轻,各种检查未见前列腺异常,也可行单纯精囊切除。对已有膀胱浸润或淋巴结转移的病例,最好行根治性手术,包括膀胱、前列腺、精囊以及盆腔、髂腹股沟淋巴结。

放疗对精囊肿瘤也具有一定的意义,如果精囊肿瘤能被早期诊断,单纯放疗也是理想的治疗手段。对复发病例,放疗更是仅有的治疗方法。放疗的方法(会阴部定位、剂量测量等)与前列腺癌相同。

【思考题】

1. 精囊肿瘤首选检查方法有哪些?
2. 精囊肿瘤的主要治疗原则是什么?

推荐阅读文献:

[1] MOBILIO G,FICARRA V. Genital treatment of penile carcinoma. Curr Opin Urol,2001,11:299-304.

[2] 吴阶平.吴阶平泌尿外科学.济南:山东科学技术出版社,2004:1011-1024.

[3] DALING J R,MADELEINE M M,JOHNSON L G,et al. Penile cancer:importance of circumcision,human papillomavirus and smoking in situ and invasive disease. Int J Cancer,2005,116(4):606-616.

[4] TSEN H F,MORGENSTERN H,MACK T,et al. Risk factors for penile cancer:results of a population ased case-control study in Los Angeles County(United States). Cancer Causes Control,2001,12(3):267-277.

[5] DILLNER J,VON KROGH G,HORENBLAS S,et al. Etiology of squamous cell carcinoma of the penis. Scand J Urol Nephrol Suppl,2000,34(1):189-193.

[6] PASCUAL A,PARIENTE M,GODINEZ J M,et al. High prevalence of human papillomavirus 16 in penile carcinoma. Histol Histopathol,2007,22(2):177-183.

[7] PICCONI M A,EIJAN A M,DISTEFANO A L,et al. Human papill omavirus(HPV)DNA in penile carcinomas in Argentina:analysis of primay tumors and lymph nodes. J Med Virol,2000,61(1):65-69.

[8] ALBERS P,ALBRECHT W,ALGABA F,et al. EAU guidelines on testicular cancer:2011 update. European Association of Urology. Actas Urologicas Espanolas,2012,36(3):127.

[9] RICHIE J P. Neoplasms of the Testis. Campbells Urology,8th,2007:2876-2919.

[10] HUYGHE E,MATSUDA T,THONNEAU P. Increasing incidence of testicular cancer worldwide:a review. J Urol,2003,170(1):5-11.

[11] CARLSON R W,CRAIG A,ANDERSON B O,et al. NCCN clinical practice guidelines in oncology:testicular cancer. J Natl Compr Canc Netw,2009,7(6):672-693.

[12] 刘毅生,沈家亮,陈德基.睾丸肿瘤和肿瘤样病变的影像学分析.中国医学影像学杂志,2013,21(8):606-610.

[13] 孙则禹,孙光,孙颖浩.睾丸肿瘤外科及手术学.上海:第二军医大学出版社,2006:126-127.

[14] KUCZYK M A,SERTH J,BOKEMEYER C,et al. Alterations of the p53 tumour suppressor gene in carcinoma in situ of the testis. Cancer,1996,78(9):1958-1966.

[15] 周南,杨军,孙杰,等.Paget病相关的特殊疾病.中华皮肤科杂志,2018,51(9):702-704.

[16] 孟凡军,蒲怡,陈志兴,等.阴茎阴囊Paget病局部扩大切除术与根治性切除术的比较研究.中国修复重

建外科杂志,2017,31(6):714-717.

[17] 傅强,王法成,李善军,等.原发性附睾肿瘤的诊断和治疗(附 27 例报告).中国肿瘤临床,2007,34(9):519-520.

[18] 洪诗哲.原发性附睾肿瘤 12 例报告.中华男科学,2002,8(3):230.

[19] HINMAN F,GIBSON T E. Tumors of the epididymis,spermatic cord and testicular tunics:a review of the literaturel and report of three new cases. Archives of Surgery,1924,8(1):100-137.

[20] LORBER G,PIZOV G,GOFRIT O N,et al. Seminal vesicle cystadenoma:a rare clinical perspective. Eur Urol,2011,60(2):388-391.

[21] VAN DEN OUDEN D,BLOM J H,BANGMA C,et al. Diagnosis and management of seminal vesicle cysts associated with ipsilateral renal agenesis:a pooled analysis of 52 cases. Eur Urol,1998,33(5):433-440.

第十九章

男科患者常见心理疾病的诊治

男科常见疾病包括性功能障碍、慢性前列腺炎等，均与患者的心理活动密切相关，心理因素在男科常见疾病的发病机制中具有非常重要的意义。随着现代社会生活节奏的加快，各种压力的加大，不良心理刺激因素也日渐增多，长期慢性的身心应激极易诱发男科疾病患者出现各种心理障碍，严重危害男性患者及其配偶的身体健康与生活质量。因此，正确识别与处理男科常见疾病所伴发的心理疾病，对于男科临床医生尤为重要。

第一节　男科患者常见认知改变

认知是指个体对事物认识和知晓的过程，认知功能主要包括感知、注意、记忆、思维等，是人类高级神经活动中最为重要的过程。心理疾病患者往往会出现不同程度的认知改变。

一、感知改变

感知觉是人脑对当前作用于感觉器官的客观事物的反映。包括视觉、听觉、嗅觉、味觉、触觉等。感知觉是人类认识世界的基础，是人最基本的心理过程。

（一）对自身感知的变化

个体患男科疾病后，注意力往往由外部转向自身，关注患病部位，关注自身感受，进而出现主观感觉异常现象；个别患者甚至还出现幻觉和错觉，如蚁行感、牵拉感、疼痛感等异常感觉。这类自身感知觉异常的症状往往出现在以躯体不适为主要主诉的慢性前列腺炎患者中。

（二）对周围环境刺激感知的变化

1. **感受性增强**　如对正常的声音、光线、温度等刺激十分敏感，从而出现烦躁不安的情绪反应。

2. **感受性降低**　如对食物的香味不敏感，吃饭味如嚼蜡，对食物十分挑剔。

3. **对时间感知的变化**　如度日如年感。

二、注意力改变

注意力是指意识对一定事物的指向性，其本身不是一个独立的心理过程，它是伴随着感知、记忆、思维、想象等心理活动的一种心理状态。注意力可分为被动和主动注意过程。

注意力分散会降低正常个体生理性唤起和主观性唤起水平。心理性 ED 患者勃起持续性地出现问题往往与患者大脑注意维持的中断相关。而注意力在早泄的发生则与患者大脑注意力选择性地、过多地分配于外周性刺激相关。

三、记忆改变

记忆是被保存的自身经验在日后的意识和行为中再生和再现的现象。记忆是个体对过去的体验、经验和事物的反映,是复杂的心理过程。

长期慢性疾病的应激导致脑功能下降,进一步导致记忆力减退,患者往往主要表现为近事记忆力的下降。既往有过失败性生活、婚姻或不良性经历,往往同样与心理性 ED 的发生相关,其发生的机制往往与大脑对既往经验的记忆相关。

四、思维改变

思维的过程极为复杂,其主要形式是概念、判断和推理。思维障碍分形式障碍和内容障碍两种。患者思维判断力下降,依赖性提高,在医疗问题抉择上犹豫不决,有的患者干脆不愿意思考,请医生、家属替其做决定。

男科疾病患者思维形式的障碍往往表现为思维联想速度减慢,患者表现为言语缓慢、语量减少,语声甚低,反应迟缓,自觉脑子变笨,反应慢,思考问题困难,患者感到"脑子不灵了""脑子迟钝了",多见于伴有抑郁情绪的患者。

思维内容的障碍主要包括强迫观念。患者脑中反复出现的某一概念或相同内容的思维,明知没有必要,但又无法摆脱。强迫性思维可表现为某些想法,反复回忆、反复思索无意义的问题,脑中总是出现一些对立的思想,总是怀疑自己的行动是否正确,多见于伴有强迫症状的患者,例如以尿路症状为主诉的慢性前列腺炎患者。

【思考题】

1. 心理性 ED 发现与患者注意、记忆有何相关性?
2. 注意力在早泄发生中的作用有哪些?
3. 慢性前列腺炎与感知、思维有何相关性?

第二节 男科患者常见情绪改变

情绪是个体对外界刺激的主观、有意识的体验和感受。消极的情绪对躯体疾病的发生、发展及预后都起着重要的作用。被压抑的情绪和心理冲突是导致躯体功能失调的致病动因。

一、焦虑

焦虑情绪指对环境中即将来临的危险或重要事件紧张不安的情绪状态。

（一）情绪反应

烦躁不安,担心,忧虑和害怕成分。

（二）生理反应

引起许多身体不适感,自主神经系统活动增强、肾上腺素分泌增加,引起血压升高、心率增快、呼吸加深加快、出汗、面色苍白、口发干、大小便频率增加等状况。

抗焦虑类的选择性 5-HT 再摄取抑制剂（selective serotonin reuptake inhibitor, SSRIs）药物可改善早泄的射精过快症状,提示焦虑情绪可能与射精过快相关。另外,新婚性 ED 的发生往往与焦虑情绪相关。焦虑情绪在慢性前列腺炎患者尿路症状的发生中同样起重要性作用。

二、抑郁

抑郁情绪是一组以情绪低落为特征的情绪状态。

（一）抑郁状态

悲观、失望、无助、冷漠、绝望，并产生消极自我意识，如自我评价降低，自信心丧失，有自卑感及无用感。

（二）行为改变

活动水平下降，言语减少，兴趣减退，回避他人。

（三）生理变化

睡眠障碍、食欲性欲减退、内脏功能下降及自主神经紊乱。

长期的性生活失败（包括阳痿、早泄）与不育、慢性前列腺炎躯体与尿路症状、男性生殖器的畸形，均可引起抑郁情绪，甚至消极观念、自杀行为。

三、恐惧

恐惧情绪是指企图摆脱某种不良后果或危险而又无能为力时产生的紧张情绪。

（一）正常水平恐惧

恐惧常导致回避或逃避行为，能使机体避免接触某些对个体有危害的事物，对保存个体有积极意义。

（二）过度恐惧

过度的恐惧导致意志行为的减退。

由于男科疾病发病部位的特殊，且其功能与性、生殖相关，另外由于患者对疾病缺乏正确的认识，患者患病后往往表现为情绪恐惧。

【思考题】

男科常见疾病的异常情绪分别有哪些？

第三节 性心理的发育

性心理是指围绕"性"产生的一系列的心理活动，它不单指性别特征的认识，也包括对性生理变化及与异性交往的内心体验。性心理的发育包括幼儿期、童年期、青春期（涉及性的暴发、手淫等问题）、成年期（涉及性爱过程、性高潮、夫妻性关系等问题）、更年期、老年期。

一、幼儿期性心理

性意识的蕴育主要发生在幼儿期，幼儿期是性心理发育的重要时期。此阶段性愉快体验从无意向有意转化，逐渐认识到性器官的差异，识别性身份，并开始意识到性角色。弗洛伊德将此期称之为"最重要的时期""因为它打下往后一切性的发展的基础和方向"。

幼儿性心理有两个特点：自发性与好奇性——幼儿自慰。包括阴茎崇拜、恋父情结与恋母情结，对人的出生、男女身体不同的好奇。

二、童年期性心理

童年期是性心理成熟过程的开始,也是这一过程正常发展的关键时期。性别身份和性别角色的认同均发生在此期内。童年期男孩子的性活动仍在继续,会延续幼儿时期的手淫行为(玩弄阴茎),对性的好奇和探索加大,性快感体验由自身指向成年异性。

另外,在这个阶段,男生开始对第二性征明显的女性产生好感。如迷恋邻家大姐姐,或者把自己的老师当作幻想对象。稍微早发育的男孩子甚至会有窥探女性秘处的欲念,他们开始关注起异性的事情。男孩有时揪女孩的头发、欺侮她们,也只不过是不恰当地发泄这种强烈欲望的具体表现。

童年期的性无意识期:没有完整的性别观念,男女之间基本以"中性"的状态友好相处。

三、青春期性心理

青春期是性发育和性成熟的主要标志,其间要经历躯体和心理上的急剧变化,是青少年社会化的重要时期。随着性腺活动的变化,青少年发生正常性心理行为,如强烈的性感受和性幻想,男孩阴茎自动勃起的次数增加,自慰行为的频率上升,并开始对异性产生兴趣,包括扩大性活动的范围,如对异性拥抱、接吻、爱抚,甚至发生性交关系等。

青春期会出现:初次射精、手淫行为、多渠道了解性知识、关心阴茎的大小、性幻想。

四、成年期性心理

成年期性心理包括:性的初体验、性爱过程的心理、性高潮、男人的处女情结。涉及处女情结、夫妻性心理(性生活不和谐)、繁衍、男人的外遇情结。

男性的初次性交体验可以建立在情感上,也可以有性无爱。包括正面感觉:使命感、成就感、征服感;负面感觉:过度担心、忐忑、自卑感;同时会觉得轻松和骄傲,不过也感觉到缺乏技巧和知识。

(一)性爱过程兴奋期

具有性交心理准备的双方经过各种刺激使性欲达到不可遏制的地步,双方都有强烈的生殖器接触欲。

(二)性爱过程平台期

肉体上的结合带来心理上的欣快感,双方无比的亲近和依赖。心理体验伴随着生理的变化而不断加强。运用各种技巧来达到增强性体验的目的。

(三)性爱过程高潮期

在性欲发泄的一刹那,双方都会体验到一种前所未有的快感。男性:强烈、完美的征服感;如果女性获得了性高潮,引以为豪,自信,否则自责、内疚。双方同时性高潮可以加深归属感和亲密感。

(四)性爱过程消退期

高潮过后,尾声的长短则不相同。男性:高潮过后以休息为首务,并非真的不愿意给予关怀,需相互理解。

五、更年期与老年期

更年期与老年期性心理变化表现为性淡漠、性厌烦、错误的性观念。

【思考题】

1. 性意识的蕴育主要发生在哪个时期?
2. 性心理发展的关键时期是哪个时期?
3. 性发育和性成熟的主要标志是什么?

第四节　性心理障碍的表现

性心理障碍是指在性行为方面的心理和行为明显偏离正常,并以这类偏离为性兴奋、性满足的主要或唯一方式的一组心理障碍。

一、性身份障碍

也称性别认同障碍。指患者在心理上不愿意接受自己的生理性别事实,如易性癖。

二、性偏好障碍

指性活动方式不同于常人,而是以古怪的方式来引起性欲的满足。如恋物癖、异装癖、露阴症、窥阴症、摩擦症、性施虐和性受虐症等。

三、性取向障碍

指与性发育和性取向有关的心理和行为障碍,且为此感到内心痛苦、焦虑、抑郁等。如双性恋、同性恋、恋兽癖、恋尸癖、恋童癖等。

四、其他

口淫癖、恋污秽癖、恋尿癖、恋灌肠癖等。

【思考题】

1. 性心理障碍的发病因素有哪些?
2. 性心理障碍的临床表现有哪些?

第五节　性欲障碍的表现和治疗

一、性欲低下

（一）定义
指成年男子持续或反复地对性幻想和性活动不感兴趣,出现与其自身年龄不相符的性欲望和性兴趣淡漠,进而表现为性行为表达水平降低和性活动能力减弱,甚至完全缺乏。
（二）主要表现
1. 性兴趣低下。
2. 性兴奋低下。

3. 主动性生活减少。

4. 伴随心理问题或精神压力。

（三）治疗

1. 心理问题的治疗。

2. 精神性疾病的治疗。

3. 器质性病因首先治疗原发病兼顾治标。

4. 药物性原因是避免或者减量、更换药物。

5. 提高性欲的药物治疗（雄激素、多巴胺、某些类型 5-HT）。

二、性欲亢进

（一）定义

性欲特别强烈，超过正常状态，出现频繁的性兴奋，性行为要求异常迫切，性交频率增加，性交时间延长，而不能自我控制。

（二）主要表现

1. 整天沉溺于性冲动中，寻找一切机会性交。

2. 经常是缓慢起病，逐渐加重。

3. 常伴发疑心病，思维混乱，精神恍惚。

（三）治疗

1. 原发病治疗

①器质性（可行相关实验室及影像学检查明确），例如颅脑外伤、甲状腺功能亢进（简称"甲亢"）等，可给予抗精神病药物及甲亢药物治疗；②精神疾病（既往有精神疾病史，通过问诊即可明确），例如躁狂症、精神分裂症等，可给予心境稳定剂及抗精神病药物治疗。

2. 心理治疗　包括支持性心理治疗，以及针对一些不稳定情绪及精神性症状的认知与行为治疗，甚至是针对异常性兴奋行为的厌恶疗法。

3. 药物治疗　镇静剂、雌激素、抗抑郁药等。

【思考题】

1. 器质性与心理性性欲障碍如何鉴别？

2. 性欲障碍的药物与心理治疗包括哪些？

第六节　性取向障碍的病因和表现

性取向是指个体性活动的对象是异性、同性或两者兼有，是一种基本的性行为活动的性别指向。基本的性取向是同性恋或异性恋，或者介于两者之间的双性恋。

一、同性恋

同性恋系指正常生活条件下，从少年时期就开始对同性成员持续表现性爱倾向，包括思想、感情及性爱行为。对异性虽可有正常的性行为，但性爱倾向明显减弱或缺乏，因此难以建立和维持与异性成员的家庭关系。

二、双性恋

双性恋系指正常生活条件下,从少年时期就开始对同性和异性两种成员均持续表现性爱的迷恋倾向,包括思想、感情及性爱行为,因此难以建立和维持和谐的家庭关系。

(一) 胎儿期激素

性倾向在出生之前就通过基因、激素以及神经之间的综合作用决定了,并在青春期开始时受到激素的激活。

出生后的角色榜样、青春期激素、基因、童年后期游戏的内容、幻想和梦,以及早期性经验都可能对性倾向起到一定的作用。

(二) 解剖学基础

下丘脑前部,组织数量上的差异:男异性恋者是男同性恋者的两倍,而男同性恋者与女性的组织数量相同。

(三) 遗传学证据

同性恋:同卵双生子比异卵双生子具有更高的一致性,并且,异卵双生子比非双生子的兄弟具有更高的一致性。一种可能的解释是,同性恋现象与某种特定的基因有关。

───────────────── 【思考题】 ─────────────────

同性恋和双性恋的临床特点有何异同?

第七节　缩阳症的表现

缩阳症又称恐缩症,是以恐惧生殖器缩入体内致死的恐怖焦虑发作为特征的一种与文化相关的综合征。缩阳症是一种急性焦急反应。患者极度害怕自己的生殖器等缩入腹内或乳头内缩而死亡,为此,患者表现为极度焦虑、紧张、恐惧,有濒死感。此病多见于马来西亚、新加坡、泰国、印度及我国广东、海南等地,北方罕见。患者多为男性。部分患者由于受封建迷信熏染及对性知识缺乏,可在精神刺激及暗示作用下诱发。

缩阳症可分为原发性和继发性两类:原发性缩阳症的产生是与文化信念密切相关基础上的一种心因性精神障碍。继发性缩阳症是在脑部疾患或躯体疾患或精神性疾病基础上所产生,以恐怕生殖器缩小或缩入体内为主的精神症状综合征。

有易感人群,好发于智力较差与超我力较低,暗示性高、敏感、焦虑和神经质的人群,病前有一定的民间迷信信念(鬼、神作祟等),并有一定的引发事件,促使易感者发病。

一、精神症状

恐怖性焦虑,严重者可达惊恐发作程度。发作时自感生殖器官(阴茎、乳房、阴门)缩入体内,烦躁不安有濒死感,每次发作数分钟至十分钟方能缓解。也可表现为感知障碍,感觉生殖器官收缩,疼痛,身体其他器官有麻木感,有幻觉,如听到鬼叫、进门声,幻觉具有心因性,部分有意识障碍——意识模糊,事后不能回忆。

二、自主神经症状

可有心慌、气促、面色苍白、出汗、血压升高,尿急、眩晕等。

三、体检发现

有的可见生殖器官由于发作时双腿用力夹紧生殖器导致损伤性溃烂。

【思考题】

----

1. 缩阳症的临床表现有哪些?
2. 缩阳症与文化有何相关性?

推荐阅读文献:

[1] 姚树桥,杨艳杰. 医学心理学. 7 版. 北京:人民卫生出版社,2018:13-54.
[2] 郝伟,陆林. 精神病学. 8 版. 北京:人民卫生出版社,2018:215-221.

附：男科学教学大纲

中国性学会
中国男科医师培训学院
中国男科医师培训
教学大纲
[教学内容和课时数]

男科学	学习方式	理论课时数	见习课时数	总课时数
男科学概论	讲座	2	0	2
男性生殖系统的解剖与生理	课件授课	4	0	4
超声检查在男科疾病中的应用	课件授课	2	0	2
CT、MRI 检查在男科疾病中的应用	课件授课	2	0	2
男性不育的实验室检查	课件授课	4	0	4
男性生殖系统先天性异常	课件授课	4	2	6
男性性腺发育及功能异常	课件授课	4	0	4
男性不育症	课件授课	12	4	16
勃起功能障碍	课件授课	10	2	12
射精功能障碍	课件授课	6	2	8
男科急症及外伤的处理	课件授课	6	0	6
阴茎与包皮疾病	课件授课	6	2	8
睾丸、附睾及精索疾病	课件授课	6	2	8
前列腺疾病	课件授课	12	2	14
精囊疾病	课件授课	4	2	6
男性迟发性性腺功能减退症	课件授课	4	0	4
男性生殖系统非特异性感染	课件授课	6	0	6
男性性传播疾病	课件授课	4	0	4
男性生殖系统肿瘤	课件授课	8	2	10
男科患者常见心理疾病的诊治	课件授课	2	0	2
辅助生育技术	讲座	4	0	4
显微男科技术	讲座	4	0	4
介入男科技术	讲座	4	0	4
男性节育	自学	2	0	2
共计		122	20	142

大纲说明:

课时设计:总课时设计为 45min 一个学时,可连续 2 个学时 90min 上大课。设计总学时总共 142 个学时。

上课时间:统一授课,总授课时间 2 个月。

学习方式:共设有四种形式。①多媒体课件授课(主要方式);②讲座(90min 大课,请该领域专家进行专题授课);③见习课;④自学内容(非重点内容,指定教材,让学员自学,不作为考试范畴)。

一、男性生殖系统的解剖与生理

[目的要求]

掌握阴茎的被膜、阴茎体构成、阴茎的血管支配、神经支配

熟悉阴茎的韧带、肌肉

掌握尿道的结构、走行特点

掌握阴囊层次结构、睾丸结构及其血管、神经支配

了解阴囊、睾丸的神经支配和淋巴回流

熟悉附睾的形态、结构

掌握精索的被膜和内容物

掌握输精管的结构和走行

了解输精管的血管神经支配

掌握精囊形态、位置

掌握前列腺的位置、形态和结构特征

掌握下丘脑-垂体-睾丸轴系

熟悉睾酮的合成和作用

熟悉男性生殖道免疫特征

了解生殖遗传方式及常见遗传病

[教学时数]

讲课 4 学时;见习 0 学时

[教学内容]

阴茎被膜:包皮、浅筋膜、深筋膜和白膜

阴茎体构成、海绵体组织结构及其功能

阴茎的血管分布、神经支配和淋巴回流

阴囊组织层次、内容物

睾丸形态、组织结构和血管分布

附睾形态、组织结构

精索的被膜层次、内容物

输精管组织结构和走行

精囊位置、形态

前列腺位置、形态和结构特点

下丘脑-垂体-睾丸轴系

睾酮的合成和作用

男性生殖道免疫特征

[自学内容]

阴茎、阴囊的神经支配和淋巴回流

睾丸、附睾的神经支配和淋巴回流

输精管的血管、神经支配

生殖遗传方式及常见遗传病

[教学方法]

多媒体授课、自学

二、超声检查在男科疾病中的应用

[目的要求]

了解超声诊断原理

熟悉前列腺和精囊疾病的超声诊断

熟悉阴囊内疾病的超声诊断

熟悉精道梗阻的超声评价

[教学时数]

讲课 2 学时;见习 0 学时

[教学内容]

前列腺和精囊疾病的超声诊断

阴囊内疾病的超声诊断

精道梗阻的超声评价

[自学内容]

超声诊断原理

[教学方法]

多媒体授课、自学

三、CT、MRI 检查在男科疾病中的应用

[目的要求]

了解 CT 的基本原理

熟悉前列腺疾病的 CT 诊断

熟悉精囊疾病的 CT 诊断

熟悉阴囊、睾丸、阴茎疾病的 CT 诊断

了解 MRI 的基本原理

掌握前列腺疾病的 MRI 诊断

掌握精囊腺疾病的 MRI 诊断

了解阴囊和睾丸病变的 MRI 诊断

[教学时数]

讲课 2 学时;见习 0 学时

[教学内容]

前列腺疾病的 CT 诊断

精囊疾病的 CT 诊断

阴囊、睾丸、阴茎疾病的 CT 诊断

前列腺疾病的 MRI 诊断

精囊腺疾病的 MRI 诊断

[自学内容]

CT 的基本原理

MRI 的基本原理

阴囊和睾丸病变的 MRI 诊断

[教学方法]

多媒体授课、自学

四、男性不育的实验室检查

[目的要求]

掌握精液常规分析

掌握精浆生化检测

熟悉精液白细胞检测、抗精子抗体、精子 DNA 碎片率,Y 染色体微缺失

熟悉抑制素 B 检测

掌握生殖内分泌激素的测定

掌握前列腺按摩液的检测

了解性传播疾病的实验室检测方法

了解遗传性疾病的实验室诊断

熟悉输精管精囊造影方法

[教学时数]

讲课 4 学时;见习 0 学时

[教学内容]

精液常规分析(WHO 4 版、5 版)

精浆生化分析

精液白细胞检查、精子顶体分析、抗精子抗体分析

精子 DNA 碎片率、Y 染色体微缺失

抑制素 B 检测

性激素测定

前列腺液常规

输精管精囊造影方法及其分析

[自学内容]

性传播疾病的实验室检测

遗传性疾病的实验室诊断

[教学方法]

多媒体授课、自学

五、男性生殖系统先天性异常

[目的要求]

了解男生殖系统的发生

了解常见男生殖系统的先天性异常

掌握尿道下裂的诊疗

熟悉阴茎发育异常及位置异常

掌握隐睾症的手术治疗

熟悉输精管的先天性异常

熟悉前列腺、精囊的先天性异常

[教学时数]

讲课 4 学时;见习 2 学时

[教学内容]

尿道下裂的诊疗

阴茎发育异常及阴茎位置异常的处理方案

隐睾症的手术治疗

输精管、前列腺、精囊的先天性异常

[自学内容]

男性生殖系统的发生

[教学方法]

多媒体授课、临床见习、自学

六、男性性腺发育及功能异常

[目的要求]

了解常见的性发育疾病

熟悉常见性腺功能试验

熟悉 Klinefelter 综合征的诊断要点

掌握特发性低促性腺激素性性腺功能减退症的临床特征、诊断要点和药物治疗

熟悉男性青春期发育延迟的诊断要点

[教学时数]

讲课 4 学时

[教学内容]

常见性腺功能试验

男性性腺功能减退症的临床特征、诊断要点和治疗

卡尔曼综合征的临床诊断要点和药物治疗方案

Klinefelter 综合征临床诊断要点

男性青春期发育延迟的诊断要点

[自学内容]

性发育疾病分类及临床表现

[教学方法]

多媒体授课、自学

七、男性不育症

[目的要求]

掌握男性不育症的概念及其主要影响因素

熟悉男性不育症的常见分类方法，掌握逻辑分类法

了解精子发生、成熟和获能过程

掌握男性不育症的内科治疗指征和常用药物

掌握男性不育症的外科治疗指征和方法

了解男性不育症患者配偶评估

了解男科中的辅助生殖技术应用

[教学时数]

讲课 12 学时；见习 4 学时；讲座 8 学时

[教学内容]

男性不育症的定义及其影响因素

男性不育症病因的逻辑分类法

男性不育症的内科治疗（特异性和非特异性）

精索静脉曲张的诊断和治疗

无精子症的诊断与分型

梗阻性无精子症的定位诊断方法

梗阻性无精子症的显微外科治疗

[自学内容]

精子发生、成熟和获能过程

男性不育症患者配偶评估

男科中辅助生殖技术应用

[教学方法]

多媒体授课、临床见习、讲座、自学

八、勃起功能障碍

[目的要求]

熟悉阴茎勃起的生理学

了解阴茎勃起功能障碍的病理生理学机制

掌握勃起功能障碍的定义、病因

熟悉勃起功能障碍的临床分类和分型

掌握勃起功能障碍的诊断和治疗

熟悉阴茎彩色多普勒超声检查与阴茎海绵体内药物注射

熟悉阴茎夜间勃起检查熟悉视听性性刺激检查

熟悉阴茎海绵体造影与灌注测压技术

[教学时数]

讲课 10 学时；见习 2 学时；讲座 4 学时

[教学内容]

勃起功能障碍的定义、常见病因及临床分型

阴茎勃起和消退的生理机制，PDE5 抑制剂作用的药理机制

勃起功能障碍的诊断：体格检查，实验室检查，心理量表

阴茎彩色多普勒超声检查与阴茎海绵体内药物注射

阴茎夜间勃起检查和视听性性刺激检查

阴茎海绵体造影与灌注测压技术

勃起功能障碍的三线治疗

[自学内容]

阴茎勃起功能障碍的病理生理学机制

[教学方法]

多媒体授课、见习、讲座、自学

九、射精功能障碍

[目的要求]

熟悉射精的神经生理机制

掌握早泄的定义、病因和分类

掌握早泄的诊断和治疗

了解射精困难,不射精症的病因

熟悉射精困难、不射精症的治疗

了解逆行射精的诊断和治疗

熟悉神经电生理检查

[教学时数]

讲课 6 学时;见习 2 学时

[教学内容]

射精的神经生理机制

早泄的定义和分类

早泄的诊断:常用几个评估量表

神经电生理检查在早泄中的应用

早泄的治疗

[自学内容]

射精困难和不射精症

逆行射精

[教学方法]

多媒体授课、见习、自学

十、男科急症及外伤的处理

[目的要求]

掌握阴茎异常勃起的分类

掌握阴茎异常勃起的诊断和治疗

掌握睾丸扭转的临床特征和处理原则

熟悉 Fornier 坏疽的临床表现和治疗

熟悉尿道损伤的病因

掌握不同部位尿道损伤尿外渗的范围

熟悉尿道损伤的诊断和治疗

了解阴茎挫伤的处理

掌握阴茎折断的特征和手术治疗

熟悉阴茎绞窄和阴茎脱位的处理

了解阴茎离断和阴茎再植

熟悉阴茎咬伤、阴茎皮肤撕脱伤、阴茎穿通伤和包皮系带断裂的处理

熟悉阴囊损伤的临床表现和治疗

熟悉睾丸损伤的临床表现和治疗

了解睾丸损伤的预后

了解精索、附睾损伤的处理

了解前列腺、精囊损伤的临床表现和治疗

了解尿道及膀胱异物的处理

[讲课时数]

讲课 6 学时;见习 0 学时

[教学内容]

阴茎异常勃起的分类和病因

阴茎异常勃起的诊断和治疗

睾丸扭转的诊治原则

Fornier 坏疽的临床表现和治疗

尿道损伤的病因、诊断和治疗

阴茎折断的临床特征及其诊断

阴茎绞窄和阴茎脱位的处理

阴茎咬伤、阴茎皮肤撕脱伤、阴茎穿通伤和包皮系带断裂的处理

阴囊损伤的临床表现和治疗

睾丸损伤的治疗原则

[自学内容]

阴茎挫伤的处理

阴茎离断及阴茎再植

睾丸损伤的预后

精索、附睾损伤的处理

前列腺、精囊损伤的临床表现和治疗

尿道及膀胱异物的处理

[教学方法]

多媒体授课、自学

十一、阴茎与包皮疾病

[目的要求]

掌握包皮环切术的适应证、禁忌证和并发症

熟悉不同包皮环切术(传统环切术、商环、一次性包皮环切吻合器)的特点和适应证

熟悉小阴茎的概念和诊断

熟悉小阴茎药物治疗和手术治疗

熟悉隐匿型阴茎的定义和分类

熟悉隐匿型阴茎的手术治疗

了解阴茎硬结症(Peyronie 病)的发病机制

掌握阴茎硬结症的症状和体征

熟悉阴茎硬结症的药物治疗和手术治疗

熟悉阴茎弯曲的手术治疗指征

[讲课时数]

讲课 6 学时;见习 2 学时

[教学内容]

小儿包茎的处理原则

包皮环切术的指征和禁忌证

嵌顿性包茎的手法复位

包皮环切术常见术式特点(背侧包皮环切术、袖套式包皮环切术、商环、一次性包皮环切吻合器)

包皮环切术并发症

小阴茎、小阴茎综合征的概念

小阴茎的内分泌治疗和手术治疗

隐匿性阴茎的分类和病因

隐匿性阴茎的手术治疗

阴茎硬结症的药物治疗和手术治疗

阴茎弯曲的手术治疗

[自学内容]

阴茎硬结症的发病机制

[教学方法]

多媒体授课、临床见习、自学

十二、睾丸、附睾及精索疾病

[目的要求]

熟悉睾丸鞘膜积液的类型

熟悉附睾囊肿的治疗原则

熟悉左侧精索静脉曲张高发的病因

了解继发性精索静脉曲张的病因

掌握精索静脉曲张的体检和分级

掌握精索静脉曲张的药物治疗和手术治疗方法

熟悉显微镜下精索静脉结扎术

[教学时数]

讲课 6 学时;见习 2 学时

[教学内容]

睾丸鞘膜积液的分类及手术治疗方法

附睾囊肿的治疗原则

左侧精索静脉曲张高发的病因

精索静脉曲张的临床特征和分级

精索静脉曲张的药物治疗方案

精索静脉曲张的手术治疗

[自学内容]

继发性精索静脉曲张的病因

[教学方法]

多媒体授课、临床见习、自学

十三、前列腺疾病

[目的要求]

了解良性前列腺增生症的发病机制

掌握良性前列腺增生症的临床诊疗

了解前列腺癌的流行病学特征和危险因素

掌握前列腺癌的发病机制,临床诊疗

掌握前列腺炎的临床诊断

熟悉慢性前列腺炎的 NIH 分类和 UPOINT 分类方法

熟悉慢性前列腺炎的病因

熟悉慢性前列腺炎的常用实验室检查

掌握前列腺炎的基本治疗原则

掌握前列腺炎的药物和局部治疗方法

[教学时数]

讲课 12 学时;见习 2 学时

[教学内容]

熟悉良性前列腺增生症的解剖特征

掌握下尿道症状的概念

熟悉 BPH 的常用诊断工具:IPSS 和 QOL 量表

掌握 BPH 常用辅助诊断

熟悉 BPH 临床进展性指标和危险因素

掌握 BPH 的药物治疗和手术治疗方法

熟悉前列腺癌的肿瘤标记物,重点掌握 PSA

熟悉前列腺癌的辅助检查及其临床价值

熟悉前列腺癌的解剖特点

掌握 Gleason 评分系统

掌握前列腺癌的 TNM 分期

熟悉前列腺癌的手术治疗和内分泌治疗

急性前列腺炎、慢性前列腺炎的临床表现及其治疗

慢性前列腺炎的 NIH 分类和 UPOINT 分类方法

[自学内容]

了解 BPH 的发病机制

了解前列腺癌的流行病学特征和危险因素

慢性前列腺炎发病机制

[教学方法]

多媒体授课、临床见习、自学

十四、精囊疾病

[目的要求]

掌握血精的概念

了解血精的病因

熟悉精囊疾病常用实验室检查和影像学检查方法

掌握精囊炎的临床表现、诊断要点、鉴别诊断和治疗原则

熟悉精囊镜技术

[教学时数]

讲课 4 学时;见习 2 学时

[教学内容]

血精的临床特征

精囊疾病的影像学检查特征

精囊镜技术在精囊疾病诊断治疗中的应用

[自学内容]

血精的病因

[教学方法]

多媒体授课、临床见习、自学

十五、男性迟发性性腺功能减退症

[目的要求]

熟悉男性迟发性性腺功能减退症的主要临床表现

掌握男性迟发性性腺功能减退症、睾酮（T）、游离睾酮（FT）、生物可利用睾酮（Bio-T）和 SHBG 的概念

了解中老年男性下丘脑、垂体和雄激素的增龄性改变

熟悉雄激素不同靶器官及其生物学效应

掌握男性迟发性性腺功能减退症的常用诊断工具（ADAM 量表等）及其诊断流程

掌握睾酮替代治疗

掌握睾酮替代治疗的禁忌证及其风险

[教学时数]

讲课 4 学时;见习 0 学时

[教学内容]

男性迟发性性腺功能减退症的定义

雄激素不同作用靶器官及其生物学效应

男性迟发性性腺功能减退症的临床诊断流程

睾酮替代治疗

睾酮替代治疗的禁忌证及其风险

[自学内容]

中老年男性下丘脑、垂体和雄激素的增龄性改变

中老年男性睾丸结构改变

[教学方法]

多媒体授课、自学

十六、男性生殖系统非特异性感染

[目的要求]

了解男性生殖系统感染对男性生育力、女性生殖、ART 及其男性心理健康的影响

了解睾丸炎的病因及其病理改变

掌握睾丸炎临床表现、诊断及其治疗

掌握附睾炎临床表现、诊断及其治疗

了解输精管炎、精索炎的临床表现

掌握包皮龟头炎临床表现及其治疗

[教学时数]

讲课 6 学时;见习 0 学时;讲座 2 学时

[教学内容]

急性睾丸炎,慢性睾丸炎的临床表现及其治疗

急性附睾炎,慢性附睾炎的临床表现及其治疗

包皮龟头炎的临床表现及其治疗

[自学内容]

男性生殖系统感染对男性生育力、女性生殖、ART 及其男性心理健康的影响

睾丸炎病因及其病理改变

输精管炎、精索炎的临床表现

[教学方法]

多媒体授课、自学、讲座

十七、男性性传播疾病

[目的要求]

掌握淋菌性尿道炎的临床表现及其治疗

熟悉非淋菌性尿道炎的临床表现及其治疗

熟悉梅毒的临床表现及其治疗

了解软下疳的临床表现及其治疗

了解性病性淋巴肉芽肿的临床表现及其治疗

了解腹股沟肉芽肿的临床表现及其治疗

熟悉生殖器疱疹的临床表现及其治疗

掌握尖锐湿疣的临床表现及其治疗

熟悉获得性免疫缺陷综合征的临床表现及其治疗

了解鲍温样丘疹病的诊治

了解传染性软疣的诊治

了解生殖器念珠菌病的诊治

了解阴虱病的诊治

了解疥疮的诊治

[教学时数]

讲课 4 学时；见习 0 学时

[教学内容]

淋菌性尿道炎的诊断和治疗

非淋菌性尿道炎的诊断和治疗

梅毒的病程和分期

梅毒的临床表现、诊断和治疗

生殖器疱疹的临床表现、诊断和治疗

尖锐湿疣的临床表现和治疗

获得性免疫缺陷综合征的诊治

性传播疾病的预防

[自学内容]

软下疳

性病性淋巴肉芽肿

腹股沟肉芽肿

鲍温样丘疹病

传染性软疣

生殖器念珠菌病

阴虱病

疥疮

[教学方法]

多媒体授课、自学

十八、男性生殖系统肿瘤

[目的要求]

了解阴茎癌的病因

掌握阴茎癌的临床表现及治疗

熟悉阴茎癌的预后

掌握睾丸肿瘤的治疗原则

熟悉睾丸肿瘤的病理类型及预后

熟悉阴囊 Paget 病的手术治疗方法

了解附睾肿瘤的诊治

了解精索肿瘤的诊治

了解精囊肿瘤的诊治

[教学时数]

讲课 8 学时；见习 2 学时

[教学内容]

阴茎癌的病因、临床表现

阴茎癌的治疗方案及预后

睾丸肿瘤诊疗概述

睾丸肿瘤的病理类型

阴囊 Paget 病的临床表现、诊断及治疗

[自学内容]

附睾肿瘤

精索肿瘤

精囊肿瘤

[教学方法]

多媒体授课、临床见习、自学

十九、男科患者常见心理疾病的诊治

[目的要求]

掌握男科患者常见认知改变

掌握男科患者常见情绪改变
了解性心理的发育
熟悉性心理障碍的表现
熟悉性欲障碍的表现和治疗
熟悉性取向障碍的病因和表现
了解缩阳症的表现

[教学时数]
讲课 2 学时;见习 0 学时

[教学内容]
男科患者常见认知改变

男科患者的焦虑、抑郁、恐惧情绪
男科患者抗抑郁药的选择
性心理障碍的表现
性欲低下和性欲亢进的表现和治疗
性取向障碍的病因和表现

[自学内容]
性心理的发育
缩阳症的表现

[教学方法]
多媒体授课、自学

推荐参考书籍

[1] 郭应禄,胡礼泉.男科学.北京:人民卫生出版社,2004.

[2] 黄宇烽,李宏军.实用男科学.北京:科学出版社,2009.

[3] 坎贝尔-沃尔什.坎贝尔-沃尔什泌尿外科学.9 版.郭应禄,周利群,译.北京:北京大学医学出版社,2009.

[4] 邓春华,戴宇平,陈炜.男科手术学.北京:人民卫生出版社,2012.

[5] 姜辉,邓春华.中国男科疾病诊断治疗指南与专家共识(2016 版).北京:人民卫生出版社,2016.

52检